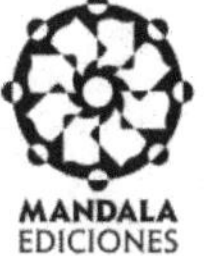

MANDALA
EDICIONES

Estilo de vida saludable

Paloma Pérez del Pozo

Un estilo de vida saludable prolonga nuestra vida varios años y alimenta nuestro bienestar.

Estimados lectores,

Mi intención al escribir este libro es aportarles información sanitaria indispensable para conservar, mejorar nuestra salud y prevenir la aparición de enfermedades.

La salud no lo es todo, pero sin ella todo lo demás no es nada.

Schopenhauer.

Diez gramos de prevención equivalen a un kilogramo de curación.

Lao Tse

Somos lo que hacemos día a día, de modo que la excelencia no es un acto sino un hábito.

Aristóteles

ÍNDICE

PARTE   I.   HÁBITOS   SALUDABLES

1. ESTILO DE VIDA SALUDABLE 15

Dieta mediterránea 19

2. DIETAS SALUDABLES 19

Alimentos recomendables. Frecuencia de consumo.
Pirámide alimentaria 20

La comida casera es la más saludable 22

Tartera de comida casera para el trabajo 24

3. LOS NUTRIENTES. MACRONUTRIENTES................................26

El triptófano como potenciador de la salud mental 37

4. LAS VITAMINAS 38

Las vitaminas liposolubles 39

Las vitaminas hidrosolubles 46

Los macroelementos 57

5. SALES MINERALES 57

Los macroelementos 57

Los microelementos 63

6. CLASIFICACIÓN DE LOS ALIMENTOS 71

Antioxidantes...72

Depurativos y desintoxicantes 74

Alimentos alcalinos y acidificantes......................................77

Hortalizas y verduras 79

7. BENEFICIOS DE LOS ALIMENTOS VEGETALES, VERDURAS
Y FRUTAS 79

Hortalizas y verduras 79

La fruta 104

8. FRUTOS SECOS, CEREALES INTEGRALES Y LEGUMBRES......131

Los frutos secos 131

Los cereales integrales...137

Legumbres 143

9. LOS ALIMENTOS DE ORIGEN ANIMAL: PESCADOS,

CARNES Y LÁCTEOS 149

Pescados 149

Carnes 154

La leche y los productos lácteos 158

El huevo 165

10. LOS ACEITES, MANTEQUILLAS, ESPECIAS,
CONDIMENTOS Y BEBIDAS...170

Los aceites 170

Mantequillas 175

Los condimentos y las especias 177

Bebidas saludables 189

11. LOS ALIMENTOS PROCESADOS............................196

Congelación de alimentos 196

Alimentos enlatados 198

Alimentos envasados 200

Alimentos precocinados 200

Cómo leer las etiquetas de los alimentos.................201

Salsas 203

El impacto de la comida basura sobre la salud 205

12. HIGIENE ALIMENTARIA 208

Prevención de toxiinfecciones alimentarias 209

Prevencion de la anisakiasis.....................................216

13. LAS CALORÍAS 218

14. PRACTICAR EJERCICIO FÍSICO Y DEPORTE.........223

El sedentarismo...226

15. LOS DEPORTES 229

La natación, el deporte estrella.................................229

Beneficios de caminar, senderismo y pasear en bicicleta 232

Deportes en compañía: fútbol, baloncesto, squash y tenis 236

Remo 239

Esquí...240

Beneficios del baile para la salud 242

Hábitos saludables para los deportistas....................244

16. GIMNASIA, YOGA Y PILATES 248

El gimnasio en casa...248

Gimnasia aeróbica...249

Pilates 258

Yoga 263

17. SUEÑO SALUDABLE 271

18. MEDIDAS PARA MEJORAR LA SALUD MENTAL 276

El control médico 287

19. MANTENER UNOS HÁBITOS HIGIÉNICOS SALUDABLES.........287

Higiene personal...288

20. SALUD SEXUAL 293

21. RECOMENDACIONES SOBRE EL CONSUMO DE
MEDICAMENTOS 296

Consejos sobre consumo de medicamentos...............................304

22. MEDIDAS PROTECTORAS FRENTE A TEMPERATURAS
EXTREMAS 306

Recomendaciones para combatir el exceso de calor 306

Consejos para combatir el exceso de frío 309

Hipotermia 310

PARTE II. MEDIDAS SALUDABLES PARA PREVENIR Y COMBATIR
ENFERMEDADES

1. LOS PROBLEMAS DE LA ALIMENTACIÓN Y SU SOLUCIÓN 317

2. LA ALIMENTACIÓN, TERAPIA MILAGROSA.
ENFERMEDEADES CARDIOVASCULARES. HIPERTENSIÓN
ARTERIAL Y ANEMIAS 332

Las combinaciones perfectas de alimentos.................................332

Sistema cardiovascular..334

Hipertensión arterial..342

Las anemias 345

Trombosis..349

3. ENFERMEDADES METABÓLICAS: OBESIDAD,
HIPERCOLESTEROLEMIA Y DIABETES 352

Hipercolesterolemia...352

Diabetes 355

Obesidad 359

4. ENFERMEDADES DEL APARATO RESPIRATORIO 363

Asma...363

Bronquitis 365

Enfisema pulmonar 365

Gripe y resfriados 368

5. PREVENCIÓN DEL CÁNCER..371

La prevención del cáncer de mama.....................................376

La prevención del cáncer de próstata.................................379

La prevención del cáncer de pulmón 383

La prevención del cáncer de colon 386

La prevención del cáncer de cuello uterino........................389

6. ALERGIAS, INFECCIONES E INFLAMACIONES 394

Las alergias 394

Infecciones 398

7. ENFERMEDADES DEL APARATO DIGESTIVO 401

Reflujo gastroesofágico y hernia de hiato.........................401

La dispepsia 403

Gastritis 405

Úlcera de estomago 407

Estreñimiento 409

Síndrome del intestino irritable 411

Diarreas y gastroenteritis..412

Gastroenteritis 413

Colitis ulcerosa 416

Enfermedad de Crohn 416

Flatulencias 417

Hepatopatías 418

Colelitiasis 420

8. SISTEMA GENITOURINARIO..424

Nefropatías e insuficiencia renal..424

Litiasis renal 426

Infecciones urinarias: cistitis y prostatitis 427

Ginecología: candidiasis...429

Síndrome premenstrual 430

Las dismenorreas 432

La menopausia 434

9. ENFERMEDADES DEL APARATO LOCOMOTOR.....................438

Artritis reumatoide 438

La artrosis..440

Osteoporosis 442

Raquitismo y osteomalacia 445

Fatiga crónica 446

La fibromialgia 447

10. ENFERMEDADES DEL SISTEMA NERVIOSO 451

La demencia...451

Enfermedad de Parkinson 460

Dolor de cabeza y migraña 462

Neuralgia 466

Trastornos del sueño..469

11. ENFERMEDADES MENTALES 476

Concepto y epidemiologia de las enfermedades mentales 476

La depresión...476

El estrés 479

La ansiedad 485

Anorexia y bulimia 488

12. ENFERMEDADES SEXUALES. DISFUNCIONES Y ETS 493

Disfunciones sexuales en las mujeres 493

Disfunciones sexuales masculinas 496

La terapia sexual 500

Enfermedades de transmisión sexual o ETS 501

13. ENFERMEDADES ENDOCRINAS Y DESHIDRATACIÓN 506

Hipotiroidismo...506

Hipertiroidismo 507

La deshidratación 509

14. ENFERMEDADES DE LA PIEL...513

Dermatitis 514

Acné 516

Psoriasis...517

Lesiones precancerosas de la piel.......................................519

15. ENFERMEDADES DE LOS OJOS...524

16. ENFERMEDADES DE LOS OIDOS 530

La otitis...530

La sordera 531

El vértigo 533

17. SALUD BUCODENTAL...536

La caries...536

Gingivitis o enfermedad periodontal 538

18. PREVENCIÓN DE ACCIDENTES DOMÉSTICOS 541

   Caídas...542

   Intoxicaciones, alergias e irritaciones 543

   Quemaduras 543

   Incendios y explosiones 545

   Electrocuciones 546

   Asfixia respiratoria..546

   Golpes, atrapamientos y heridas 548

19. ACCIDENTES DE TRÁFICO. GENERALIDADES Y PREVENCIÓN...550

20. PREVENCIÓN DE DROGODEPENDENCIAS:
   TABAQUISMO Y ALCOHOLISMO 561

   Consumo de drogas de abuso y drogodependencias 561

   El tabaquismo...562

   El alcoholismo 568

21. DROGODEPENDENCIAS. CONSUMO DE DROGAS
   DE ABUSO..576

   Epidemiología y estadísticas 576

   Drogas estimulantes..578

   Drogas depresoras 580

   Los inhalantes 582

   Drogas alucinógenas...583

   Los alucinógenos 585

   Drogas de síntesis...587

   Tratamiento de las drogodependencias..588

   Factores de riesgo y prevención de las drogodependencias...........589

AGRADECIMIENTOS 592

PARTE I
HÁBITOS SALUDABLES

Capítulo 1

ESTILO DE VIDA SALUDABLE

Un estilo de vida saludable es aquel basado en la práctica de hábitos saludables que proporcionan un equilibrio entre su alimentación, ejercicio físico, descanso, actividad intelectual, higiene y salud mental.

La práctica continua y diaria de los hábitos saludables que mencionaremos más adelante, acompañada de un medio ambiente saludable, es la clave para promocionar nuestra salud y prevenir las enfermedades más comunes de nuestra época como el cáncer, cardiopatías, demencias, etc.

Según la Organización Mundial de la Salud (OMS), «la salud es un estado de máximo bienestar físico, psíquico y social, y no solamente la ausencia de enfermedades». La salud no es solo un tema de medicinas, médicos y enfermos, sino que intervienen otros muchos factores.

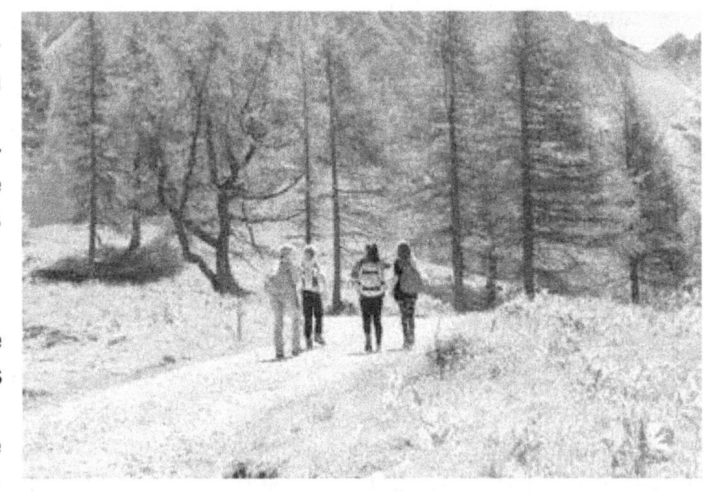

Principalmente la salud viene marcada por dos condicionantes: los genéticos que recibimos a través de la herencia genética y unos condicionantes adquiridos y consecutivos a la práctica de hábitos saludables, como alimentación, ejercicio físico, sueño, normas de salud mental, etc. También influye sobre nuestro bienestar el medio ambiente que nos rodea, de esta manera se explica que la contaminación ambiental, de las aguas, de los alimentos y del suelo perjudica seriamente nuestra salud. Se conocen enfermedades hereditarias, como las denominadas «enfermedades raras», y otras son mixtas, es decir, enfermedades que combinan las causas genéticas con las ambientales, como el cáncer, cardiopatías, etc.

Se denominan «hábitos saludables» a una serie de actos repetitivos destinados a la conservación y mejora de la salud personal, entre los cuales citamos:

1. Mantener una alimentación correcta que aporte un equilibrio nutricional al organismo con suficiente ingesta de hidratos de carbono, lípidos, proteínas, minerales y vitaminas.

2. Práctica continua de ejercicio físico y deportes. El sedentarismo es causa de enfermedades, tales como cardiopatías, cáncer de mama y colon, diabetes, obesidad, osteoporosis y problemas de salud mental.

3. Mantener unos hábitos higiénicos adecuados de aseo personal, vestido y calzado.

4. Disfrutar del tiempo libre de una forma eficiente y placentera.

5. Ejercitar la mente para que funcione correctamente y evitar el deterioro cognitivo y la aparición de demencias.

6. Tomar medidas para mejorar la salud mental, como evitar el estrés, la ansiedad o las depresiones.

7. Prevenir, en lo posible accidentes domésticos, laborales y de tráfico.

8. Evitar el consumo excesivo de alcohol, drogas, medicamentos y tabaco que son perjudiciales para la salud. La práctica correcta y continua de los hábitos saludables beneficia mucho a nuestra salud e incrementa nuestra esperanza de vida.

Una alimentación saludable aporta al organismo suficiente nutriente para un buen funcionamiento de los órganos corporales y es una eficaz terapia natural para prevenir y curar enfermedades. De esta manera, numerosos autores famosos declararon, por ejemplo: «Que tu medicina sea tu alimento y que tu alimento sea tu medicina» (Hipócrates) o «El hombre es una criatura alimento dependiente: si no lo alimentas morirá; si lo alimentas incorrectamente, una parte de él morirá» (Emanuel Cheraskin).

Una hora de ejercicio físico diario fortalece nuestros músculos y huesos; potencia nuestro corazón y mejora la circulación sanguínea y relaja nuestra mente y quema las calorías necesarias para evitar la obesidad.

Un entrenamiento continuo de nuestras facultades intelectuales con ejercicios que potencien la memoria, la atención, la capacidad de concentración y el aprendizaje de materias nuevas evita o al menos retrasa el deterioro cognitivo y la aparición de demencias.

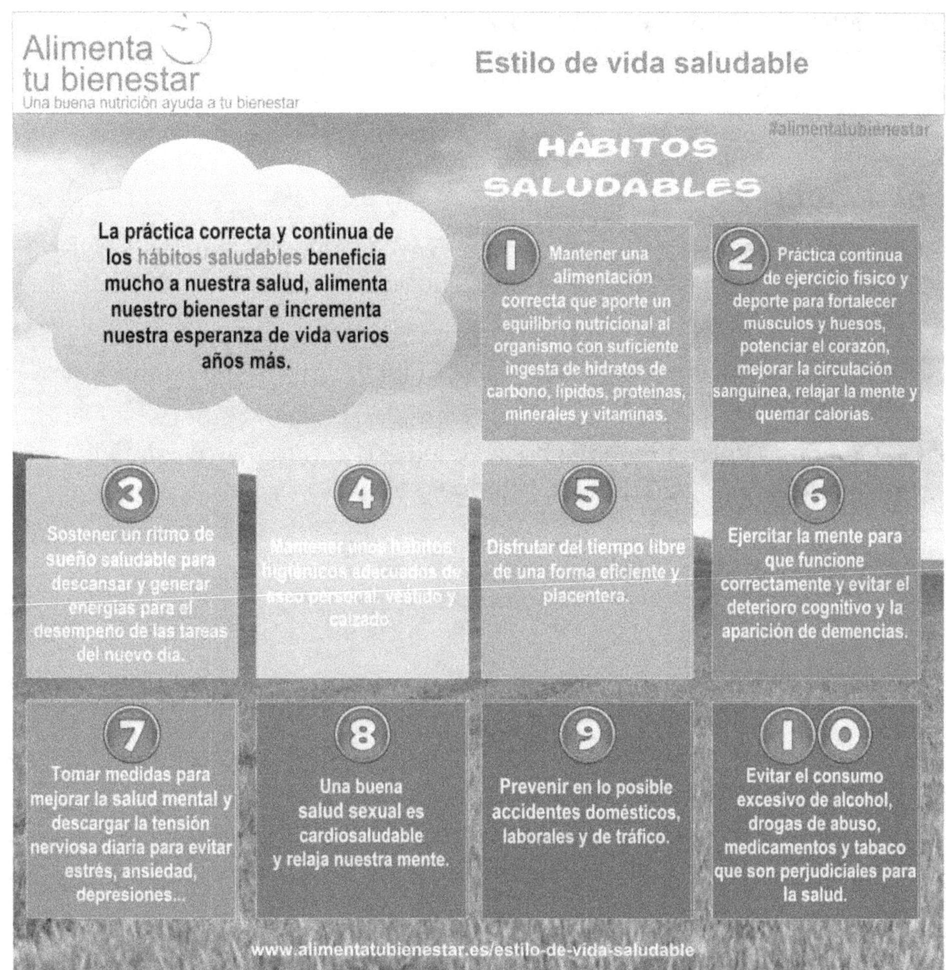

Una buena salud sexual es cardiosaludable (protege al corazón), relaja nuestra mente, mejora los métodos anticonceptivos y evita la aparición de enfermedades de transmisión sexual (gonococia, sífilis, etc.).

Nuestra vivienda habitual y nuestro centro de trabajo deberán reunir unas condiciones de seguridad imprescindibles para evitar accidentes domésticos y laborales. Estas medidas incluyen el acondicionamiento del local, del mobiliario y su localización, de la higiene, de la iluminación y de la sonoridad.

En la planificación de nuestros viajes en automóvil debemos tener en cuenta las normas de seguridad vial y personal para evitar accidentes de tráfico.

El consumo excesivo de medicamentos, alcohol y drogas de abuso como opiáceos, cocaína, marihuana, éxtasis, etc. intoxica nuestro cuerpo y genera enfermedades que en numerosas ocasiones pueden ser graves. El tabaquismo es causa de cáncer de pulmón, infartos de miocardio, trombosis cerebrales, etc.

Bibliografía

Hábitos de vida saludable. Sanitas. http://www.sanitas.es/sanitas/seguros/es/particulares/biblioteca-de-salud/estilo-vida/prepro_080021.html

Vida saludable. Medline Plus. *https://www.nlm.nih.gov/medlineplus/spanish/ency/article/002393.htm*

OMS. Campaña del día mundial de la Salud 2012. *http://www.who.int/world-health-day/2012/toolkit/campaign/es/*

Capítulo 2

DIETAS SALUDABLES

La alimentación es el conjunto de acciones dirigidas a proporcionar alimentos al organismo, desde la selección de alimentos y su cocinado hasta la ingestión. Los alimentos aportan sustancias denominadas nutrientes que necesitamos para crecer, desarrollarnos y para mantener la salud. Desempeñan varias funciones en el organismo, como aportar las necesidades de energía, formar las estructuras corporales, regular los procesos metabólicos y prevenir enfermedades relacionadas con la nutrición. Entre estas, destaca la diabetes tipo 2 o adquirida, la obesidad, la cardiopatía isquémica, la enfermedad cerebro-vascular y algunos tipos de cáncer.

La dieta sana es la que aporta alimentos necesarios y saludables para el organismo y evita los alimentos perjudiciales para nuestra salud.

DIETA MEDITERRÁNEA

La dieta mediterránea es una valiosa herencia cultural que ha sido reconocida recientemente por la UNESCO como Patrimonio Cultural Inmaterial de la Humanidad. El comité destaca que los ingredientes principales de esta dieta son «el aceite de oliva, los cereales, las frutas y verduras frescas o secas, una proporción moderada de carne, pescado y productos lácteos, y abundantes condimentos y especias, cuyo consumo en la mesa se acompaña de vino o infusiones, respetando siempre las creencias de cada comunidad». Además, subraya que la dieta mediterránea —cuyo nombre viene de la palabra griega *diaita*, que quiere decir modo de vida— no comprende solamente la alimentación, sino que es «un elemento cultural que propicia la interacción social».

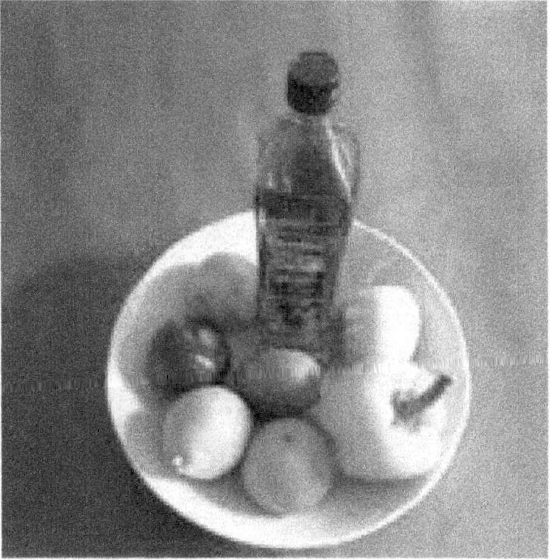

Está considerada como una de las más saludables. Su ingesta se asocia a prevención de enfermedad cardiovascular, algunos tipos de cáncer (colon, próstata y mama, útero...), diabetes tipo 2, obesidad y síndrome metabólico. Sus características son:

- Uso del aceite de oliva como fuente principal de grasa visible, para cualquier forma de cocinado y para el aliño en crudo.

- Alto consumo de frutas y verduras, cereales, legumbres y frutos secos.

- Consumo moderado-alto de pescado.

- Consumo moderado-bajo de pollo y derivados lácteos (sobre todo en forma de yogurt o queso fresco).

- Consumo bajo de carnes rojas y derivados de la carne.

- Consumo moderado de vino tinto con las comidas (100 cc en las principales comidas —comida y cena—).

- Uso de especias y condimentos.

ALIMENTOS RECOMENDABLES. FRECUENCIA DE CONSUMO. PIRÁMIDE ALIMENTARIA

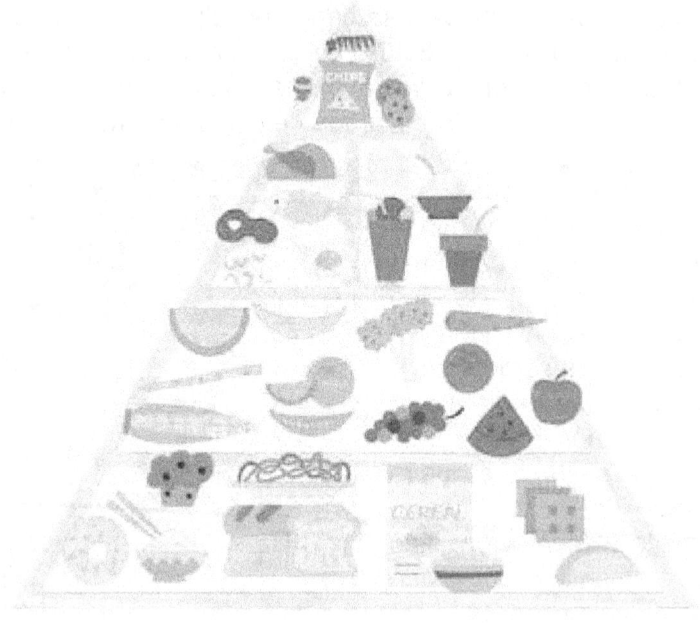

Como se observa, en el ápice de la figura aparecen marcados en rosa los alimentos de consumo ocasional, mientras que los de consumo diario como el agua, el pan, los cereales, las frutas y verduras están en la base de la pirámide.

1. Obligatorios.

- Grupo de pan y cereales: trigo, avena, centeno, pasta, pan, arroz... Mejor integrales o leguminosas (lentejas, judías, garbanzos...), con 4 a 6 tomas/día.

- Grupo de las frutas y verduras: frutas frescas, preferentemente enteras, 3 raciones/día. Verduras y hortalizas frescas y cocinadas (al vapor, al horno). Se necesitan 2 raciones/día como mínimo, una ración cruda (ensalada) y otra cocinada.

- Aceite de oliva virgen: lo ideal sería tomar entre 30-60 mililitros diarios.

- Grupo de la leche y derivados (yogur o queso fresco) bajos en grasa 2-4 tomas/día.

- Grupo de las proteínas: pescado, preferentemente azul de aguas frías, salmón, arenque, sardinas, boquerones, caballa, trucha de río. Tomar 3 o 4 raciones/semana; carnes magras, aves de corral, pollo y pavo 3-4 veces/semana. Huevos: 3-4 tomas/semana.

- Legumbres: lentejas, alubias, judías, guisantes 2-4 raciones/semana.

- Frutos secos o nueces: 3-7 tomas/semana.

- Agua: 8 vasos diarios o 2 litros, necesaria para la hidratación del cuerpo.

- Práctica de 30 minutos de ejercicio físico diarios como mínimo necesarios para el correcto funcionamiento del cuerpo humano y para quemar calorías.

2. Opcionales o perjudiciales.

- Alimentos de consumo ocasional que se deben evitar o reducir su consumo para no producir enfermedades.

- Grasas: margarina y mantequilla

- Dulces: bollería, caramelos y pasteles.

- Bebidas refrescantes y helados.

- Carnes grasas, rojas y embutidos.

- Vino y cerveza (moderado, ocasionalmente).

- Reducir el consumo de: hidratos de carbono simples contenidos en azúcares refinados y dulces, grasas saturadas de origen animal (mantequilla, leche, nata, helados, quesos, grasa de carne, pato, embutidos y charcutería, pastelería y productos que contengan coco) y grasas trans o hidrogenadas (margarina, bollería, aceites refinados, etc.) Evitar el exceso de sal y de productos procesados industrialmente (preparados precocinados, enlatados, con conservantes o colorantes químicos).

LA COMIDA CASERA ES LA MÁS SALUDABLE

En los tiempos actuales, muchos españoles poseen una jornada laboral larga y una agitada vida social en las grandes ciudades. Para ahorrar tiempo, se come en restaurantes o se compra la comida cocinada en tiendas. Se ingiere *comida basura*, no se sigue una pauta de alimentación sana debido a que no se seleccionan los ingredientes (fruta, verdura, etc.), aditivos (sal, azúcar, aceite, etc.) y calorías del menú. Las personas que tienen problemas de salud tales como los diabéticos, obesos, cardiópatas, migrañosos, hipertensos, con exceso de colesterol y otras muchas patologías no pueden seguir la dieta apropiada a su enfermedad.

Se recomienda que todo el mundo se alimente con la comida casera para mejorar su estado de salud y prevenir la aparición de enfermedades. Las personas con una jornada laboral larga deberían llevarse un *tupper* de comida casera al trabajo.

La elección y planificación de la dieta que vamos a seguir para conservar nuestra salud y como tratamiento o prevención de enfermedades, tales como la obesidad, la diabetes o las cardiopatías, solo es posible en casa. Los restaurantes y la comida cocinada que se compra no ofrecen esta posibilidad.

La selección de los ingredientes y aditivos alimentarios para cocinar nuestra comida casera es mayor y mejor. En los restaurantes y en la comida preparada de supermercados no conocemos los ingredientes y aditivos que han empleado para cocinar los platos, suelen añadir sustancias que incrementan el valor calórico del plato como mantequilla, aceite, azúcar o crema de leche para darles más sabor a las comidas. También emplean el aceite recalentado para cocinar grandes cantidades de comida, salsas de bote (mayonesa, tomate frito, etc.), que contienen conservantes e incrementan la cantidad de sal y azúcar añadida a las comidas para potenciar el sabor.

La calidad de los alimentos es mayor en la alimentación casera, ya que seleccionamos productos frescos en la compra. En los restaurantes, bares y platos preparados de los comercios los alimentos se compran a granel, escogiendo productos más baratos (congelados, o alimentos frescos de poca calidad) para abaratar los costes y obtener mayores beneficios. La alimentación casera nos permite elegir alimentos frescos, de mayor calidad y más saludables.

La comida casera nos permite seleccionar mejor la cantidad de los alimentos que necesitamos consumir en un plan de alimentación equilibrado y calcular las calorías diarias que necesitamos ingerir. También nos permite evitar ingerir alimentos que pueden ser perjudiciales para la salud como dulces y guisos grasientos. Los comercios y los restaurantes tienden a incrementar las proporciones de alimentos que necesita el plato y ofrecen al consumidor platos más sabrosos ricos en azúcares simples y grasas saturadas. Esto es perjudicial para la salud porque genera obesidad y varias enfermedades en un plazo de tiempo.

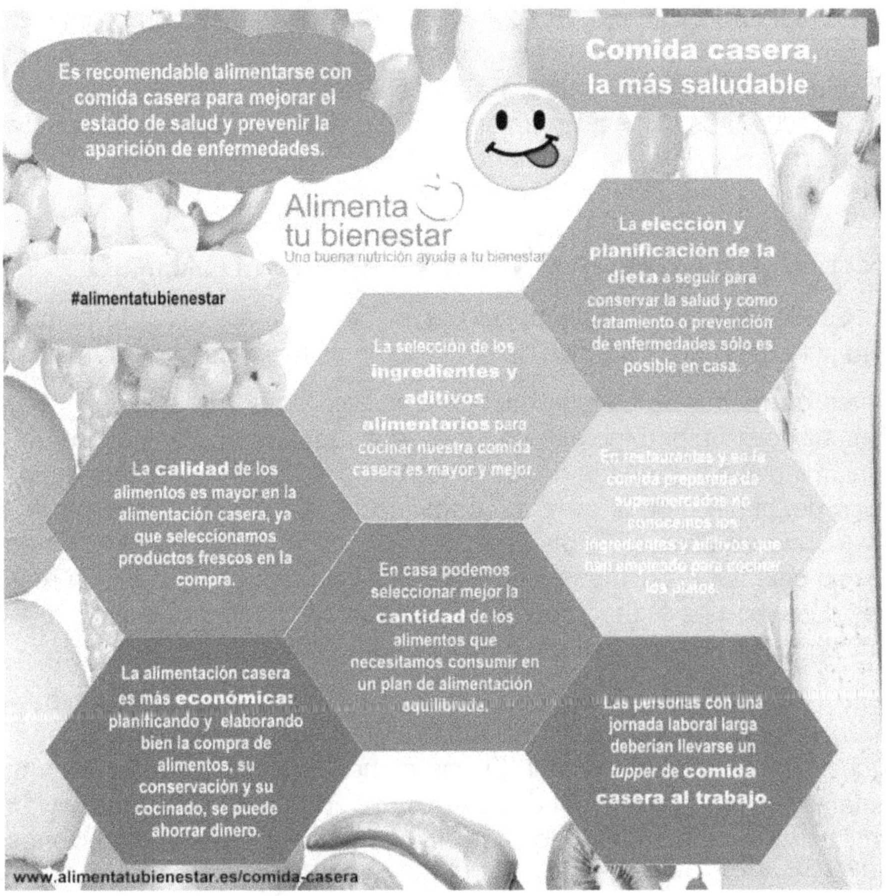

Para prevenir gastroenteritis alimentarias debemos seguir unos requisitos de higiene alimentaria como cocinar con utensilios de cocina muy limpios. Los alimentos frescos y perecederos se deben guardar en las neveras, separando los alimentos frescos y los cocinados para evitar contaminaciones. Los restaurantes y bares cocinan grandes cantidades de alimentos y muchas veces no cumplen los requisitos higiénicos de conservación.

La alimentación casera es más económica. Si planificamos y elaboramos correctamente la compra de alimentos, su conservación y su cocinado podemos ahorrar mucho dinero. Conviene evitar la compra de alimentos deteriorados. Los alimentos frescos y perecederos no deben conservarse más de una semana en la nevera, pues se estropean. Se debe cocinar con las justas cantidades de alimentos para evitar tirar sobras.

Si calculan los gastos se puede comprobar que con la comida casera podemos ahorrar cerca de 1.000 euros al año, siempre que evitemos tirar las sobras y los alimentos estropeados. Así por ejemplo, un trabajador que come fuera de casa, cada día se gasta 15 euros, un total de 22 días de comida de restaurante serían 15 x 22 = 330 euros al mes. Si compramos la comida para una sola persona en un supermercado gastaríamos 60 euros por semana, en total serían 60 x 4 = 240 euros al mes. Nos ahorraríamos cerca de 100 euros al mes. En un año hay 11 meses de trabajo, lo cual se traduce en gastar 1.100 euros menos al año.

TARTERA DE COMIDA CASERA PARA EL TRABAJO

Recomiendo que todos los trabajadores se lleven una tartera de comida casera al trabajo con el objetivo de potenciar la salud y economizar gastos.

Llevarse un *tupper* de comida casera al trabajo es una costumbre cada vez más extendida pero no exenta de riesgos. Los principales riesgos son la contaminación bacteriana de los alimentos y el desprendimiento de los aditivos del plástico de la tartera. Los plásticos de la tartera desprenden aditivos, uno de ellos es el bisfenol, que es cancerígeno, con lo cual se aconseja calentar los alimentos en platos de vidrio, que además son más fáciles de lavar. Los *tupper* más recomendables son los de plástico cerámico y de vidrio porque contienen menos aditivos precancerígenos.

La falta de refrigeración de algunos alimentos provoca contaminación bacteriana y como consecuencia infecciones, con lo cual aconsejo transportar el *tupper* en una nevera portátil. En los comedores del trabajo conviene calentar la comida con microondas a una temperatura de 70º C para evitar la proliferación de algunas bacterias patógenas que causan infecciones intestinales.

Es necesario mantener una correcta nutrición con platos que contengan una proporción adecuada de proteínas, lípidos e hidratos de carbono. Son más adecuados para el transporte los platos con salsas o caldos que favorecen un calentado homogéneo en el microondas.

Bibliografía

El gran libro de la alimentación. Dra. Gilliam Mac Keith. Ed. Planeta.

Nutrición para vivir. Lisa Hark, Darwin Deen y González Moreno. Ed. Pearson Alhambra.

Botanical on line.com. *www.botanical-online.com/*

Cómo elaborar tu propia dieta sana y equilibrada. Vida naturalia. *http://www.vidanaturalia.com/como-elaborar-tu-propia-dieta-sana-y-equilibrada/*

Pirámide de la alimentación saludable. Danone alimenta sonrisas. *http://www.danone.es/alimentacion-saludable/la-piramide-saludable/piramide-de-los-alimentos/*

¿Qué es la dieta mediterránea? Fundación Dieta Mediterránea. *http://dietamediterranea.com/dieta-mediterranea/que-es-la-dieta-mediterranea/*

Por tu salud recupera la comida casera. Directo al paladar. *http://www.directoalpaladar.com/salud/por-tu-salud-recupera-la-comida-casera*

Capítulo 3

LOS NUTRIENTES. MACRONUTRIENTES

La dieta sana combina suficientes nutrientes para el mantenimiento y regeneración del organismo y escasos nutrientes perjudiciales para la salud.

Los nutrientes son aquellas porciones de los alimentos que desempeñan una función energética, estructural o reguladora, intervienen en el normal funcionamiento de los tejidos y órganos de nuestro cuerpo y ejercen funciones terapéuticas en la dietoterapia. Entre ellos encontramos distintos elementos:

- Hidratos de carbono: energéticos y estructurales.

- Proteínas: reparadoras y estructurales.

- Grasas: energéticas y estructurales.

- Vitaminas y minerales: reguladores.

- Agua.

- Fibras.

Una alimentación equilibrada debería aportar las siguientes proporciones de nutrientes:

- **Agua.** Es el elemento más importante del organismo, ya que constituye el 65 % del peso corporal total. Alrededor del 60% se encuentran en el interior de las células y cerca del 40% circula en la sangre y baña los tejidos. Es el vehículo de transporte de la mayoría de las reacciones metabólicas del cuerpo y disolvente de gran cantidad de sustancias nutritivas y de productos de desecho. El agua es el principal componente de todos los tejidos del cuerpo y sin ella no podemos funcionar. La digestión, respiración, el metabolismo y la eliminación no se pueden efectuar sin ella. El agua es el vehículo de los nutrientes a través del cuerpo por medio de la sangre y la linfa. Regula la temperatura corporal, lubrica las articulaciones y otros tejidos (tendones, ligamentos, cartílagos, etc.), protege el cerebro y la médula y mantiene la presión osmótica del cuerpo. Se necesitan ingerir de 2 a 3 litros diarios de agua.

- **Hidratos de carbono.** Son elementos orgánicos que contienen oxígeno, hidrógeno y carbono. Su principal función en el organismo es actuar de reservorio energético (aporte del 55% del valor energético total) y producir energía. Desempeñan también funciones estructurales como la celulosa, que constituye la estructura de la pared de la célula vegetal, o la quitina, que es la estructura externa de los artrópodos. Se necesitan ingerir unos 100 gramos de hidratos de carbono diarios. Sus principales fuentes son los cereales, la avena, el arroz integral, las nueces, las frutas y verduras y las semillas. Los hidratos de carbono se hidrolizan en el tubo digestivo en glucosa, que es el principal componente de energía del organismo. Son indispensables para un correcto funcionamiento del cerebro, ya que sin ellos podemos perder la memoria, atención, concentración, sentirnos irritables. Algunos estudios han demostrado que la ingesta insuficiente de glucosa origina fallos en las conexiones entre las neuronas. Según la velocidad de desdoblamiento de los hidratos de carbono en el tubo digestivo se dividen en:

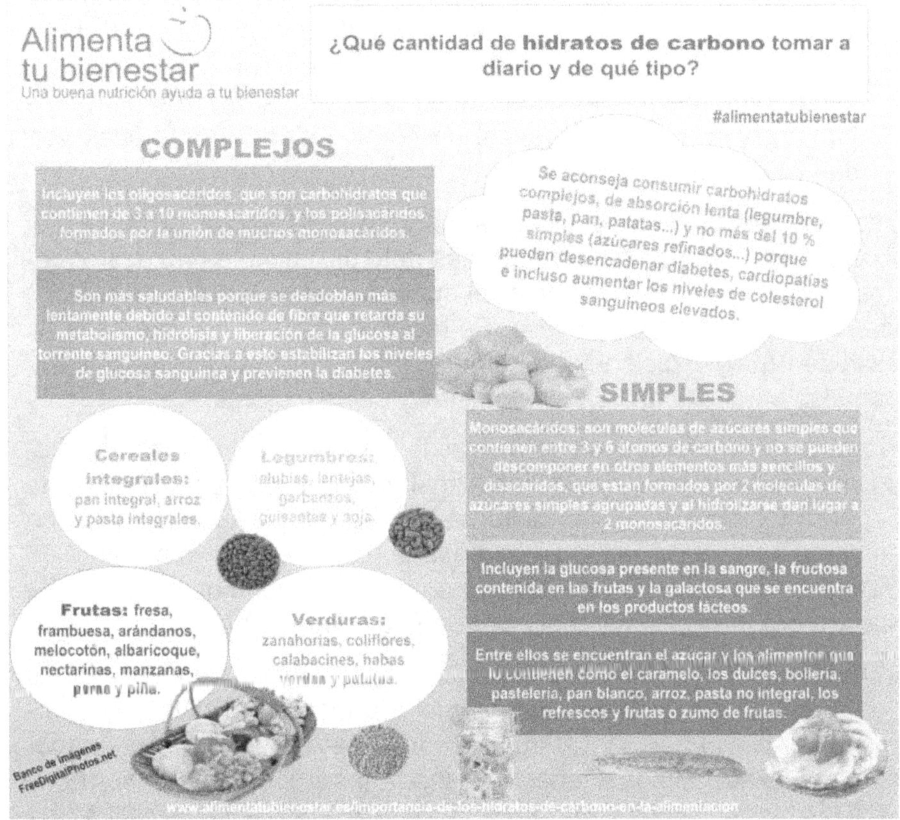

- <u>Simples</u>. La unidad de la cadena de los hidratos de carbono se llama sacárido y contiene de 3 a 6 átomos de carbono. Monosacáridos son los glúcidos más sencillos que no se hidrolizan o descomponen en otros azúcares más sencillos. Un ejemplo de monosacáridos sería la glucosa. Los disacáridos están formados por 2 moléculas de azúcares simples agrupadas y al hidrolizarse dan lugar a 2 monosacáridos. Los hidratos de carbono simples se desdoblan más rápidamente. Entre ellos se encuentran el azúcar y los alimentos que lo contienen como el caramelo, los dulces, bollería, pastelería, pan blanco, arroz, pasta no integral, los refrescos y frutas o zumo de frutas.

- <u>Complejos</u>. Oligosacáridos, que son carbohidratos que contienen de 3 a 10 monosacáridos, y polisacáridos, formados por la unión de muchos monosacáridos. Son más saludables porque se metabolizan más lentamente debido a su contenido en fibra, lo que retarda la liberación de la glucosa al torrente sanguíneo. Gracias a esto se estabilizan los niveles de glucosa sanguínea y se previene la diabetes. Contenidos en los cereales integrales (pan integral, arroz y pasta integrales), legumbres (alubias, lentejas, garbanzos, guisantes y soja), frutas (fresa, frambuesa, arándanos, melocotón, albaricoque, nectarinas, manzanas, peras y piña), verduras (zanahorias, coliflores, calabacines, habas verdes y patatas).

Se aconseja consumir carbohidratos complejos de absorción lenta (legumbre, pasta, pan, patatas...) y no más del 10 % simples (azúcares refinados...), lo que ayuda a controlar el apetito, los niveles sanguíneos de glucosa y colesterol y reducir peso. Se recomienda una ingesta diaria de 3 piezas de fruta y 2 raciones de verdura, una de ellas cruda (ensalada), que también son ricas en fibras, vitaminas y sales minerales.

- **Fibra**. Es el término que se usa para designar a los hidratos de carbono indigeribles. La corteza de los alimentos vegetales está compuesta por fibra indigerible que no asimilan los humanos. Aunque no es un nutriente en sentido estricto, desempeña un papel muy importante en la digestión y absorción de los nutrientes que ingerimos por parte de nuestro organismo. Existen 2 tipos de fibra alimentaria:

  - Soluble en agua, cuyos integrantes son la inulina, pectinas, gomas y fructosa que captan mucha agua y forman geles difíciles de absorber por el tracto intestinal. Sus fuentes alimentarias son: la cebada, el salvado de avena, las nueces, las legumbres, las verduras y los frutos cítricos y manzanas.

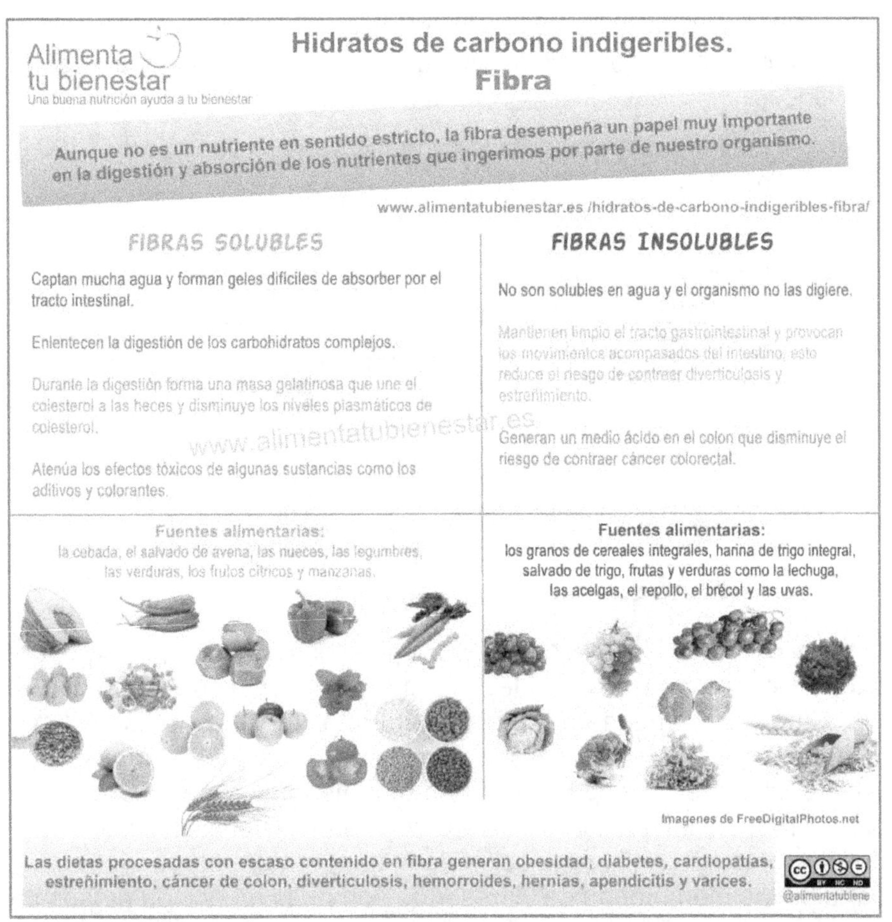

■ Insoluble en agua, cuyos componentes son la celulosa, hemicelulosa, lignina y almidón resistente. Estas retienen poca agua y se hinchan poco. Sus fuentes son los granos de cereales integrales, harina de trigo integral, salvado de trigo, frutas y verduras como la lechuga, las acelgas, el repollo, el brécol y las uvas.

Para que la fibra actúe con eficacia se necesita ingerir mucha agua, de 1-2 litros diarios, para que tengan suficiente líquido que captar y absorber. Los beneficios de la fibra son múltiples: la fibra insoluble facilita el tránsito intestinal y evita el estreñimiento; la fibra soluble obstaculiza la absorción digestiva de grasas y glucosa y ayuda a combatir la obesidad y la diabetes. Atenúa los efectos tóxicos de algunas sustancias como los aditivos y colorantes, ya que los absorbe por vía intestinal y elimina por las heces, esto es importante porque se eliminan sustancias cancerígenas y combate el cáncer de colon. Las dietas procesadas con escaso contenido en fibra generan obesidad, diabetes, cardiopatías, estreñimiento, cáncer de colon, diverticulosis, hemorroides, hernias, apendicitis y varices.

La siguiente tabla presenta la cantidad de fibra que aportan 100 gr de alimentos:

Alimento	Fibra
Alubia	17 gr
Guisantes	16 gr
Lentejas hervidas	10,6 gr
Ciruelas pasas	10 gr
Pan de trigo integral	7,5 gr
Avena en copos	4 gr
Pera	4,6 gr
Manzana con piel	2,5 gr
Brócoli	3,5 gr
Coles de bruselas	3,0 gr

- **Grasas o lípidos**. Son compuestos orgánicos formados por carbono, oxígeno e hidrógeno, insolubles en agua y solubles en líquidos orgánicos. Los más importantes desde el punto de vista nutricional son los triglicéridos, los fosfolípidos y el colesterol, los cuales aportarán el 30 % del valor energético total. Son nutrientes que aportan energía al organismo, constituyen la reserva energética en el tejido graso o adiposo y colaboran en la regulación de la temperatura corporal. Forman parte de las membranas celulares, que son ricas en ácidos grasos insaturados, lo que las confiere facilidad para permitir la entrada y salida de los nutrientes. Facilitan el trasporte de las vitaminas liposolubles (A, D E y K) y son componentes de las hormonas esteroideas (adrenales, sexuales y placentarias).

Las grasas pueden ser:

- Saturadas, que se solidifican a temperatura ambiente. Esto les confiere estabilidad y hace que se puedan calentar sin alterarse. Entre ellas están la manteca de cerdo, la mantequilla y el aceite de palma. Su consumo abundante genera obesidad y niveles altos de colesterol.

- Monoinsaturadas, que se mantienen líquidas a temperatura ambiente pero se solidifican si se refrigeran. Sus fuentes son el aceite de oliva, el aguacate y la carne magra de cerdo. Reducen el colesterol LDL y mejoran la relación HDL/LDL.

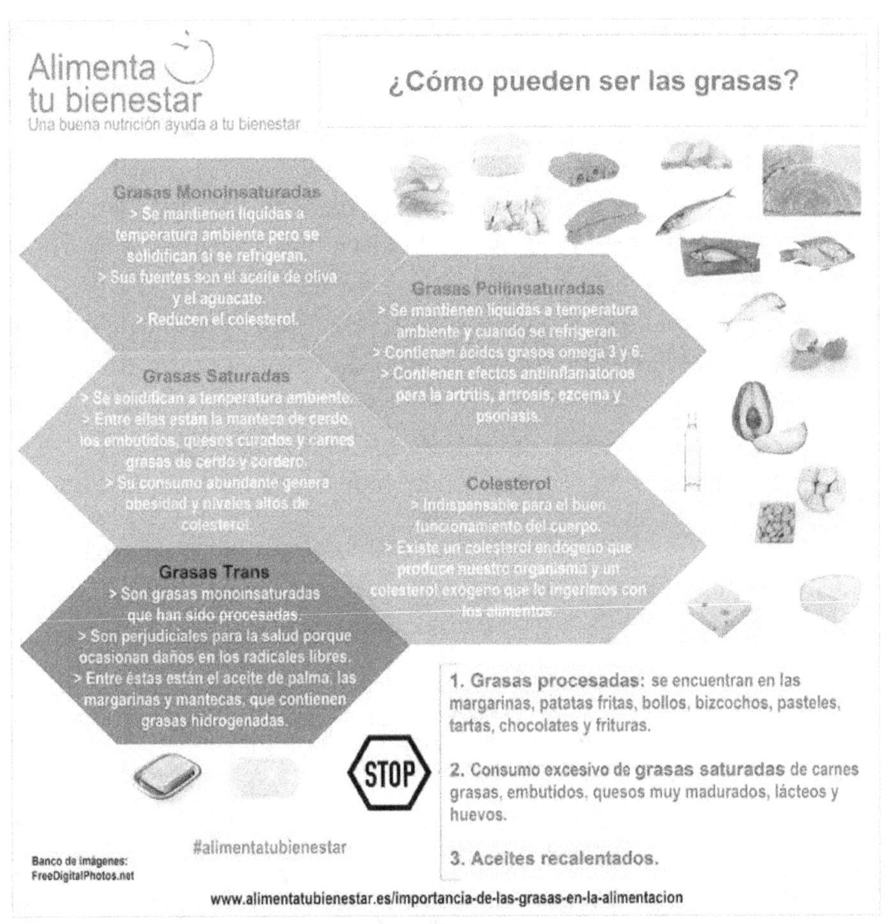

- <u>Poliinsaturadas,</u> que se mantienen líquidas a temperatura ambiente y cuando se refrigeran. Contienen ácidos grasos omega 3 y 6, necesarios para el buen funcionamiento hormonal, enzimático y cerebral, las membranas celulares y el estado de la piel, el pelo y las uñas. Sus efectos son antiinflamatorios para la artritis, artrosis, eczema y psoriasis.

- <u>Grasas trans</u>, son grasas monoinsaturadas que han sido procesadas y son perjudiciales para la salud porque ocasionan daños en los radicales libres. Entre ellas están las margarinas y mantecas que contienen grasas hidrogenadas.

- <u>Colesterol,</u> indispensable para el buen funcionamiento del cuerpo, aunque muchos lo consideren malo. Es un componente estructural de las membranas celulares de nuestro cuerpo y precursor de la vitamina D, hormonas esteroideas (adrenales, sexuales y placentarias) y ácidos biliares de la bilis. Existe un colesterol endógeno que produce nuestro organismo y un colesterol exógeno que lo ingerimos con los alimentos. El colesterol de la dieta está presente en las grasas de origen animal como la carne roja, embutidos, mantequilla, nata, bollería y pastelería. Se conocen 2 tipos de colesterol: LDL o *colesterol malo,* son lipoproteínas de baja densidad que transportan el colesterol a las células sanguíneas y las pueden oxidar y dañar, originado aterosclerosis; y HDL o *colesterol bueno,* lipoproteínas de alta densidad que transportan el colesterol desde las células periféricas al hígado.

Aumentan los niveles de *colesterol malo* del organismo o LDL el azúcar, los dulces, embutidos, carne de cerdo y cordero, quesos grasos, estrés y falta de ejercicio físico.

Incrementan los niveles de *colesterol bueno* del organismo o HDL el aceite de oliva, el ajo, la cebolla, la fruta, la verdura, las legumbres, los frutos secos y las semillas.

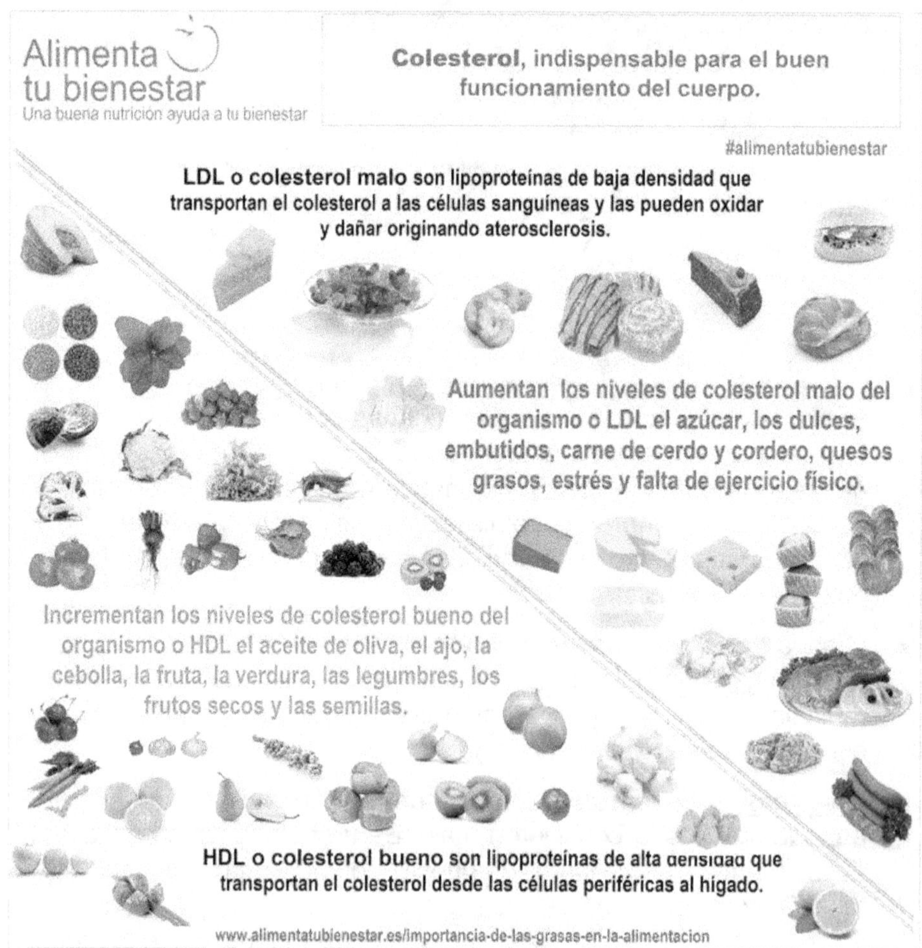

Para evitar los niveles altos de colesterol sanguíneo se aconseja reducir el consumo de alimentos ricos en LDL y aumentar la ingesta de alimentos abundantes en HDL. Las cifras superiores a 250 mgs de colesterol sanguíneo desencadenan arteriosclerosis, cardiopatías coronarias y enfermedades cerebrovasculares.

Grasas buenas. Entre estas se incluyen los ácidos grasos esenciales (Omega 3 y 6). Son un grupo de ácidos grasos que el organismo no puede sintetizar y que tienen que ser ingeridos a través de los alimentos o de los complementos. Se diferencian de los no esenciales en que estos últimos puede obtenerlos el organismo a partir de los carbohidratos, proteínas o alcoholes.

- Omega 3:

  - pescado azul: salmón, trucha, arenque, caballa, sardina, anchoa y fletán.

  - frutos secos: nueces y aguacates.

  - semillas: calabaza, lino y cáñamo.

  - huevos de gallina, lácteos y carnes orgánicas.

- Omega 6:

  - semillas y aceites: aceite de germen de trigo, semillas de calabaza, de cáñamo y sésamo.

  - frutos secos y aceites: nueces, avellanas, almendras y los aceites obtenidos en frío por su presión.

Los <u>beneficios de los ácidos grasos Omega 3 y 6</u> es que son protectores cardiovasculares, debido a que rebajan los niveles de triglicéridos y colesterol sanguíneo. Disminuyen levemente la presión arterial y protegen contra los ataques cardiacos, apoplejías y derrames cerebrales. Previenen la formación de coágulos al impedir la agregación plaquetaria. Regularizan el ritmo cardiaco porque incrementan las transmisiones eléctricas del músculo cardiaco y previenen las arritmias.

<u>Propiedades antiinflamatorias del Omega 3 y 6 en las enfermedades articulares.</u> Aumentan las prostaglandinas 3, que tienen efectos antiinflamatorios en enfermedades de las articulaciones como la artritis reumatoide, psoriasis y lupus. También son beneficiosos en las inflamaciones intestinales crónicas: colitis ulcerosas, enfermedad de Crohn y afecciones dérmicas: eczemas, dermatitis, psoriasis.

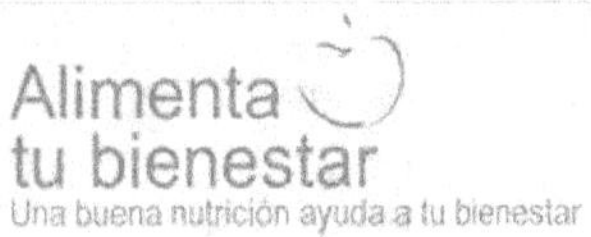

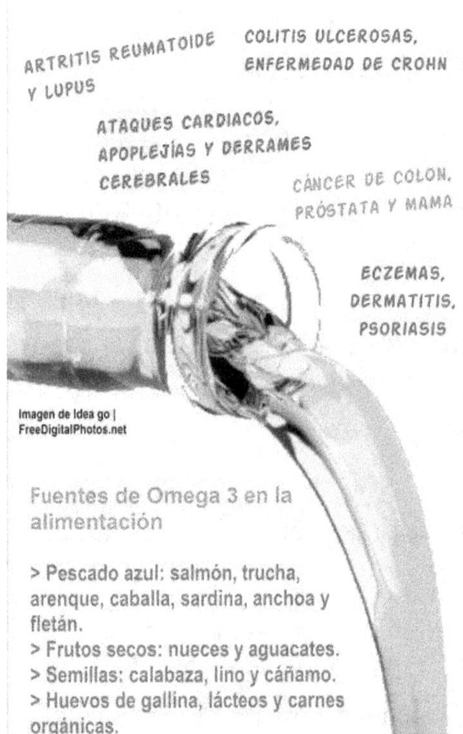

El ácido graso Omega 3 tiene características anticancerosas. Su ingesta alimentaria nos protege contra la aparición de ciertos tipos de cánceres: colon, próstata y mama. Se reduce el tamaño de los tumores al impedir el crecimiento de células cancerosas o evitar la aparición de metástasis en otras zonas del organismo.

Otras propiedades son que mantiene el equilibrio mental, combate la depresión y la fatiga crónica. Es necesario su consumo alimentario durante el embarazo para conseguir que el feto tenga un desarrollo mental adecuado.

El ácido graso Omega 6 combate la diabetes, ya que estabiliza los niveles de insulina y previene sus efectos en el sistema nervioso de las mujeres. Regulariza los procesos inflamatorios porque produce prostaglandina E1, que alivia los dolores menstruales y los síntomas del síndrome premenstrual: hinchazón de vientre,

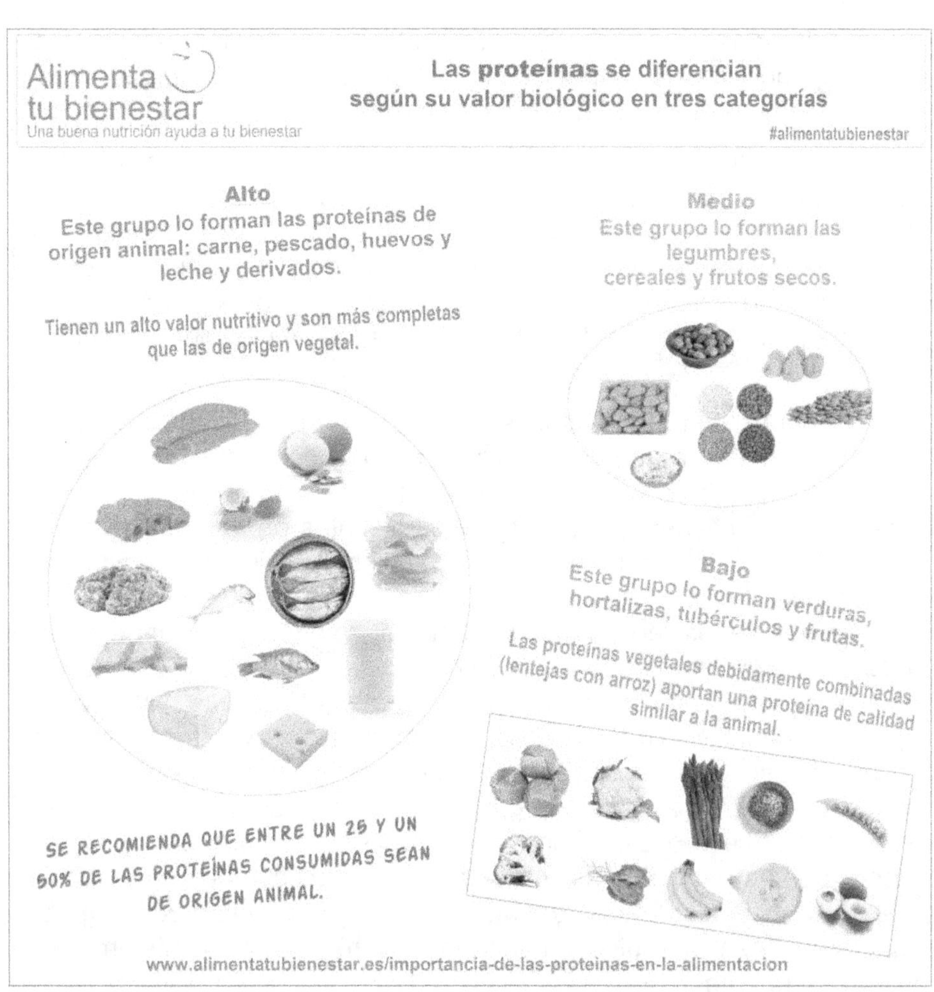

aumento de peso, dolor de espalda, náuseas, diarrea y estreñimiento.

<u>Grasas que deben evitarse:</u> Grasas procesadas. No consumir alimentos ricos en grasas hidrogenadas o trans, que bloquean el uso de grasas esenciales, y que se encuentran en las margarinas, patatas fritas, bollos, bizcochos, pasteles, tartas, chocolates y frituras. Hay que evitar asimismo el consumo excesivo de grasas saturadas de carnes grasas, embutidos, quesos muy madurados, lácteos y huevos, y los aceites recalentados, que deben protegerse del calor o do la luz guardándolos en un armario interior de cocina o refrigerador.

El cuerpo necesita de grasas buenas, que son las grasas esenciales que contienen proporciones saludables de ácidos grasos insaturados (omega 3 y 6). Una dieta media contiene un exceso de ácidos grasos saturados y déficit de ácidos grasos insaturados, lo que genera obesidad y enfermedades.

- **Proteínas.** Aportan el 15 % del valor energético total. Son moléculas compuestas de cadenas de aminoácidos unidas entre sí. Se conocen 9 aminoácidos esenciales: fenilalanina, isoleucina, leucina, lisina, metionina, treonina, triptófano y valina, necesarios en la dieta porque el organismo no puede sintetizarlos por sí mismos. Los aminoácidos no esenciales los sintetiza el hígado a partir de los aminoácidos ingeridos en la dieta.

  Las proteínas son fundamentales para la vida por su función plástica. Es la sustancia que constituye la mayoría del citoplasma celular. Son imprescindibles para el correcto funcionamiento del organismo: generan y mantienen los tejidos de los distintos órganos del cuerpo: huesos, músculos, corazón, tubo digestivo, respiratorio, glándulas endocrinas, cerebro, nervios y piel. Son indispensables para la regeneración de los tejidos, por ejemplo: el colágeno interviene en la cicatrización y refuerza las paredes arteriales. Originan los anticuerpos necesarios para nuestra defensa frente a bacterias, virus, hongos y sustancias extrañas. Producen enzimas imprescindibles para el metabolismo que desdoblan los lípidos e hidratos de carbono en micronutrientes, generan energía e intervienen como coenzima en reacciones metabólicas. Facilitan la contracción muscular por ser componentes de las fibras musculares. Los anticuerpos son proteínas con funciones defensivas. Intervienen en el proceso de coagulación sanguínea (trombina y fibrinógeno) y regulan el mantenimiento del PH sanguíneo.

  Se encuentran en alimentos de origen animal y en menor proporción en alimentos de origen vegetal. Las proteínas se diferencian según su valor biológico en:

  - <u>Alto</u>: este grupo lo forman las proteínas de origen animal que se hallan en la carne, pescado, huevos y leche y derivados.

  - <u>Medio</u>: este grupo lo forman las legumbres, cereales y frutos secos.

  - <u>Bajo</u>: este grupo lo forman las verduras, hortalizas, tubérculos y frutas.

  Las proteínas vegetales debidamente combinadas (lentejas con arroz) aportan una proteína de calidad similar a la animal.

Las proteínas de origen animal (carnes, pescado, huevos, leche...) tienen un alto valor nutritivo y son más completas que las de origen vegetal (legumbres). El huevo es la fuente proteica más completa que se conoce. Se indica que entre el 25 y 50 % de las proteínas sean de origen animal.

Las dietas ricas en proteínas se indican en:

- Malnutrición proteico-energética.

- Regeneradoras de tejidos y órganos en politraumatismos, accidentados y postoperatorios. Reconstituye la piel en grandes quemados.

- En enfermedades infecciosas y estados febriles para incrementar las defensas.

EL TRIPTÓFANO COMO POTENCIADOR DE LA SALUD MENTAL

El triptófano es un aminoácido esencial conocido por sus funciones sedantes y tranquilizadoras del sistema nervioso central. Ayuda a producir niacina o vitamina B3 con niveles adecuados de hierro, piridoxina y riboflavina.

Las fuentes del triptófano son la leche, carnes, huevos, pescado y los cereales integrales.

El triptófano consigue relajarnos porque ayuda al cerebro a producir serotonina, llamada también *hormona de la felicidad*. Las serotonina se trasforma en melatonina, hormona que regula los ciclos del sueño.

Los alimentos ricos en triptófano disminuyen la ansiedad e incluso la depresión y sus consecuencias nocivas sobre la salud como los dolores de espalda, estómago e incluso migrañas. Presentan efectos calmantes en casos de hiperactividad.

Bibliografía

Enciclopedia de los alimentos y su poder curativo. Dr. Pamplona Roger. Ed. Safeliz.

El gran libro de la alimentación. Dra. Gilliam Mac Keith. Ed. Planeta.

Nutrición para vivir. Lisa Hark, Darwin Deen y González Moreno. Ed. Pearson Alhambra.

Botanical on line.com. *www.botanical-online.com/*

Capítulo 4

LAS VITAMINAS

Las vitaminas son sustancias orgánicas complejas esenciales que deben estar presentes en la dieta en muy pequeñas cantidades y no pueden sintetizarse en el organismo. Se conocen 13 compuestos. Son sustancias lábiles que se alteran fácilmente por cambios de temperatura, PH y por almacenamientos prolongados.

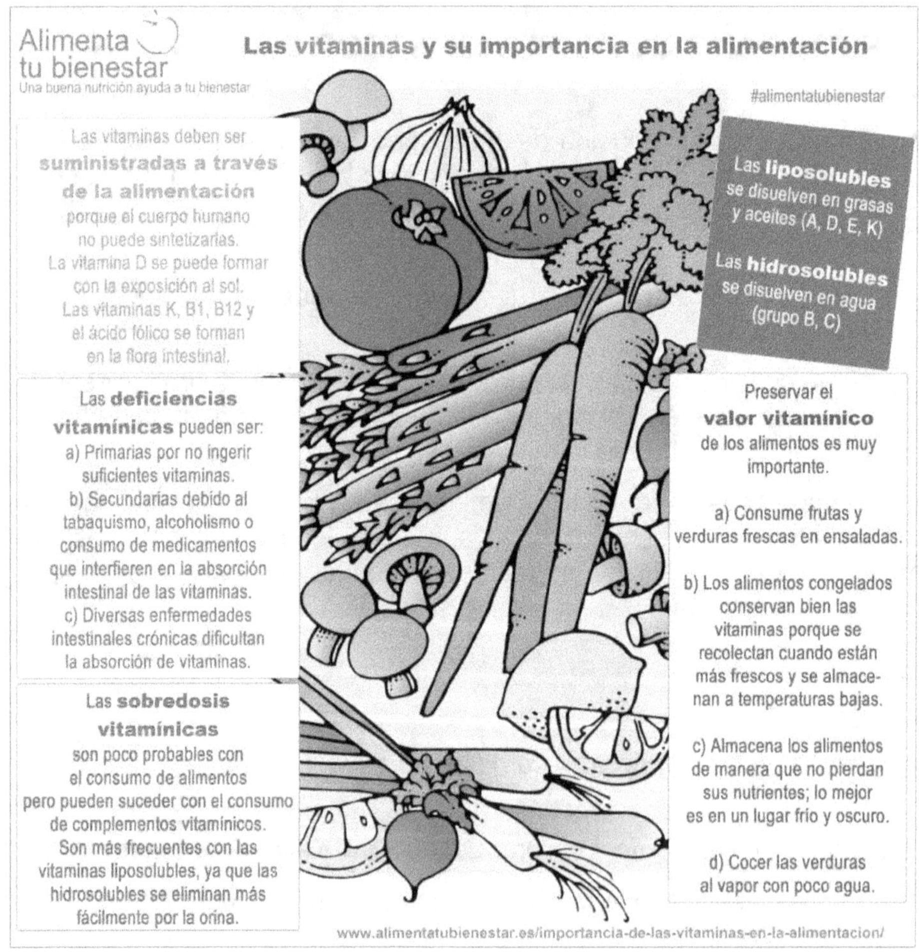

Las vitaminas deben ser suministradas a través de la alimentación, porque el cuerpo humano no puede sintetizarlas. Son nutrientes esenciales para el metabolismo, ya que actúan en los sistemas enzimáticos para metabolizar las proteínas, grasas e hidratos de carbono. La vitamina D se puede formar con la exposición al sol y las vitaminas K, B1, B12, y el ácido fólico se forman en la flora intestinal.

Pueden clasificarse, según su solubilidad, en:

- Liposolubles: se disuelven en grasas y aceites. Vitamina A o retinina, Vitamina D o calciferol, Vitamina E o tocoferol y Vitamina K.

- Hidrosolubles: se disuelven en agua. Grupo B (B1, B2, B3, B5, B6 y B12, ácido fólico y Biotina) y Vitamina C.

Desempeñan importantes funciones en el organismo como activadores de reacciones bioquímicas (vitaminas del grupo B), colaborando en la formación de colágeno, que forma parte de los tejidos orgánicos, como piel, ligamentos, huesos y vasos sanguíneos (vitamina C), y protegiendo el sistema inmunológico (vitaminas A, B, C, E y D). La deficiencia, ausencia o exceso (en el caso de las liposolubles) produce enfermedades graves.

LAS VITAMINAS LIPOSOLUBLES

Se consumen junto con alimentos ricos en grasa y se almacenan en el hígado y en los tejidos grasos. Entre ellas se encuentran:

VITAMINA A

La principal función de la vitamina A es intervenir en la formación y mantenimiento de la piel, membranas mucosas. Cuidar de los huesos, cabellos, uñas y dientes. Fortalece órganos como los ojos, el corazón y los pulmones. Potencia el sistema inmunitario y previene la aparición de muchas infecciones. Es necesaria para la elaboración de hormonas y enzimas. Desintoxica el organismo. Interviene en la formación de células sanguíneas y en la transcripción de los genes.

Se encuentra en los siguientes alimentos:

- Vegetales en forma de betacaroteno: zanahorias, calabazas, albaricoques, acelgas, espinacas, tomates, grelos, espárragos, pimientos, melones, sandía, brócoli, coles de bruselas, plátanos, manzanas, ciruelas, naranjas, frambuesas y grosellas.

- Animales en atún y bonito frescos, hígado, queso, leche y yema de huevo.

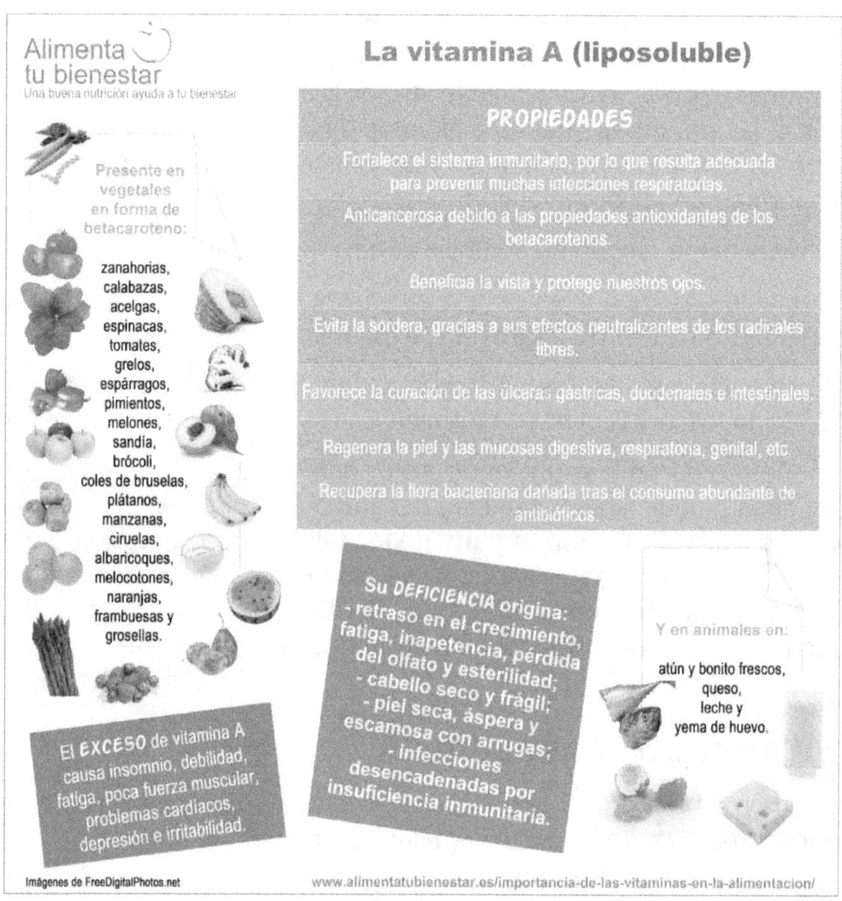

Se necesita un consumo diario de 3.500 UI en mujeres y 4.500 UI en hombres.

Propiedades de la vitamina A:

- Fortalece el sistema inmunitario, por lo que resulta adecuada para prevenir muchas infecciones respiratorias: anginas, gripe, resfriados, faringitis, sinusitis y bronquitis. También evita dermatitis y vaginitis infecciosas.

- Anticancerosas debido a las propiedades antioxidantes de los betacarotenos. Evita la aparición del cáncer de pulmón, boca, estómago y mama. Inhibe el crecimiento de la piel y mejora las condiciones de los enfermos de leucemia.

- Beneficia la vista y protege nuestros ojos. Su deficiencia puede provocar ceguera nocturna (es la falta de visión con una adaptación a la oscuridad), cataratas, glaucoma, visión borrosa y conjuntivitis.

- Evita la sordera, gracias a sus efectos antioxidantes, muy adecuados para prevenir la acción de los radicales libres que facilitan la esclerosis auditiva.

- Favorece la curación de las úlceras gástricas, duodenales e intestinales. Es apropiada para el tratamiento de las malas digestiones.

La **deficiencia** de vitamina A origina: retraso en el crecimiento, fatiga, inapetencia, pérdida del olfato y esterilidad. La piel se vuelve seca y áspera, arrugada o escamosa. Infecciones desencadenadas por insuficiencia inmunitaria.

El **exceso** de vitamina A causa: insomnio, debilidad, fatiga, poca fuerza muscular, problemas cardiacos, depresión e irritabilidad. Dificulta la correcta concepción del embarazo, hecho a destacar ya que dadas las características de nuestro ritmo de vida muchas mujeres tienen dificultades para concebir (estrés, edad avanzada), por lo cual hay que tener cuidado con algunos complementos de vitamina A.

VITAMINA D

La vitamina D se sintetiza en la piel por la acción de la luz solar. Los rayos solares convierten una grasa subcutánea especial en vitamina D. Se almacena en el hígado y en la grasa corporal. Es necesario tomar el sol de 10 a 12 minutos diarios entre las 8 de la mañana y las 3 de la tarde, cada 2 o 3 días de la semana.

Actúa como una hormona y regula el metabolismo del calcio y fósforo mediante la absorción intestinal de ambas sales minerales y su reabsorción en los riñones. Aumenta la liberación de calcio y fósforo desde el hueso. Es necesaria para que los huesos crezcan y se curen adecuadamente. Mantiene los dientes sanos. Los niveles de calcio y fósforo son necesarios para la transmisión del impulso nervioso y la contracción muscular de la musculatura cardiaca, intestinal y esquelética. Mantiene las arterias, venas y sistema nervioso en buen estado. Mejora el ánimo y ayuda a conciliar el sueño.

Las principales fuentes alimentarias de vitamina D son:

- <u>Animal</u>: la leche, el queso, los huevos, las mantequillas, margarinas, los aceites de hígado de pescado y los pescados azules.

- <u>Vegetales</u>: algunos cereales y la soja en tofú y algunas setas.

Las dosis de vitamina D se establecen en 200 UI para personas menores de 50 años, 400 UI diarias para personas de 50 a 70 años. Con más de 70 años 600 UI diarias.

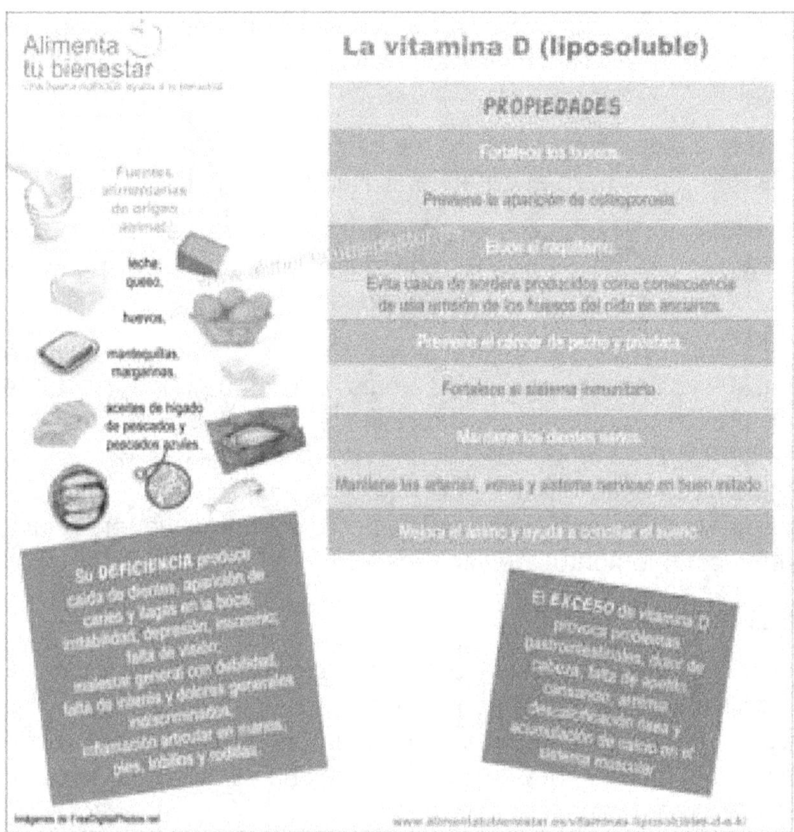

Los **beneficios** de la vitamina D son:

- Fortalece los huesos, cuya principal función consiste en fijar el calcio de los alimentos en los huesos e impedir que se disuelva en la sangre y vaya a los músculos y nervios. Previene la aparición de osteoporosis, enfermedad en la que los huesos se vuelven frágiles y quebradizos. También elude el raquitismo.

- Evita casos de sordera en ancianos producidos como consecuencia de una erosión de los huesos del oído.

- Previene el cáncer de pecho y próstata.

- Fortalece el sistema inmunitario.

- Posibilita la buena actividad muscular, cardiaca y gastrointestinal.

- Mantiene las arterias y las venas en buen estado.

El **exceso** de vitamina D provoca problemas gastrointestinales, dolor de cabeza, falta de apetito, cansancio, arritmia, descalcificación ósea y acumulación de calcio en el sistema muscular.

El **déficit** de vitamina D produce: caída de dientes, con la aparición de caries y llagas en la boca. Irritabilidad, depresión, insomnio. Falta de visión. Malestar general con debilidad, falta de interés y dolores generales indiscriminados. Inflamación articular en manos, pies, tobillos y rodillas.

VITAMINA E

La vitamina E es la vitamina del corazón, dado que es preciso tener cubiertas las necesidades de esta vitamina para tener un corazón saludable. Es un antioxidante que lucha contra la degeneración de los tejidos en los procesos de envejecimiento humano y evita la oxidación celular por efecto de los radicales libres. Evita la destrucción anormal de glóbulos rojos, trastornos oculares y ataques cardiacos. Previene las complicaciones que causa el colesterol y mantiene las arterias, venas y corazón en buen estado. Evita la coagulación de la sangre. Mantiene el buen funcionamiento del cerebro y sistema nervioso y mejora el ánimo.

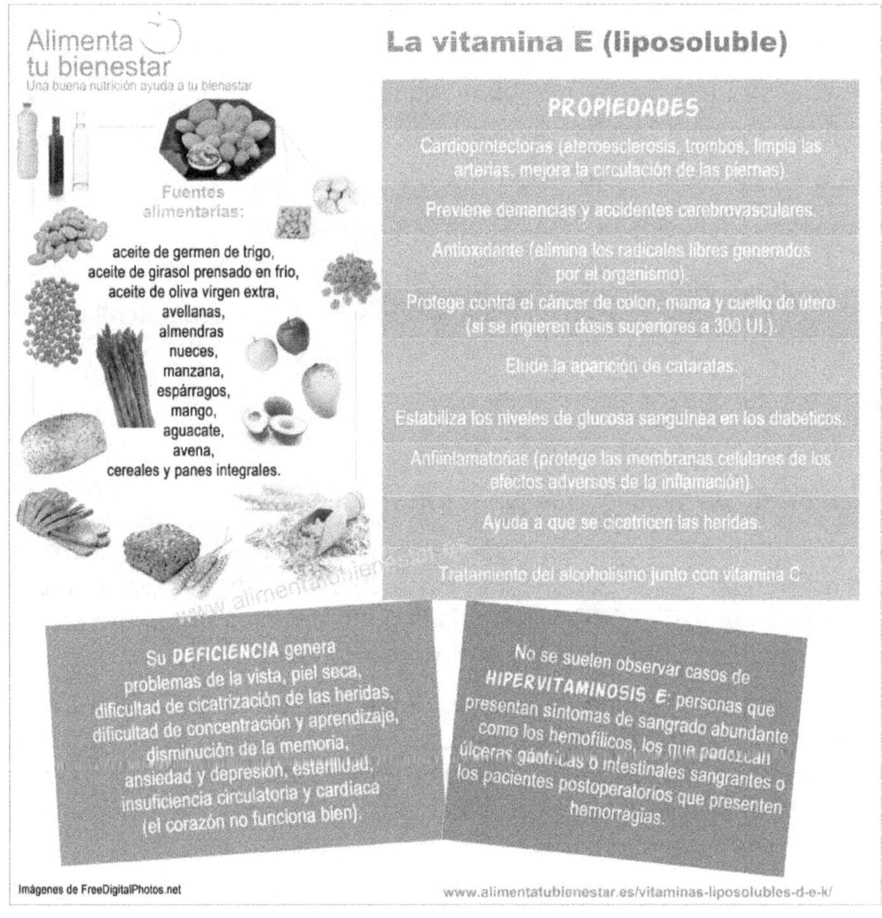

Se ubica principalmente en la yema de huevo, el aceite de germen de trigo, aceite de girasol prensado en frío, aceite de oliva virgen extra, avellanas, almendras, nueces, soja, manzanas, espárragos, mango, aguacate, avena, cereales y panes integrales.

Las necesidades de vitamina E son 15 mg diarios. Esta vitamina se absorbe mejor si ingerimos grasas.

Propiedades:

- Cardioprotectoras: la capacidad de esta vitamina evitar la aterosclerosis debido a que se impide la oxidación del colesterol y su deposición en las paredes de las arterias. Evitan la formación de trombos que dificultan la circulación al estrecharse los vasos sanguíneos. Limpia las arterias y disminuye la posibilidad de sufrir un infarto de miocardio o angina de pecho. Mejora la circulación de las piernas, sobre todo en aquellas personas con calambres en las piernas.

- Previene demencias y accidentes cerebrovasculares, antioxidante que elimina los radicales libres generados por el organismo.

- Protege contra el cáncer de colon, mama y cuello de útero si se ingieren dosis superiores a 300 UI.

- Elude la aparición de cataratas.

- Estabiliza los niveles de glucosa sanguínea en los diabéticos.

- Síndrome del túnel carpiano, porque protege las membranas celulares de los efectos adversos de la inflamación y tiene efectos antiinflamatorios.

- Mejora la hinchazón de mamas.

- Ayuda a que se cicatricen las heridas.

- Tratamiento del alcoholismo junto con vitamina C.

No se suelen observar casos de hipervitaminosis. El **exceso** de vitamina E produce hemorragias. Deben tener cuidado con su ingesta los hemofílicos, los que padezcan úlceras gástricas o intestinales sangrantes o los pacientes postoperatorios que presenten hemorragias.

La **deficiencia** de vitamina E genera: problemas de la vista, piel seca, dificultad de cicatrización de las heridas, dificultad de concentración y aprendizaje, disminución de la memoria, ansiedad y depresión, esterilidad, insuficiencia circulatoria y cardiaca (el corazón no funciona bien).

VITAMINA K

Se produce en el intestino gracias a una bacteria. Es necesaria para la coagulación de la sangre. Actúa sobre el hígado y genera la protrombina, que se trasforma en fibrina, elemento necesario para la coagulación sanguínea. Promueve la formación ósea, gracias a la osteocalcina.

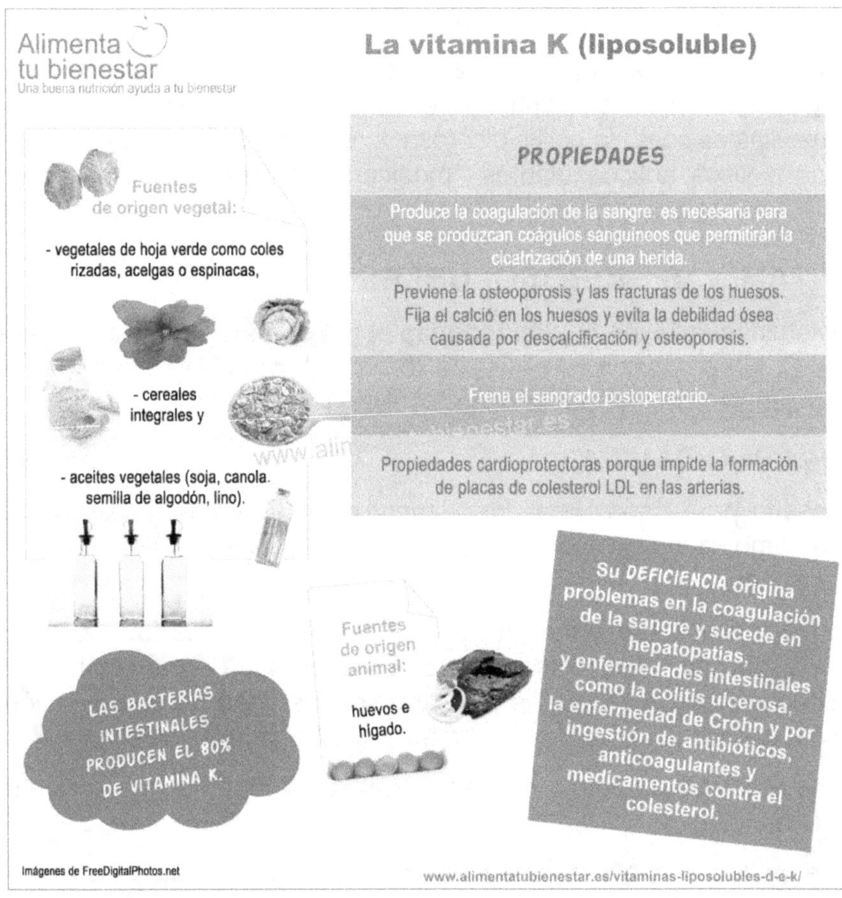

Se localiza en los <u>vegetales</u> de hoja verde como las coles rizadas, acelgas, espinacas, espárragos, guisantes, cereales integrales, aceites vegetales (soja, canola, semilla de algodón). Los alimentos de origen <u>animal</u> que la contienen son el hígado y los huevos. Las bacterias intestinales producen el 80% de vitamina K.

Sus **efectos** terapéuticos son:

- Coagula la sangre. La vitamina K es necesaria para que se produzcan coágulos sanguíneos que permitirán la cicatrización de una herida. Frena el sangrado posoperatorio.

- Previene la osteoporosis y las fracturas de los huesos. Fija el calcio en los huesos y evita la debilidad ósea causada por descalcificación y osteoporosis.

- Propiedades cardioprotectoras porque impide la formación de placas de colesterol LDL en las arterias.

Sus dosis recomendadas son 90 mcg diarios.

La **deficiencia** de vitamina K origina problemas en la coagulación de la sangre y sucede en las siguientes enfermedades: hepatopatías, enfermedades intestinales como la colitis ulcerosa, la enfermedad de Crohn, ingestión de antibióticos, anticoagulantes y medicamentos contra el colesterol.

LAS VITAMINAS HIDROSOLUBLES

Estas vitaminas solubles en agua forman el grupo de las vitaminas B y la vitamina C. No se observan casos de toxicidad por su ingesta excesiva debido a que se eliminan por la orina.

VITAMINA B1 O TIAMINA

Es necesaria para transformar los alimentos en energía, debido a que participa como coenzima en el metabolismo de los hidratos de carbono y de los aminoácidos.

Contribuye al funcionamiento del sistema nervioso porque facilita la absorción de glucosa. Su deficiencia puede provocar la degradación de fibras nerviosas, con hormigueos en extremidades, falta de coordinación, depresión, cansancio, poca agilidad mental y falta de memoria.

Interviene en el crecimiento y mantenimiento de la piel. Facilita la cicatrización de heridas.

Colabora en la correcta nutrición de los músculos, sus niveles insuficientes provocan dolores en las pantorrillas, falta de agilidad y malas contracciones del corazón.

Beneficia a la salud de nuestros ojos, impide el glaucoma.

Se encuentra en carnes de cerdo y vacuno, hígado, lácteos, cereales integrales, legumbres, patatas, levaduras y algunos frutos secos. Se necesitan de 1 a 1,5 mcg diarios de vitamina B1.

Las **propiedades** terapéuticas de la vitamina B1 son las siguientes:

- Ayuda a superar la depresión, las personas deprimidas presentan niveles de tiamina muy bajos. Resulta útil en los casos de demencia.

- Fortalece el corazón. La tiamina mejora el corazón en casos de insuficiencia cardiaca y en las patologías relacionadas con esta como la acumulación de líquidos en el organismo (edemas pulmonares y de las piernas).

- Combate el estrés y la acidez estomacal porque relaja los nervios estomacales.

El beri-beri es una enfermedad caracterizada por problemas cardiacos, falta de coordinación motora, dolor en las pantorrillas e inflamaciones nerviosas.

VITAMINA B2 O RIBOFLAVINA

Interviene en los procesos enzimáticos relacionados con la respiración celular, oxidaciones celulares y síntesis de hormonas tiroideas.

Es necesaria para la integridad de la piel, las mucosas, y por su actividad regeneradora de la córnea para la buena visión.

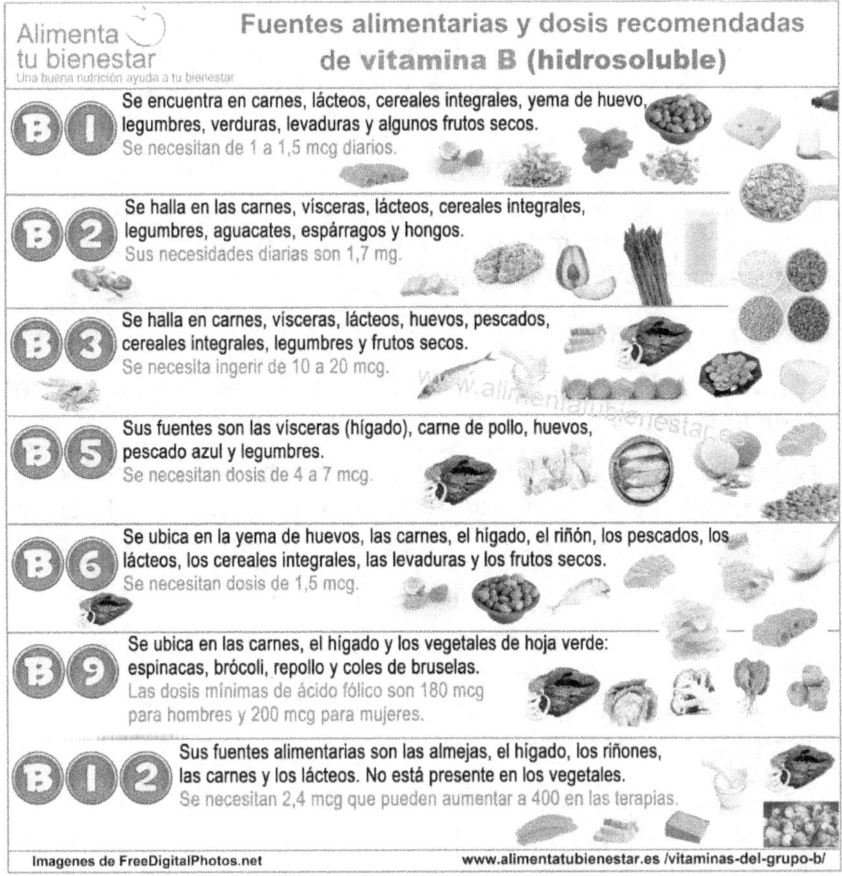

Colabora con la piridoxina y niacina en el mantenimiento del sistema inmune. Genera glóbulos rojos y los mantiene en buen estado.

Se halla en las carnes, vísceras, lácteos desnatados, cereales integrales, legumbres, aguacates, espárragos y hongos.

Sus **propiedades** terapéuticas son:

- Alivia las migrañas.

- Mejora el estado de la piel, gracias a sus propiedades antioxidantes en enfermedades como la psoriasis, la rosácea, la curación de las heridas y las quemaduras.

- Mejora la salud de los ojos porque los protege de la acción destructiva de los radicales libres. Las personas que presentan niveles bajos de riboflavina presentan fotofobia o falta de adaptación a los cambios de la intensidad lumínica. Previene las cataratas.

- Beneficia la salud de los nervios, mejora los estados de insomnio, ansiedad y estrés.

Sus necesidades diarias son 1,7 mg/día. Es muy sensible a la luz, lo que aconseja que los alimentos ricos en ella como los lácteos se conserven en la oscuridad.

Su **deficiencia** se manifiesta en la falta de curación de las heridas, labios agrietados y ulcerosos, dermatitis con piel agrietada, poca adaptación a la luz, ojos enrojecidos e inflamados, debilidad corporal, retraso en el crecimiento, hinchazón de la lengua y anemia.

VITAMINA B3 O NIACINA

Se puede presentar en forma de ácido nicotínico presente en los alimentos y a partir del triptófano, presente en las proteínas de los alimentos.

La niacina es necesaria como coenzima en el metabolismo de los hidratos de carbono, proteínas, grasas, transformándolos en energía. Interviene en el crecimiento. Estabiliza los niveles de glucosa sanguíneos.

Mejora la circulación sanguínea al relajar los vasos sanguíneos.

Mantiene el sistema nervioso en buen estado junto con las vitaminas B2 y B6. Regula el ritmo del sueño. También mantiene la piel y las mucosas digestivas en buen estado. Controla la actividad muscular de los músculos esqueléticos, corazón y la musculatura gastrointestinal.

Se halla en carnes, vísceras, lácteos, huevos, pescados, cereales integrales, legumbres y frutos secos. Las verduras ricas en niacina son los espárragos, rábanos, jengibre, pimientos y borrajas.

Sus **propiedades** o efectos terapéuticos son:

- Mejora el aparato circulatorio con relajación de los vasos sanguíneos, lo que aumenta la elasticidad de los mismos. Indicada en casos de mala circulación de las piernas.

- Aumenta los niveles de colesterol bueno y reduce los niveles de colesterol malo.

- Baja la inflamación de las articulaciones de los enfermos con artritis.

- Frena el desarrollo de la diabetes mellitus.

Se necesita ingerir de 10 a 20 mcg. Su **deficiencia** ocasiona la pelagra, caracterizada por el mal estado de la piel (oscura, reseca y descamada, con sensación de picor cuando le da el sol), inflamación de las mucosas intestinales y demencias.

Pequeñas alteraciones de la niacina causan nerviosismo, insomnio, ansiedad y depresión. Inflamaciones del tracto digestivo, engrosamiento de la lengua y llagas en la boca.

VITAMINA B5 O ÁCIDO PANTOTÉNICO

El ácido pantoténico es necesario para la producción de energía y metabolizar las grasas, proteínas e hidratos de carbono. Produce adrenalina e insulina. Mantiene en buen estado el sistema nervioso e inmunitario.

Sus fuentes son las vísceras (hígado), carne de pollo, huevos, lentejas, habas, alubias, pescado azul y cereales integrales. Se necesitan dosis de 4 a 7 mcg.

Sus **propiedades** o acciones terapéuticas son:

- Reduce el *colesterol malo* o LDL e incrementa el *colesterol bueno* o HDL. Fluidifica la circulación al reducir los niveles e homocisteína.

- Antiinflamatoria en casos de artritis o lupus discoide.

- Mejora la acidez estomacal, combinado con la biotina y la tiamina. Resulta útil para el tratamiento de las flatulencias.

- Ayuda a combatir el estrés y las migrañas junto con otras vitaminas del grupo B.

VITAMINA B6 O PIRIDOXINA

Esta vitamina es necesaria para que el organismo transforme los hidratos de carbono, grasas y proteínas en energía. Sintetiza proteínas y anticuerpos.

Interviene en la formación de glóbulos rojos, blancos, hemoglobina y hormonas. Mejora la circulación al disminuir los niveles de homocisteína.

Se ubica en las patatas, el melón, los plátanos, la yema de huevos, las carnes, el hígado, el riñón, los pescados, los lácteos, los cereales integrales, las levaduras y los frutos secos.

Las dosis recomendadas son 1,5 mcg.

La **deficiencia** de piridoxina ocasiona dermatitis seborreica (piel grasa y con escamas), caída del cabello y erupciones de la piel. Alteraciones en el sistema nervioso como nerviosismo, ansiedad, insomnio, depresión. Alteraciones de la memoria o dificultades de aprendizaje. Pérdida de peso y anemia.

Propiedades:

- Mejora la salud del corazón en combinación con el ácido fólico y la cobalamina, ya que ayudan a reducir los niveles de homocisteína, que disminuye la elasticidad de los vasos sanguíneos, favorece la agregación de las plaquetas en las paredes de las arterias y desencadena la aterosclerosis y la trombosis. Previene los ataques cardiacos y los infartos.

- Reduce los ataques de asma: los suplementos de piridoxina ayudan al asmático a respirar mejor y facilita que estos ataques no sean tan frecuentes.

- Mejora la depresión al elevar los niveles de serotonina. Favorece la memoria en personas mayores.

- Evita y detiene el cáncer.

- Reduce los síntomas del síndrome premenstrual. Evita o reduce el nivel de estrógenos, el dolor de mamas, hinchazón de pechos, sequedad vaginal y dolor de cabeza. Alivia la irritabilidad y la ansiedad.

- Alivia los síntomas del síndrome del túnel carpiano con inflamación dolorosa de los nervios de la muñeca provocados por trabajos repetitivos.

- Mejora las condiciones de la diabetes, estabilizando los niveles de azúcar en la sangre y previene la neuropatía diabética. Estabiliza el azúcar en las mujeres embarazadas y previene los mareos causados por este estado.

- Evita la formación de cálculos renales de oxalato cálcico.

Exceso: dosis mayores de 200 mgs causan hipervitaminosis con problemas de entumecimientos y hormigueos.

VITAMINA B7 o BIOTINA

Es muy importante para la salud de la piel, pelos y cabellos. Estabiliza los niveles de glucosa sanguínea.

Su empleo trata las dermatitis, uñas quebradizas y diabetes.

El déficit de biotina se manifiesta por la caída del cabello, caspa o problemas de la piel. También provoca nerviosismo, irritabilidad, depresión e insomnio.

Sus fuentes son las carnes, el hígado, las vísceras, la caballa y sardina y la yema de huevo; levadura de cerveza, manteca de cacahuete, lentejas, soja, guisantes y cereales integrales. Se necesitan de 30 a 100 mcg.

ÁCIDO FÓLICO

Colabora en la síntesis de aminoácidos, ADN y ARN. Origina glóbulos rojos. Es necesario en las embarazadas, ya que en el desarrollo embrionario facilita la formación del tubo neural del feto. Interviene en procesos que afectan al corazón y sistema nervioso.

Se ubica en las carnes, el hígado, cereales integrales, legumbres y los vegetales de hoja verde: espinacas, brócoli, repollo y coles de bruselas.

Las dosis mínimas de ácido fólico son 180 mcg para hombres y 200 mcg para mujeres. Durante la cocción de alimentos se pierde más de la mitad de esta vitamina, lo que aconseja el consumo de vegetales crudos en ensaladas.

La **deficiencia** de ácido fólico origina anemia megaloblástica, debilidad, palidez, adelgazamiento, falta de apetito, llagas en la lengua, náuseas, taquicardias, diarrea, depresión, falta de memoria y malhumor.

Propiedades o resultados terapéuticos son:

- Responsable de la buena salud celular, el ácido fólico es necesario para la síntesis del DNA y RNA junto con la vitamina C y B12 para la formación de proteínas y otros procesos celulares como la curación de las heridas y la regeneración de tejidos y órganos corporales.

- Buen desarrollo del sistema nervioso del feto. Su deficiencia origina malformaciones en el sistema nervioso como la espina bífida (espina desprotegida al no haberse cerrado las vértebras).

- Incrementa la fertilidad femenina y la capacidad reproductiva de la mujer.

- Favorece la formación de glóbulos rojos y evita la anemia megaloblástica.

- Mejora la salud del corazón porque contrarresta la homocisteína. El ácido fólico junto con niveles altos de homocisteína previene las enfermedades del corazón y reduce los infartos de miocardio. Se necesitan dosis de 400- 800 mcg.

- Necesario en la prevención del cáncer de colon a dosis de 1000 mcg.

- Previene la depresión: las personas deprimidas tienen niveles muy bajos de ácido fólico. La ingestión de 400 mcg de ácido fólico junto con otras vitaminas ayuda a mejorar el ánimo y tratar la depresión.

- Retrasa el avance de la esclerosis múltiple y de la vejez prematura, gracias a la ingestión de vitaminas del complejo B junto con 400 mcg de ácido fólico.

VITAMINA B12 O COBALAMINA

La vitamina B12 es almacenada en el hígado en cantidades suficientes en un periodo de 3 a 5 años y la libera a la sangre a medida que el cuerpo la necesita. Son ciertos componentes de la digestión los que la obtienen a partir de proteínas de los alimentos en participación con el jugo gástrico y la necesidad del factor intrínseco. La disminución del factor intrínseco se suele producir a partir de los 50 años y es frecuente observar deficiencia de vitamina B12 en el 60% de las personas mayores de 80 años.

La vitamina B12 es necesaria para sintetizar glóbulos rojos y para la renovación celular. Facilita la absorción del hierro y vitamina A. Interviene en el metabolismo de las grasas y carbohidratos junto con el ácido fólico, el ácido pantoténico y la vitamina C. Regenera los tejidos, sobre todo los nervios. Necesaria para el buen funcionamiento del sistema nervioso. Potencia la salud mental, combate el estrés y la depresión. Ayuda a mantener la reserva energética de los músculos e interviene en el buen funcionamiento del sistema inmune.

Sus fuentes alimentarias son las almejas, el hígado, los riñones, el cerebro, las carnes y los lácteos. Algunos pescados como el atún o las sardinas son bastante ricos. No está presente en los vegetales.

Se necesitan 2,4 mcg que pueden aumentar a 400 en las terapias.

Su **deficiencia** causa: falta de apetito, cansancio, depresión, falta de equilibrio, retraso de crecimiento, diarreas, boca dolorosa, neuritis o inflamación de los nervios, degeneración de la médula espinal y daño cerebral.

Las **propiedades** terapéuticas de la vitamina B12 son:

- Favorece el metabolismo de los alimentos (proteínas, carbohidratos y grasas) y la absorción de calcio.

- Previene la anemia, sobretodo la anemia macrocítica o perniciosa.

- Impide infecciones, debido a que potencia el sistema inmunitario.

- Retarda el Alzheimer. Previene la demencia y la pérdida de memoria. Muchos de los problemas que presentan los ancianos atribuibles a la senilidad como pérdida de memoria, irreverencia, comportamiento infantil se deben a la pérdida de esta vitamina. Fortalece el sistema nervioso, porque sintetiza la mielina que es la proteína encargada de los impulsos nerviosos.

- Previene los problemas digestivos como diarrea y estreñimiento.

- Protege el corazón porque neutraliza la influencia negativa de la homocisteína, proteína que eleva los niveles de colesterol, desencadena la aterosclerosis y produce trombos.

- Disminuye los síntomas de los acúfenos o sensación de notar golpes o sonidos en los oídos.

- Retarda la aparición del sida.

- Mejora los síntomas de la fibromialgia y del síndrome de fatiga crónica. La ingestión de complementos de vitamina B12 ayuda a reducir los síntomas del cansancio, temblores, los dolores habituales y la pérdida de memoria.

- Favorece la fertilidad masculina. Alivia las alergias alimentarias.

VITAMINA C

Desempeña múltiples funciones en el organismo: regenera la piel, facilita la cicatrización de las heridas. Sintetiza el colágeno, el cual reconstituye los tendones, los vasos sanguíneos, el cartílago, los huesos y los dientes. Es un antioxidante que bloquea parte del daño causado por los radicales libres, originados durante la degradación de alimentos, lo cual evita el proceso de envejecimiento y la producción de cáncer, cardiopatías y artritis. Impide la formación de nitrosaminas (sustancias cancerígenas). Mejora la vista y previene las cataratas. Muy saludable para la piel. Forma neurotransmisores cerebrales y previene la depresión de otoño.

Sus fuentes alimentarias son las frutas como cítricos (naranja, mandarina, limón, pomelo) kiwi, frutos rojos (fresas, frambuesas, moras y arándanos), sandía o melón, mango, papaya, algunas verduras como pimiento verde y rojo, espinacas, coliflor, zanahorias, apio, repollos , brócoli, coles de bruselas, tomates y su jugo, pan y patata blanca y dulce.

Se necesita ingerir 75 mg de vitamina C en mujeres y 90 mg de vitamina C en hombres.

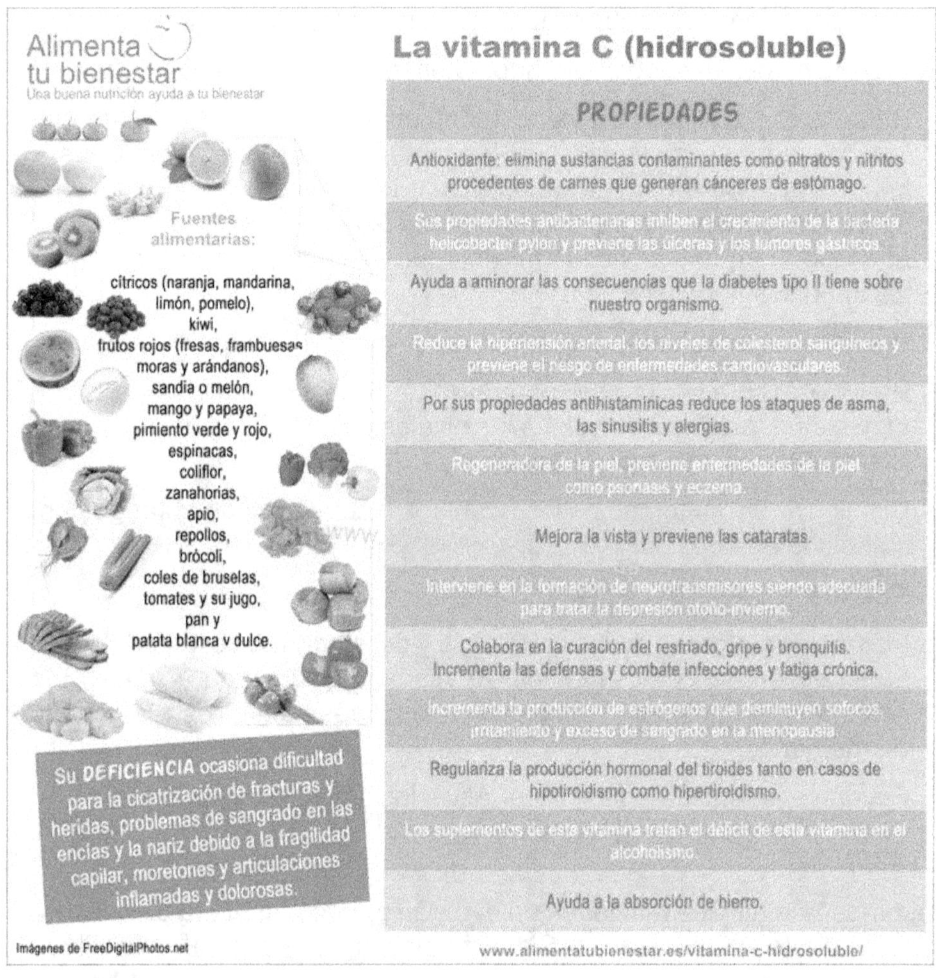

Propiedades de la vitamina C:

- Antioxidante: favorece la eliminación de los radicales libres generados por el propio organismo, así como los procedentes del exterior. Elimina sustancias contaminantes como el plomo, cuya ingestión e inhalación produce graves problemas en la salud. Los nitratos y nitritos procedentes de las carnes generan cánceres de estómago. Estas propiedades tienen efectos beneficiosos en el tratamiento de enfermos de Alzheimer, demencias y esclerosis múltiple.

- Antibacteriana: inhibe el crecimiento de la bacteria *helicobacter pylori* y previene las úlceras y los tumores gástricos.

- Previene la aparición de cataratas y mejora la visión.

- Ayuda a reducir las consecuencias que la diabetes tipo II tiene sobre nuestro organismo. Generalmente la ingestión de 500-1000 mg diarios minimiza las consecuencias.

- Reduce la hipertensión arterial, los niveles sanguíneos de *colesterol malo* y previene el riesgo de enfermedades cardiovasculares.

- Aparato respiratorio, por sus propiedades antihistamínicas reduce los ataques de asma, las sinusitis y alergias. Evita que el cuerpo produzca histaminas que inflaman los bronquios.

- Previene la acción de los radicales libres sobre la esclerosis auditiva que precipitan la aparición de la sordera.

- Previene enfermedades de la piel como la psoriasis y eczema. Ayuda a la formación del colágeno que facilita la cicatrización de las heridas provocadas por traumatismos, cortes, cirugía y quemaduras.

- Interviene en la formación de neurotransmisores siendo adecuada para tratar la depresión otoño-invierno.

- Gingivitis provocada por su deficiencia.

- Colabora en la curación del resfriado, la gripe y las bronquitis. Mejora los síntomas y reduce la duración del mismo con dosis de 1000 a 6000 mg diarios.

- Menopausia: incrementa la producción de estrógenos que disminuyen los sofocos, el irritamiento y el exceso de sangrado.

- Tiroides: regulariza la producción hormonal del tiroides tanto en casos de hipotiroidismo como hipertiroidismo.

- Los suplementos de esta vitamina tratan el déficit de esta vitamina en el alcoholismo.

- Incrementa las defensas y combate infecciones y fatiga crónica.

- Ayuda a la absorción de hierro. Tomar diariamente complementos de vitamina C beneficia a los enfermos de anemia.

Su **deficiencia** ocasiona escorbuto, cuyos síntomas son: dificultad para la cicatrización de fracturas y heridas, problemas de sangrado en las encías y la nariz debido a la fragilidad capilar, moratones y articulaciones inflamadas y dolorosas. El escorbuto fue la enfermedad de los tripulantes que viajaban al Nuevo Mundo.

Bibliografía

Enciclopedia de los alimentos y su poder curativo. Dr. Pamplona Roger. Ed. Safeliz.

El gran libro de la alimentación. Dra. Gilliam Mac Keith. Ed. Planeta.

Nutrición para vivir. Lisa Hark, Darwin Deen y González Moreno. Ed. Pearson Alhambra.

Botanical on line.com. *www.botanical-online.com/*

Capítulo 5

SALES MINERALES

Los minerales son elementos químicos imprescindibles para que el organismo funcione correctamente. Se conocen cerca de 20 minerales y de manera parcial sus funciones y requerimientos. El más abundante es el calcio (Ca), seguido del fósforo (P), magnesio (Mg), sodio (Na), cloro (Cl), potasio (K), azufre (S), zinc (Zn), hierro (Fe), yodo (I) y flúor (Fl).

Las sales minerales desempeñan numerosas funciones en el organismo: forman parte de la estructura ósea o dental, intervienen en la contractilidad muscular y en la excitabilidad nerviosa, regulan el balance del agua dentro y fuera de la célula (ósmosis producida por la bomba sodio-potasio) y permiten la entrada de sustancias a las células (la glucosa necesita del sodio para poder ser aprovechada a nivel celular). Regularizan el funcionamiento hormonal.

Los macroelementos son calcio, fósforo, magnesio, potasio, sodio, cloro y azufre.

Los microelementos se encuentran en cantidades muy diminutas y son cobre, cromo, flúor, boro, hierro, manganeso, molibdemo, selenio, yodo y zinc.

LOS MACROELEMENTOS

CALCIO

Es el mineral más abundante del organismo. Necesario para la formación del esqueleto y mantener la resistencia de los huesos y dientes, regula la excitabilidad nerviosa y muscular y la liberación de neurotransmisores. Actúa como regulador de los latidos cardiacos. Mejora la coagulación de la sangre y fomenta las defensas.

Se encuentra en looho, queso, yogures, brécol, berros, espinacas, acelgas, almendras, salmón, sardinas y legumbres.

Se necesita ingerir de 1000 a 1500 mg repartidos en 2-3 tomas.

Sus **propiedades** terapéuticas son:

- Controla la hipertensión arterial, mejora la mala circulación en las personas con varices, mala circulación de las piernas y problemas de corazón.

- Apoplejía: el exceso de calcio facilita la acumulación de calcio en las arterias carótidas e incrementa el riesgo de padecer un ataque cardiaco.

- El déficit de calcio produce calambres en las piernas, que se producen al estirar las pantorrillas por las mañanas.

- Interviene en la secreción de los neurotransmisores necesarios para tratar el nerviosismo y el estrés.

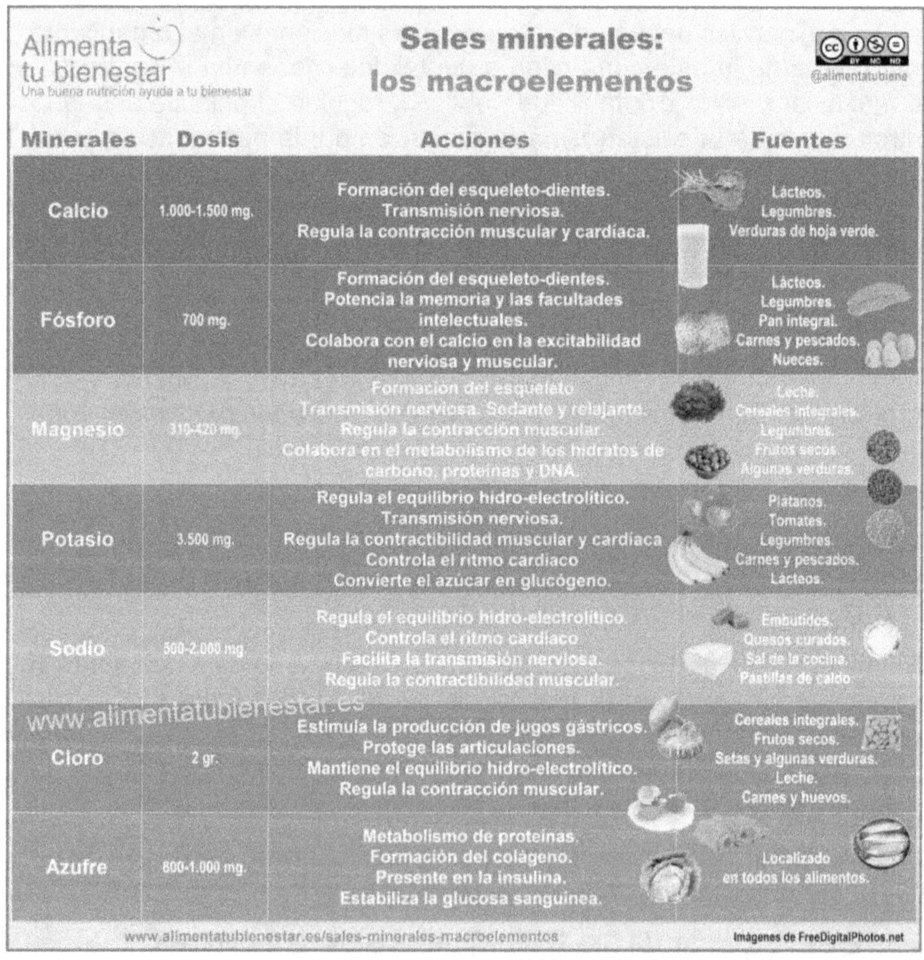

Sales minerales: los macroelementos

Alimenta tu bienestar
Una buena nutrición ayuda a tu bienestar
@alimentatubiene

Minerales	Dosis	Acciones	Fuentes
Calcio	1.000-1.500 mg.	Formación del esqueleto-dientes. Transmisión nerviosa. Regula la contracción muscular y cardíaca.	Lácteos. Legumbres. Verduras de hoja verde.
Fósforo	700 mg.	Formación del esqueleto-dientes. Potencia la memoria y las facultades intelectuales. Colabora con el calcio en la excitabilidad nerviosa y muscular.	Lácteos. Legumbres. Pan integral. Carnes y pescados. Nueces.
Magnesio	310-420 mg.	Formación del esqueleto. Transmisión nerviosa. Sedante y relajante. Regula la contracción muscular. Colabora en el metabolismo de los hidratos de carbono, proteínas y DNA.	Leche. Cereales integrales. Legumbres. Frutos secos. Algunas verduras.
Potasio	3.500 mg.	Regula el equilibrio hidro-electrolítico. Transmisión nerviosa. Regula la contractibilidad muscular y cardiaca. Controla el ritmo cardiaco. Convierte el azúcar en glucógeno.	Plátanos. Tomates. Legumbres. Carnes y pescados. Lácteos.
Sodio	500-2.000 mg.	Regula el equilibrio hidro-electrolítico. Controla el ritmo cardiaco. Facilita la transmisión nerviosa. Regula la contractibilidad muscular.	Embutidos. Quesos curados. Sal de la cocina. Pastillas de caldo.
Cloro	2 gr.	Estimula la producción de jugos gástricos. Protege las articulaciones. Mantiene el equilibrio hidro-electrolítico. Regula la contracción muscular.	Cereales integrales. Frutos secos. Setas y algunas verduras. Leche. Carnes y huevos.
Azufre	800-1.000 mg.	Metabolismo de proteínas. Formación del colágeno. Presente en la insulina. Estabiliza la glucosa sanguínea.	Localizado en todos los alimentos.

www.alimentatubienestar.es

www.alimentatubienestar.es/sales-minerales-macroelementos

Imágenes de FreeDigitalPhotos.net

FÓSFORO

Es el responsable de un buen esqueleto óseo y de unos dientes fuertes. Refuerza las uñas y el cabello y favorece el crecimiento y la reconstitución de tejidos corporales. Combate la fatiga. Regula la temperatura corporal. Colabora con el calcio en el mantenimiento del correcto funcionamiento de los músculos y nervios. Interviene en la formación de fosfolípidos, presentes en las membranas celulares de las neuronas, colabora en la producción de neurotransmisores cerebrales y ayuda a mejorar la memoria. Colabora en la formación de ATP que proporciona energía a las células. Interviene en el mantenimiento del PH de la sangre y en la formación de numerosas enzimas.

Se encuentra en las leguminosas, el pan integral, las nueces, las frutas, las verduras, los productos lácteos, la carne y el pescado.

Se necesita consumir 700 mg diarios.

La **deficiencia** de fósforo da lugar a debilidad corporal, cansancio, poca flexibilidad articular, falta de apetito y de resistencia a las infecciones.

MAGNESIO

Ocupa la quinta posición en nuestro organismo después del calcio, fósforo, potasio y sodio. Más de la mitad del magnesio corporal (28g) se encuentra en los huesos y dientes, y la 3ª parte aparece en los músculos y otros tejidos. Cada célula del cuerpo necesita magnesio para poder funcionar correctamente.

Su principal función es plástica, ya que forma parte de la estructura ósea junto con el calcio y el fósforo. El magnesio es importante para la transmisión del impulso nervioso y el funcionamiento de los músculos (entre ellos el corazón). La falta de este mineral suele provocar contracciones dolorosas, arritmias cardíacas y fatiga corporal.

Actúa como sedante que equilibra el sistema nervioso central. Favorece la transmisión de los impulsos nerviosos y la relajación muscular posterior a los mismos.

Es de gran ayuda en el tratamiento de la artrosis. Ayuda a formar el esmalte de los huesos y dientes.

Participa en la síntesis de proteínas, el metabolismo de los hidratos de carbono, la formación del DNA y la utilización de vitamina B6.

Se ubica en leche, que es el elemento más abundante en este mineral, algunos quesos (el de cabra es el más rico), cereales integrales (trigo, avena, cebada), soja, frutos secos, avena, brécol, espinacas, acelgas, alcachofas espárragos, pepinos, calabazas, alubias, lentejas, semillas de sésamo y maíz.

Las dosis diarias recomendadas de magnesio son 310-420 mg diarios.

Las **propiedades** o efectos terapéuticos del magnesio son:

- Ayuda a mejorar los casos de osteoporosis porque estabiliza el calcio.

- Controla las enfermedades circulatorias como la hipertensión arterial. La administración continua de magnesio disminuye la presión arterial.

- Evita la trombosis y fluidifica la sangre, lo que evita la aparición de apoplejías. Previene anginas de pecho, infartos de miocardio y arritmias cardiacas.

- El calcio junto con el magnesio interviene en la secreción de neurotransmisores adecuados para sedar el sistema nervioso en las depresiones y crisis de ansiedad.

- Alivia dolores como las fibromialgias, desgarros musculares y migrañas.

- Alivia los síntomas del síndrome premenstrual como hinchazón de las mamas, dolores, depresión e irritabilidad.

- Reduce la aparición de asma y bronquitis por sus propiedades relajantes de las fibras musculares.

En los herbolarios se venden muchos preparados de magnesio con colágeno para regenerar lesiones de huesos, músculos y tendones, combinados de magnesio con potasio para relajar los músculos en casos de calambres y de magnesio con vitamina B6 para disminuir la tensión nerviosa y mejorar el estado general.

POTASIO

El cuerpo humano contiene un 5% de potasio, que se puede encontrar en su totalidad en el interior de las células. Es un electrolito igual que el sodio y el cloro, y contiene propiedades eléctricas. El cloruro contiene cargas negativas y el sodio y el potasio contienen cargas positivas. Es un catión intracelular que interviene junto con el sodio en la regulación del equilibrio hidroelectrolítico. Nutre nuestro corazón y es esencial para regular la tensión arterial y el ritmo cardiaco.

Se halla en las carnes, el pescado, la leche y sus derivados, los plátanos, judías, tomates, aguacates, las espinacas, patatas, garbanzos, lentejas, zanahorias, y chocolate.

Las personas adultas necesitan ingerir más de 2000 mg de potasio diarios.

Las **propiedades** terapéuticas del potasio son:

- Mantener el equilibrio de los líquidos orgánicos junto con el sodio y cloro. Las células poseen potasio en el interior celular y sodio en el exterior celular. El equilibrio se consigue mediante los movimientos de uno u otro ión hacia el interior o exterior celular a través de las membranas celulares. Este movimiento determina el transporte de los nutrientes hacia el interior de la célula y la excreción de los productos de desecho.

- Conduce el impulso nervioso a través de los nervios y determina la contracción o relajación de los músculos. Necesario para la recuperación de los músculos después del ejercicio y se recomienda en los deportistas.

- Regula el ritmo cardiaco y permite la relajación del músculo cardiaco. Controla la tensión arterial porque el potasio contrarresta al sodio.

- Interviene en numerosos procesos metabólicos como la síntesis de proteínas, insulina y conversión del azúcar en glucógeno.

Sus **deficiencias** dan lugar a alteraciones del ritmo cardiaco, calambres en las piernas, contracciones musculares involuntarias, náuseas, mareos y debilidad corporal.

Las personas que consumen dietas diuréticas y cantidades abundantes de diuréticos tienen el riesgo de eliminar cantidades abundantes de agua y potasio por la orina, por lo que se les aconseja el consumo de plátanos y nueces para compensar la pérdida de potasio.

SODIO

El cuerpo está compuesto de un 70% de agua salada, y actúa en colaboración con el potasio en el mecanismo regulador del líquido extracelular y en el equilibrio ácido-base. Regula la conducción y excitabilidad nerviosa y la activación de los músculos. Regulariza el trasporte activo en las membranas celulares.

Se necesita ingerir de 500 a 2000 mg de sodio en la dieta. Si se consumen cantidades superiores se desencadenan enfermedades como hipertensión arterial, edemas, retención de líquidos, enfermedades renales, osteoporosis, etc.

Los alimentos bajos en sodio son las frutas (manzanas, cerezas, naranjas, moras, melocotones, peras, ciruelas), arroz, almendras, alubias, dátiles, brócoli, calabacín, leche de soja, tofú, yogur descremado, leche descremada, leche entera, patatas, etc.

Contienen altas cantidades de sodio la sal de cocina, pastillas de caldo, glutamato monosódico, embutidos, algunos quesos (cheddar, mozarella, de cabra), cereales, frutos secos y patatas fritas.

El sodio es **necesario** para:

- Mantener el equilibrio de líquidos. El organismo debe tener un nivel constante de sal. Debe haber un equilibrio entre la sal que se pierde al orinar o sudar con la que se ingiere en las comidas.

- Regula el ritmo del músculo cardiaco.

- Previene la aparición de calambres musculares.

- Facilita la transmisión nerviosa. Regula el sueño. Mantiene la líbido. Evita la osteoporosis. Estabiliza los niveles de glucosa sanguíneos.

CLORO

Es un anión extracelular. En nuestro organismo supone una cantidad del 0,5% del peso de una persona y está presente en la piel y los huesos.

Sus fuentes alimentarias son cereales (trigo, centeno, avena, pan integral), setas, frutos secos, verduras (alcachofas, tomates, zanahorias, apio y remolacha), marisco, leches, carne y huevos.

Se necesitan ingerir 2 gr de cloro al día.

Encontramos cloro en la sangre o como ácido clorhídrico en el estómago, cuya función es descomponer los alimentos en sustancias más pequeñas para poder digerirlas. El cloro estimula la producción de jugos gástricos y facilita la digestión. Palia molestias estomacales como la indigestión y flatulencia y problemas hepáticos como la insuficiencia hepática y la cirrosis. Desempeña en nuestro organismo una función reguladora del PH y mantiene el balance de líquidos en nuestro organismo junto con el sodio y el potasio.

Las **funciones** terapéuticas del cloro son:

- Mejora la salud articular y previene la artritis, artrosis y la tendinitis.

- Interviene en el adecuado funcionamiento de los músculos al permitir su adecuada contracción.

- El déficit de cloro es responsable de un problema de los dientes como la caries infantil. Favorece la correcta depuración del hígado.

- Tratamiento de la calvicie.

El **déficit** de cloro desencadena los siguientes síntomas: problemas en las articulaciones, musculares, hepáticos, caries, pérdida del cabello y alteraciones en el equilibrio ácido-base y en el intercambio del sodio y potasio a nivel de la membrana celular.

AZUFRE

es un mineral que tiene una función decisiva en la producción de aminoácidos y en la conversión de carbohidratos a una fuente aprovechable por el organismo. Está presente en la hormona insulina que regula los niveles de glucosa sanguíneos. Interviene en la elaboración del tejido conectivo que mantiene las estructuras corporales unidas entre sí. Participa en la síntesis de vitaminas B1 y B3.

Es un mineral que se encuentra en todos los alimentos. No se conoce déficit de este mineral.

Sus fuentes son verduras de hoja verde como acelgas, espinacas y col, frambuesas, lácteos, carne roja y de pollo, huevos, mariscos, legumbres y nueces.

Se necesita ingerir de 800 a 1000 miligramos al día.

LOS MICROELEMENTOS

HIERRO

Es un componente de la hemoglobina, la sustancia roja de la sangre que transporta el oxígeno al cuerpo. El hierro estimula el sistema inmunitario y procura energía al cuerpo para funcionar. Favorece el metabolismo del cerebro.

Se localiza en alimentos de origen animal: carne de ternera, cordero, pollo, hígado, pescado azul, frutas, verduras, yema del huevo, cereales integrales, legumbres y frutas secas (ciruelas pasas).

Se necesita ingerir de 10 a 15 mg de hierro.

El **déficit** de hierro ocasiona anemia ferropénica con fatiga, palidez de la piel, ritmo cardiaco rápido, dificultad en la respiración, fatiga habitual, hormigueo en las manos y los pies.

El **exceso** de hierro da lugar a hemocromatosis, artritis y diabetes.

YODO

Es importante para la síntesis de hormonas tiroideas. Regula el metabolismo de todas las células del cuerpo porque forma parte de las hormonas tiroideas (triiodotropina y tiroxina). Su **deficiencia** produce bocio, que es una inflamación de la porción inferior de la glándula tiroides, engrosamiento de la glándula tiroides acompañado de retraso mental y de crecimiento.

Se halla en agua, marisco, pescado y sal yodada.

La ingesta recomendada es 150 mcg al día.

FLÚOR

Es importante para la formación del esmalte en dientes y huesos. En los países donde se añade flúor al agua potable se ha reducido la incidencia de caries dentales un 50% en niños. El flúor es junto con el boro un oligoelemento que refuerza los huesos. La ingesta de calcio y vitamina D reduce de manera significativa el riesgo de fracturas.

Se encuentra en el té, aguas enriquecidas con flúor, pescado, marisco y algas comestibles. Se necesitan 2 mg al día para niños, 3 mg día para mujeres y 4 mg día para hombres.

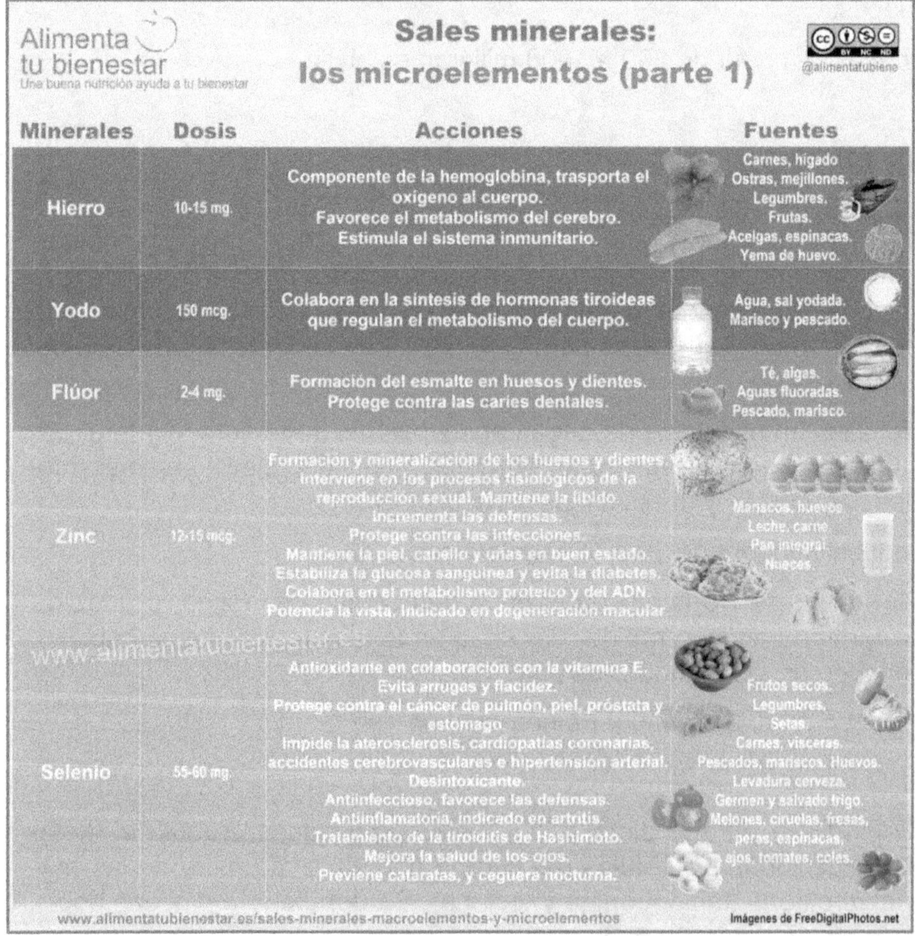

Sales minerales: los microelementos (parte 1)

Minerales	Dosis	Acciones	Fuentes
Hierro	10-15 mg.	Componente de la hemoglobina, trasporta el oxigeno al cuerpo. Favorece el metabolismo del cerebro. Estimula el sistema inmunitario.	Carnes, hígado. Ostras, mejillones. Legumbres. Frutas. Acelgas, espinacas. Yema de huevo.
Yodo	150 mcg.	Colabora en la síntesis de hormonas tiroideas que regulan el metabolismo del cuerpo.	Agua, sal yodada. Marisco y pescado.
Flúor	2-4 mg.	Formación del esmalte en huesos y dientes. Protege contra las caries dentales.	Té, algas. Aguas fluoradas. Pescado, marisco.
Zinc	12-15 mcg.	Formación y mineralización de los huesos y dientes. Interviene en los procesos fisiológicos de la reproducción sexual. Mantiene la líbido. Incrementa las defensas. Protege contra las infecciones. Mantiene la piel, cabello y uñas en buen estado. Estabiliza la glucosa sanguínea y evita la diabetes. Colabora en el metabolismo proteico y del ADN. Potencia la vista. Indicado en degeneración macular.	Mariscos, huevos. Leche, carne. Pan integral. Nueces.
Selenio	55-60 mg.	Antioxidante en colaboración con la vitamina E. Evita arrugas y flacidez. Protege contra el cáncer de pulmón, piel, próstata y estomago. Impide la aterosclerosis, cardiopatías coronarias, accidentes cerebrovasculares e hipertensión arterial. Desintoxicante. Antiinfeccioso, favorece las defensas. Antiinflamatoria, indicado en artritis. Tratamiento de la tiroiditis de Hashimoto. Mejora la salud de los ojos. Previene cataratas, y ceguera nocturna.	Frutos secos. Legumbres. Setas. Carnes, vísceras. Pescados, mariscos. Huevos. Levadura cerveza. Germen y salvado trigo. Melones, ciruelas, fresas, peras, espinacas, ajos, tomates, coles.

ZINC

Es indispensable para la recuperación tras las operaciones, para la prevención de la diabetes y para la fortaleza del sistema nervioso. Interviene como cofactor enzimático en los procesos metabólicos. Favorece la respuesta inmune y el desarrollo sexual.

Se ubica en gambas, langostinos, huevos, leche, pan integral, carne magra, nueces de brasil, alubias y soja. Se necesitan dosis de 12 a 15 mcg diarios.

Sus **propiedades** terapéuticas son:

• Interviene en la formación y mineralización de los huesos y órganos reproductores. Se recomienda en la osteoporosis para aumentar la mineralización de los huesos junto con otros minerales como el calcio, cobre y manganeso.

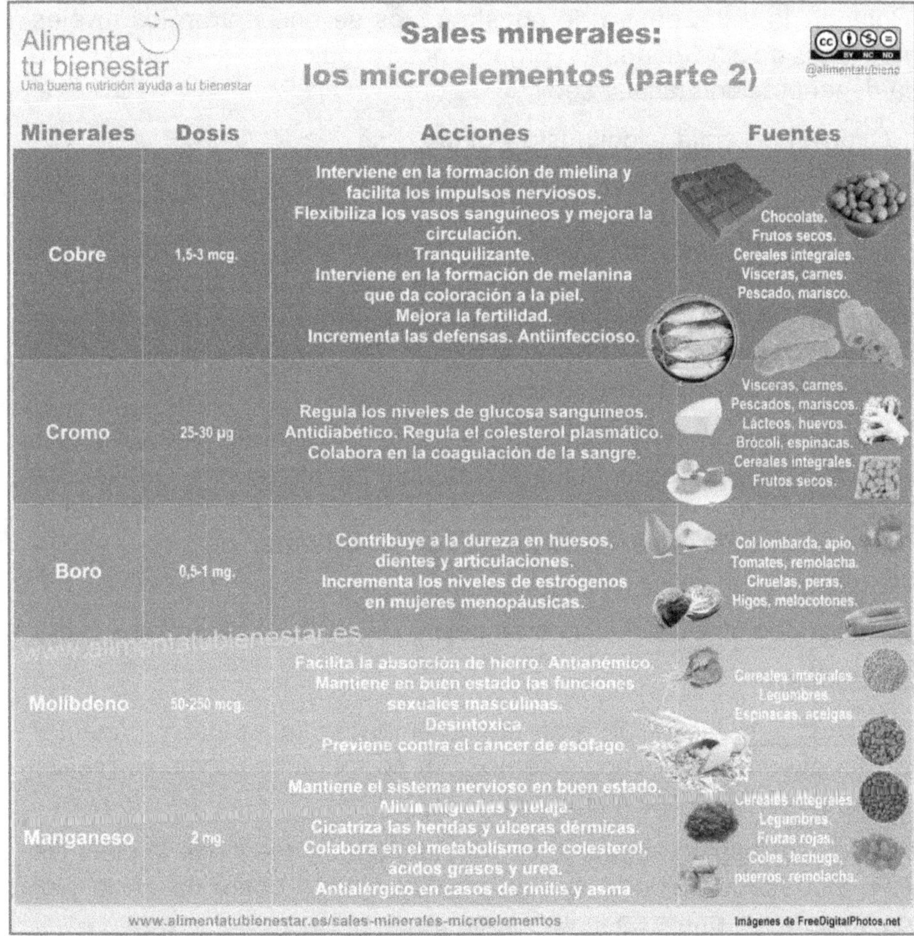

Minerales	Dosis	Acciones	Fuentes
Cobre	1,5-3 mcg.	Interviene en la formación de mielina y facilita los impulsos nerviosos. Flexibiliza los vasos sanguíneos y mejora la circulación. Tranquilizante. Interviene en la formación de melanina que da coloración a la piel. Mejora la fertilidad. Incrementa las defensas. Antiinfeccioso.	Chocolate. Frutos secos. Cereales integrales. Vísceras, carnes. Pescado, marisco.
Cromo	25-30 µg	Regula los niveles de glucosa sanguíneos. Antidiabético. Regula el colesterol plasmático. Colabora en la coagulación de la sangre.	Vísceras, carnes. Pescados, mariscos. Lácteos, huevos. Brócoli, espinacas. Cereales integrales. Frutos secos.
Boro	0,5-1 mg.	Contribuye a la dureza en huesos, dientes y articulaciones. Incrementa los niveles de estrógenos en mujeres menopáusicas.	Col lombarda, apio, Tomates, remolacha. Ciruelas, peras, Higos, melocotones.
Molibdeno	50-250 mcg.	Facilita la absorción de hierro. Antianémico. Mantiene en buen estado las funciones sexuales masculinas. Desintoxica. Previene contra el cáncer de esófago.	Cereales integrales. Legumbres. Espinacas, acelgas.
Manganeso	2 mg.	Mantiene el sistema nervioso en buen estado. Alivia migrañas y relaja. Cicatriza las heridas y úlceras dérmicas. Colabora en el metabolismo de colesterol, ácidos grasos y urea. Antialérgico en casos de rinitis y asma.	Cereales integrales. Legumbres. Frutas rojas. Coles, lechuga, puerros, remolacha.

- Ligado con los procesos biológicos de la reproducción. El déficit de zinc origina falta de apetito sexual, impotencia e hipogonadismo.

- Inhibe la producción de dihidrotestosterona prostática, derivado de la testosterona, cuyos niveles altos están relacionados con la prevención del cáncer de próstata.

- Incrementa las defensas, colabora con la curación de las infecciones y refuerza el sistema inmunitario.

- Colabora en el mantenimiento de la piel, cabellos y uñas sanas. Un déficit de este mineral se asocia a descamación de la piel, eczema, acné, psoriasis. Aparición de manchas blancas en las uñas. Retraso en la cicatrización de las heridas.

- Colabora en distintas rutas de nuestro metabolismo como la síntesis proteica y del ADN.

- Potencia la vista: dentro de nuestros ojos se encuentran los niveles más altos de zinc en nuestro organismo. Se indica en el tratamiento de la degeneración macular senil.

- Estimula los sentidos del gusto y olfato.

SELENIO

Es un oligoelemento esencial que debemos aportar en pequeñas cantidades a través de una dieta variada y equilibrada. Es antioxidante, impide la acción de los radicales libres. Nuestro organismo necesita cantidades menores de 1mg que almacena en el hígado, los riñones, el páncreas, los testículos y las vesículas seminales.

Se ubica en arroz integral, pan integral, huevos, vísceras, pescados (sobre todo el atún), mariscos, frutos secos (nueces, almendras, semillas de calabaza), verduras (champiñón, ajos, espárragos, espinacas, tomates y coliflores), legumbre, seta, levadura de cerveza, germen de trigo y salvado de trigo.

Se necesitan de 55-60 mg diarios de selenio.

Propiedades:

- <u>Antioxidantes</u>: posee un gran efecto antioxidante celular y protector contra agentes patógenos externos. Su acción antioxidante se realiza conjuntamente con la vitamina E.

- <u>Antienvejecimiento</u>, repara los tejidos dañados y mantiene la piel más lisa. Retrasa los efectos que el envejecimiento ocasiona en la piel como arrugas, patas de gallo y flacidez.

- <u>Anticancerígenas</u>: constituye una buena protección contra las células cancerosas. Se ha demostrado una relación directa entre la dieta pobre en selenio y el aumento de cánceres de estómago, pulmón, piel y próstata.

- <u>Inmunológicas</u>, aumentando nuestras defensas y evitando las enfermedades infecciosas.

- <u>Desintoxicante</u> porque neutraliza el efecto tóxico de numerosos metales como plomo, cadmio, mercurio, etc.

- Tratamiento eficaz del hipotiroidismo originado por la tiroiditis crónica o de Hashimoto.

- Impide la aterosclerosis debida a la oxidación del colesterol y su depósito en las paredes arteriales.

- Propiedades <u>antiinflamatorias</u>. Previene la aparición de la aterosclerosis cerebral, hipertensión arterial, infarto de miocardio, etc. la producción de la enzima glutatión peroxidasa que inhibe la secreción de prostaglandinas.

- Protege la vista contra la aparición de cataratas, ceguera nocturna y pérdida de visión.

El **déficit** de selenio origina problemas cardiovasculares, cánceres, artrosis por anquilosamiento circulatorio, problemas musculares, mayor propensión a las intoxicaciones alimentarias y químicas y a las infecciones.

COBRE

Es importante para la pigmentación de la piel. Actúa como cofactor enzimático. Fomenta la síntesis de hemoglobina y la formación de colágeno.

Lo contienen hígado, riñones, corazón, intestinos, pescado, mariscos, carne, chocolate, frutos secos, cereales integrales y legumbres.

Se necesitan dosis de 1,5 a 3 mg diarios.

La oxidación de las cañerías de cobre produce incorporación del cobre al agua.

Propiedades del cobre:

- Aporta flexibilidad a las arterias y capilares, lo que nos permite que la sangre circule mejor. La falta de cobre las endurece, con la consecuente mala circulación de la sangre, aterosclerosis, infartos y derrames cerebrales.

- Necesaria para la formación de mielina, que protege los nervios y facilita la transmisión de los impulsos nerviosos. Su deficiencia genera ansiedad, nerviosismo y estrés.

- Interviene en la formación del colágeno o proteína que forma la base de los huesos y la piel, aparece en la mayoría de los tejidos corporales: músculos, tendones, cabellos, ojos, dientes, etc.

- Proporciona una buena coloración a la piel y previene problemas en la formación de melanina, que originan manchas en la piel, vitíligo y canas.

- Formación de glóbulos rojos junto con el hierro.

- Protección contra las enfermedades inmunitarias porque nos proporcionan buenas defensas.

- Preservar la fertilidad: los niveles bajos de cobre disminuyen la libido y crean infertilidad.

Empleos del cobre en el tratamiento de la hipertensión arterial, enfermedades del corazón, arritmias, niveles altos de colesterol y osteoporosis.

CROMO

Es un mineral esencial para nuestro organismo. Participa en la regulación de los niveles de glucosa y grasas en nuestro organismo. Desempeña un papel importante en la coagulación de la sangre.

Sus fuentes alimentarias son brócoli, tomate, espinacas, berros, lechuga, pimientos verdes, patata, cebolla, cereales integrales como la cebada, frutos secos como las nueces, frutas como la manzana, plátanos, uvas y naranja, setas y aceites vegetales. Las fuentes animales son las carnes de cerdo y ternera, vísceras, mariscos, lácteos y huevos.

Se necesitan ingerir de 20 a 30 µgs/día.

BORO

Es un oligoelemento necesario para nuestro cuerpo. Confiere dureza a los huesos, dientes y articulaciones. Su consumo evita la osteoporosis. También contribuye a incrementar los niveles de estrógenos en las mujeres menopáusicas.

Sus fuentes vegetales son la col lombarda, los espárragos, el apio, los tomates y la remolacha. Las frutas: manzanas, peras, higos, melocotones, ciruelas y fresas. Nueces de macadamia. Se necesitan ingerir de 0,5 a 1 mg/día.

MOLIBDENO

Es una sal mineral necesaria para el metabolismo por su función cataliza-
dora de proteínas, grasas e hidratos de carbono y la absorción intestinal
de hierro. Es muy común en el agua del mar.

Sus fuentes alimentarias son los cereales integrales, el germen de trigo,
el alforfón o trigo sarraceno, las legumbres secas y las verduras de hoja
verde oscura.

Se necesitan de 50 a 250 mcg diarios.

Sus beneficios o **propiedades** son:

- Favorece el crecimiento y desarrollo de nuestro organismo.

- Previene la caries dental.

- Facilita la absorción de hierro por la mucosa intestinal y aminora la
  anemia.

- Nos protege contra el cáncer de esófago.

- Mantiene en buen estado las funciones sexuales masculinas. Su deficiencia provoca impotencia sexual masculina.

- Su déficit puede provocar alteraciones del pulso cardiaco, impotencia
  sexual masculina, irritabilidad nerviosa y caries dentales.

MANGANESO

El organismo contiene de 10 a 20 mg de manganeso, de los cuales de 2
a 6 mg son eliminados por la orina. Se absorbe en el intestino delgado,
acabando la mayor parte en el hígado, órgano que lo reparte al resto del
cuerpo.

Sus **propiedades** son:

- Participa en la síntesis de ácidos grasos y colesterol.

- Participa en un gran número de reacciones metabólicas como la síntesis de urea, necesaria para el correcto funcionamiento de los riñones.

- Colabora con las vitaminas B1 y E.

- Coopera en la formación de tiroxina y estrógenos, lo cual ayudará en
  casos de infertilidad.

- Estimula la producción de anticuerpos, protegiéndonos de las infecciones.

- Muy importante para el correcto funcionamiento del sistema nervioso.

- Refuerza la memoria, disminuye la irritabilidad.

- Combate las cefaleas y migrañas.

- Cicatriza la piel en casos de heridas y úlceras dérmicas.

- Refuerza el pelo y las uñas.

- Protege a los tejidos de la oxidación originada por los radicales libres.

- Actúa favorablemente en rinitis y asma alérgicas.

Se localiza en los siguientes alimentos: cereales (arroz, trigo, centeno, cebada, avena y pan integral), frutas (albaricoque, arándanos, fresas, grosella negra y roja), hortalizas (alcachofas, brécol, coles de bruselas, lechuga, puerros y remolacha), avellanas y legumbres (guisantes, judías blancas y soja).

Se necesitan ingerir 2 mg diarios.

Su **deficiencia** ocasiona: alteraciones del crecimiento y de los huesos; falta de coordinación de los movimientos, provocando movimientos anormales y tardíos y convulsiones; irritaciones cutáneas; crecimiento lento de uñas y cabellos; despigmentación del pelo; fatiga; vómitos; diabetes secundaria por intolerancia a la glucosa; bajos niveles de colesterol sanguíneo; obesidad; trastornos de la coagulación de la sangre.

Bibliografía

Enciclopedia de los alimentos y su poder curativo. Dr. Pamplona Roger. Ed. Safeliz.

El gran libro de la alimentación. Dra. Gilliam Mac Keith. Ed. Planeta.

Nutrición para vivir. Lisa Hark, Darwin Deen y González Moreno. Ed. Pearson Alhambra.

Botanical on line.com. *www.botanical-online.com/*

Capítulo 6

CLASIFICACIÓN DE LOS ALIMENTOS

Los alimentos se componen de nutrientes que desempeñan funciones fisiológicas y terapéuticas en el organismo. La alimentación es una medicina milagrosa, ya que los alimentos son medicinas naturales. Los nutrientes son los elementos de esta terapia, ya que desempeñan acciones fisiológicas y terapéuticas necesarias para curar enfermedades. Así por ejemplo, el fósforo, sal mineral contenida en alimentos como quesos, yogures, sardinas, mariscos, chocolate, huevos y carnes vacunas, potencia la memoria y las capacidades intelectuales.

Se conocen varias clasificaciones de alimentos según distintos criterios:

Según su origen

- **Animal**: carne, pescado, huevos y leche.

- **Vegetal**: frutas, verduras y cereales.

- **Mineral**: agua y sal.

Según su función nutritiva

- **Energéticos**, que proveen energía para realizar diferentes actividades físicas (caminar, correr, hacer deportes). Tienen función vigorizante los alimentos glúcidos y lípidos como pastas, arroz y productos de panificación (pan, galletas, etc.), dulces, miel, aceites, frutos secos.

- **Constructores**, también denominados *plásticos,* que nos aportan nutrientes que originan y regeneran los tejidos del cuerpo: forman la piel, los músculos y otros tejidos que favorecen la cicatrización de las heridas. Son alimentos ricos en proteínas como la leche y sus derivados, carnes rojas y blancas, huevos y legumbres.

- **Reguladores** o **protectores**, que suministran los nutrientes necesarios para que el cuerpo funcione correctamente y regulan el metabolismo de nuestras células. Son alimentos ricos en vitaminas y sales minerales: frutas, verduras, hortalizas y agua.

Según su función terapéutica

ANTIOXIDANTES

Son alimentos antioxidantes todos aquellos cuya función es neutralizar la acción de los radicales libres sobre nuestro organismo.

Los radicales libres se producen como resultado de la oxidación celular. Cuando el número de radicales libres aumenta y se inestabiliza, se producen resultados negativos, debido a que estos modifican el ADN de las células, impidiendo su renovación celular y alterando su normal funcionamiento. Las células del cuerpo degeneran y se desgastan, dando lugar a enfermedades crónicas degenerativas como las cardiopatías, aterosclerosis vasculares, cánceres, artrosis y enfermedades neurodegenerativas. También se acelera el envejecimiento celular y orgánico.

¿Cómo podemos evitar la aparición de los radicales libres?

- Evitando la exposición a factores externos que aumenten el número de radicales libres como contaminantes ambientales: humo de los coches, de las fábricas y del tabaco y contaminación atmosférica.

- Evitar la ingestión de tóxicos: droga, tabaco y alcohol.

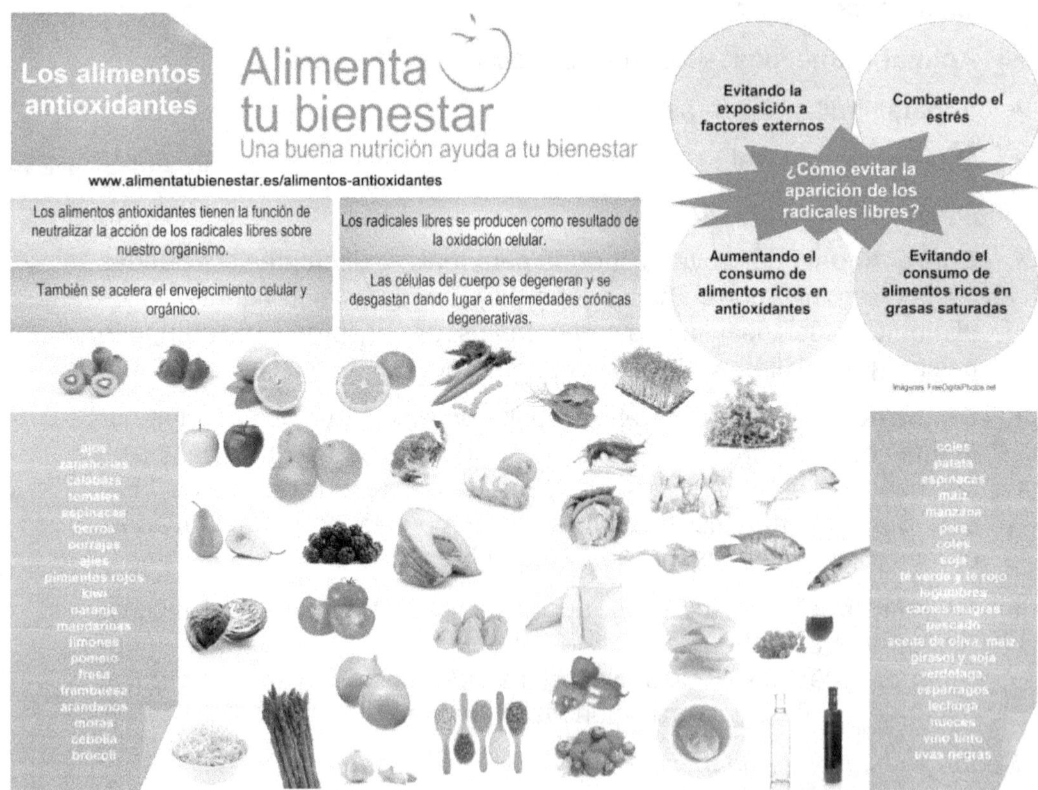

- Evitar la acción de productos químicos: detergentes, insecticidas y herbicidas.

- Combatiendo el estrés: un estado de excesiva tensión nerviosa reduce nuestras defensas y la acción de las enzimas que pueden neutralizar la acción de los radicales libres.

- Evitar consumir alimentos ricos en grasas saturadas: carne de cerdo, carne de cordero, chorizo, salchichón, morcillas, etc. Debemos sustituir el consumo de las carnes grasas por carnes magras de pollo, pavo y conejo, que son ricas en antioxidantes.

- Aumentando el consumo de alimentos ricos en antioxidantes. Los beneficios consecutivos de este consumo son grandes y numerosos: retrasamos el proceso de envejecimiento corporal y prevenimos el cáncer, las cardiopatías coronarias, la hipertensión arterial y la aparición de enfermedades neurodegenerativas como Alzheimer o Parkinson.

Lista de los **alimentos antioxidantes**:

- **Ajos**: contienen alicina, antioxidante hipotensor y cardioprotector.

- **Zanahorias**, **calabaza**, **tomates**, **espinacas**, **berros** y **borrajas**, verduras ricas en betacarotenos, pigmento vegetal antioxidante que una vez ingerido se transforma en el hígado e intestino delgado en caroteno o vitamina A. Previenen el cáncer de pulmón, estómago y boca. Evitan la aparición de cardiopatías coronarias y accidentes cerebrovasculares (ictus).

- **Tomates**: contienen licopeno, pigmento antioxidante que le da la coloración roja al tomate. Es buen alimento anticanceroso, evita la aparición de cáncer de pulmón, estómago, mama, cuello del útero, próstata y vejiga.

- **Pimientos** y **ajíes**: contienen capsaicina, sustancia responsable de la destrucción de células cancerosas.

- **Pimientos rojos**, **kiwi**, **naranja**, **mandarinas**, **limones**, **pomelo**, **fresa**, **moras**, **frambuesa**, **arándanos**, todos ellos abundantes en vitamina C, antioxidante con propiedades antitumorales.

- **Cebolla**, formada por compuestos azufrados con propiedades anticancerígenas.

- **Brócoli**, **coles**, **ajo**, **patata**, **espinacas** y **maíz**, ricas en glutatión, sustancia que elimina los radicales libres, responsables del cáncer, lo cual impide su aparición. También reduce la tensión arterial, aumenta la diuresis y elimina las toxinas del cuerpo.

- **Ajo**, **cebolla**, **manzana**, **pera**, **coles** y **espinacas**, exuberantes en quercitina, antioxidante que evita las demencias, la formación de trombos arteriales y aumenta la actividad antioxidante de la vitamina C.

- **Soja** y frutas **cítricas**, abundantes en ginesteína.

- **Té verde** y **té rojo**, ricos en catequinas y en sales minerales antioxidantes como el azufre, selenio y zinc. Previenen las demencias.

- Legumbres como **lentejas** y **alubias**, los fríjoles y las alubias pintas son los más potentes antioxidantes, contienen isoflavonas que previenen las enfermedades cardiovasculares.

- **Carnes magras** (pollo, pavo, conejo y ternera blanca) y **pescado**, alimentos que contienen la coenzima Q que ayuda a mejorar la actividad celular.

- **Aceite de oliva**, **maíz**, **girasol** y **soja**, la **verdolaga**, los **espárragos**, la **lechuga** y las **nueces** ricas en vitamina E, evitan que los radicales libres oxiden los ácidos grasos de las membranas celulares. Una falta de vitamina E da lugar a degeneraciones de los músculos, corazón y cerebro.

- **Vino tinto** y **uvas negras**, contienen resveratrol, con propiedades anticancerosas y protectoras de las demencias.

DEPURATIVOS Y DESINTOXICANTES

La desintoxicación de nuestro cuerpo es la eliminación de sustancias nocivas o toxinas, acompañada de la ingesta de alimentos con propiedades depurativas que faciliten la eliminación de líquidos. Esta dieta desintoxica e incrementa las defensas, ayudando a mejorar la salud.

Se debe realizar la dieta depurativa en las siguientes situaciones:

- Al detectar fatiga permanente, debilidad o falta de energía.

- En casos de enrojecimiento de la esclerótica.

- Casos de alimentación desordenada.

- Al afrontar patologías agudas: gripes, catarros, infecciones, alergias e indigestiones.

- En la lucha contra enfermedades crónicas: diabetes, cáncer, hipertensión, fibromialgia y muchas otras.

- En situaciones de estrés o en conflictos emocionales.

Son alimentos depurativos:

- Las **frutas**, poseen un alto contenido de agua que ayuda a eliminar y depurar el cuerpo de toxinas, también tienen un alto contenido en antioxidantes, nutrientes esenciales, sales minerales, fibra y vitaminas.

- **Cítricos**, que ayudan a nuestro cuerpo neutralizando el efecto negativo de las toxinas, estimulan los procesos enzimáticos del aparato digestivo y limpian el hígado.

- **Ajo**, que estimula el hígado en producción de enzimas desintoxicantes que ayudan a limpiar los residuos tóxicos de nuestro cuerpo. Elimina sustancias nocivas como toxinas, expectoraciones y los viejos residuos orgánicos. Sus enzimas favorecen la síntesis de ácidos grasos que reducen el colesterol LDL o malo.

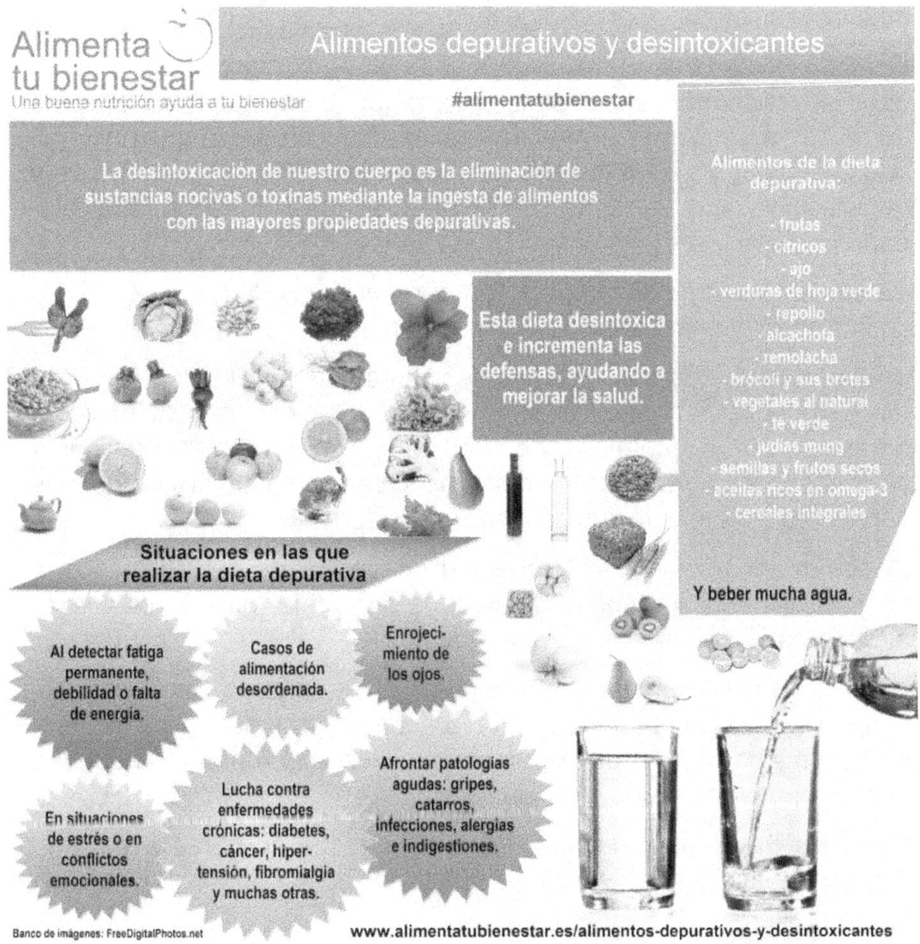

- **Alimentos verdes** como las espinacas, acelgas, col rizada, espiralita, alfalfa, rúcula y canónigos. La clorofila es un excelente depurativo y desintoxicante necesario para desintoxicar el hígado, páncreas, colon y riñones.

- **Repollo**, que colabora con las enzimas hepáticas, favorece la desintoxicación y posee fibra y compuestos sulfurados protectores del organismo.

- **Alcachofa**, que incrementa la producción de bilis, favorece la digestión de las grasas y depura al organismo.

- **Remolacha**, con antioxidantes que estimulan la digestión y el funcionamiento del organismo.

- **Brócoli** y sus brotes, una planta con una de las concentraciones más altas de antioxidantes. Los brotes de brócoli estimulan las enzimas de desintoxicación del aparato digestivo.

- Consumir **vegetales al natural**: ensaladas de verduras crudas como cebolla, zanahorias, alcachofas, espárragos, brócoli, col rizada, coles de bruselas, coliflor, ajo, remolacha, cúrcuma y orégano, que nos ayudan a eliminar las toxinas del hígado durante el proceso de limpieza y depuración. Estas verduras son ricas en azufre y glutatión, que ayudan al hígado a ser más eficaz en sus tareas.

- **Té verde**, que estimula las toxinas por sus propiedades digestivas y estimulantes y contiene antioxidantes denominados catequinas.

- **Judías mung**, que son un poderoso remedio natural utilizado por la medicina china y poseen un abundante contenido de vitaminas, minerales, enzimas, proteínas y clorofila en proporciones equilibradas y su escasez en hidratos de carbono las sitúan entre los alimentos más completos y de más fácil digestión.

- Debemos incorporar **semillas** y **frutos secos** de fácil digestión a nuestra alimentación como semillas de lino, chía, girasol, calabaza, almendras y nueces.

- **Aceites** ricos en **omega 3**, como aceites de cáñamo, lino, semillas, aguacate o aceite de oliva, que favorecen enormemente el equilibrio del organismo. Son ácidos grasos beneficiosos que permiten que las toxinas sean eliminadas y absorbidas.

- **Cereales integrales**, que gracias a su riqueza en fibras ayudan al cuerpo a eliminar sus toxinas.

ALIMENTOS ALCALINOS Y ACIDIFICANTES

La condición alcalinizante o acidificante de un alimento se debe a su contenido en sales minerales que alteran el PH del cuerpo. El cuerpo tiene un PH neutro de 7,45. El organismo contiene varias sales minerales que aumentan el PH del cuerpo y lo alcalinizan, entre las cuales se encuentran el calcio, el sodio, el potasio, el zinc, el manganeso y el magnesio. Otras sales minerales, las acidificantes, disminuyen el PH del cuerpo, como el fósforo, el azufre, el hierro, el yodo y el cloro, sus fuentes son las proteínas animales y vegetales y algunas grasas. El cuerpo tiene una reserva de minerales versificantes en los huesos.

Una dieta acidificante desequilibrada provoca acidosis metabólica, lo cual colabora en el envejecimiento prematuro, y el cuerpo debe retirar sales minerales de los huesos, lo cual provoca una pérdida de masa ósea. Para contrarrestar este problema debemos ingerir alimentos alcalinos.

PH DEL CUERPO Y SUS ALIMENTOS		
Alcalinos	10	Agua
	9	Aceite de oliva, espinacas, apio, brócoli, lechuga
	8	Manzanas, almendras, zanahorias, tomates, col
Neutros	7	Agua de grifo, agua mineral
Ácidos	6	Zumo de frutas, huevos, pescado, té, cereales
	5	Granos cocidos, pollo, azúcar, cerveza
	4	Ternera, mariscos, café, pan
	3	Pasteles, pasta, queso

Bibliografía

Enciclopedia de los alimentos y su poder curativo. Dr. Pamplona Roger.

Los alimentos más depurativos y su poder desintoxicante. *http://www.todointeresante.com/2009/09/alimentos-depurativos-desintoxicantes.html*

10 alimentos para desintoxicar el organismo. Vitónica. *http://www.vitonica.com/alimentos/10-alimentos-para-desintoxicar-al-organismo*

Botanical on line.com. *www.botanical-online.com/*

10 alimentos antioxidantes para lucir joven y saludable. Imujer con salud.

http://www.imujer.com/salud/4811/10-alimentos-antioxidantes-para-lucir-joven-y-saludable

Lista de alimentos ricos en antioxidantes. Blog de salud y belleza natural. *http://saludnatural.biomanantial.com/lista-de-alimentos-ricos-en-antioxidantes/*

Niveles de pH y el cáncer, los alimentos alcalinos y ácidos. El nuevo despertar. *https://elnuevodespertar.wordpress.com/2011/08/04/niveles-de-ph-y-el-cancer-los-alimentos-alcalinos-y-acidos/*

Tabla de alimentos alcalinos y ácidos. La tierra que pisamos. *https://latierraquepisamos.files.wordpress.com/2014/11/tabla-alimentos-alcalinizantes.pdf*

Capítulo 7

BENEFICIOS DE LOS ALIMENTOS VEGETALES, VERDURAS Y FRUTAS

HORTALIZAS Y VERDURAS

Las hortalizas son plantas generalmente herbáceas que se cultivan en huertas, de las que se usan cualquiera de sus partes: hojas, flores, frutos, tallos y raíces.

Las verduras son un tipo de hortalizas caracterizadas por su color verde, debido a su contenido en clorofila. Engloban las hojas, los tallos y las flores.

TIPOS DE HORTALIZAS

- **Tallos**: verduras alargadas constituidas por un conjunto de capas ricas en fibra y generalmente diuréticas, como el espárrago o el puerro. De algunos tallos como el palmito o el bambú se aprovecha la parte terminal llamada *brote*.

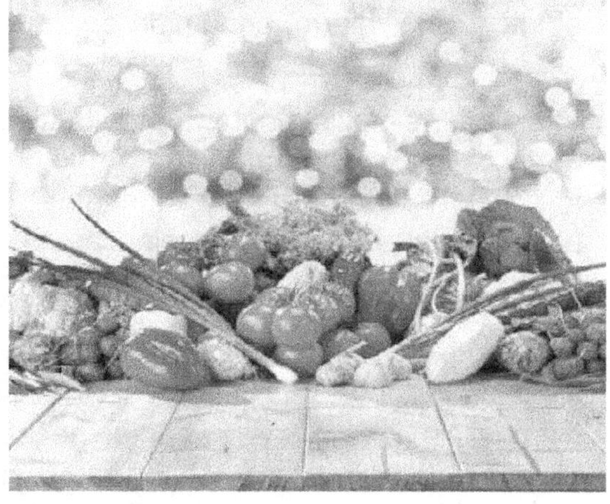

- **Hojas**: son las láminas verdes de acelgas, espinacas, lechugas y coles. Constituyen una buena fuente de calcio como las hojas de nabo, los grelos y la col, contienen hierro y una pequeña cantidad de proteínas las espinacas. Las hojas de las coles tienen sustancias anticancerígenas.

- **Flores**: la alcachofa, la coliflor y el brócol contienen provitamina A, vitaminas B y C y sustancias antioxidantes.

- **Peciolos** o **pencas**: son los rabos de las hojas que se unen al tallo. El cardo y la acelga son muy desarrollados y resultan tiernos y sabrosos.

- **Semillas**: los guisantes y las habas son semillas de las leguminosas que se usan como verduras y son una buena fuente de proteínas.

- **Frutos**: presentan un variado colorido desde el rojo vivo de los tomates, el naranja de la calabaza, el verde de los pepinos, calabacines y el aguacate y el morado de las berenjenas.

- **Raíces**: contienen hidratos de carbono, fibras y sales minerales. La zanahoria y la remolacha están dentro de ellos.

- **Bulbos**: son engrosamientos subterráneos del tallo formados por numerosas capas superpuestas. Engloban la cebolla, el ajo y el hinojo.

- **Tubérculos**: son engrosamientos subterráneos del tallo especializados en almacenar almidón, que es la principal sustancia de reserva de los vegetales. Contienen proteínas, vitamina C y la provitamina A. Ejemplo: patata.

VALOR NUTRITIVO DE LAS VERDURAS Y HORTALIZAS

- Aportan un 90% de agua.

- Sales minerales alcalinizantes como potasio, con efecto diurético e hipotensor; calcio, presente en las coles, que se absorbe muy bien por el intestino; o hierro, contenido en las espinacas, los canónigos, las habas, los guisantes y la remolacha.

- Vitaminas: especialmente la provitamina A, que se encuentra en las hortalizas de color anaranjado o rojo, y las vitaminas B y C. El ácido fólico y los folatos son muy abundantes en todas las verduras de hoja, fundamentalmente en las espinacas.

- Fibra, que provoca saciedad así como evita el estreñimiento.

- Las proteínas presentes en las hortalizas y verduras contienen todos los aminoácidos esenciales y no esenciales. Su proporción de metionina es insuficiente para cubrir las necesidades orgánicas. Los cereales son ricos en ese aminoácido esencial. Contienen abundante lisina, aminoácido esencial que escasea en los cereales. Las proteínas de la patata son las más completas de todas las hortalizas.

- Hidratos de carbono abundantes en los tubérculos.

- Clorofila, que es el pigmento verde de todos los vegetales y es favorecedor de la producción de glóbulos rojos. Los elementos fotoquímicos son auténticos alimentos antioxidantes que nos protegen contra el cáncer y las cardiopatías. Las hortalizas más ricas en elementos fotoquímicos son las liliáceas (cebolla, ajo y puerro) y las crucíferas (coles, coliflor, brécol, nabo y berro).

EFECTOS TERAPÉUTICOS DE LAS VERDURAS

- Acción **antioxidante** y anti cancerígena: muy apropiadas en la alimentación de los ancianos.

- **Laxantes**: su contenido en fibra incrementa el volumen de las heces y facilita el paso por el intestino. Se deben comer ralladas o cocinadas.

- Ideales en caso de **obesidad**: su aporte calórico es bajo y contienen pocas grasas.

- **Mineralizantes**: las hojas del nabo y las coles son una buena fuente de calcio que protegen contra la osteoporosis y descalcificación en los ancianos.

- **Diuréticas** e **hipotensoras**: por su contenido en potasio favorecen la diuresis y disminuyen la tensión arterial elevada.

- **Antianémica**: su alto contenido en hierro y su absorción se potencia por la presencia simultánea de vitamina C. La remolacha, las habas, las espinacas, los berros y los canónigos fomentan la producción de hematíes.

- **Anticancerígena**: las hortalizas crucíferas y las liliáceas como coles, nabo y rábanos contienen sustancias antioxidantes para neutralizar la acción de las sustancias cancerígenas que degeneran sus células a cancerosas y evitan la producción de metástasis.

MANERAS DE CONSUMIR VERDURAS Y HORTALIZAS

- **Crudas**, se deben comer una vez al día con varias verduras como espinacas, lechugas o endibias, tomates, pepinos, pimientos, aguacates, coliflor, brécol, alcachofa, espárragos, apio, zanahoria, cebolla y ajo. Se pueden añadir frutos secos, legumbres hervidas o cereales. Se aliña con aceite de oliva virgen, sal marina y zumo de limón. Al cocinarlas se pierden vitaminas y sales minerales. Las vitaminas se degradan con la luz y el calor. Las sales minerales se disuelven en agua y son arrastradas con el líquido de la cocción.

- **Cocción** de verduras: se deben cocinar con la menor cantidad de agua posible. Se añaden las verduras y hortalizas al agua hirviendo. Es preferible dejar las verduras poco cocinadas. No dejar las verduras en el agua después de cocinadas para evitar la pérdida de sales minerales.

- **Asado**: se pierden el 25% de las vitaminas.

- **Fritura**: es el método que mayores pérdidas de nutrientes tiene.

AJO

Es un alimento rico en vitaminas A, B1, B2, B3 y C y sales minerales como el silicio, potasio, azufre, fósforo y yodo. Aporta grandes beneficios para la salud.

El ajo tiene propiedades antisépticas, fungicidas y bactericidas, ideales para combatir infecciones. Las propiedades antiinfecciosas se las confiere una sustancia contenida en el ajo llamada aliina, la cual incrementa las defensas del organismo.

Además es antihipertensivo por excelencia, reduce el colesterol sanguíneo y repara los daños causados por la aterosclerosis. Los compuestos sulfurados del ajo reducen el bloqueo de las arterias e incrementan su flujo sanguíneo, con lo cual se considera un alimento ideal para combatir la cardiopatía coronaria, los problemas cerebrovasculares y todo tipo de lesiones vasculares. Tiene propiedades anticoagulantes y por tanto evita la formación de trombos.

Es uno de los mejores alimentos anticancerígenos, su consumo previene el cáncer.

Es un alimento rico en calcio, potasio, fósforo y magnesio, necesarios para la adecuada contracción muscular, el buen funcionamiento del sistema nervioso y la fortaleza de los huesos.

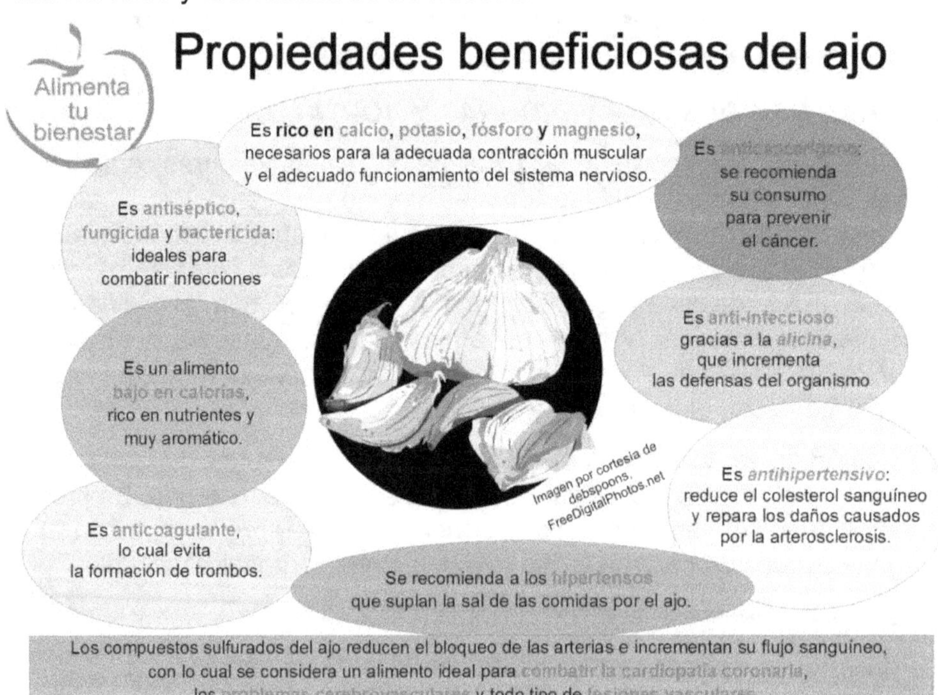

Es un alimento bajo en calorías, rico en nutrientes y muy aromático. Recomiendo que los hipertensos suplan la sal de las comidas por el ajo.

Se aconseja consumir dos dientes de ajo diario crudos, picado en ensaladas, gazpachos, como aderezo en carnes y pescados, el pan integral de los desayunos y meriendas (se podría untar con una salsa de alioli o de tomate triturado con un poco de ajo).

CEBOLLA

Para mantenernos sanos es necesario comer media cebolla diaria. Es un alimento rico en vitaminas A, E y ácido fólico; sales minerales como potasio, fósforo, calcio, magnesio, sodio y azufre, fibra, hidratos de carbono y algunos aminoácidos (lisina, arginina, ácido glutamínico, etc.), quercetina y aliina.

Sus **efectos terapéuticos** son numerosos:

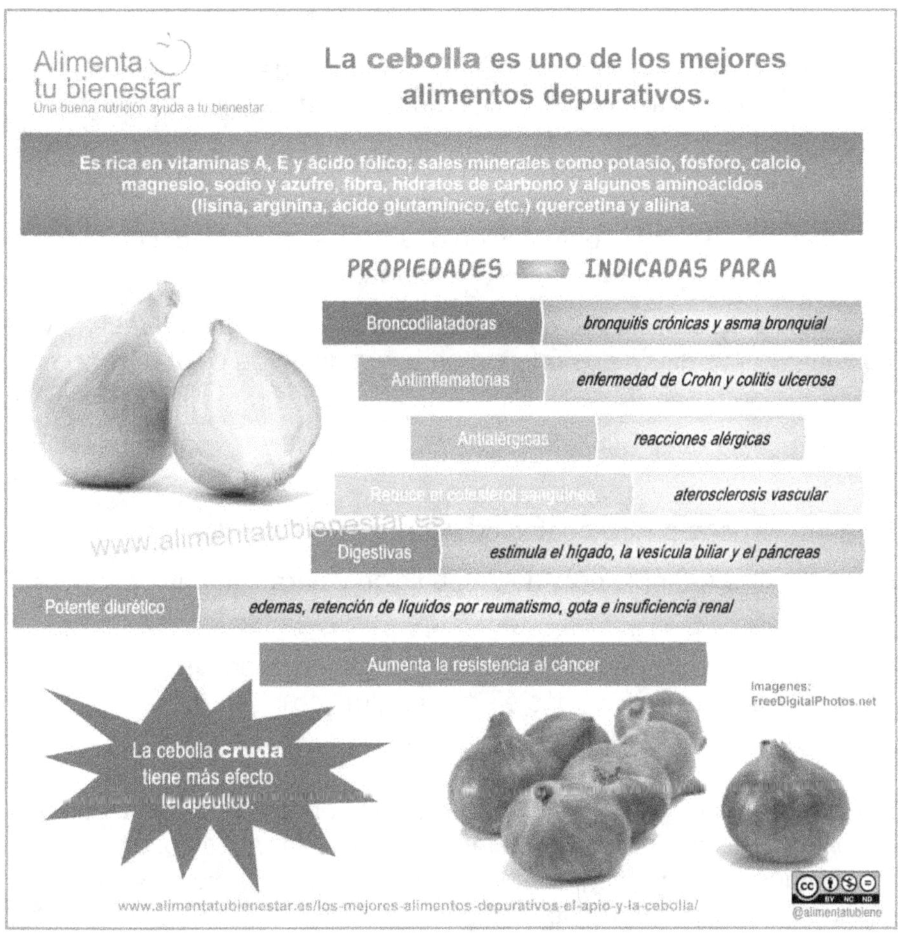

- Combate las infecciones, sobre todo las respiratorias (catarros, gripes, bronquitis), en las cuales aconsejo un jugo caliente de un limón con una cebolla y unas cucharaditas de miel. El consumo de cebolla cruda nos protege contra las enfermedades infecciosas. Es eficaz para las infecciones intestinales. Contiene una sustancia llamada aliina que tiene propiedades bactericidas y fungicidas.

- Es antidiabética y depurativa. Depura el exceso de glucosa de la sangre y contiene glucoquinina, sustancia considerada como la insulina vegetal, que baja los niveles de glucosa sanguíneos.

- Alivia las bronquitis crónicas y el asma bronquial con sus propiedades broncodilatadoras.

- Reduce el colesterol sanguíneo, que evita la aterosclerosis vascular. Es antihipertensiva y antiagregante plaquetaria, lo cual evita la trombosis. Se considera un excelente alimento cardioprotector, como consecuencia de la aliina.

- Potente diurético que se aconseja en casos de edemas y retención de líquidos por reumatismo, gota e insuficiencia renal.

- Favorece la digestión al estimular el hígado, la vesícula biliar y el páncreas.

- Antiinflamatoria por su contenido en quercetina, que es adecuada para la enfermedad de Crohn y la colitis ulcerosa.

- Aumenta la resistencia al cáncer, debido al antioxidante quercetina y a los compuestos azufrados que evitan la aparición de células cancerosas.

- Antialérgica, la quercetina es eficaz para combatir las reacciones alérgicas.

- Combate el acné por su contenido rico en azufre.

- Remedio para frenar la pérdida de audición y para combatir la ronquera.

Se aconseja consumir media cebolla diaria, cruda con ensaladas o cocinada. La cebolla cruda tiene más efecto terapéutico.

APIO

Es una verdura equilibrante y muy sana. Es rica en agua, hidratos de carbono, fibra, vitaminas A, C y B9 y contiene sales minerales como potasio, calcio y magnesio, y en menor cantidad, fósforo, sodio, hierro y zinc. Se aconseja consumirlo con frecuencia.

Sus **propiedades terapéuticas** son múltiples:

- **Disminuye** el **colesterol** sanguíneo; con solo 2 tallos al día podemos bajar hasta 7 puntos la cifra de colesterol. Incrementa la secreción de ácidos biliares, que se conjugan con el colesterol y lo eliminan del cuerpo.

- Es **hipotensor**: un compuesto llamado ftalida ayuda a relajar los músculos alrededor de las arterias, dilatando los vasos y facilitando el flujo sanguíneo.

- **Diurético**: el potasio y el sodio del apio son unos poderosos reguladores de los fluidos corporales que estimulan la producción de orina para eliminar el exceso de fluidos.

- Es un **laxante** natural, indicado en los casos de estreñimiento. Contiene fibra que favorece la motilidad intestinal.

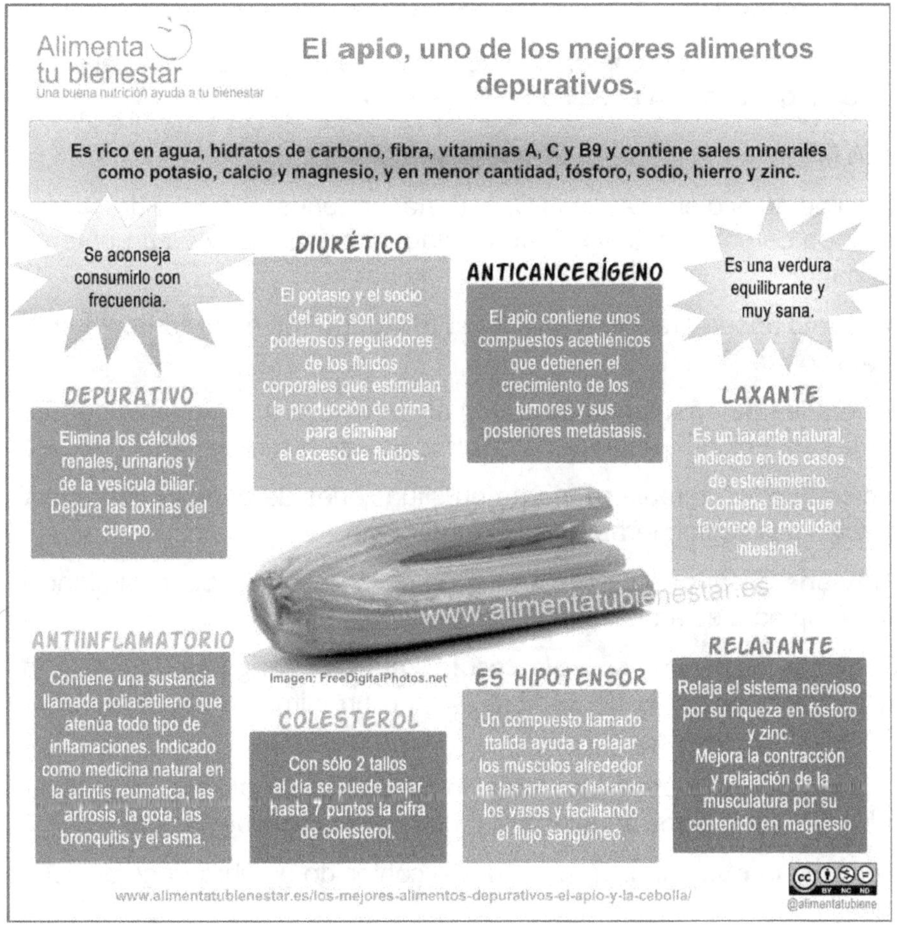

- **Antiinflamatorio**, contiene una sustancia llamada poliacetileno que atenúa todo tipo de inflamaciones. Indicado como medicina natural en la artritis reumática, las artrosis, la gota, las bronquitis y el asma.

- **Anticancerígeno**. El apio contiene unos compuestos acetilénicos que detienen el crecimiento de los tumores y sus posteriores metástasis.

- **Adelgaza**. Si ingerimos jugo de apio todo el día nos sentimos plenos, lo cual evita picar antojos.

- **Elimina** los **cálculos** renales, urinarios y de la vesícula biliar. Depura las toxinas del cuerpo.

- Es **relajante** del sistema nervioso, lo que lo convierte en alimento idóneo para personas que sufren de estrés o ansiedad por su riqueza en fósforo y zinc.

- Mejora la contracción y **relajación** de la **musculatura** por su contenido en magnesio.

Este alimento se debe comer con frecuencia en jugo de apio, caldo de apio, purés o crudo con ensalada.

PIMIENTO

Es un alimento rico en vitaminas C, A, (betacarotenos) B2, B6, fibra, agua, hidratos de carbono, potasio, fósforo, magnesio y calcio y es un potente antioxidante.

Su consumo aporta grandes **beneficios terapéuticos** en el cuerpo humano, tales como:

- Mejora las **defensas** porque ayuda al correcto funcionamiento del sistema inmunológico a través de la formación de linfocitos y anticuerpos.

- Indicado como terapia **relajante** en situaciones de estrés y ansiedad, gracias a la acción terapéutica del triptófano.

- **Previene** el **cáncer**, debido a su gran cantidad de licopeno, sustancia con propiedades anticancerosas.

- **Controla** los niveles de **colesterol** y **glucosa** sanguíneos gracias a la acción absorbente de su fibra, siendo un alimento muy apto para diabéticos y obesos.

- Protege contra la **aterosclerosis**, lo cual beneficia al corazón y al cerebro y evita infartos de miocardio, derrames y trombosis cerebrales.

- Combate la **obesidad**, ya que su alto contenido en fibra genera saciedad.

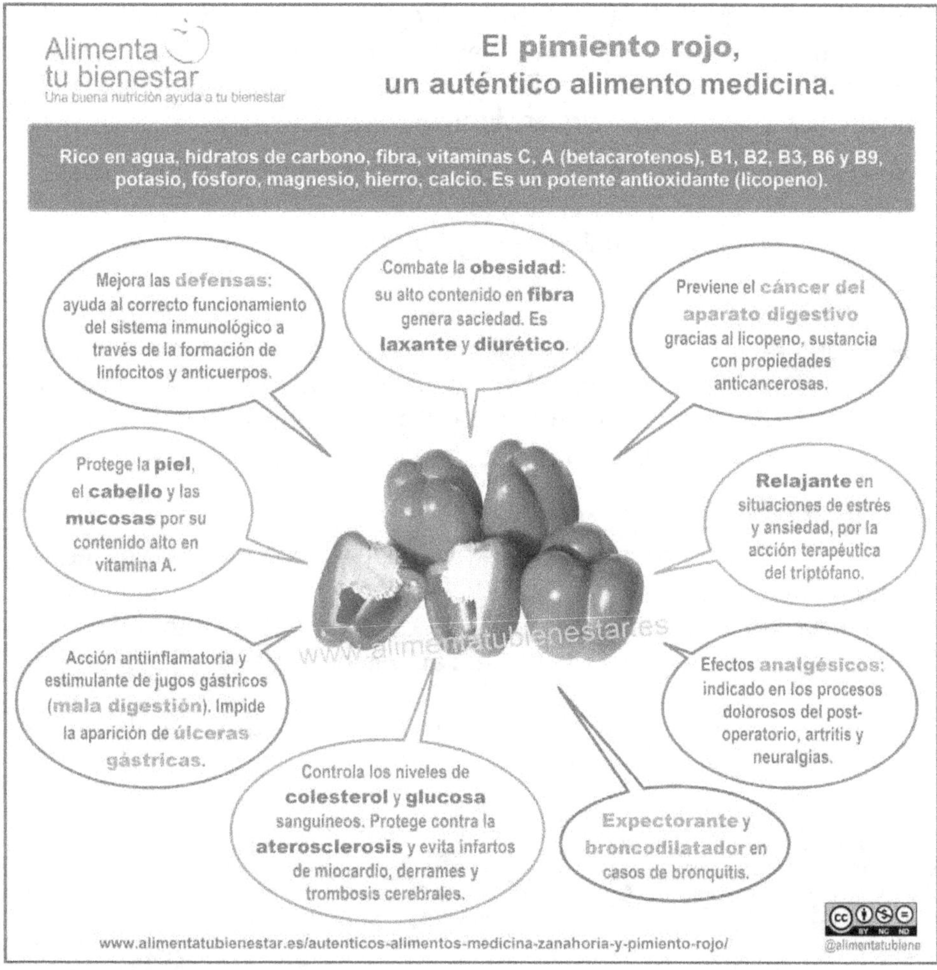

- Es **laxante**.

- Los pimientos crudos son más digeribles que los cocidos y favorecen la **digestión** al estimular los jugos gástricos y biliares. La capsaicina del pimiento protege la mucosa gástrica e impide la aparición de úlceras gástricas.

- Efectos **análgesicos**, por su contenido en capsaicina y salicilatos (más abundante en pimientos picantes). Indicado en los procesos dolorosos del postoperatorio, artritis y neuralgias.

- Protege la **piel**, el **cabello** y las **mucosas** y por su contenido alto en vitamina A.

- Mejora la **vista** y evita las cataratas.

- Expectorante y **broncodilatador** en casos de bronquitis.

- Potente **diurético** por su bajo contenido en sodio y alto de potasio. Es eficaz para eliminar las toxinas y las sustancias de desecho disueltas en los líquidos (urea, glucosa, colesterol...). Elimina la retención de líquidos. Mejora la hipertensión arterial.

Se debe ingerir pimiento rojo crudo con ensaladas (es más rico en vitamina C que el verde), gazpachos, asados. Cocinar los guisos de verduras, carnes y pescado con pimientos es muy sano.

BRÓCOLI

Es una verdura del grupo de las coles junto con la coliflor, coles de bruselas y repollo. Es muy rico en vitaminas A (betacarotenos) y C, fósforo, folato, potasio y hierro. Este excelente alimento para la salud se debe comer 2 o 3 veces por semana cocido, asado o acompañando a guisos.

Entre sus **propiedades** curativas destacan:

- Potente **anticancerígeno**: evita la aparición de cáncer de colon, estómago, boca, pulmón, mama, ovario, vagina y próstata. Es la verdura con mayores propiedades anticancerígenas debido a la acción de diversas sustancias como índoles (que actúan protegiendo al organismo

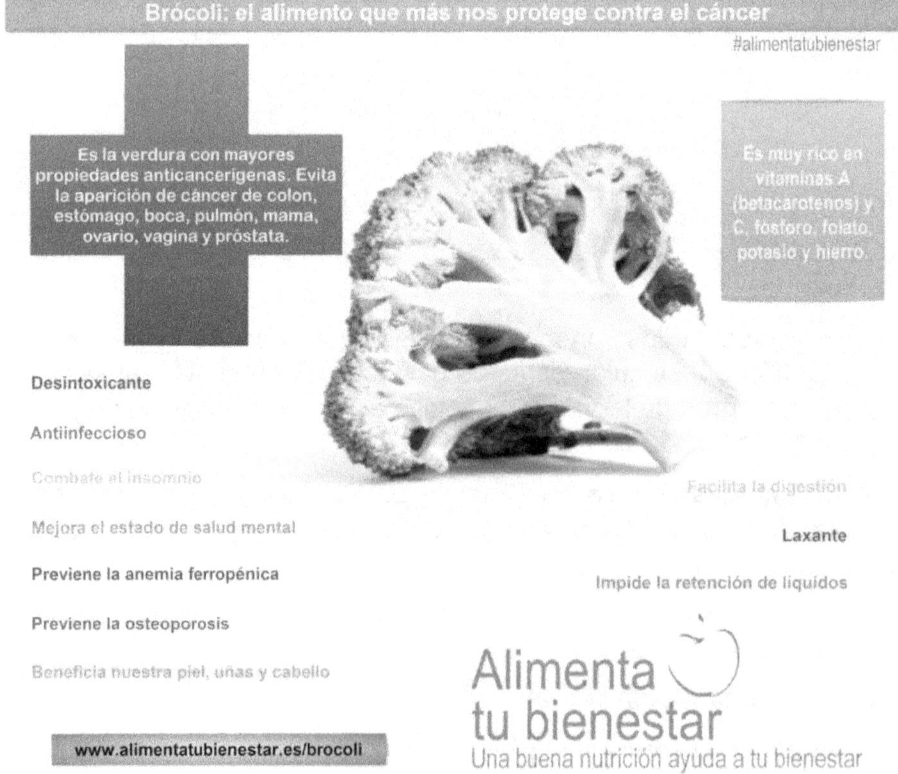

de cánceres de origen hormonal como próstata y mama), glucosinolatos (que contienen enzimas anticancerosas que impiden el crecimiento de células pretumorales responsables de los cánceres digestivos y
de pulmón), betacarotenos y vitamina C.

- **Previene** la **anemia** ferropénica (déficit de hierro) ya que aporta mucho hierro y vitamina C.

- **Desintoxicante**, ya que incentiva la actividad del hígado purificando
la sangre de la cantidad de toxinas que repercuten en la salud total del
organismo.

- Beneficia nuestra piel, uñas y cabello. Es eficaz para tratar sequedad
de piel, dermatitis, acné, arrugas y caída del cabello, gracias a los betacarotenos.

- **Antiinfecciosa**: alivia muchas infecciones respiratorias y digestivas,
gracias a su riqueza en vitamina C.

- Mejora el **funcionamiento** de los nervios, la contractilidad muscular,
regulariza los latidos cardiacos (antiarrítmica), fluidifica la sangre, evita
la formación de trombos, embolias y la aterosclerosis. Estos beneficios
son debidos a la acción del magnesio.

- Diurética, impide la retención de líquidos en el organismo, lo cual evita
la formación de edemas, hipertensión arterial y obesidad, gracias a su
contenido en potasio.

- **Antiinflamatorio**, indicado en artritis.

- Facilita la **digestión**, gracias a la vitamina B6 que forma pepsina, enzima que interviene en la digestión disgregando alimentos. Propiedades
laxantes por su contenido en fibra.

- Mejora el estado de salud mental, es **antidepresivo**, ya que contienen ácido fólico, que se une con la cobalamina para formar dopamina.
Combate el insomnio gracias a su riqueza en calcio y magnesio.

- **Previene** la **osteoporosis** en mujeres menopáusicas, debido a su
abundancia en calcio.

- Tratamiento de **afecciones oculares** como inflamaciones y miopía
gracias a la vitamina A.

COLES O CRUCÍFERAS

Comprenden un grupo de verduras, entre las cuales se encuentran el repollo o col, el brócoli, las coles de Bruselas y la lombarda o col roja. Se caracterizan por contener azufre y componentes azufrados como sulforanos.

La composición nutritiva de la col o repollo es: 90% de agua, fibra, pocas calorías e hidratos de carbono, vitaminas A, C, E y B9 o ácido fólico. Ricas en minerales como el azufre o potasio, fósforo, aluminio, calcio, flúor, bario, bromo y magnesio, contienen fitoquímicos como los isotianatos y los glucosinolatos, con efecto antioxidante.

La lombarda contiene agua, fibra, hidratos de carbono, vitaminas C, B9, zinc, selenio y compuestos de azufre.

Sus **beneficios terapéuticos** son:

- Potentes **anticancerígenos**: estas verduras contienen vitamina C, A y E, que junto con la cisteína, los glucosinolatos y el sulforafano nos protegen de la acción oxidativa de los radicales libres y de la aparición de cánceres de mama, pulmón, estómago, ovario, próstata y colon.

- Propiedades **antiinflamatorias** en la artritis y el reuma.

- Efectos **antidiabéticos**, reduce el colesterol alto, gracias a su contenido en fibra. Previene la **hipertensión** arterial y elimina líquidos debido a su contenido en potasio. Son acciones cardioprotectoras.

- **Reduce peso** gracias a la eliminación de líquidos.

- La col es rica en vitaminas del grupo B, que son necesarias para mantener el buen funcionamiento del sistema nervioso. Es **relajante** y nos ayuda a combatir el insomnio.

- Combate el **hipertiroidismo**.

ZANAHORIA

Es una verdura rica en agua, carbohidratos, fibra, vitaminas A (muy rica), C, B3 y B9 y sales minerales (potasio, magnesio, calcio y fósforo). Se recomienda su ingesta cruda con ensaladas o ligeramente cocida una vez al día.

Sus **beneficios terapéuticos** son:

- Potente **antioxidante**, gracias al betacaroteno. Su ingestión nos protege contra la acción de los radicales libres, que son agentes producidos por causas externas como la contaminación o por causas internas de nuestro organismo que atacan nuestras células, produciendo enfermedades degenerativas como la aterosclerosis, las demencias o el envejecimiento prematuro.

- Es **cardiosaludable**, ya que nos previene de las cardiopatías coronarias. Baja los niveles plasmáticos de colesterol malo o LDL.

- **Anticancerígena**, nos protege contra los cánceres (sobre todo de pulmón y boca) debido al alto contenido de betacarotenos.

- **Antiulcerosa**, nos protege contra la úlcera de estómago por su riqueza en betacarotenos.

- Garantiza la buena salud de la **visión**: evita la formación de cataratas y la ceguera nocturna, gracias a la acción de la vitamina A.

- **Protege** la **piel** evitando estado de sequedad excesiva, el acné juvenil y favorece la cicatrización de heridas y quemaduras, debido a la acción de los carotenos.

- Buena acción terapéutica en las **afecciones bucodentales**: gingivitis, piorreas, caries y destrucciones dentales.

- Ayuda a superar las **gastroenteritis** alimentarias, facilitando la eliminación de toxinas bacterianas y elimina los parásitos intestinales (lombrices). Protege al intestino y combate el **estreñimiento** y la **diarrea**.

- Refuerza los **tejidos pulmonares**, la vejiga, las mamas, el cuello. Evita las bronquitis, cistitis, mastopatías, etc.

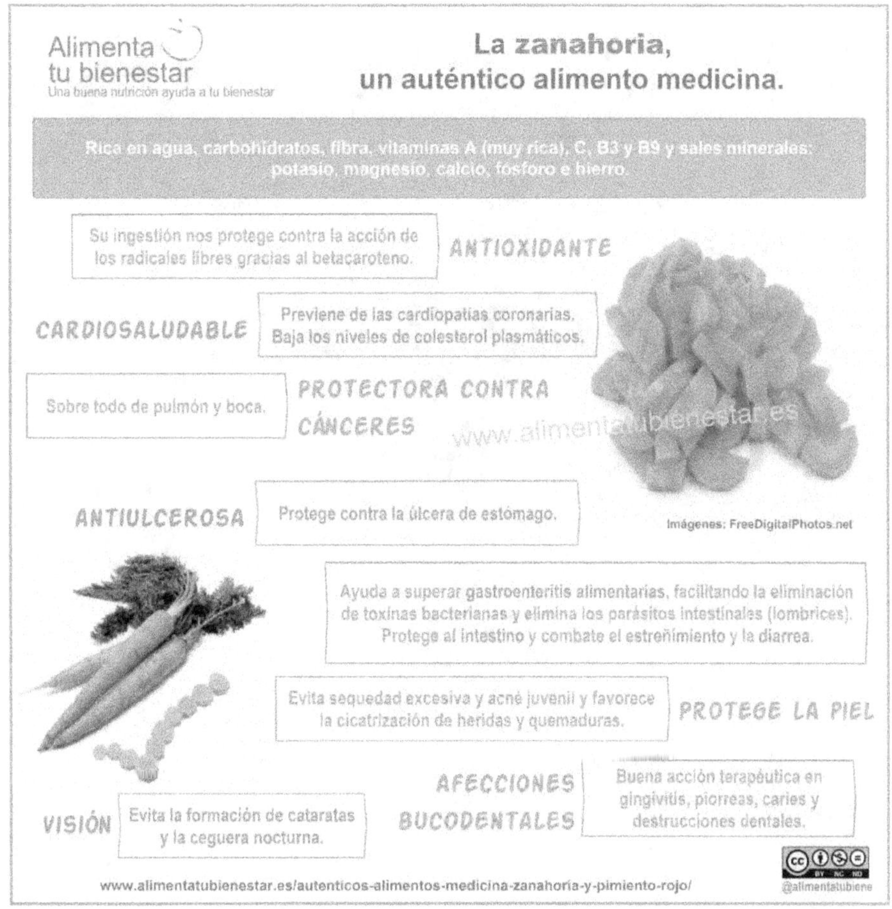

TOMATE

Es un alimento necesario para una buena conservación de la salud. Es una verdura rica en agua, carbohidratos, fibra, vitaminas A, C, B3 y E, y sus sales minerales más abundantes son el potasio, magnesio, fósforo y pequeñas cantidades de calcio. Se debe comer a diario crudo en ensaladas o triturado con pan. También se puede consumir asado, guisado o a la plancha.

Sus **efectos beneficiosos** sobre la salud son:

- Potente **antioxidante**, evita que los radicales libres degeneren nuestros tejidos y desencadenen enfermedades degenerativas cardiovasculares, demencias y procesos de envejecimiento. La sustancia antioxidante del tomate se llama licopeno.

- **Anticancerígeno**, evita la aparición de cánceres de mama, pulmón, próstata, estómago, vejiga y cuello del útero por su alto contenido en licopenos, antioxidantes de acción similar a los betacarotenos, y glutatión, que elimina radicales libres.

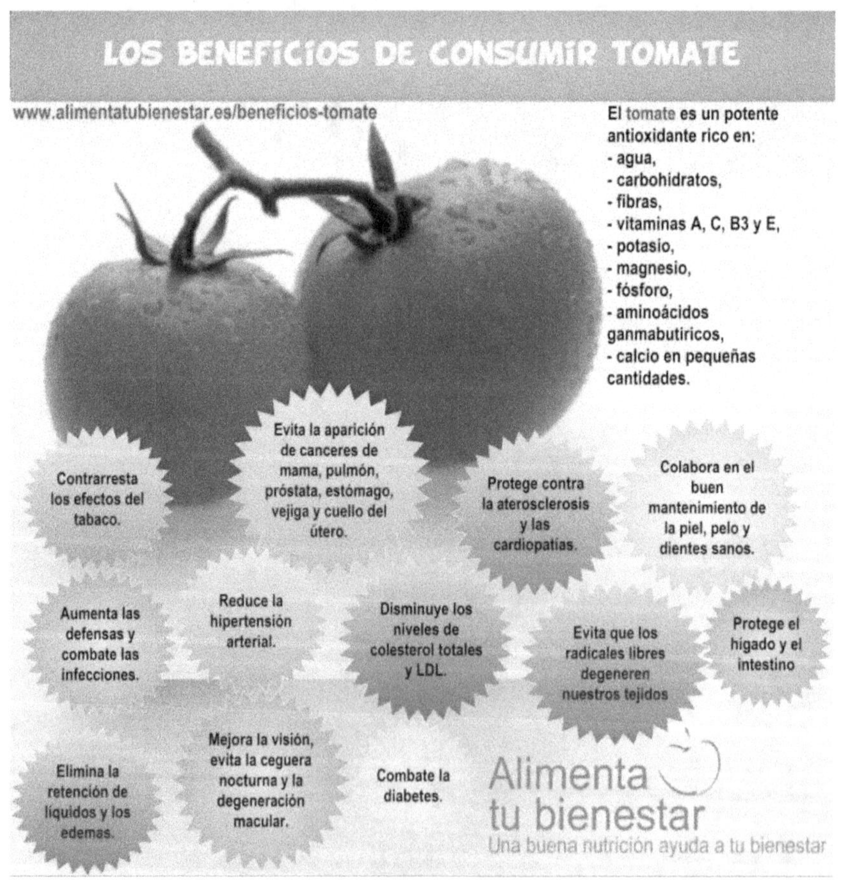

- Disminuye los niveles de **colesterol** totales y LDL, con lo cual nos protege contra la aterosclerosis y las cardiopatías.

- Reduce la **hipertensión** arterial por su riqueza en potasio y aminoácidos ganmabutíricos o GABA. Elimina la retención de líquidos y los edemas.

- Combate la **diabetes**: el consumo diario de tomate reduce el estrés oxidativo en la diabetes adquirida.

- Mejora la **visión**, evita la ceguera nocturna y la degeneración macular gracias a la vitamina A.

- Aumenta las **defensas** y combate las infecciones, gracias a la vitamina C.

- Contrarresta los **efectos** del **tabaco**. El tomate contiene dos componentes denominados ácido cumárico y ácido clorogénico que son esenciales en la lucha contra las nitrosaminas (sustancias cancerígenas que desencadenan cáncer de pulmón).

- Colabora en el buen mantenimiento de la **piel**, **pelo** y **dientes** sanos. La aplicación tópica de jugo de tomates cura quemaduras.

- Protege el hígado y el intestino impidiendo la aparición de **estreñimiento**, **diarreas** e **ictericias**.

LECHUGA

Es la hortaliza más usada en las ensaladas. Su composición nutritiva consta de un 95% de agua y un 1,6% de proteínas, es pobre en hidratos de carbono y grasas, lo cual explica su bajo aporte energético. 100 gramos de lechuga aportan 260 picogramos de provitamina A. Es abundante en vitaminas B1, B2 y folatos o vitamina B9 y en vitamina C. Contiene abundante fibra vegetal con un efecto laxante. Sus minerales más abundantes son el potasio, el hierro, el calcio, el fósforo y el magnesio.

Los **beneficios** de la lechuga son:

- Acción **relajante** y sedante porque combate el estrés y la ansiedad. Un plato de lechuga por la noche ayuda a dormir y alivia el insomnio.

- Alivia los trastornos **digestivos**, tomada antes de la comida la lechuga tonifica el estómago y facilita la digestión. Combate el estreñimiento.

- Combate la **obesidad** porque produce una gran sensación de saciedad después de haberla comido.

- Indicada en **diabéticos** por ser uno de los alimentos más pobres en hidratos de carbono. Combate el **colesterol** alto y la aterosclerosis.

- Potente **diurético** por su alto contenido en potasio y reduce la hipertensión arterial.

ESPINACAS

Es una verdura rica en agua, carbohidratos, fibra, sales minerales (potasio y calcio y en menor cantidad magnesio, hierro, fósforo y sodio) y vitaminas A, C, E y B9, y pobre en grasa y proteínas. Se recomienda su consumo frecuente tanto cruda en ensalada como cocida y guisada con carnes y pescados.

Sus **beneficios** terapéuticos son:

- Son ideales para regímenes de **adelgazamiento** por su alto contenido en agua y sus pocas calorías.

- Tienen propiedades **laxantes** al contener alta cantidad de fibra. Esta también reabsorbe el exceso de colesterol y glucosa sanguíneos a nivel intestinal estabilizando la **diabetes** y los niveles elevados de **colesterol** sanguíneo (hipercolesterolemia).

- Acciones **diuréticas** debido a su bajo contenido en sodio y alto en potasio, lo que facilita la eliminación de líquidos corporales, siendo

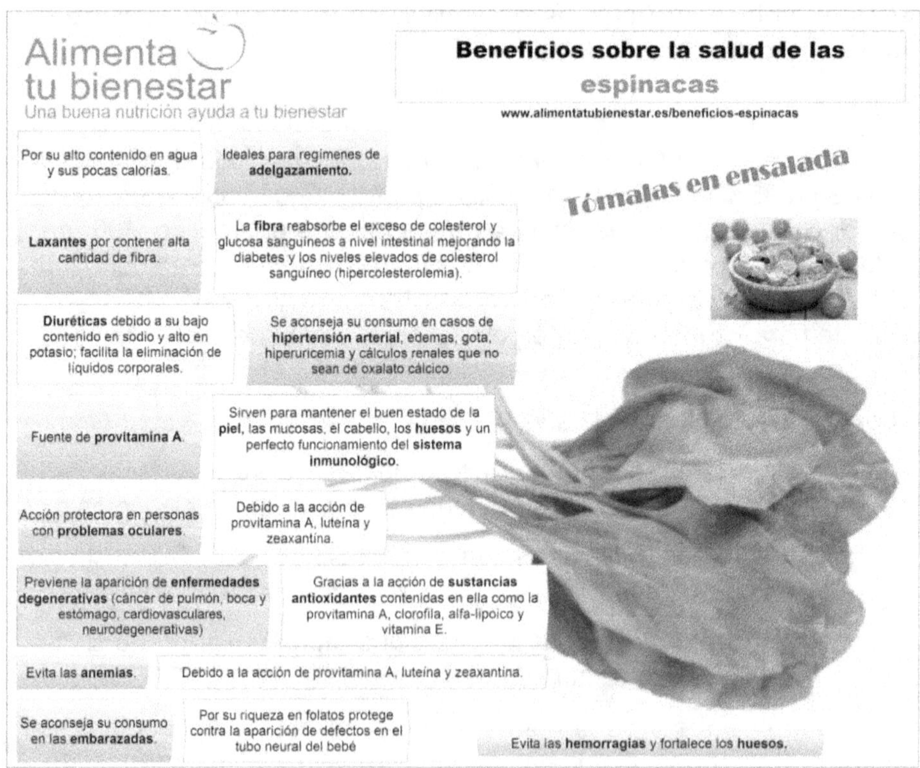

aconsejable su consumo en casos de hipertensión arterial, edemas, gota, hiperuricemia y cálculos renales que no sean de oxalato cálcico.

- Son una buena fuente de provitamina A y sirven para mantener el buen estado de la **piel**, las **mucosas**, el **cabello**, los **huesos** y un perfecto funcionamiento del sistema inmunológico.

- Acción protectora en personas con problemas **oculares** debido a la acción de provitamina A, luteína y zeaxantína que son sustancias contenidas dentro de las espinacas.

- Previene la aparición de **enfermedades degenerativas** tales como el cáncer de pulmón, boca y estómago, enfermedades **cardiovasculares**, y neurodegenerativas, gracias a la acción de sustancias antioxidantes contenidas en ella como la provitamina A, clorofila, alfa-lipoico y vitamina E.

- Evita las **hemorragias** y fortalece los huesos, convirtiéndolos en más resistentes.

- Previene las **anemias** debido a su riqueza en hierro y folatos.

- Se aconseja su consumo en las **embarazadas**, por su riqueza en folatos, ya que las protege contra la aparición de defectos en el tubo neural del bebé.

ACELGAS

Las acelgas son una excelente verdura que aporta muchos y grandes beneficios para la salud. Su composición nutricional es pobre en calorías (19 por 100 gr) y grasas, pero contiene ácidos grasos omega 3 y es muy rica en agua y fibra soluble.

Sus principales **beneficios** para la salud son:

- Contiene cantidades elevadas de vitamina A, B1, B3, B5, B6, B9, C, K y pequeñas cantidades de vitamina E. Rica en sales minerales como hierro, manganeso, sodio, magnesio y potasio. Combate el **estreñimiento**, previene el **cáncer** de **colon** gracias a su fibra.

- Combate la **diabetes** y desciende los niveles altos de **colesterol** *malo*.

- Evitan el **envejecimiento** porque combaten los radicales libres.

- Protegen el cerebro de **enfermedades neurodegenerativas**.

- Evitan la **aterosclerosis** arterial, culpable de cardiopatías coronarias e ictus cerebrales.

- Previenen la **osteoporosis** y la **anemia** ferropénica.

- Beneficia la **vista** debido a su riqueza en vitamina A, evitando la ceguera nocturna, degeneración macular y cataratas.

- Protegen contra las **infecciones** cómo catarros, faringitis, gripe, bronquitis y neumonía. Los folatos de las acelgas actúan sobre la producción de glóbulos blancos y rojos y en la síntesis de anticuerpos.

- Protegen la **piel**, siendo eficaces para combatir el eczema, acné, psoriasis, cortes, heridas y quemaduras y el **cabello**.

REMOLACHA

Es una verdura que contiene agua, hidratos de carbono, fibra, vitaminas A, C y complejo B y sales minerales como potasio, sodio, fósforo, magnesio y calcio.

Acciones terapéuticas de la remolacha:

- Potente alimento **depurativo** y desintoxicante, debido a su abundancia en potasio. Elimina líquidos y toxinas del cuerpo. Mejora la circulación linfática lo cual favorece la **desintoxicación** del organismo.

- Es un potente anticancerígeno debido a su riqueza en flavonoides, sobre todo la betanina o pigmento rojo. Las personas que consumen mucha remolacha padecen menos cánceres.

- Evita y cura las **anemias** por su riqueza en hierro. Se aconseja su consumo en mujeres embarazadas.

- Alimento con propiedades **rejuvenecedoras**, que nos posibilita mantener nuestra juventud durante más tiempo, gracias a la presencia de ácido fólico, que evita la formación de trombosis y las enfermedades del corazón. Interviene en la creación del aminoácido metionina, necesario para la salud de los ojos y el pelo, y en la producción de la dopamina, que nos evita el malhumor y los síntomas depresivos.

- **Laxante** debido a su riqueza en fibra.

ESPÁRRAGOS

Son verduras ricas en agua, fibra, carbohidratos, vitaminas (A, C, complejo B, ácido fólico, glutatión y vitamina K) y sales minerales (potasio, fósforo y calcio). Se aconseja consumirlos con frecuencia cocidos, a la plancha y de lata.

Sus **beneficios** son:

- **Diuréticos** al estar formados por gran cantidad de agua y asparragina, son muy beneficiosos para la hipertensión, la retención de líquidos y la diabetes, al eliminar el exceso de glucosa sanguínea por la orina.

- Disuelven los **cálculos renales**, gracias a su contenido en oxalatos.

- Aumentan la **potencia sexual** y la **fertilidad** por su contenido en zinc.

- **Regeneran** los tejidos celulares debido a su contenido en proteínas.

- Combaten la **anemia** por su alto contenido en ácido fólico y hierro. También mejoran la absorción intestinal del hierro.

- Mejoran la **transmisión** del impulso nervioso a través de los nervios y la contracción muscular gracias a su contenido en potasio y magnesio.

- **Laxante** debido a su riqueza en fibras.

- Promueve la **inmunidad** ante las infecciones gracias a la vitamina C y al magnesio.

- Mejora la salud de la **vista**, la **piel** y las **mucosas** especialmente por su abundancia en vitamina A.

- Colabora en la formación del **colágeno**, **dientes** y **glóbulos rojos** debido a su riqueza en vitamina C.

- **Antioxidante**, evita el desgaste de los tejidos corporales, gracias a la vitamina E.

PUERROS

Son verduras ricas en agua, fibras, hidratos de carbono, vitaminas B6 y C y sales minerales (potasio, magnesio, hierro y fósforo). Se deben comer a menudo cocidos, a la plancha o en caldos y purés.

Sus **efectos terapéuticos** son:

- **Antihipertensivo**: combate la presión arterial alta y mejora el funcionamiento del sistema circulatorio.

- Fortalece el sistema **inmunológico** ya que promueve la formación de glóbulos rojos, blancos y anticuerpos.

- Aporta una gran cantidad de folatos, necesarios para el buen **desarrollo** del **feto** en las primeras semanas de gestación.

- **Laxante** como consecuencia de su contenido en fibra y magnesio.

- **Diurético**: elimina líquidos del cuerpo, siendo necesario para tratar la hiperuricemia, gota, infección urinaria, retención de líquidos e hipertensión arterial.

- Propiedades antisépticas y **bactericidas**.

- Beneficia la **piel**, el **cabello** y la **vista**.

ALCACHOFA

Es una verdura con propiedades depurativas y desintoxicantes cuya composición nutritiva es: agua 80%, proteínas, hidratos de carbono, fibra (inulina), muy rica en potasio (353 mg), magnesio, sodio, calcio y fósforo, vitamina E, vitamina B1 y vitamina B3. También contiene ácidos cafeico, cafeoilquínico, oleico y linoleico.

Sus **propiedades terapéuticas** son:

- **Protege** al **hígado** y ayuda a su recuperación en caso de enfermedad hepática (cirrosis, hepatitis, intoxicación, ictericia, etc.). Los ácidos cafeico, cafeoilquínico, linoleico y oleico contenidos en la alcachofa tienen acciones hepatoprotectoras y activan la bilis.

- Acciones **cardioprotectoras**: reduce los niveles de colesterol sanguíneo, previene la aterosclerosis, nos ayuda a la recuperación de la angina de pecho, infarto de miocardio y mala circulación.

- Ayuda a combatir la **diabetes**, ya que rebaja el nivel de azúcar en la sangre. La inulina o fibra contenida absorbe el exceso de glucosa y colesterol sanguíneos contenidos y desintoxica la sangre.

- Propiedades **diuréticas**, favorece la eliminación de líquidos con sus correspondientes toxinas y el ácido úrico (enfermedades circulatorias, hepáticas, artritis y gota).

- Alivia la **sequedad ocular**. Se puede emplear como colirio.

- Propiedades **anticancerígenas** de sus ácidos.

SETAS

El conjunto de setas comestibles incluye los champiñones, el siithake, los cremini crudos y el portobello crudos. Se conocen otras setas venenosas, cuyo consumo deberíamos evitar.

Su composición nutritiva se compone de un 90% de agua, hidratos de carbono, fibras, vitaminas B3 o niacina, B9 o folacina, potasio, fósforo y selenio.

Sus **beneficios** terapéuticos son:

- Curación del **cáncer**: la seta maithake contiene lentinano y fracción D, que podría evitar el crecimiento de células cancerosas y las metástasis al estimular los linfocitos y los macrófagos.

- **Fluidifican** la **sangre** al inhibir la agregación plaquetaria que origina trombos en las arterias, acción debida al contenido en ácido fólico.

- Mejoran la **circulación** sanguínea y previenen el infarto de miocardio, los accidentes cerebrovasculares y otras trombosis.

- Estimulan el **sistema defensivo** potenciando la función bactericida de los glóbulos blancos y macrófagos.

- Su riqueza en potasio y escasez en sodio favorece la eliminación de líquidos y tiene efectos **antihipertensivos**.

- Su abundancia en fósforo contribuye a la formación del **esmalte dental**.

- Mejora el **rendimiento intelectual** y la memoria, razón que aconseja su consumo en estudiantes.

- Son ricas en cobre, mineral que beneficia los sistemas **nervioso** y **vascular** y estimula el **sistema inmune**.

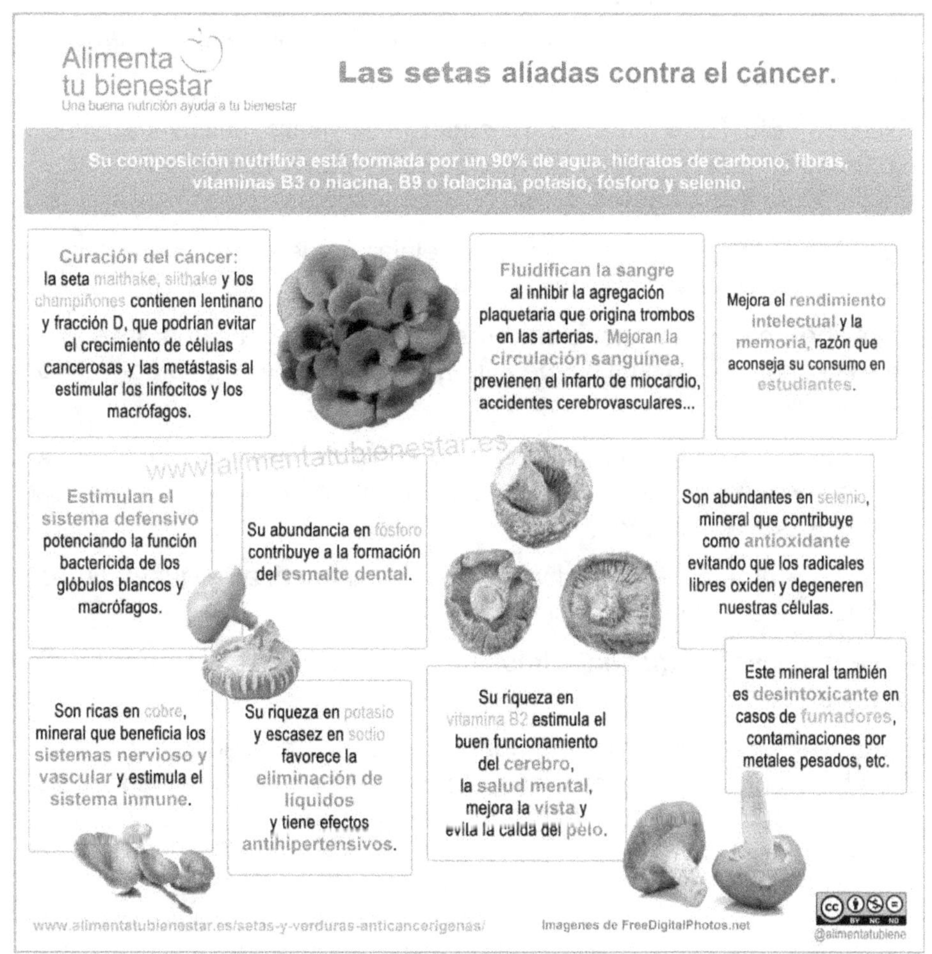

- Son abundantes en selenio, mineral que contribuye como **antioxidante** evitando que los radicales libres oxiden y degeneren nuestras células. Este mineral también es **desintoxicante** en casos de fumadores, contaminaciones por metales pesados, etc.

- Contienen vitamina B2, que estimula el buen funcionamiento del cerebro, la salud mental, mejora la vista y evita la caída del pelo.

CALABACÍN

Es una verdura rica en carbohidratos, agua y fibra, vitaminas (A, C y B9), sales minerales (potasio, fosforo, magnesio y calcio), escasa en hierro, zinc, selenio, manganeso y cobre, proteínas y grasas. Se recomienda su consumo crudo en ensalada, cocido, asado, a la plancha y guisado con carnes y pescados.

Sus **acciones terapéuticas** son:

- Beneficia al sistema **inmunológico**, nos protege frente a las infecciones.

- Excelente **diurético** que ayuda a superar las cistitis, cálculos renales, hipertensión arterial, retención de líquidos y edemas. Acciones depurativas y **desintoxicantes** por su riqueza en potasio.

- Beneficia la función de contracción y relajación de la musculatura corporal debido a su alto contenido en magnesio.

- Mantiene unas correctas **funciones cerebrales**, gracias a su abundancia en fósforo, lo cual puede ayudar a evitar el **deterioro cognitivo** de la vejez.

- **Laxante** como consecuencia de su alto contenido en fibra. Tiene una acción **vermífuga** que ayuda a la eliminación de lombrices intestinales en casos de parasitismos.

- Protege la **piel**, potente acción cicatrizante de heridas y quemaduras debido a su alto contenido en vitamina C.

- Protege contra la **anemia** y trastornos **gastrointestinales** por su riqueza en ácido fólico.

- Retrasa el envejecimiento y la aparición de enfermedades degenerativas tales como cáncer, cardiovasculares, Alzheimer, Parkinson, etc., gracias a la acción **antioxidante** de las vitaminas A, C, E, el zinc y el selenio.

BERENJENA

Es un alimento rico en agua, carbohidratos, vitaminas (A, B, C y E), sales minerales (muy rica en potasio, fósforo y magnesio, en menor cantidad contiene calcio, hierro, zinc, sodio, manganeso, cobre y selenio) y fibra, y escaso en proteínas y grasas. Se debe consumir a menudo, asado, a la plancha o guisado.

Los **beneficios** de la berenjena son múltiples:

- Excelente **antidiabético** por su alto contenido en fibra, que contribuye a absorber los altos niveles de glucosa del organismo y por su escasez en hidratos de carbono.

- Alimento **depurativo** y **desintoxicante** por su riqueza en potasio.

- Se aconseja su consumo en casos de **insuficiencia hepática** ya que estimula la secreción de bilis.

- Mejora el funcionamiento del sistema **inmunológico**, lo cual potencia las defensas frente a infecciones, gracias a la vitamina C.

- Potencia el **funcionamiento cardiaco** y **muscular** por su contenido en magnesio.

- Propiedades curativas y **balsámicas** de su pulpa machacada que alivia las quemaduras solares y los dolores reumáticos.

- Previene la **anemia** debido a su riqueza en hierro y ácido fólico.

- Mejora la circulación y el funcionamiento del **sistema nervioso**. Evita el insomnio, debido a su alto contenido en potasio y algo de sodio.

- **Antioxidante**, retrasa el envejecimiento debido a su riqueza en vitaminas A, C y E, selenio y zinc. Previene las cardiopatías y el cáncer de estómago.

PATATAS

Las patatas son el cuarto cultivo mundial después del arroz, el trigo y el maíz que forman parte de la cocina. Su composición nutricional es que 100 grs tienen 86 kilocalorias. El 74% es agua, muy escasa en grasas; 20% de carbohidratos complejos como el almidón, 2% de fibra y 2% de proteínas. Sus sales minerales más abundantes son el potasio y magnesio y las vitaminas C y B3 y B9.

Se aconseja su consumo cocidas o asadas con piel porque esta contiene flavonoides y vitaminas que benefician a nuestra salud. 100 gramos de patata cocida tienen 26 calorías, asada sin piel 77 calorías y con piel 85 calorías. Fritas caseras 284 kilocalorías y chips de bolsas 538 kilocalorías.

Aconsejo que acompañen los platos de carne y pescado con patatas cocidas o asadas con la piel lavada.

Los **beneficios** de las patatas son:

- **Antiinflamatorios**. Alivian el dolor y la acidez en las gastritis, úlceras gástricas, reuma. Se pueden aplicar crudas o cocidas en las dermatitis, quemaduras, heridas, úlceras bucales y reducen el dolor y la inflamación.

- Una mascarilla de patata cocida trata el **acné** facial.

- Regulan el tránsito intestinal y combaten el **estreñimiento** por su contenido en fibra.

- Mejoran las **funciones cerebrales** gracias a su contenido en vitamina B y cobre.

- **Relajantes** porque combaten el estrés, la ansiedad y el insomnio gracias a su vitamina B6. Su riqueza en magnesio relaja los músculos y nervios.

- Alivian los **cálculos renales** al ingerir la cáscara de la patata.

- Potentes **diuréticos** y **desintoxicantes** por su riqueza en potasio.

- Reducen la **tensión arterial** alta por su riqueza en kukoaminas.

- Propiedades protectoras del sistema cardíaco porque los flavonoides de su piel reducen el *colesterol malo* y elevan el colesterol bueno reduciendo las aterosclerosis. Su riqueza en vitamina B6 reduce los niveles sanguíneos de homocisteína, proteína que facilita la formación de trombos desencadenando ataques cardíacos y cerebro vasculares.

AGUACATE

Es una fruta rica en ácidos grasos monoinsaturados (muy saludables), rico en vitaminas (A, B1, B2, B3, B6, B9 y E) y en minerales como el hierro, fósforo y magnesio. Se debe consumir con frecuencia en ensaladas o relleno con mariscos, queso, etc.

Sus **beneficios** terapéuticos son:

- Acciones **cardiosaludables**: protege al corazón debido a que las grasas monoinsaturadas del aguacate descienden los niveles de *colesterol malo* o LDL y aumentan los niveles de *colesterol bueno* o HDL, lo cual evita la generación de aterosclerosis, que es la causa de cardiopatías coronarias.

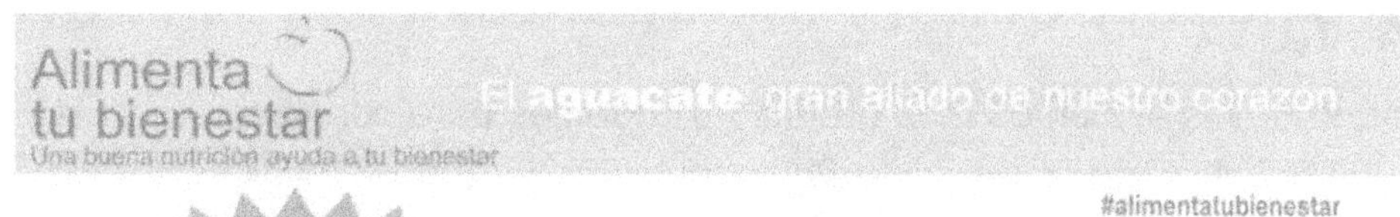

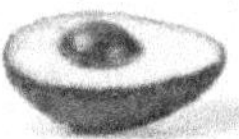

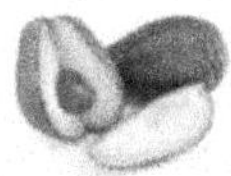

- Combate la **diabetes** por su bajo contenido en carbohidratos.

- Protege la **piel** contra eczemas, dermatitis y granos. Al estimular la formación del colágeno ayuda a combatir el envejecimiento.

- Mejora la **masa ósea** del esqueleto y los dientes debido a su contenido en vitamina D ayudando a la absorción de calcio y fósforo. Evita la osteoporosis y la destrucción dental.

- La semilla del aguacate tiene propiedades **suavizantes** que son usadas en la industria de la cosmética para mejorar la piel y el cabello.

- Retrasa el envejecimiento y la aparición de enfermedades degenerativas por su alto contenido en vitamina E que es **antioxidante**.

LA FRUTA

Es uno de los alimentos más gratos y saludables para consumir. La fruta es imprescindible porque es el principal alimento que nos aporta la vitamina C que no puede sintetizar el organismo. Es aconsejable consumirla cruda, aunque los zumos de fruta son muy sanos.

La fruta proporciona los siguientes **nutrientes**:

- **Agua**, que constituye entre el 83-90%, y es un agua pura.

- **Azúcares**, los más abundantes son la glucosa y la fructosa, que pasan directamente a la sangre sin necesidad de ser digeridos y proporcionan energía.

- **Almidón**, muy escaso o inexistente en la mayoría de las frutas porque con su maduración se va trasformando en azúcares simples, fibra en su mayor parte soluble por la pectina y la hemicelulosa.

- **Ácidos orgánicos** como el cítrico que potencian la acción de la vitamina C, son antisépticos y producen la alcalinización de la sangre y del medio interno.

- **Vitaminas** como la vitamina C y la provitamina A, que son potentes antioxidantes.

- **Minerales** como potasio, magnesio, calcio y hierro.

- **Flavonoides** y otros elementos fitoquímicos que actúan como verdaderos medicamentos evitando la aterosclerosis y el cáncer y fluidificando la sangre.

La fruta es el alimento que más propiedades preventivas y curativas tiene de todos. Es un auténtico medicamento natural y se recomiendan 5 raciones de fruta y verdura al día. La fruta se debe comer entera con piel, porque esta contiene más flavonoides y vitaminas que el resto de la fruta, pero es conveniente lavarlas bien para evitar contaminaciones por plaguicidas. Algunas veces es necesario pelar las frutas antes de comerlas. La pulpa también es rica en vitaminas y sales minerales. Debe trocearse o partirse en

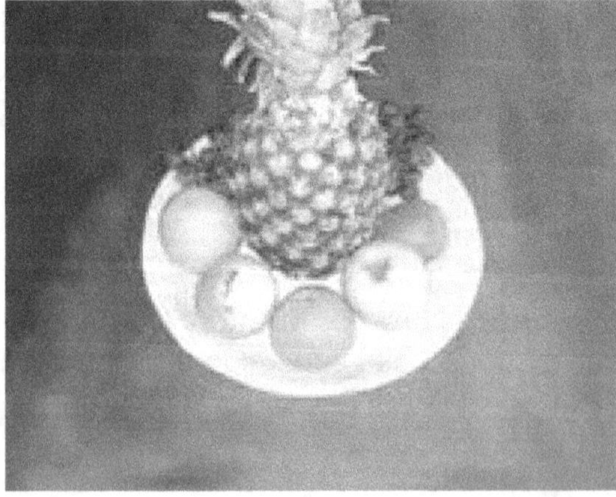

el momento justo antes de consumirla para evitar pérdida de vitaminas y sales minerales.

La congelación de frutas pierde algo de vitaminas pero menos que las enlatadas. Las frutas descongeladas conservan su sabor y aspecto originales. El enlatado pierde bastantes vitaminas: un 40% de provitamina A, 60% de vitamina C y 50% de vitamina B. Las mermeladas normales son poco saludables debido al contenido en azúcar refinado, deberían consumirse mermeladas *ligth*.

Los zumos de frutas deben ser naturales y no son sustituibles por los zumos envasados de los supermercados. Los zumos procesados tienen el inconveniente de su riqueza en azúcares refinados perjudiciales para la salud.

Los zumos naturales presentan como ventajas que son diuréticos por su riqueza en potasio y flavonoides, alcalinizantes, mineralizantes y tonificantes. Sus inconvenientes son que no sustituyen a la fruta porque contienen menos fibra y vitaminas. El consumo excesivo de jugos ácidos produce erosión en el esmalte dentario.

La fruta es un alimento natural y saludable, apetitoso, refrescante y fácil de comer. Sus beneficios sobre el organismo son múltiples, ya que desintoxica el organismo porque no genera residuos tóxicos al ser metabolizado y consumido. Su acción diurética favorece la eliminación de los desechos e impurezas de la sangre. Regula el intestino, ya que la mayoría de las frutas son laxantes y suavizan la mucosa intestinal.

Son la principal fuente de antioxidantes de nuestra alimentación y previenen el envejecimiento prematuro, la aterosclerosis y el cáncer. A mayor consumo de fruta se reduce el riesgo de padecer cáncer en los órganos digestivos, respiratorios y urinarios. El consumo abundante de frutas evita los accidentes cerebrovasculares y las enfermedades coronarias.

NARANJAS

Son una fruta excelente, ricas en hidratos de carbono, agua, vitaminas A, B y C, sales minerales como calcio, fósforo, hierro y magnesio. Se pueden consumir crudas, en zumos, en macedonia de frutas, etc. Es recomendable su consumo diario.

Sus **beneficios** terapéuticos son varios:

- Propiedades **antiinfecciosas** debido a la gran cantidad de ácido cítrico. Se aconseja su consumo en casos de catarros, gripes y otras enfermedades infecciosas.

- Reduce los niveles de **colesterol** sanguíneos gracias a la pectina, fibra que absorbe los niveles de LDL.

- Potente **antioxidante** que evita la aparición de enfermedades degenerativas tales como el cáncer, neurodegenerativas, cardiovasculares y ralentiza el envejecimiento.

- **Anticancerosas** debido a su riqueza en hesperidina, vitamina C, y aminoácidos como la serina o la alanina, que inhiben el crecimiento de ciertas células cancerosas como las de mama o de boca. Son buenas en la prevención de cáncer de colon y mama.

- Fortalecen los **músculos** y evitan calambres debido a su alto contenido en magnesio.

- Acciones **relajantes**, calma el estrés y la ansiedad. Un vaso de zumo de naranja diario tiene efectos tranquilizantes.

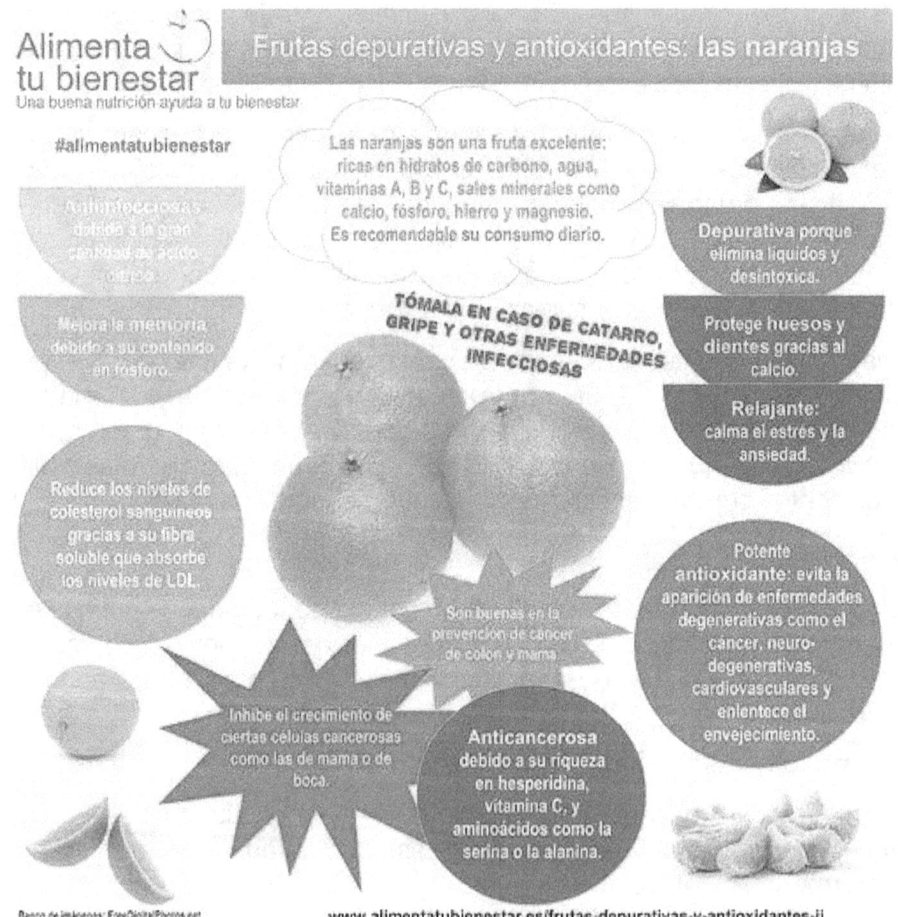

- Mejora la **memoria** debido a su contenido en fósforo.

- Protege **huesos** y **dientes** gracias al calcio.

- **Depurativa** porque elimina líquidos y **desintoxica**.

MANDARINAS

Son unas fruta con alto contenido en agua, fibra, vitaminas A, C, E y ácido fólico, sales minerales como potasio, calcio, magnesio o fósforo, con bajo contenido en sodio, hierro, zinc, selenio, manganeso y cobre.

Sus **efectos terapéuticos** son:

- **Antihipertensivos**, debido a su bajo contenido en sodio.

- **Antioxidantes**, retrasando el envejecimiento y la aparición de enfer-medades degenerativas por su riqueza en selenio, zinc, provitamina A y vitamina C.

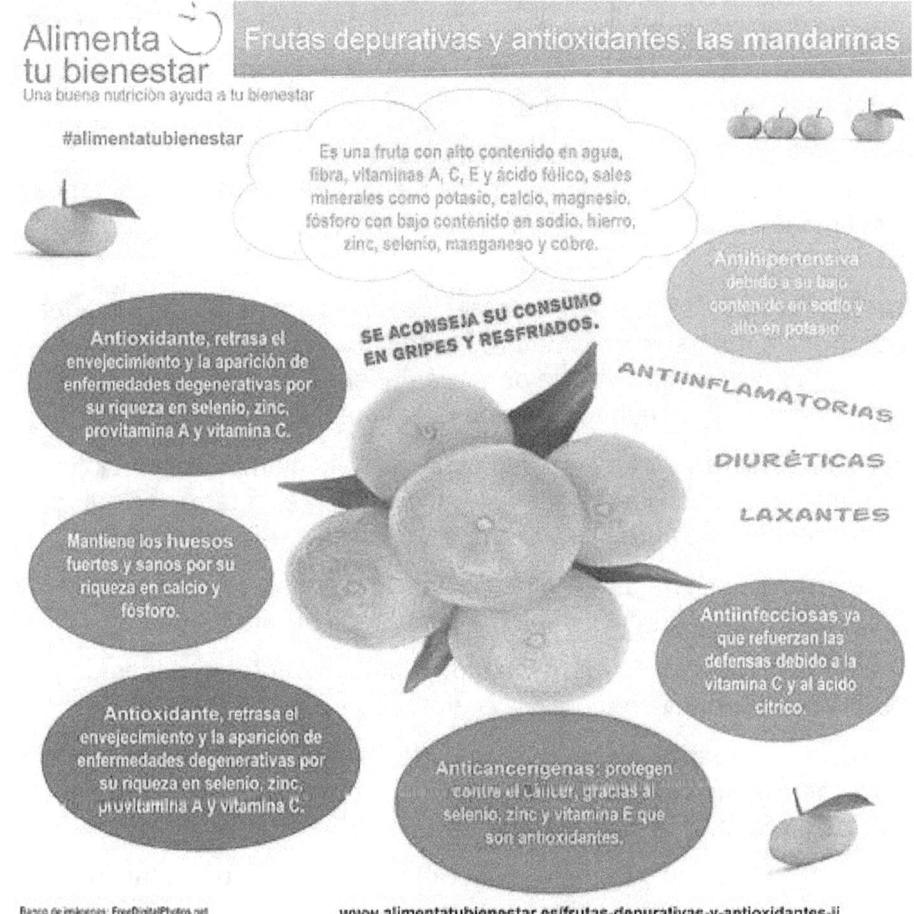

- Mantienen los **huesos** fuertes y sanos por su riqueza en calcio y fósforo.

- **Laxantes** debido a su alto contenido en fibra.

- **Diuréticas**, eliminan líquidos y toxinas. Reducen los niveles de ácido úrico, colesterol, glucosa, etc., por su contenido en potasio.

- **Antiinfecciosas**, ya que refuerzan las defensas debido a la vitamina C y al ácido cítrico. Se aconseja su consumo en gripes y resfriados.

- **Anticancerígenas**, protegen contra el cáncer.

- **Antiinflamatorias**.

- Son una fuente rica de **colágeno** beneficiosa para la piel y tejidos corporales.

LIMÓN

Es una fruta rica en vitamina C, hidratos de carbono, agua, hierro, fósforo, sacarosa y ácidos esenciales (cítrico y málico) y citratos de potasio, calcio y sodio.

Sus **acciones terapéuticas** son:

- **Depurativas**. Elimina líquidos con sus toxinas, con lo cual desintoxica. Acción antitóxica frente a los venenos medicamentosos y alimentarios. Recomendado en gastroenteritis e intoxicaciones alimentarias. Depura el hígado.

- **Antioxidantes**, debido a su contenido en vitamina C, flavonoides, hesperidina, naringeina o luteína y betacarotenos. Es interesante comer esta fruta en abundancia para mantenernos jóvenes y prevenir la aparición de enfermedades crónicas degenerativas.

- **Antiinfecciosas** debido a su alto contenido en vitamina C, con lo cual el zumo de limón es ideal para combatir la gripe, el catarro, las neumonías, bronquitis, pleuresías y asma.

- **Cicatrizante** de heridas y quemaduras. Ayuda a mejorar la salud de la piel, las uñas y el cabello, debido a su riqueza en vitamina C.

- Beneficia la salud de la **vista** y ayuda a prevenir enfermedades degenerativas importantes como las cataratas y la pérdida de la visión.

- Despierta el **apetito** en caso de inapetencia y ayuda a mejorar la digestión. El ácido clorhídrico disgrega los alimentos y la pepsina hidroliza las proteínas y facilita su digestión.

- Previene la **anemia** y la **descalcificación** ósea ya que la vitamina C favorece la absorción de hierro y calcio.

- Tonifica los **vasos** sanguíneos y capilares, además de aumentar la permeabilidad capilar, lo cual mejora el flujo sanguíneo vascular, gracias a la vitamina PP. Comprime los vasos sanguíneos en casos de hemorragias.

- Efectos **artihipertensivos** y **cardiosaludables**. Reduce los niveles plasmáticos de *colesterol malo* o LDL y evita la aterosclerosis.

- Protege contra el **cáncer** de mama y estómago, ya que la vitamina C inhibe el crecimiento de células cancerosas. Ayuda a prevenir la gastritis, que es la responsable del desarrollo de células tumorales gástricas.

- Combate el reumatismo debido a sus efectos **antiinflamatorios**. Alivia la fatiga.

KIWI

Es una de las frutas más ricas en nutrientes, es una buena fuente de agua, vitaminas, sales minerales, fibra y fitoquímicos. Contiene grandes cantidades de vitamina C, E, K y folato, sales minerales como el potasio, fósforo, magnesio, calcio y cobre, así como fitoquímicos, incluidos los carotenoides y polifenoles. Se recomienda su ingesta frecuente o diaria, crudo o en macedonia de frutas.

Sus **beneficios** son múltiples:

- Gran poder **laxante** debido a su alto contenido en fibra soluble y magnesio. El consumo frecuente de kiwi mejora el funcionamiento del aparato digestivo. Se aconseja comerlo en estreñimiento y colon irritable.

- Favorece al sistema **inmunológico**, incrementa la producción de glóbulos blancos y anticuerpos necesarios para los mecanismos de defensa, debido a su alto contenido en vitamina C y folatos. Es necesario consumirlo en caso de resfriados, gripes, infecciones e inmunodeficiencias.

- Combate la **anemia** gracias al suministro de vitamina C que aumenta la absorción de hierro de los alimentos y el aporte de ácido fólico que evita el desarrollo de anemia secundaria a déficit de ácido fólico.

- Disminuye los niveles plasmáticos de **colesterol** y **glucosa** gracias a la acción de la fibra. Se aconseja su consumo en diabéticos y obesos.

- **Cardiosaludable**, gracias a su gran cantidad de vitamina E antioxidante y a los ácidos grasos Omega 3 y Omega 6 previene la aterosclerosis de las coronarias y vasos cerebrales. Inhibe la agregación y adhesión de las plaquetas en las paredes arteriales, lo cual dificulta la aparición de trombos; esto es muy beneficioso para evitar el infarto de miocardio y las trombosis cerebrales.

- **Antihipertensivo** debido a su alto contenido en potasio y bajo de sodio.

- Elude la aparición de **enfermedades degenerativas**: cáncer, neuro-degenerativas y cardiovasculares, debido a los altos efectos antioxidantes de la vitamina C y E.

- Necesario para las embarazadas, lactantes y recién nacidos debido a su alto contenido en folatos (evita las malformaciones fetales como la espina bífida, etc).

- **Tranquilizante**, ideal para vencer el estrés y la ansiedad, debido a su contenido en magnesio y vitamina B.

- **Diurético**, elimina grandes cantidades de agua, ideal para combatir la obesidad y los edemas.

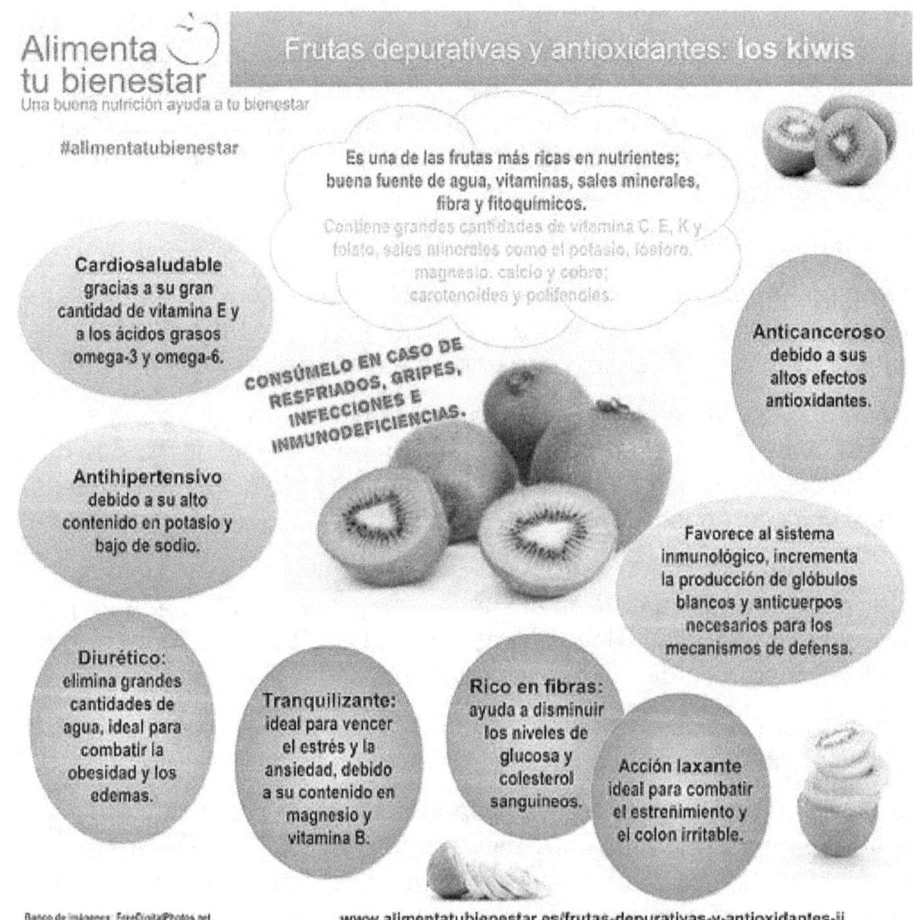

PIÑA

Es una fruta tropical rica en agua, fibra, hidratos de carbono, vitaminas C, B1 y B6, sales minerales (potasio, manganeso, yodo cobre y magnesio) y la enzima bromelina. Apenas contiene grasa y es muy baja en calorías.

Los **efectos terapéuticos** de la piña son:

- Potente **diurético**, elimina líquidos, con lo cual se aconseja en la retención de líquidos, edemas e hipertensión arterial. Esta diuresis elimina toxinas acumuladas en la sangre y órganos.

- **Adelgazante** porque elimina líquidos y grasas.

- **Cardiosaludable,** ya que reduce los niveles plasmáticos de colesterol, evita la aterosclerosis y tiene propiedades anticoagulantes que evitan las trombosis arteriales. Su consumo frecuente impide la aparición de infartos de miocardio y accidentes cerebrovasculares debido a su contenido en bromelina, extranasa y ananasa.

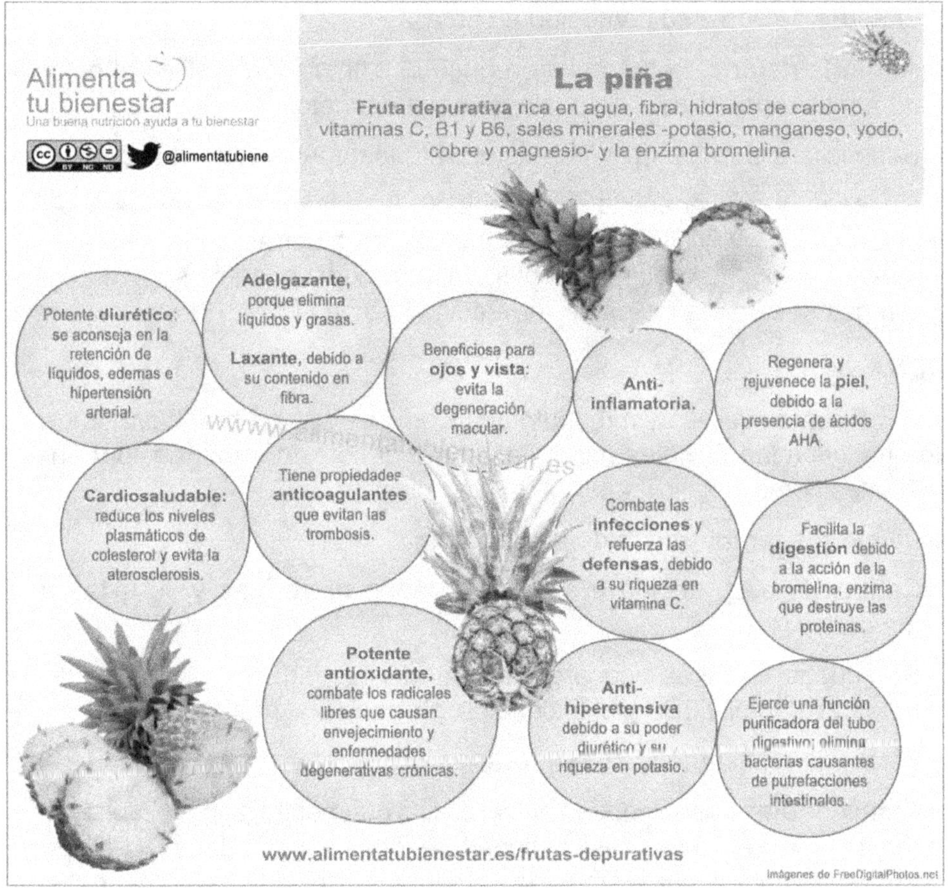

- **Antihiperetensiva** debido a su poder diurético y su riqueza en potasio.

- Potente **antioxidante**, combate los radicales libres que causan envejecimiento y enfermedades degenerativas crónicas como artritis reumatoide, osteoartritis, cáncer de colon, neurodegenerativas y cardiovasculares.

- Combate las **infecciones** y refuerza las defensas, debido a su riqueza en vitamina C. Indicada en resfriados, gripes, etc.

- Facilita la **digestión** debido a la acción de la bromelina, que es una enzima que desdobla las proteínas. Conlleva a la desaparición de efectos secundarios desagradables relacionados con la digestión pesada de alimentos como gases intestinales, pesadez y acidez de estómago. La piña ejerce una función purificadora del tubo digestivo y elimina las bacterias causantes de las putrefacciones intestinales. Es útil en el tratamiento de las lombrices intestinales.

- **Laxante** debido a su contenido en fibra.

- **Antiinflamatoria**, la bromelina reduce la inflamación y alivia el dolor de artritis reumatoides, gota, sinusitis agudas, etc.

- Beneficiosa para los **ojos** y la vista, evita la degeneración macular.

- Regenera y rejuvenece la **piel**, debido a la presencia de ácidos AHA: ácido cítrico y glicólico, remueve las células muertas de la piel, estimula el colágeno e hidrata la piel, y como consecuencia suprime las arrugas (ideal para casos de envejecimiento de la piel).

FRESA

Es un alimento sabroso y muy nutritivo. Contiene agua, fibra, hidratos de carbono, vitamina C, sales minerales como el potasio y magnesio y antioxidantes como el salicilato.

Las **acciones terapéuticas** de la fresa son:

- Control de peso debido a sus propiedades **diuréticas** y su falta de grasas.

- Su riqueza en fibras vence el **estreñimiento**, reduce los niveles de **colesterol** total y LDL y el exceso de **glucosa** plasmática.

- Estabilizan la **tensión arterial**, gracias a su contenido en potasio.

- **Antioxidantes** por su riqueza en salicilatos que neutralizan los radicales libres y evitan el cáncer, las cardiopatías y otras enfermedades crónicas. Contienen antocianinas y más de 15 componentes con propiedades anticancerosas. Comer fresas neutraliza la presencia de nitrosaminas, compuestos formados por las toxinas presentes en los alimentos.

- **Antiinflamatorias** y calmantes del dolor debido a sus ácidos orgánicos.

- Refuerza el **sistema inmune** y combate las infecciones debido a su riqueza en vitamina C.

- Producción de **colágeno** que combate las arrugas, gracias a la vitamina C.

- Protegen la **vista**, evitan cataratas y degeneraciones maculares.

- Fortalecen los **huesos**.

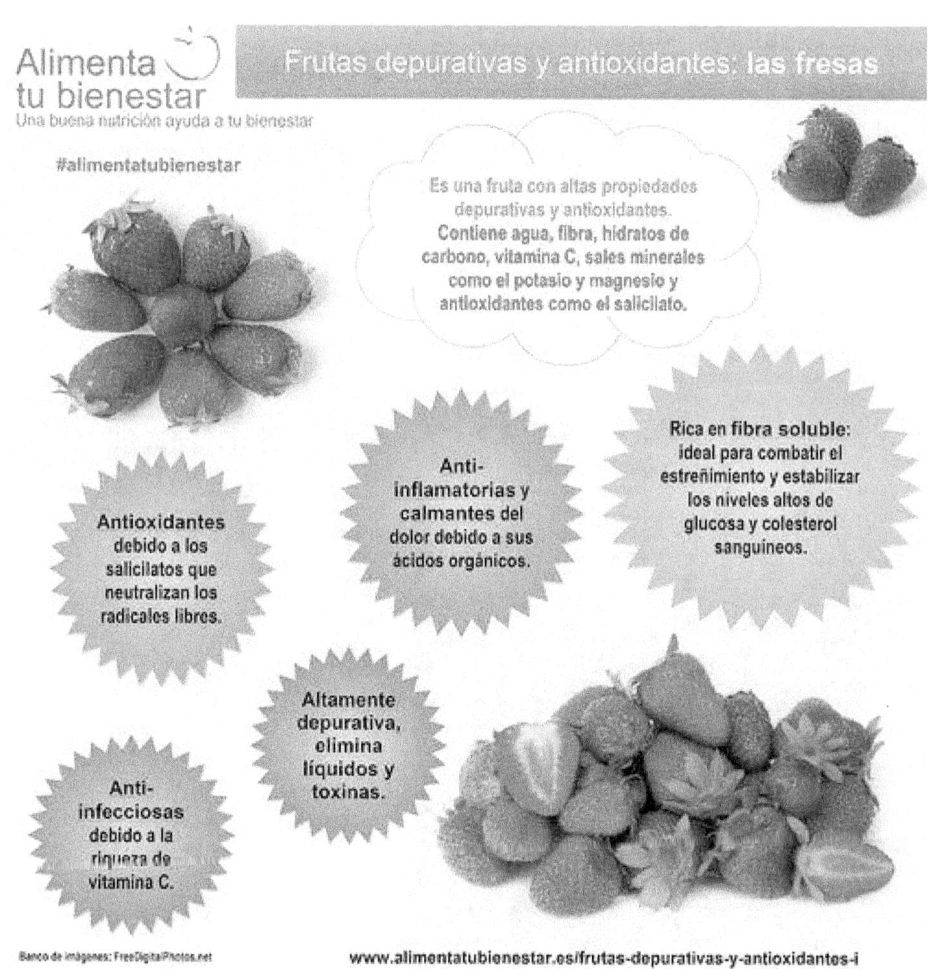

FRAMBUESA

Deliciosa fruta rica en agua, hidratos de carbono, fibra, vitamina C, B y E, sales minerales como potasio, magnesio, hierro y calcio y flavonoides.

Sus **resultados terapéuticos** son:

- **Antioxidantes**. Estos efectos provienen del contenido en vitamina C y antocianinas. Los compuestos antioxidantes retrasan el envejecimiento y evitan el cáncer y otras enfermedades crónicas degenerativas.

- **Anticancerosas**, gracias a su contenido en antioxidantes como los polifenoles y las antocianinas, que frenan los procesos de activación de las células cancerosas.

- Controla el **sobrepeso** por los efectos diuréticos y saciantes de la fibra.

- Vence el **estreñimiento** debido a la fibra.

- **Diurética** y depuradora de toxinas.

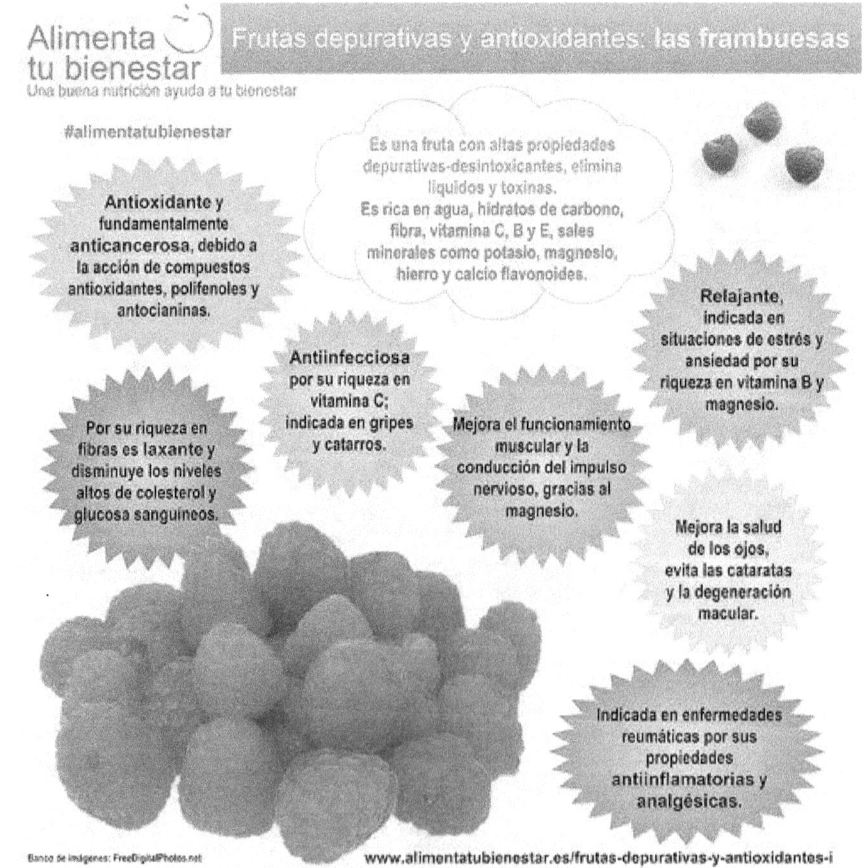

- Mejora el **funcionamiento muscular** y la conducción del impulso nervioso, gracias al magnesio.

- Refuerza el **sistema inmunológico** mediante la producción de glóbulos blancos y anticuerpos. Favorece la resistencia a las infecciones.

- Propiedades **antiinflamatorias** y **analgésicas**. Indicada en enfermedades reumáticas.

- Reducción de los niveles plasmáticos de **colesterol** y **glucosa** debido al efecto de la fibra. Indicada en obesos y diabéticos.

- Relajante en situaciones de **estrés** y **ansiedad**.

- Cuida la salud de los **ojos**, ya que gracias a la vitamina C nos protege contra enfermedades degenerativas de los ojos como la pérdida de la visión, las cataratas o el glaucoma.

ARÁNDANOS

Son unas frutas del bosque de color morado, muy sabrosas y se recolectan en primavera. Se componen de agua, hidratos de carbono, fibra, vitamina C, sales minerales como potasio, calcio y fósforo y es la fruta con mayor poder antioxidante debido a la presencia de flavonoides y antocianinas.

Sus **resultados terapéuticos** son:

- Evitan la aparición de **demencias** (Alzheimer y otras), ya que impide la degeneración de las neuronas a lo largo de los años. Beneficia a las personas que tienen problemas de pérdida de memoria. Mejora el rendimiento intelectual debido a su alto contenido en azúcares, indicada en estudiantes y trabajadores intelectuales.

- Potente **antiinflamatorio** gracias al efecto de las antocianidinas, que neutralizan la acción de las histaminas y prostaglandinas sobre los tejidos del cuerpo. Es recomendable que lo coman las personas con **artritis**, **asma** y **alergias**.

- **Antiinfeccioso** por su alto contenido en vitamina C. Su riqueza en ácido hipúrico que acidifica la orina la indican en las infecciones urinarias como cistitis, prostatitis, pielonefritis y nefritis agudas.

- Disuelve las **piedras renales** y evita su formación. El efecto acidificador de la orina elimina el oxalato cálcico e impide la formación de arenillas y cálculos renales.

- Protegen la **vista.**

- <u>Retina</u>: las antocianinas reparan las células nerviosas de la retina y aumentan el flujo sanguíneo en el ojo, aportándole una considerable cantidad de nutrientes, mayor rapidez y producción de rodopsina, proteína de los bastones de la retina encargada de captar la luz. Se aconseja alimentarse de arándanos en casos de desprendimiento de retina y degeneración macular.

- Combate el <u>glaucoma,</u> protegiendo el colágeno, proteína que configura los tejidos oculares, y su flacidez desencadena esta enfermedad.

- Vence la <u>ceguera nocturna</u>, la cual se caracteriza por la poca adaptación del ojo a los sitios oscuros o con poca luz. Se recomienda en los conductores que necesitan adaptar sus condiciones a los cambios de luz de una zona luminosa a otra oscura.

- Detiene la creación de <u>cataratas</u> cuando se administra junto a la vitamina E.

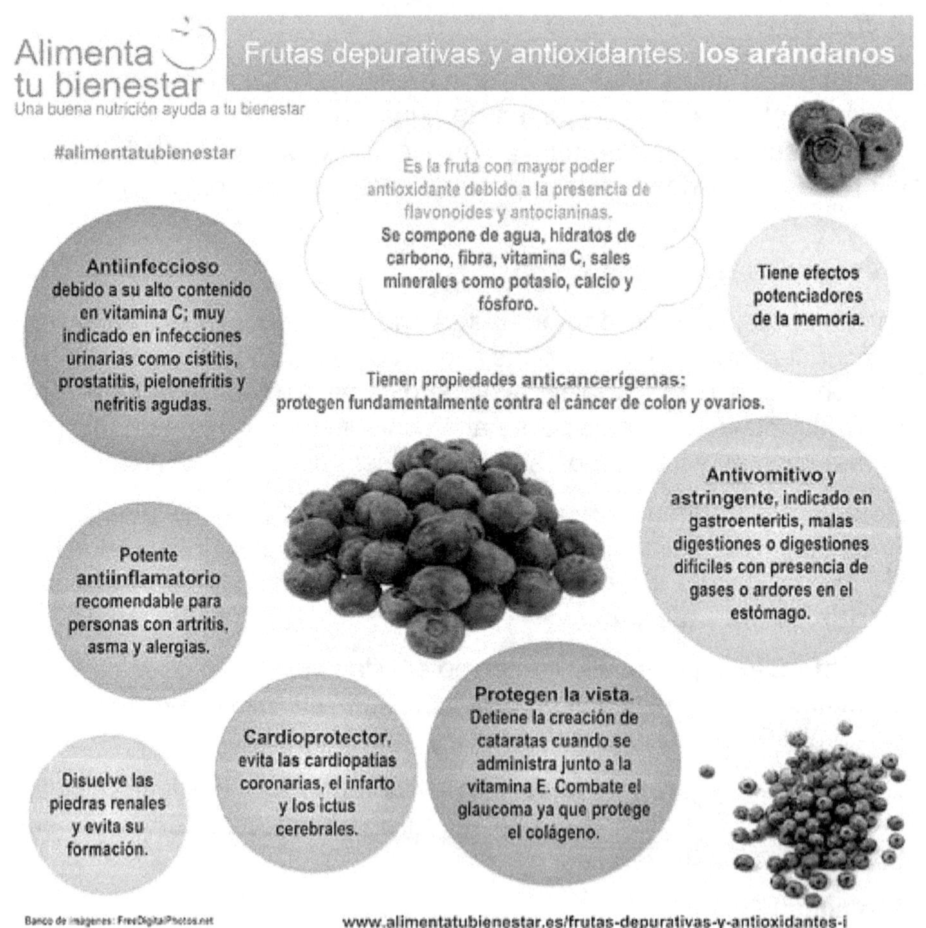

- **Cicatriza** las heridas y úlceras de la boca y del estómago. Combate la **caries** dental y la enfermedad periodontal o gingivitis.

- Beneficia al sistema **gastrointestinal** porque evita los vómitos y tiene una acción antiinflamatoria, cicatrizante y antihemorrágica, debido a su contenido en ácido gálico e hidroquinonas. Se indica en gastroenteritis, malas digestiones o digestiones difíciles con presencia de gases o ardores en el estómago.

- **Antidiabético**, siendo recomendable en los inicios de la diabetes secundaria a la obesidad; su contenido en fibra absorbe el exceso de glucosa.

- **Anticancerígeno**. Su alto contenido en antioxidantes y fibra previenen el cáncer de colon. Los antioxidantes neutralizan la acción de las sustancias cancerígenas sobre las paredes del intestino y la fibra facilita la eliminación de estas por las heces. Contienen kaemferol, sustancia que protege contra el cáncer de ovarios.

- Efectos **cardiosaludables**: reduce los niveles de colesterol malo o LDL, impide la formación de aterosclerosis en los vasos sanguíneos, preserva la integridad del colágeno en las arterias, fluidifica la sangre y evita la formación de trombos debido a que impide la agregación plaquetaria. Previene las cardiopatías coronarias, el infarto y los ictus cerebrales.

UVA NEGRA

Es una fruta que contiene vitaminas A, B y C, ácido fólico, agua, glucosa y sales minerales (potasio, sodio, fósforo, hierro, calcio y magnesio). Es rica en antioxidantes como el resveratrol y los flavonoides que combaten el estrés oxidativo causado por los radicales libres.

Los **resultados terapéuticos** de la uva son múltiples:

- El resveratrol (sustancia de la uva) tiene efectos **anticancerígenos** y preventivos del cáncer de mama, próstata y colon.

- Es **antioxidante**: fomenta la salud cardiovascular, retrasa el envejecimiento prematuro y cerebral y previene las demencias como el Alzheimer.

- Es un alimento **desintoxicante** ideal para realizar curas tomando exclusivamente este producto, con lo cual perdemos el exceso de peso y nos depuramos. Indicada en reumáticos, enfermos renales que necesitan ayuda para eliminar las toxinas del cuerpo, enfermos cardiacos e hipertensos.

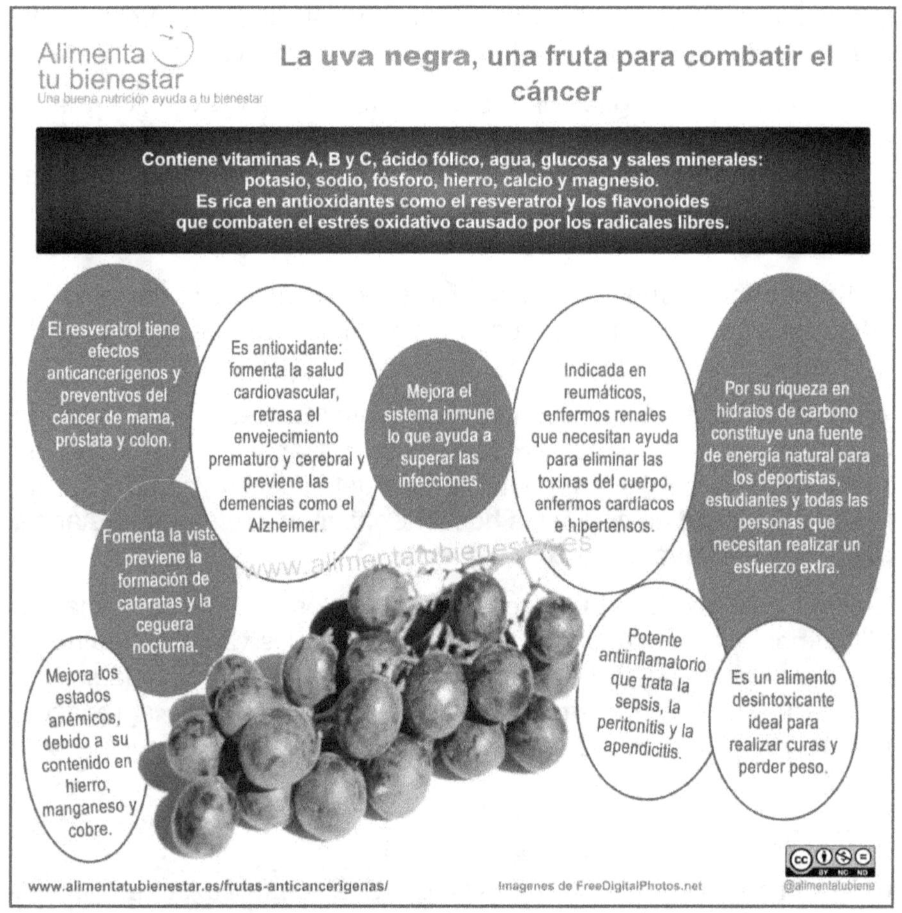

- Potente **antiinflamatorio** que puede usarse para tratar la sepsis, la peritonitis y la apendicitis. Mejora el sistema inmune, lo que ayuda a superar las infecciones.

- Mejora los estados **anémicos**, debido a su contenido en hierro, manganeso y cobre.

- Por su riqueza en hidratos de carbono constituye una fuente de **energía** natural para los deportistas, estudiantes y todas las personas que necesitan realizar un esfuerzo extra.

- Fomenta la **vista**, previene la formación de cataratas y la ceguera nocturna.

MANZANA

Es una fruta con un 85% de agua, además de hidratos de carbono, fructosa en gran cantidad, glucosa y sacarosa en menor cantidad. Aporta una

118

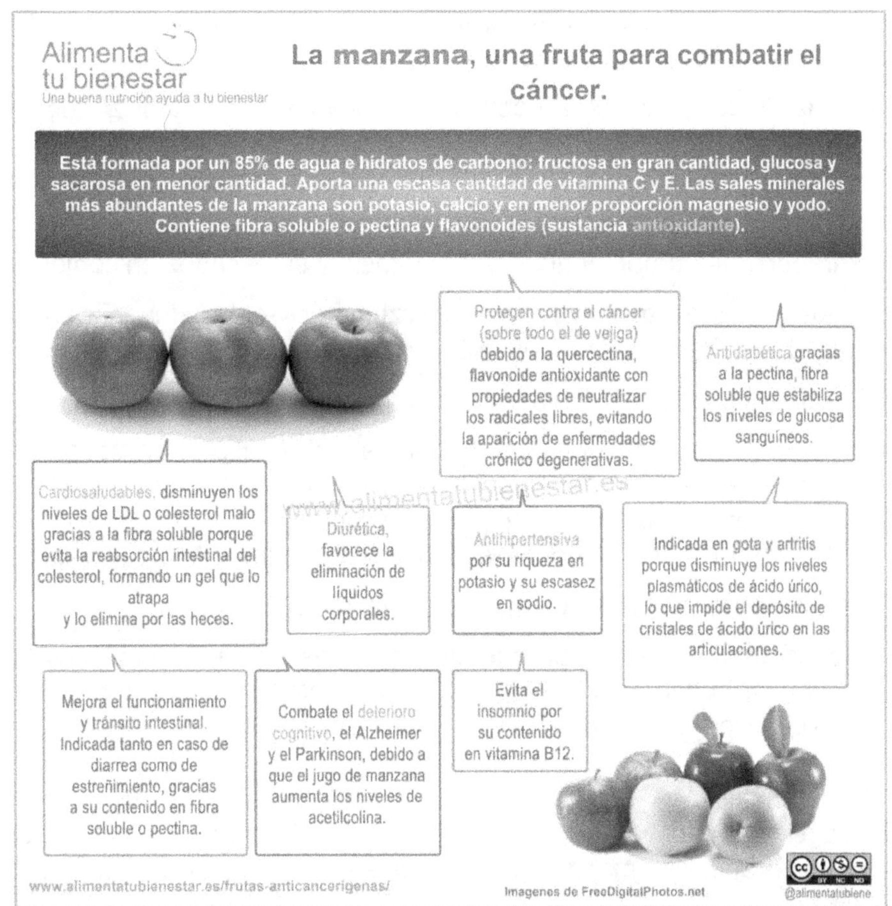

escasa cantidad de vitamina C y E. Las sales minerales más frecuentes de la manzana son el potasio y el calcio, y en menor proporción el magnesio y yodo. Contiene fibra soluble o pectina y flavonoides (sustancia antioxidante). Es conveniente comerla cruda con piel.

Los **efectos terapéuticos** de la manzana son:

- Protege contra el **cáncer** (sobre todo el de vejiga) debido a la quercetina, que es un flavonoide antioxidante con propiedades de neutralizar los radicales libres, evitando la aparición de enfermedades crónicas degenerativas.

- **Cardiosaludables**, disminuyen los niveles de LDL gracias a la fibra soluble porque evita la reabsorción intestinal del colesterol y forma un gel que atrapa el colesterol y lo elimina por las heces. El hígado necesita del colesterol plasmático para sintetizar los ácidos grasos, esto disminuye los niveles de colesterol sanguíneo. Esta reducción previene la aterosclerosis, la cardiopatía coronaria, el infarto y los accidentes cerebrovasculares.

- **Antidiabética** gracias a la pectina, fibra soluble que estabiliza los niveles de glucosa sanguíneos. La fibra retarda la absorción de carbohidratos, lo cual ayuda a disminuir las típicas subidas de sangre que tienen los diabéticos.

- **Antihipertensiva** por su riqueza en potasio y su escasez en sodio.

- Combate el **deterioro cognitivo**, el Alzheimer y el Parkinson, debido a que el jugo de manzana aumenta los niveles de acetilcolina.

- **Diurética**, favorece la eliminación de líquidos corporales.

- Mejora el funcionamiento y tránsito intestinal. Indicada en casos de **diarreas** y **estreñimiento**, gracias a su contenido en fibra soluble o pectina. Aconsejada en **gastritis** y gastroenteritis infecciosas debido a que la quercetina y el ácido málico inhiben el crecimiento de bacterias.

- Evita el **insomnio** por su contenido en vitamina B12.

- Indicada en gota y artritis porque disminuye los niveles plasmáticos de ácido úrico, lo que impide el depósito de cristales de **ácido úrico** en las articulaciones.

MELÓN

Su composición nutritiva es agua (90%), hidratos de carbono, muy rico en potasio, fósforo, calcio, magnesio y vitaminas A, C y B y bajo en sodio.

Sus **propiedades terapéuticas** son:

- Rico en vitamina A en forma de betacarotenos, es un potente **antioxidante** que protege la piel. Esta sufre muchas agresiones por exceso de radiación solar, el ambiente reseco de la playa o la falta de humedad. Ayudan a conservar la piel en buen estado y a tener un cabello bonito. Benefician la vista y evitan la ceguera nocturna. Retrasan el envejecimiento y previenen cardiopatías, cáncer, etc.

- Incluye vitamina C, que interviene en la **cicatrización** de heridas, regeneración de quemaduras, traumatismos, huesos rotos, distensiones musculares y cirugía.

- Refuerza las **defensas** del organismo.

- **Relajantes**. Contiene vitaminas del grupo B, entre ellas la piridoxina, que colabora en la regulación del metabolismo de hidratos de carbono, lípidos y proteínas y además regula el sistema nervioso. La falta de esta vitamina desencadena nerviosismo y falta de sueño.

- Su abundancia en potasio colabora en la eliminación de líquidos corporales y es **antihipertensivo**. El magnesio es una sal mineral necesaria para el buen funcionamiento del sistema nervioso, sistema cardiovascular y para la formación de huesos. El fósforo colabora con el calcio en la generación de **huesos** y **dientes** y potencia la memoria y el **rendimiento intelectual**.

- Por sus escasas calorías se indica en dietas de **adelgazamiento**.

SANDÍA

Fruta rica en licopeno, sustancia antioxidante que colorea de rojo su interior. Es rica en agua, hidratos de carbono, vitaminas A, C y del complejo B y sales minerales (abundante en potasio es muy escasa en sodio, fósforo, magnesio y calcio).

- El licopeno y los betacarotenos de la sandía la otorgan propiedades **antioxidantes** que retrasan el envejecimiento e impiden la aparición de cáncer, cardiopatías y enfermedades crónico-degenerativas.

- Su riqueza en vitamina C estimula la formación de colágeno que **cicatriza** heridas, repara roturas óseas y musculares de los traumatismos e intervenciones quirúrgicas.

- Por su contenido en agua, la sandía nos evita la **deshidratación** y calmaremos la sed.

- **Depurativa**. Elimina mediante la diuresis las toxinas del cuerpo y los contaminantes exteriores perjudiciales y resulta beneficiosa para tratar las artritis y la gota.

- Gracias a su abundancia en vitamina B mejora el funcionamiento del **sistema nervioso**, el ritmo de sueño y el rendimiento intelectual.

- Contiene niacina o vitamina B3 que desciende los niveles de **colesterol**, protege el corazón, ayuda a mantener la **piel** en buen estado.

- Indicada en regímenes de **adelgazamiento** por su bajo contenido en calorías.

PLÁTANO

Es una fruta muy completa desde el punto de vista nutritivo. Rico en agua, hidratos de carbono y potasio, contiene también fibra, magnesio, fósforo, calcio y otras sales minerales en menor proporción. Es fuente de vitaminas C, A y del grupo B. Es una de las mejores fuentes energéticas de nuestro organismo.

- Es la fruta más rica en potasio, lo cual favorece la eliminación de líquidos con la consiguientes **depuración** y **desintoxicación** de nuestro organismo.

- Es un excelente **antihipertensivo** y favorece la recuperación de las insuficiencias cardiaca, hepática y renal.

- Favorece la recuperación de estados de **nerviosismo** y **depresión**. Personas con depresión se sintieron mucho mejor después de comer un plátano, debido a que contienen triptófano, que es un aminoácido esencial que no puede sintetizar el organismo y que se convierte a serotonina con acciones relajantes y euforizantes.

- Contiene fósforo, que mejora el **rendimiento intelectual**, está indicado en estudiantes y trabajadores intelectuales.

- Los plátanos proporcionan suficiente **energía** para 90 minutos de ejercicio duro. Son la fruta favorita de muchos atletas.

- Combate los **calambres** musculares y fortalece los músculos.

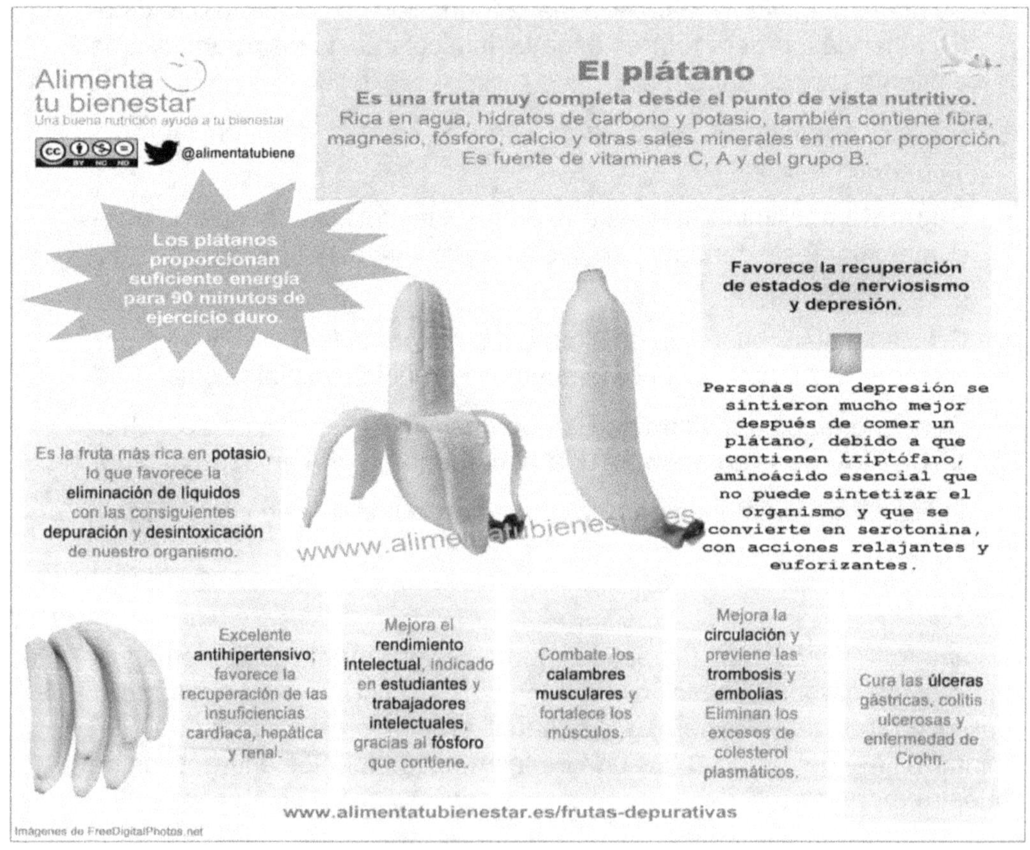

- Mejora la **circulación** y previene las trombosis y embolias. Eliminan los excesos de **colesterol** plasmáticos.

- Cura las **úlceras** gástricas, colitis ulcerosas y enfermedad de Crohn.

GRANADA

Fruta cuya composición nutritiva es rica en agua, carbohidratos, fibra, vitaminas A, C y B9; sales minerales como potasio, calcio, fósforo, magnesio, selenio, zinc, cobre, hierro y sodio y antioxidantes como antocianinas, taninos y algunos ácidos .

- Previene la **oxidación** prematura de las células y tejidos que producen cáncer, envejecimiento prematuro, Alzheimer y degeneración macular.

- Poderoso **antioxidante** que previene la aterosclerosis, la trombosis, angina de pecho y otras enfermedades cardiovasculares. Actúa minimizando el estrés oxidativo que atenúa la placa de ateroma, la oxidación del **colesterol** LDL.

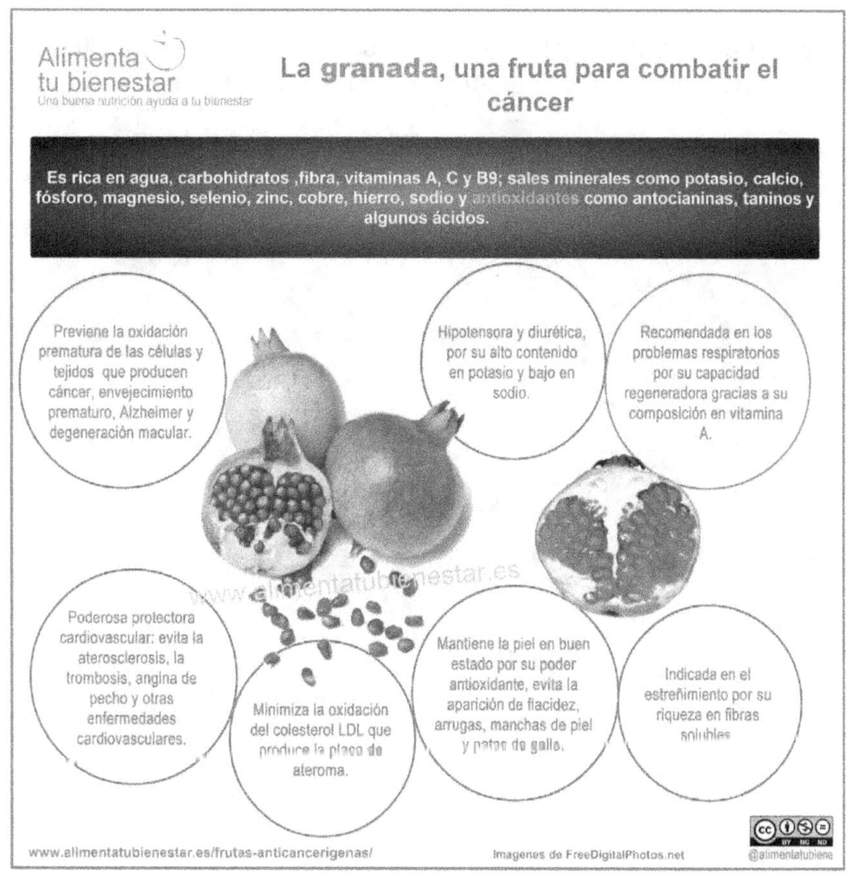

- Mantiene la **piel** en buen estado por su poder antioxidante, evita la aparición de flacidez, arrugas, manchas de piel y patas de gallo.

- Recomendada en los problemas respiratorios por su capacidad regeneradora debido a su composición en vitamina A.

- **Hipotensora** y **diurética** por su alto contenido en potasio y bajo en sodio.

- Indicada en el **estreñimiento** por su riqueza en fibras solubles.

CEREZA

Es una fruta rica en agua, carbohidratos, fibra, vitaminas A en forma de betacarotenos (contienen 19 veces más carotenos que los arándanos y fresas), C, E, potasio, magnesio, hierro y ácido fólico. Una taza de cerezas solo tiene 26 calorías.

Sus **resultados terapéuticos** son:

- Excelente protector frente al **cáncer** y las cardiopatías, debido a su contenido en antocianinas (sustancia antioxidante de las cerezas).

- Regula el ritmo cardiaco y los ritmos del sueño, indicada en arritmias y casos de **insomnio**, gracias a su contenido en melatonina.

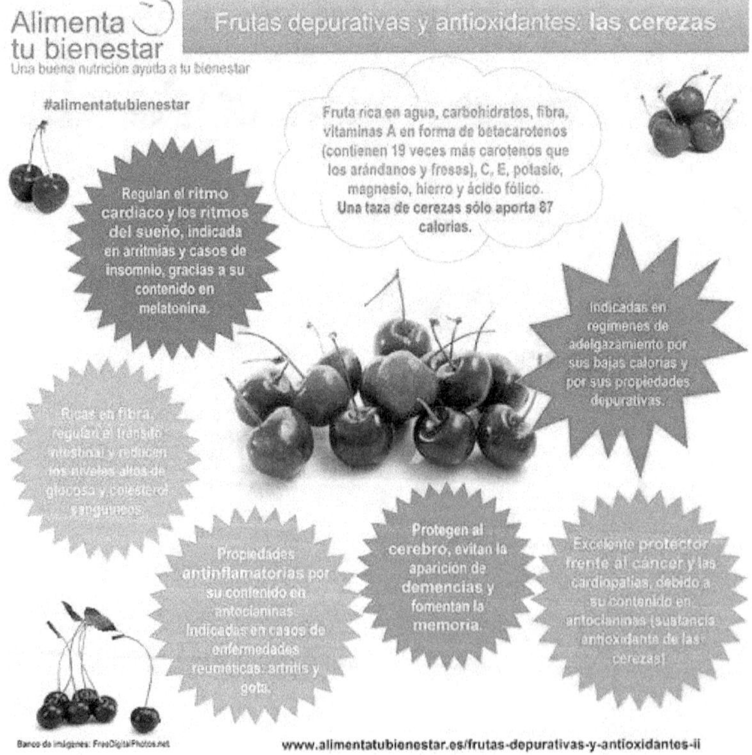

- Excelente fruta **depurativa-desintoxicante**, elimina líquidos y toxinas del cuerpo.

- Propiedades **antiinflamatorias** por su contenido en antocianinas. Indicada en casos de enfermedades reumáticas: artritis y gota. También se indica en casos de tendinitis y sobrecargas de tendones y músculos de los deportistas.

- Indicada en regímenes de **adelgazamiento** por sus bajas calorías y por sus propiedades depurativas.

- Por su riqueza en fibra, contienen propiedades reguladoras del **tránsito intestinal** y reducen los niveles altos de **glucosa** y **colesterol** sanguíneos.

ALBARICOQUE

Fruta rica en agua, hidratos de carbono, fibra, vitamina A en forma de betacarotenos y C, sales minerales como el potasio, calcio y magnesio y antioxidantes como los taninos.

Sus **resultados terapéuticos** son:

- **Laxantes**, indicados en casos de estreñimiento por su abundancia en fibra.

- **Anticancerosos** gracias a la acción antioxidante de los taninos y a los betacarotenos. Protegen contra el cáncer de pulmón en los fumadores.

- Mejora la **vista** porque previene la degeneración macular de las células de la retina, impiden la aparición de ceguera nocturna y de pérdida de vista, esta acción la desempeña la vitamina A.

- **Diuréticas**. En los casos de edemas, sobrepeso, etc. y controlan la tensión arterial gracias a su contenido en potasio.

- Actúa sobre el **sistema nervioso** facilitando la transmisión de los impulsos nerviosos y reduce el **colesterol** debido a su riqueza en vitamina B3.

- Indicado en el tratamiento de **menstruaciones** abundantes y hemorragias nasales por su riqueza en hierro.

MELOCOTÓN

Fruta rica en agua, hidratos de carbono, fibras, vitaminas A, C, potasio, fósforo y magnesio.

- Su riqueza en carotenos le confiere propiedades **antioxidantes** como la prevención del cáncer de estómago, protegen nuestras arterias y nos mantienen jóvenes más tiempo. Garantizan la salud de la **visión** e impiden la formación de cataratas.

- Protegen nuestro estómago evitando la aparición de **úlceras**. Facilitan la digestión de las grasas y favorecen la producción de bilis.

- **Relaja** los nervios y combate el estrés gracias a su contenido en magnesio y niacina.

- El zinc interviene en la maduración de los **órganos reproductores** aumentando la testosterona.

- Colabora en la formación de los **huesos** y **dientes** por su contenido en calcio y fósforo.

- Potencia la **memoria** y las facultades intelectuales.

PERA

Es un alimento rico en agua (80%) y con una cantidad muy baja en grasa. Contiene hidratos de carbono complejos. Carece de sodio, es rica en potasio, calcio y magnesio y en ácidos cafeico, ascórbico, ursólico, arginina y arbutina, lo que le confieren un gran poder diurético.

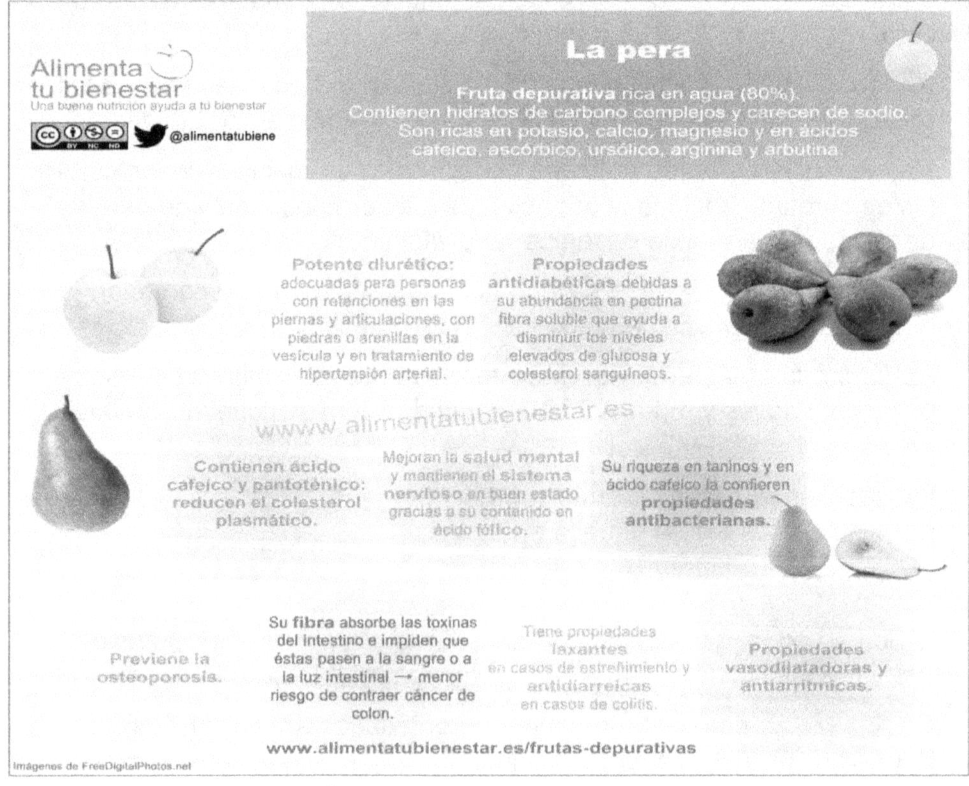

126

- Su capacidad para perder líquidos las hace adecuadas en aquellas personas con **retenciones** en las piernas y articulaciones. Son recomendadas en el tratamiento de la **hipertensión** arterial y en las personas con piedras o arenillas en la vesícula.

- Propiedades **antidiabéticas** debidas a su abundancia en pectina, fibra soluble que ayuda a disminuir los niveles elevados de glucosa y **colesterol** sanguíneos. Su índice glucémico, que es la velocidad con la cual el azúcar se vierte en el torrente sanguíneo, es bajo (35). Contienen ácido cafeico y pantoténico que tienen propiedades anticolesterolímicas.

- La fibra absorbe las toxinas del intestino e impiden que estas pasen a la sangre o a la luz intestinal. Las personas que ingieren alimentos ricos en pectinas presentan menor riesgo de contraer **cáncer** de colon.

- Por su riqueza en taninos y en ácido cafeico poseen propiedades **antibacterianas**.

- Mejoran la **salud mental** y mantienen el sistema nervioso en buen estado gracias a su contenido en ácido fólico. Previene la osteoporosis.

- Propiedades **vasodilatadoras** y **antiarrítmicas**.

- Tiene propiedades laxantes en casos de **estreñimiento** y **antidiarreicas** en casos de colitis.

PAPAYA

Fruta rica en agua, hidratos de carbono, rica en vitaminas A y C, con propiedades antioxidantes, vitaminas B1, B2 y B3 y sales minerales como calcio fósforo, magnesio, hierro, azufre, silicio, sodio y potasio.

Entre sus numerosos **beneficios** cabe citar:

- Su escaso contenido calórico, con solo 53 calorías, lo que la hace ideal para dietas de **adelgazamiento**.

- Gran poder **cicatrizante** en las úlceras externas e internas, es ideal para la úlcera gástrica.

- Las semillas de la papaya son ricas en carpasemina, que es una sustancia con propiedades vermífugas que ayuda a eliminar **parásitos intestinales**.

- Facilita la **digestión** gracias a la enzima llamada papaína, que desdobla las proteínas, siendo indicada en casos de dispepsia y gastritis.

- Acción **suavizante** y **sedante** sobre los intestinos mejorando la colitis, gastroenteritis y colon irritable.

- Acción suavizante, hidratante y regeneradora de la **piel**, es útil para las dermatitis y eczemas.

- Contiene gran cantidad de retinina que facilita el **bronceado** de la piel.

- Alivia los **dolores** orgánicos.

- Potencia nuestras **defensas** frente a las infecciones.

- Potente **antioxidante** que previene el cáncer de mama, vejiga, cuello de útero y colon.

CHIRIMOYA

Es una fruta rica en agua e hidratos de carbono y contiene poca cantidad de grasas y proteínas. Es abundante en fibra, vitaminas A y C con poderes antioxidantes, vitamina B9 o ácido fólico y sales minerales como potasio, hierro, magnesio, fósforo, yodo, zinc y sodio.

- Su riqueza en potasio la indica como **diurético** para tratar la hipertensión arterial, los edemas, combatir la celulitis y ayudar a perder peso porque elimina líquidos.

- Su riqueza en vitaminas A, C, y E le confiere elevadas propiedades **antioxidantes**, siendo un excelente aliado para ganar la batalla a todo tipo de cánceres: mama, colon, pulmón, cuello de útero, etc.

- Las hojas y el tallo de las chirimoyas contienen una sustancia de efecto acetogenino que ayuda a combatir el **cáncer**.

- Combate el **envejecimiento**, protege al cerebro de su degeneración senil y al corazón de las cardiopatías isquémicas y del infarto de miocardio.

- Propiedades protectoras y regenerativas de la **piel**.

- Protege el **aparato digestivo** de numerosas dolencias como gastritis y enteritis.

- Contiene propiedades **laxantes** por su contenido en fibra.

- Contribuye a la curación de enfermedades **artríticas** y **reumáticas**.

- Deberán tener precaución con ella las personas diabéticas y obesas porque tienen un elevado contenido de **azúcares**.

- Evita el **decaimiento** y la **fatiga** y combate las **depresiones**.

MANGO

Es una de las mejores frutas antioxidantes debido a su elevada cantidad de vitaminas A, C y E, siendo la fruta más rica en vitamina E, con propiedades protectoras cardiacas.

Su composición nutricional es rica en agua, hidratos de carbono y fibra, y escasa en proteínas y grasas. Es la fruta más rica en vitamina A con propiedades antioxidantes y protectora de la vista, piel y mucosas; en vitamina E, potente antioxidante y protector cardiaco; y contiene elevadas cantidades de vitamina C, que colabora en la absorción de hierro y en la formación de glóbulos rojos, colágeno y dientes. Sus principales sales minerales son el potasio, magnesio, fósforo, calcio y hierro.

Sus mayores **beneficios** son:

- Acción **anticancerígena** efectiva por su riqueza en vitaminas A y E y por su contenido en quercetina y kaemferol. Es eficaz para prevenir el cáncer de colon, estómago y mama.

- Protege al **corazón** y evita cardiopatías coronarias e infartos de miocardio, problemas de aterosclerosis vasculares y reduce los niveles elevados de colesterol malo en la sangre. Esta acción es debida a su contenido en vitamina E y fibra.

- **Antidiabético**, estabiliza los niveles de glucosa sanguíneos.

- **Antihipertensivo** y **diurético**, gracias a su contenido en potasio.

- Mejora la salud de la **vista**, evita la ceguera nocturna, la pérdida de agudeza visual.

- Mejora la **audición** en los sordos.

- Mejora las **dermatitis** y enfermedades de la piel porque la protege.

- Mejora la **digestión** debido a sus enzimas que desintegran proteínas, al igual que la papaya, piña y kiwi. Ayuda a digerir los alimentos y a evitar el malestar intestinal, soluciona problemas de indigestión, dispepsias hipoclorídricas, personas con gases y gastritis.

- **Adelgaza** debido a su contenido en fibra, que le confiere propiedades **laxantes** y elimina grasas, así como líquidos, por su riqueza en potasio. Tiene efectos **saciantes** del apetito por su riqueza en hidratos de carbono complejos de absorción lenta.

- Su alto contenido en triptófano le confiere propiedades **relajantes** que ayudan a combatir el insomnio y los estados de nerviosismo excesivos.

- El magnesio relaja los **músculos** y los **nervios**.

- Es un buen **antianémico** por su riqueza en hierro y vitamina C.

Bibliografía

Enciclopedia de los alimentos y su poder curativo. Dr. Pamplona Roger. Ed. Safeliz.

Nutrición para vivir. Lisa Hark, Darwin Deen y González Moreno. Ed. Pearson Alhambra.

Botanical on line.com. *www.botanical-online.com/*

Nutrición y salud. *http://nutricionysalud.org.es/*

Innatia. *http://www.innatia.com/*

Puleva salud. *www.pulevasalud.com/*

Alimentación sana. Rosalia Autlet y Rutilia Calderón. *http://www.alimentacionsana.net/*

Mejor con salud. *http://mejorconsalud.com/*

Capítulo 8

FRUTOS SECOS, CEREALES INTEGRALES Y LEGUMBRES

LOS FRUTOS SECOS

Los frutos secos son alimentos que proporcionan muchas calorías, grasas y proteínas. Se combinan muy bien con los cítricos y contienen vitamina C y provitamina A. Son protectores del corazón y reductores del *colesterol malo* o LDL. Junto con la fruta, las verduras y las legumbres, son alimentos típicos de la dieta mediterránea salutífera.

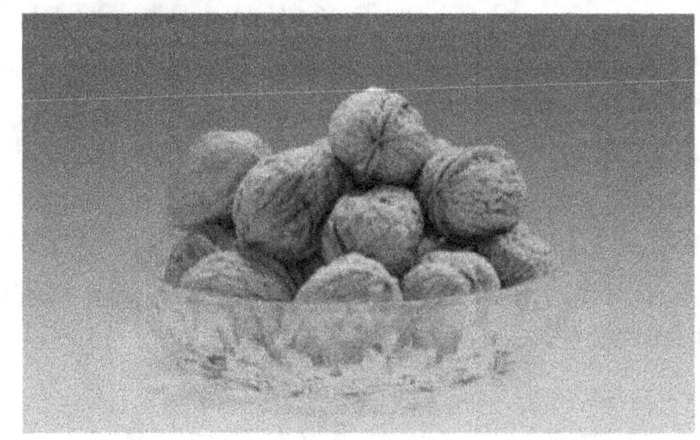

El fruto seco es la semilla de un fruto. La mayoría de los frutos secos proceden de árboles que no pertenecen a la familia de las leguminosas, excepto los cacahuetes o maní, que crecen bajo tierra.

Los frutos secos proporcionan:

- **Energía**. Son los alimentos naturales que más calorías proporcionan por unidad de peso.

- **Grasas**. La mitad de su peso está formada por ácidos mono y poliinsaturados. Las nueces son ricas en alfalinoleico, un ácido omega 3. Sus beneficios son que reducen el colesterol LDL e incrementan el HDL, que nos protege frente a la aterosclerosis.

- **Proteínas**. después de las legumbres, los frutos secos son el alimento vegetal más rico en proteínas. Son proteínas ricas en aminoácidos completos. Se suplementan muy bien con las legumbres y los cereales.

- **Minerales**. la almendra es el fruto seco más rico en calcio y el pistacho y cacahuete son los más abundantes en hierro. Las semillas de sésamo y girasol superan a los frutos secos en hierro y son muy abundantes en magnesio y fósforo.

- **Vitaminas**. son una buena fuente de vitaminas B1, B2, B6, E, ácido pantoténico y folatos. El 75% de la vitamina B se destruye al tostarlos. Los frutos secos son una buena fuente de colina, factor vitamínico que forma parte de la lecitina y favorece el buen funcionamiento del hígado.

- **Oligoelementos**. Son muy ricos en zinc, cobre, manganeso y selenio.

- **Elementos fitoquímicos**. Contienen numerosas sustancias activas sobre nuestro organismo como el ácido elágico, flavonoides y compuestos fenólicos antioxidantes. <u>Fitosteroles</u>: sustancias similares al colesterol de origen vegetal que impiden la absorción del colesterol en el intestino. <u>Isoflavonas</u>: similares a la soja pero en menor proporción. Protegen contra la aterosclerosis, la osteoporosis y el cáncer.

Los frutos secos no contienen provitamina A ni vitamina C. Son muy energéticos y nutritivos y se pueden tomar crudos tal como los ofrece la naturaleza sin necesidad de ser procesados. Constituyen una alternativa saludable a la carne por su riqueza en proteínas, minerales y vitaminas. No contienen colesterol y contribuyen a reducir su nivel en la sangre. No provocan obesidad, sino pérdida de peso, cuando sustituyen a otros alimentos ricos en la dieta como los embutidos, los quesos curados, los dulces, los pasteles o los helados. Protegen la salud del corazón y las enfermedades coronarias como la angina de pecho y el infarto de miocardio, y son bien tolerados por los diabéticos debido a su escasa proporción de hidratos de carbono.

Los inconvenientes de los frutos secos es que requieren una buena masticación. Producen indigestión en personas con el aparato digestivo delicado. Para aumentar su tolerancia se aconseja comerlos crudos o poco tostados, masticarlos bien y triturarlos, así como eliminarles la piel mediante escaldado en agua caliente.

Los frutos secos son una de las mejores alternativas saludables a la ingesta de aperitivos basura: bolsas de patatas fritas, Doritos, cortezas, ganchitos al queso, bolitas de maíz, etc. Además, se pueden consumir antes de la práctica de ejercicio físico intensivo, para picar entre horas y como ingredientes de ensaladas y platos de verduras, carne y pescado.

Se conocen numerosos tipos frutos secos: almendras, cacahuetes, nueces, nueces de Brasil, pistachos, avellanas, maníes, castañas, piñones, pipas de girasol, etc. Se deben consumir crudos, por ejemplo tras partir la cáscara de las almendras, nueces, avellanas y cacahuetes, o libres de cáscara sin sal que se venden a. peso en los comercios de frutos secos. Las bolsas de frutos secos de los supermercados suelen contener mucha sal. Se recomienda comer una ración diaria de frutos secos.

Composición nutricional de los mejores frutos secos por cada 100 gr. (Un puñado contiene entre 20 y 25 gr).

	Kcal	HC	Prot.	Gras Gr	INS	Fibra	Ca
Almendras	578	20	22	51	44	12	248
Anacardos	553	30	18	44	3		45
Avellanas	628	17	15	61	54	10	114
Cacahuetes	570	21	25	48	40	9	60
Nueces	658	14	15	65	58	6	98
Pistachos	571	28	21	46	10		107

NUECES

Son ricas en ácidos grasos poliinsaturados (omega 3 y 6), agua, proteínas, hidratos de carbono, vitaminas A, B1, B2, B6, C y E y sales minerales como potasio, magnesio, calcio, fósforo, zinc y cobre. Se aconseja consumirlas de 5 a 7 veces por semana, bien sea solas o acompañadas de ensalada, yogur o macedonia de frutas.

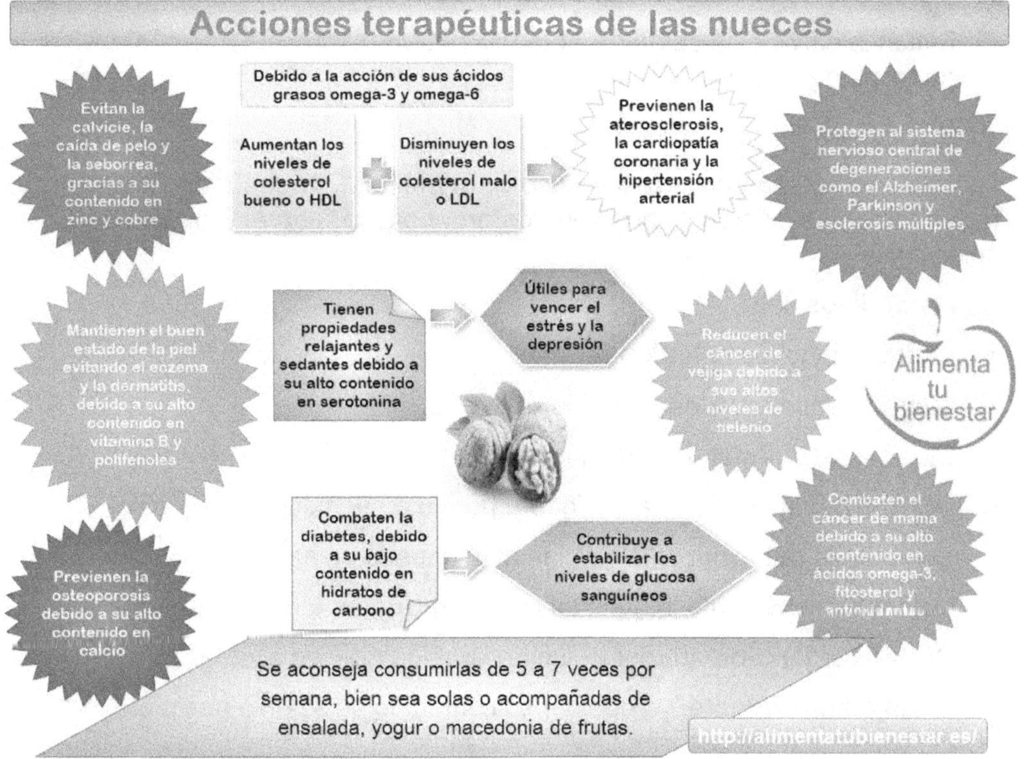

Sus **beneficios** son:

- Disminuyen los niveles de **colesterol** LDL y aumentan los niveles de *colesterol bueno*, debido a la acción de sus ácidos grasos omega 3 y omega 6, lo cual previene la aterosclerosis, la cardiopatía coronaria y la hipertensión arterial.

- Combate la **diabetes** por su bajo contenido en hidratos de carbono, lo cual contribuye a estabilizar los niveles de glucosa sanguíneos.

- Protege al **sistema nervioso** central de degeneraciones como el Alzheimer, Parkinson y esclerosis múltiples.

- Propiedades **relajantes** y sedantes gracias a su riqueza en serotonina, útiles para vencer el estrés y la depresión.

- Combate el **cáncer** de mama debido a su alto contenido en ácidos omega 3, fitosterol y antioxidantes. Reduce el cáncer de vejiga por su abundancia en selenio.

- Previene la **osteoporosis** debido a su exuberancia en calcio, por lo cual se aconseja que las mujeres postmenopáusicas la consuman.

- Mantienen el buen estado de la **piel** evitando el eczema y la dermatitis, por su alto contenido en vitamina B y polifenoles.

- Evitan la calvicie, la caída de **pelo** y la seborrea, gracias a su contenido en zinc y cobre.

ALMENDRAS

Las almendras son un fruto seco rico en proteínas, grasas monoinsaturadas (omega 9), calcio, magnesio, fósforo, potasio, cobre, manganeso, selenio y zinc.

Sus **beneficios** son:

- Reducción de los **cálculos renales**.

- Disminuyen los niveles de **colesterol** LDL.

- Evitan el **Alzheimer** y el Parkinson.

- Disminuyen el **estrés** y la ansiedad, por su contenido en magnesio.

- Combate la **osteoporosis** gracias a su riqueza en calcio.

- Mejora el rendimiento intelectual y la **memoria** en los estudiantes.

- Controla la **tensión** arterial y elimina líquidos gracias al potasio.

- Potente **antioxidante**, ya que por su contenido en selenio nos protege del cáncer y de las cardiopatías coronarias.

ANACARDOS

Son unos frutos secos escasos en agua y ricos en proteínas, ácidos grasos insaturados, hidratos de carbono, fitosteroles y fibra. Contienen ácido fólico o vitamina B9 y el resto de las vitaminas del grupo B (B1, B2, B3, B5 y B6), así como vitamina E. Sus sales minerales más abundantes son potasio, magnesio, fósforo, calcio, hierro, cobre y selenio.

Sus principales **beneficios** son:

- Indicados en **deportistas** con pérdida de electrolitos.

- Alivian la **fatiga**, cansancio, fibromialgia.

- Mejoran el funcionamiento del SNC debido a su riqueza en vitaminas del grupo B y combaten la **depresión**.

- Potencian la **memoria** y el rendimiento intelectual de los estudiantes debido a su riqueza en fósforo.

- Su riqueza en fitosteroles reduce los síntomas de la **menopausia** como sofocos y nerviosismo.

- Mejoran la salud **cardiovascular** y la circulación sanguínea y flexibilizan los vasos sanguíneos y la **hipertensión** arterial debido a su alto contenido en ácidos omega 6, cobre y vitamina E.

- Reducen los niveles plasmáticos del **colesterol** porque disminuyen la absorción intestinal de este gracias a su contenido en fitosteroles.

- Previenen la **ceguera nocturna**, las enfermedades neurodegenerativas y algunos cánceres.

- Alivian el **estrés**, la **ansiedad** y el insomnio gracias a su contenido en vitamina E.

AVELLANAS

Son un fruto seco pobre en agua, rico en grasas insaturadas, proteínas, hidratos de carbono y fibra, así como en potasio, fósforo, magnesio, manganeso, calcio y hierro. Contiene las vitamina A, B1, B2, C y E.

- Mejoran la salud **cardiovascular** debido a su contenido en ácidos grasos omega 6 porque evitan la aterosclerosis al reducir los niveles de colesterol LDL.

- Fortalecen los **huesos** debido a su riqueza en calcio y fosforo.

- Poderosos **relajantes** musculares, indicados en deportistas, personas con fibromialgia y fatiga por su riqueza en magnesio.

- Mejoran la **memoria** y el rendimiento intelectual de los estudiantes por su riqueza en fósforo.

- Combaten la **depresión** y regulan el funcionamiento nervioso por su riqueza en vitamina B.

- **Antioxidantes** efectivos que protegen la salud de nuestro corazón y evitan algunos cánceres gracias a la vitamina E.

- Combaten la **anemia** ferropénica por su riqueza en hierro.

CACAHUETES

Son frutos secos pobres en agua que contienen todos los aminoácidos esenciales, muy ricos en proteínas y en grasas insaturadas como el omega 6 e hidratos de carbono. Sus principales vitaminas son las del grupo B, como B9 y B3. Sus sales minerales principales son potasio, fósforo, hierro, zinc, cobre y magnesio. Son ricos en resveratrol, un potente antioxidante.

- Mejoran la salud **cardiovascular** evitando la aterosclerosis y la aparición de cardiopatías coronarias debido a su contenido en ácidos omega 6, **antioxidantes** como el resveratrol y la procianidina y arginina, un aminoácido que evita la aterosclerosis y mejora la salud de nuestras arterias.

- Aliados contra el **cáncer**, reducen la posibilidad de contraer cáncer de mama gracias a sus antioxidantes y ácidos grasos omega 6.

- Potentes **antidiabéticos** y reductores del *colesterol malo*.

- Evitan la **demencia senil** y la pérdida de memoria a corto y largo plazo gracias a su contenido en vitamina B y fósforo.

- Previenen las **osteoporosis** por su contenido alto en fósforo y calcio.

- Se aconseja su consumo en mujeres embarazadas por sus altos niveles en folatos que favorecen el **desarrollo embrionario** de las células fetales.

- Se recomienda su consumo en mujeres **menopáusicas**, para aliviar los sofocos y la depresión, y con síndrome **premenstrual**, para eliminar los líquidos retenidos y el nerviosismo o depresión.

- Estimulan la secreción de la leche de las **lactantes**.

- Potencian las **defensas** de nuestro organismo.

- Estimulan la secreción de tirosina que produce dopamina, neurotransmisor que evita la **depresión**, falta de atención e hiperactividad.

- Evitan el **envejecimiento** prematuro tanto de la piel como del pelo.

PISTACHOS

Son unos frutos secos escasos en agua, contienen proteínas, grasas poli y mono insaturadas, hidratos de carbono, fibra, vitaminas A y E en abundancia y del grupo B (B1, B2, B3, B5, B6 y B9). Sus sales minerales más exuberantes son: calcio, fósforo, potasio, magnesio, manganeso, cobre y hierro. La relación calcio-fósforo es 0,21.

Sus beneficios para la salud son:

* Reducen el riesgo cardiovascular por su alto contenido en ácidos grasos poli insaturados y mono insaturados que ayudan a reducir el *colesterol malo*. Son muy **diuréticos**, lo cual favorece el control de la hipertensión arterial y la eliminación de edemas por su contenido en potasio.

* Evitan la **diabetes** tipo II, disminuyen los niveles sanguíneos de glucosa y mejoran la resistencia a la diabetes.

* Favorecen la **vista** por su contenido en vitamina A.

* Mejoran el **tránsito intestinal** gracias a la fibra y protegen la mucosa gastrointestinal debido a la vitamina A.

* Fortalecen los **huesos**, los **dientes** y **músculos** gracias al calcio, fósforo y magnesio.

* Reducen el **estrés**, la **ansiedad** y el **insomnio** debido a la vitamina B y al magnesio.

* Mejoran el rendimiento intelectual y la **memoria** por su contenido en fósforo.

* Evitan el **envejecimiento** y las enfermedades crónico degenerativas gracias a la vitamina E.

* Combaten la **anemia** ferropénica por su riqueza en hierro.

LOS CEREALES INTEGRALES

Son las semillas de las plantas gramíneas: trigo, avena, cebada, centeno, maíz, arroz, mijo, etc. Los que conservan su corteza son los llamados *cereales integrales*, más ricos en vitaminas, minerales y fibras vegetales.

El grano de cereal se compone de la semilla unida al pericarpio o envoltura externa. La estructura del grano de cereal está formada por un interior rico en almidón, cubierto por capas ricas en proteínas como el gluten; su parte externa o pericarpio está constituida por un tejido muy fibroso. En uno de sus extremos se encuentra el germen, rico en proteínas, hierro y vitaminas B y E. Cuando se elaboran las harinas, tanto el germen como el salvado o pericarpio son eliminados.

Los cereales integrales son **ricos** en:

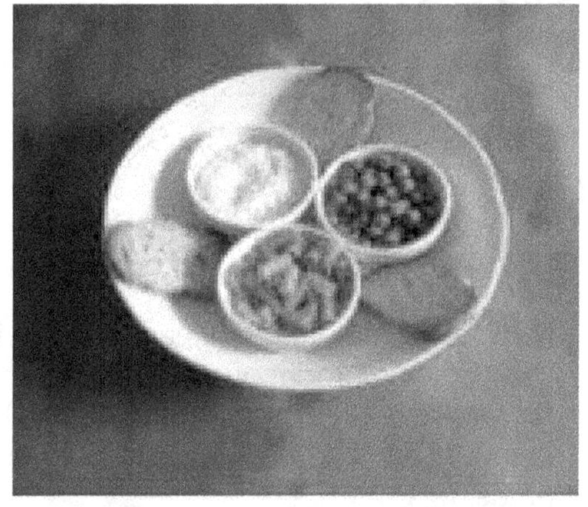

- **Almidón**, hidrato de carbono complejo que se absorbe de manera lenta. Las enzimas digestivas trasforman el almidón en glucosa.

- **Fibra**, que es la celulosa que se encuentra en la parte externa de los granos.

- **Proteínas**, que satisfacen las necesidades proteínicas de los adultos en 7-7,5 gr, pero no la de los niños, que deberían complementarse con leche o legumbres. La avena y el trigo son los cereales que más proteínas tienen, y el maíz y el arroz los que menos. También contienen gluten, que es una proteína que no pueden ingerir ni los celiacos ni los bebés menores de 9 meses.

- Incluyen **grasas** saludables como los ácidos grasos poliinsaturados y monoinsaturados.

- Engloban las **vitaminas** B1, B2, B12, ácido fólico (necesario para el correcto funcionamiento del sistema nervioso) y E (antioxidante que neutraliza radicales libres y evita el desgaste celular y el envejecimiento).

- **Sales minerales** como fósforo, zinc, silicio y hierro.

Se emplean para la elaboración de panes integrales, bollería integral, pastas y arroz integral. Se aconseja el consumo diario de pan integral, siendo los más sanos los panes multicereales.

Sus **efectos terapéuticos** son numerosos:

- **Laxantes**: combaten el estreñimiento gracias a la fibra.

- La fibra es beneficiosa para reducir los niveles de **colesterol** y **glucosa** plasmáticos. Se recomienda en personas obesas y diabéticas.

- Prevención del **cáncer** de colon: la fibra absorbe las sustancias anticancerígenas del colon y facilita su expulsión por las heces. También evita el cáncer de mama en mujeres y el de próstata en hombres. Las

138

lactonas ácidas inhiben el desarrollo de estrógenos humanos, que son responsables del desarrollo de células cancerosas.

- Contienen vitamina E, que es un poderoso **antioxidante**, la cual neutraliza los radicales libres e impide el deterioro de los órganos y tejidos corporales. Evita la aparición de demencias, Alzheimer, cardiopatías y algunos cánceres.

- Protegen la **vista**, impidiendo la aparición de cataratas, la ceguera, etc.

- Son ricos en vitamina B, que es la responsable del buen estado de los nervios, de la buena **salud mental** y del buen estado de las defensas orgánicas.

- Combaten la **anemia** debido a su riqueza en hierro.

- Luchan contra la **osteoporosis** y fortalecen los dientes y huesos, ya que son abundantes en calcio.

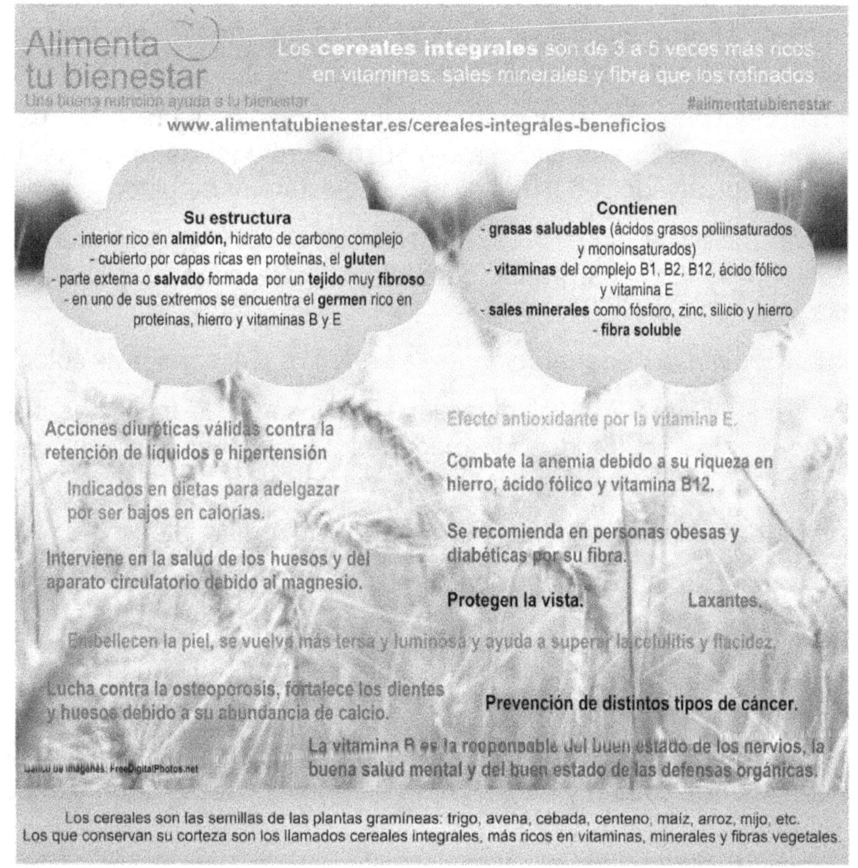

- Intervienen en la salud de los huesos y del **aparato circulatorio** por su contenido en magnesio.

- Poseen acciones **diuréticas** válidas contra la retención de líquidos e hipertensión arterial.

Los inconvenientes de los cereales integrales son que sus proteínas son pobres en lisina, aunque que se pueden superar combinándolos con la leche y con las legumbres. Consumiendo variedades de cereales con una elevada proporción de lisina resultan idóneos para una alimentación infantil. Son algo acidificantes de la sangre y del medio interno. Su abuso puede producir malnutrición, pues los cereales aportan una cantidad aceptable de proteínas y calorías y no se consumen otros alimentos que aportan los nutrientes de los cuales carecen los cereales. Se contraindican en caso de celiaquía. Solamente el arroz y el maíz no contienen gluten y pueden ser consumidos por los celíacos.

El salvado de los cereales integrales contiene fitatos que interfieren con la absorción de diversos minerales como el hierro y el zinc. Sin embargo, el remojo, la fermentación y la germinación del grano eliminan casi completamente su contenido en fitatos.

- **Avena**: es el cereal más rico en proteínas, grasas, vitamina B1, calcio y hierro. Equilibra el sistema nervioso y protege las mucosas digestivas. Su salvado reduce el nivel de colesterol y de glucosa.

- **Cebada**: facilita la digestión, reduce el colesterol y es tolerada por los diabéticos. Con los granos germinados y tostados se elabora la malta.

- **Centeno**: evita la degeneración de las arterias y el cáncer de colon.

- **Trigo**: es nutritivo y de fácil digestión. El consumo de trigo y de sus harinas protege contra las enfermedades de la civilización como arterioesclerosis, diabetes, reumatismo y cáncer.

- **Espelta**: es un trigo rústico con fibras y de sabor más intenso.

- **Maíz**: protege la mucosa intestinal y reduce el nivel de colesterol.

- **Arroz**: es el cereal más pobre en proteínas y con escasas grasas. Hervido se recomienda en casos de diarreas y en la dieta de los cardiacos e hipertensos.

- **Arroz silvestre**: es más rico en proteínas, minerales, vitaminas y fibra que el arroz común y es más bajo en grasas. Necesita un tiempo de remojo.

- **Mijo**: es la principal fuente de calorías y proteínas para millones de habitantes de África, la India y China. Contiene más proteínas que el trigo, el maíz y el arroz.

- **Sorgo**: cereal muy similar al maíz en cuanto a su composición, del que difiere en un centenar de proteínas y provitamina A con un poco de grasa. Con su harina se elaboran papillas, tortas planas y bollería mezclada con harina de trigo.

- **Lágrimas de job**: sus granos contienen formas de gotas de líquido. Se consume cocinado o en harina y se le atribuye acción antiasmática y diurética.

- **Tef**: cereal muy importante en la alimentación de los pueblos de Etiopía y del este de África.

- **Teosinte**: cereal silvestre que crece en México, similar al maíz.

Los cereales integrales se emplean para la elaboración de panes integrales, bollería, galletas integrales, pastas y arroz integrales. También se pueden consumir cereales integrales con leche y yogur en el desayuno y merienda.

Se recomienda consumir de 3 a 6 raciones de cereales integrales: 3 porciones de pan integral, 30 gramos de cereales integrales en el desayuno o merienda con leche o yogur. 1 día a la semana 1 plato de arroz integral (60 gr por persona) y 1 día a la semana un plato de pasta (90 gr por persona).

- **Pan blanco**, se elabora con harinas blancas, en las cuales en su proceso de elaboración separan y quitan la capa externa del cereal rica en germen y salvado, que es la que contiene todas las sales minerales, vitaminas y fibra. En el momento actual al elaborar pan blanco se fermenta la masa con levaduras químicas que son más rápidas que las levaduras madre y carecen de sustancias nutritivas. Se añaden a la masa otros elementos destinados a mejorar la presencia, el aroma, el sabor, la textura y la conservación del pan, como conservantes y aditivos perjudiciales para la salud.

- **Pan integral**: es el más saludable porque conserva todas sus vitaminas, fibras y sales minerales. Existen diferentes tipos de pan integral:

  - <u>Pan integral de trigo</u>: se elabora con harina integral de trigo, es rico en hidratos de carbono y contiene como proteína el gluten, que no deben consumirlo los celiacos; es pobre en grasas y rico en vitaminas B y lignanos, que son unas sustancias que mejoran los síntomas de la menopausia y reducen el riesgo de cáncer.

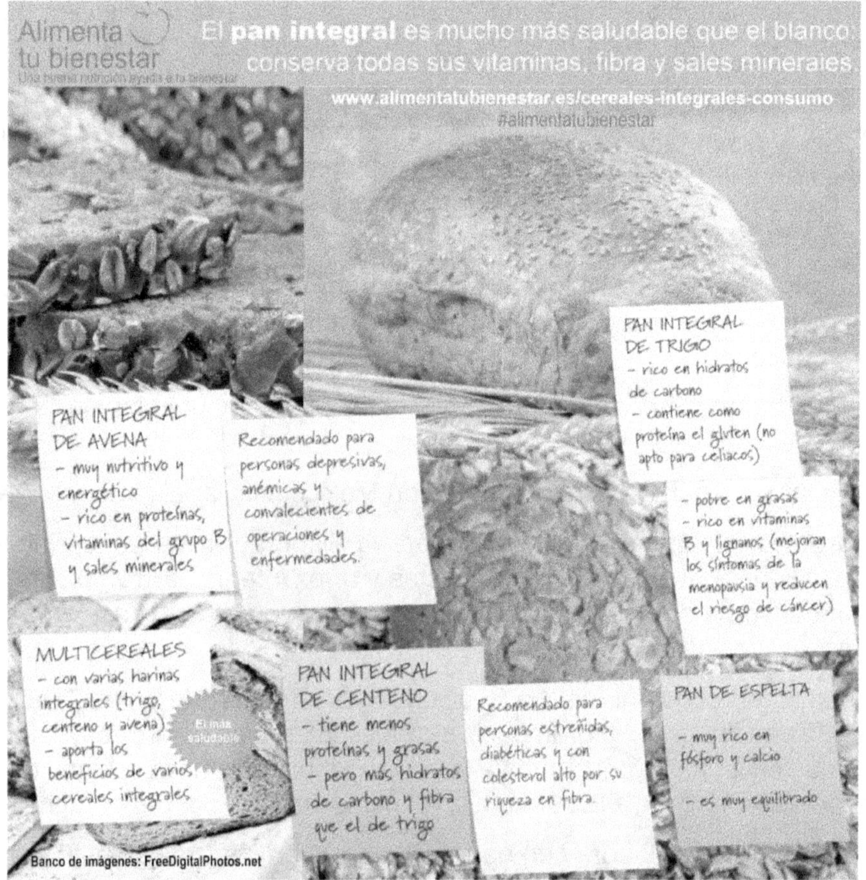

- **Pan integral de centeno**: se elabora con 20-40 gr de harina integral de centeno y el resto de harina integral de trigo. El pan integral de puro centeno es más denso. Tiene menos proteínas y grasas pero más hidratos de carbono y fibras que el pan de trigo. Se recomienda en personas estreñidas, diabéticas y con colesterol alto por su riqueza en fibras.

- **Pan integral de avena**: es muy nutritivo y energético, rico en proteínas, vitaminas del grupo B y sales minerales, entre las cuales destaca el magnesio. Se aconseja el consumo en personas depresivas, anémicas y convalecientes de operaciones y enfermedades.

- **Pan de espelta**: variedad de trigo en auge que no necesita abonos, es muy equilibrado y rico en fósforo y calcio.

- **Pan integral multicereales**: elaborado con varias harinas integrales (trigo, centeno y avena). Es el más saludable y aporta los beneficios de varios cereales integrales.

LEGUMBRES

Las legumbres son las semillas de las leguminosas secas o duras en su estado natural que se consumen después de haber sido preparadas de varias formas culinarias.

Son un alimento ideal para personas vegetarianas que no consumen carne por su gran riqueza en proteínas. Son ricas en hidratos de carbono, proteínas (contienen 20-25% de proteínas, excepto la soja que contiene 30%),

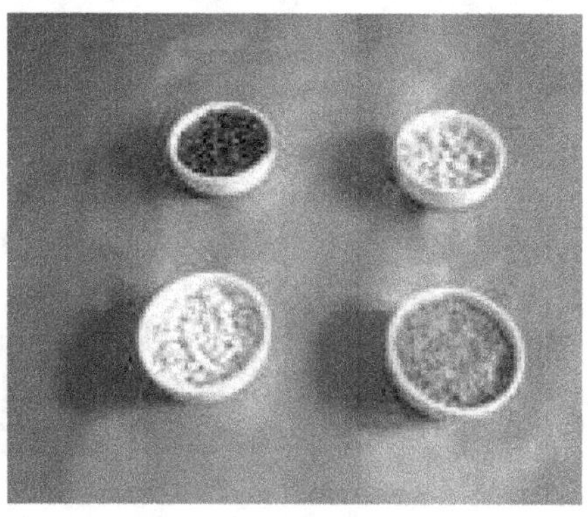

fibra, vitaminas del grupo B y folatos, y sales minerales como calcio e hierro. Contienen un bajo porcentaje de colesterol y grasas saturadas.

Las personas vegetarianas deberían combinar las legumbres con cereales (por ejemplo lentejas con arroz) para aumentar el contenido proteico y convertirlas en una proteína de alta calidad similar a la carne, con la ventaja de no aportar colesterol y suministrar poca grasa.

Las raíces de las leguminosas fijan el nitrógeno gracias a la acción de las bacterias nitrificantes del género *Rhizobium*. Estas fijan el nitrógeno del aire y lo trasforman en amoniaco, nitritos y nitratos, necesarios para sintetizar varios aminoácidos esenciales que forman las proteínas de las legumbres.

Se conocen diferentes tipos de legumbres. Todas ellas se pueden consumir guisadas o en ensalada.

- **Lentejas**. Se conocen varias variedades como las pardinas y verdinas. Su aporte nutritivo es un alimento rico en fósforo, contiene alta cantidad de vitamina K, vitamina B6, B5, magnesio, potasio, hierro, fibra y proteínas.

- **Alubias**. Existen muchas variedades como las alubias blancas de riñón, las pintas y las negrillas. Sus nutrientes principales son los hidratos de carbono, proteínas, fibra, muy ricos en potasio, hierro, fósforo, magnesio, vitamina B1, niacina y folatos.

- **Garbanzos**. Son legumbres amarillentas con un surco muy marcado. Aportan hidratos de carbono, proteínas, fibras, vitaminas A, tiamina, riboflavina, niacina, ácido pantoténico, vitamina B6, folato, vitaminas C, E y K, y sales minerales como magnesio, calcio, hierro, fósforo y zinc.

- **Guisantes**. Verdes y redondos. Contienen hidratos de carbono, proteínas, mucho potasio, hierro, fósforo, fibras y vitaminas del grupo B y C.

- **Soja**. Son legumbres chatas y de color claro que aportan mayor cantidad de proteínas que el resto, mayor cantidad de grasas saludables e hidratos de carbono. Contienen también fibras, vitaminas del grupo B, hierro, zinc, calcio y fósforo. Los productos tradicionales se elaboran con la semilla de soja completa, a diferencia de los productos industriales que obtienen solo una parte de ella. Se pueden consumir en forma de subproductos como milanesas, hamburguesas, leche o jugo de soja, el tofú o queso de soja, miso o pasta de soja y la salsa de soja. Los productos extraídos de la soja son las proteínas de soja, que enriquecen el valor proteínico del pan, bollos galletas y otros productos alimentarios.

  - <u>Leche de soja</u> o bebida de soja: se ponen en remojo las semillas de soja, se trituran hasta convertirlas en un puré y se exprime el puré hasta obtener su extracto acuoso, que es la leche de soja. En comparación con la leche de vaca, contiene menos grasa, calcio y calorías, y más hierro, lecitina y ácidos grasos poliinsaturados e

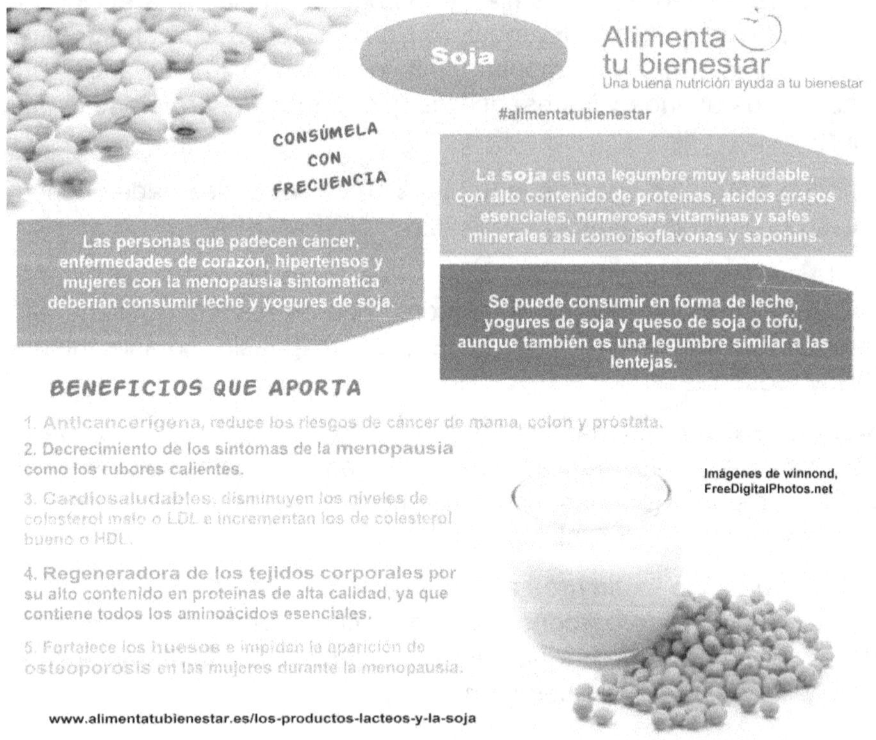

isoflavonas o fitoestrógenos. No contiene lactosa ni caseína, ni colesterol ni vitamina B12. Se recomienda en los casos de intolerancia a la lactosa, alergias a la leche de vaca, hipercolesterolemia, hiperlipidemias, arteriosclerosis y cardiopatías coronarias, litiasis biliar, mujeres menopáusicas, osteoporosis y enfermos cancerosos.

- <u>Tofú</u>: similar al queso fresco de vaca, y se obtiene coagulando la leche de soja. Es bastante rico en proteínas, calcio, hierro y zinc. Es uno de los derivados de soja más rico en isoflavonas.

- <u>Fermentados</u>: en el lejano oriente se fermentan las semillas de soja desde hace milenios, consiguiendo mejorar el sabor de la soja, que desaparezcan las sustancias tóxicas y los factores antinutritivos que contiene la semilla cruda y que aparezca la vitamina B12.

- <u>Temphep</u>: poniendo a remojo y sometiendo a cocción las semillas de soja, se les añade el hongo *Rizhopus oligosporus,* que las hace fermentar. Después de 18-24 horas se obtiene el temphep, que se sirve frito, asado o como si fuera una hamburguesa. Es una buena fuente de proteínas, vitamina B12 y hierro.

- <u>Miso</u>: su obtención es similar a la del temphep pero la fermentación la produce el hongo *Aspergillus oryzae*. Las semillas de soja se pueden mezclar con arroz antes de ser fermentadas.

- *Tamari*: es una salsa elaborada a base de soja fermentada muy rica elaborada a base de enzimas y vitamina B12. Son fuente de isoflavonas o fitoestrógenos, que ayudan a mejorar los síntomas de la menopausia y a prever el cáncer de mama, útero, próstata y colon. Reducen la hiperplasia de próstata.

- <u>Aceite de soja,</u> que se emplea en la elaboración de margarinas y salsas.

- <u>Lecitina,</u> que es un fosfolípido cuya molécula está formada por la unión de varios ácidos grasos como la colina y el ácido fosfórico. La lecitina es un buen emulsionante y logra que el aceite se disperse en finas gotas y se mezcla en soluciones acuosas o con el agua. Se usa en mayonesas, salsas, chocolates y otros productos. Sus principales funciones son:

-Reducir el colesterol sanguíneo.

-La lecitina contiene colina, que es un factor vitamínico para que la grasa no se deposite en el hígado, lo que previene el hígado graso.

-Combate y previene el Alzheimer, actúa como componente de los transmisores cerebrales y potencia la memoria.

Las ventajas del consumo de legumbres son que proporcionan abundantes fibras y proteínas, muy poca grasa y nada de colesterol. Son económicas, por mucho menos dinero podemos comer varios platos de legumbres equivalentes a un plato de carne. Ecológicas, porque una hectárea de terreno dedicada a producir legumbres proporciona hasta siete veces más calorías y proteínas que si se dedica a criar ganado.

Los **resultados terapéuticos** de las legumbres son:

- Son ricas en proteínas y efectúan acciones plásticas en nuestro cuerpo. Renuevan y **regeneran** las células de nuestro cuerpo, convirtiéndolas en un antídoto contra el envejecimiento. Mejoran la salud de la piel, cabello y uñas.

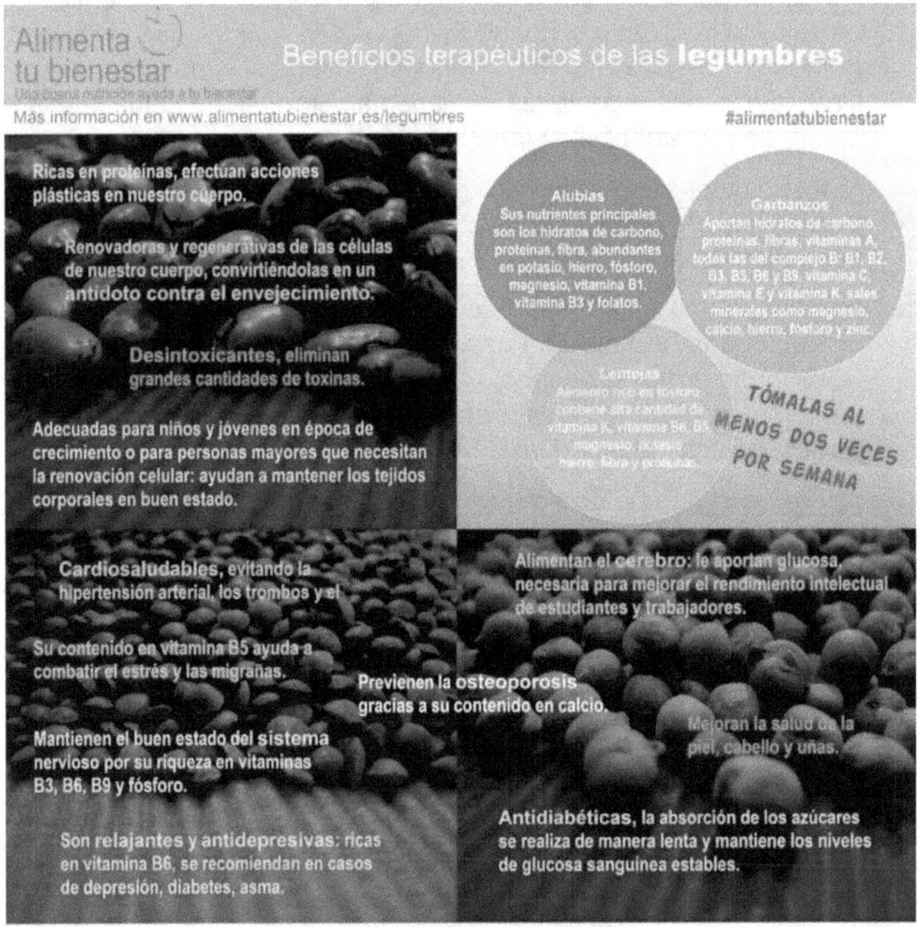

www.alimentatubienestar.es/tres-recetas-con-legumbres

- Su contenido en fibras favorece el tránsito intestinal, indicadas como **laxante** en casos de estreñimiento.

- También controlan la **obesidad** y reducen los niveles de **colesterol**.

- Previenen el **cáncer** de colon, mama y pulmón.

- **Antidiabéticas**, la absorción de los azúcares se realiza de manera lenta y mantiene los niveles de glucosa sanguínea estables. El consumo de este alimento les puede hacer menos dependientes del suministro de insulina.

- **Saciantes**, mantienen la sensación de plenitud durante bastante tiempo. Obligan a quemar mucho azúcar en poco tiempo. Debemos consumirlas con frecuencia y en escasa cantidad en casos de obesidad.

- Propiedades **desintoxicantes** porque eliminan grandes cantidades de toxinas.

- Alimentan el **cerebro** porque le aportan glucosa, que es necesaria para mejorar el rendimiento intelectual de estudiantes y trabajadores.

- Su alto contenido en fósforo nos ayuda a mantener los huesos y dientes sanos. Mejora el funcionamiento del sistema nervioso.

- El magnesio contenido en las legumbres estimula la **síntesis** de **proteínas**, lo que las hace muy adecuadas para los niños, jóvenes en época de crecimiento y para las personas mayores que necesitan la renovación celular para mantener los tejidos corporales en buen estado.

- Mantiene el buen estado del **sistema nervioso** debido a su riqueza en vitamina B3, B6, B9 y fósforo. Son relajantes y antidepresivas. Su contenido en vitamina B5 nos ayuda a combatir el estrés y las migrañas. Su abundancia en vitamina B6 las recomienda en casos de depresión, diabetes, asma, previene cardiopatías y cáncer.

- **Cardiosaludables**, evitando la hipertensión arterial, los trombos, y el infarto de miocardio, debido a su alto contenido en potasio, magnesio y antioxidantes.

- Previenen la **osteoporosis** debido a su contenido en calcio.

- Las lentejas son ricas en hierro, con lo cual combaten la **anemia**, y en vitamina K, que favorece una buena **coagulación** de la sangre.

- Los garbanzos son ricos en zinc, que facilita la asimilación de **insulina** por nuestro cuerpo, contribuye a la madurez sexual y nos ayuda en el proceso de **crecimiento**, aumenta las defensas y mejora la **cicatrización** de heridas.

Bibliografía

Enciclopedia de los alimentos y su poder curativo. Dr. Pamplona Roger. Ed. Safeliz.

Nutrición para vivir. Lisa Hark, Darwin Deen y González Moreno. Ed. Pearson Alhambra.

Botanical on line.com. *www.botanical-online.com/*

Nutrición y salud. *http://nutricionysalud.org.es/*

Innatia. *http://www.innatia.com/*

Puleva salud. *www.pulevasalud.com/*

Mejor con salud. *http://mejorconsalud.com/*

Capítulo 9

LOS ALIMENTOS DE ORIGEN ANIMAL: PESCADOS, CARNES Y LÁCTEOS

PESCADOS

Son unos animales vertebrados de sangre fría que viven del agua, ya sea dulce o salada. Todos tienen aletas y la mayoría están recubiertos por escamas.

Los productos de pesca incluyen los pescados, mariscos y moluscos.

Se conocen dos tipos de pescados los blancos o magros y los azules o grasos. Las **diferencias** entre ambos son:

- Contenido en **grasa**: más del 5% en el pescado azul y menos del 5% en el pescado blanco. El contenido de ácidos grasos omega 3 es alto, con un 35% de grasa, en el pescado azul y bajo en el pescado blanco.

- La **digestión** es más fácil y rápida en el pescado blanco y lenta y pesada en el pescado azul.

- La formación de **histamina** es escasa en el pescado blanco y abundante en el pescado azul.

- Las reacciones **alérgicas** son ocasionales en el pescado blanco y frecuentes en el pescado azul.

- La **contaminación** química por pesticidas es ocasional en el pescado blanco y más frecuente en el pescado azul.

- Los pescados blancos o magros, entre estos, la lubina, el mero, el lucio, el bacalao, el rape, la merluza, el abadejo, el rodaballo y los lenguados.

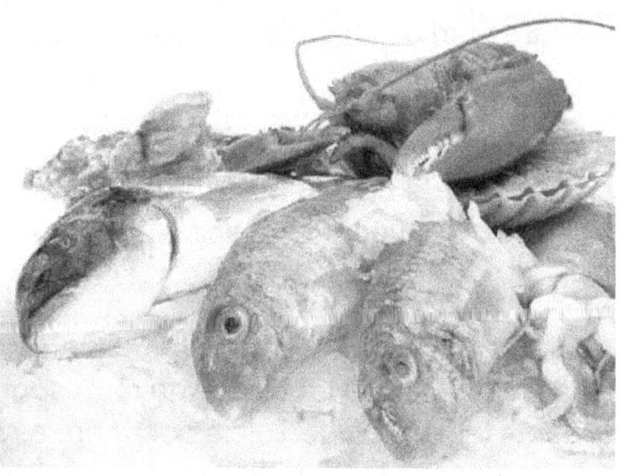

- Los pescados azules, entre estos, anguila, el arenque, la carpa, la anchoa, la trucha, el salmón, la sardina, la caballa y el pez espada.

- La **composición** nutritiva del pescado es:

  - 80% de agua, 15-20% de <u>proteínas</u>. El pescado magro contiene más proteínas que la carne. La calidad es elevada, ya que las proteínas del pescado contienen una proporción ideal de aminoácidos esenciales, además las proteínas del pescado son digeribles, por lo que el organismo las aprovecha en su casi totalidad.

  - Las <u>grasas</u> varían entre el 0,64% de la merluza y el 12% de la sardina. Están formados por ácidos grasos insaturados, a diferencia de las grasas de origen animal en las que predominan los saturados.

  - El pescado contiene de 50 a 100 mg de <u>colesterol</u>, cantidad similar a la de la carne y el queso curado.

  - El pescado constituye una buena fuente de todas las <u>vitaminas</u> B, especialmente la B12. Las vitaminas A y D se encuentran en el hígado. La vitamina E es más abundante en los pescados grasos.

  - Los <u>minerales</u> más abundantes de los pescados son el fósforo, el calcio, el hierro, el yodo y el sodio.

  - El pescado es un alimento nutritivo porque aporta proteínas completas de alta calidad con una cantidad moderada de <u>calorías</u>: 80-100 Kcal/100 g en el pescado magro y 120-200 en el pescado graso.

  - El pescado es más digerible que la carne porque tiene sus músculos menos fibrosos y sus fibras contienen menos <u>colágeno</u>, lo cual lo hace más fácil de desintegrarse. Se cría de forma natural y no se le administran antibióticos, hormonas ni otras sustancias extrañas. Es cardiosaludable y se asocia con menor riesgo de enfermedades coronarias.

Los **inconvenientes** del pescado son:

- **Carencia de ciertos nutrientes** como vitamina C, fibra e hidratos de carbono. Es pobre en calcio.

- Su consumo **estriñe** al carecer de fibra vegetal.

- Un consumo elevado de carne y pescado produce una pérdida del esqueleto debido a que aporta muy **poco calcio** y mucho fósforo y aumenta la pérdida de calcio por la orina. Se debe moderar su consumo en caso de osteoporosis.

- El pescado es el alimento que más **alergias** provoca por sus propias proteínas, la histamina y el parásito anisakis, que causa reacciones alérgicas.

- El consumo abundante de pescado incrementa los niveles de **ácido úrico** sanguíneo porque contiene nucleoproteínas en el núcleo de sus células musculares.

- El pescado crudo o poco cocinado contiene **tiaminasa**, enzima que destruye la vitamina B1. El consumo abundante de pescado crudo origina carencia de esta vitamina.

- El pescado puede originar **intoxicaciones** debidas a la toxicidad de sus toxinas o a la contaminación química del mar por metales pesados y sustancias cancerígenas.

El consumo regular de pescado graso o magro es favorable para el corazón si se acompaña de una reducción de la ingesta de carne. El consumo de pescado azul es bueno para combatir los altos niveles sanguíneos de colesterol debido a su contenido en ácidos grasos omega 3.

EL PESCADO BLANCO

Alimento de origen animal cuya composición nutritiva es rica en proteínas de alta calidad que contienen aminoácidos esenciales, vitaminas del grupo B y sales minerales, tales como fósforo, calcio, hierro, yodo y cobre. Contiene poca cantidad de grasas y tiene bajo contenido calórico.

Entre ellos se encuentran el abadejo, acevía, bacaladilla, bacalao, besugo, breca, cabracho, dentón, dorada, fletán, gallo, lenguado, lubina, merluza, mero, platija, pescadilla, raya, rape y sama. Se puede consumir cocido, asado o a la plancha. Se aconseja ingerirlo de 2 a 3 veces por semana.

Sus **efectos terapéuticos** sobre la salud son múltiples:

- Por su riqueza en fósforo mejora el funcionamiento del **cerebro** y **sistema nervioso**. Indicado en estudiantes y trabajadores intelectuales ya que mejora el rendimiento intelectual y la memoria.

- Combate la **osteoporosis** y fortalece los huesos y dientes por su riqueza en fósforo y calcio.

- Combate la **anemia** debido a su contenido en hierro y vitamina B12.

- El yodo es un nutriente con efectos beneficiosos sobre la glándula **tiroides** y vence al bocio e hipotiroidismo.

- Contiene proteínas de alta calidad necesarias para la regeneración de los **tejidos** del organismo. Estimula la síntesis del colágeno necesario para cicatrizar heridas y quemaduras de la piel. Indicado en postoperatorios y traumatismos.

- Indicado en dietas para **adelgazar** debido a su bajo contenido en grasas y su reducido aporte calórico.

EL PESCADO AZUL

Es uno de los alimentos más saludables. Es una fuente importante de proteínas de alto valor biológico, vitaminas A, B1, D y E, sales minerales como calcio, yodo, hierro y cinc y ácidos grasos insaturados como el omega 3.

Los pescados que aportan más cantidad de ácidos omega 3 son las sardinas en aceite, el salmón, el atún, la caballa, el arenque, la trucha y el calamar.

Se aconseja su consumo tres veces por semana de las siguientes maneras:

- Asado. Se trocean en trozos los pescados grandes y los pequeños se asan enteros. Es bueno acompañarlos de verduras o patatas asadas.

- A la plancha con un poco de aceite.

- Guisado con verduras o arroz.

El ácido graso **omega 3** es esencial, es decir, que el cuerpo no lo puede sintetizar y se debe suministrar con la dieta. Es del tipo ácido graso poliinsaturado y aporta grandes beneficios al organismo:

- Protege el sistema **cardiovascular** debido a que reduce los niveles de *colesterol malo* o LDL y aumenta los niveles de *colesterol bueno* o HDL, lo que evita el depósito de grasas en las paredes arteriales y previene la aterosclerosis, causa de numerosas enfermedades tales como cardiopatías coronarias, accidentes cerebro-vasculares, etc. Otros efectos son que fluidifica la sangre e impide la formación de trombos y disminuye la tensión arterial. Tiene propiedades antiarrítmicas, ya que regulariza el ritmo al incrementar las trasmisiones eléctricas entre el músculo.

- Fomenta la **salud mental**, siendo muy aconsejable en los casos de depresión, estrés y en algunas esquizofrenias.

- Evita la aparición de **cánceres** de colon, mama y próstata y su consecutiva diseminación por el cuerpo produciendo metástasis. En el cáncer de mama inhibe la acción de los estrógenos que son los elementos cancerígenos.

Razones para consumir pescado azul

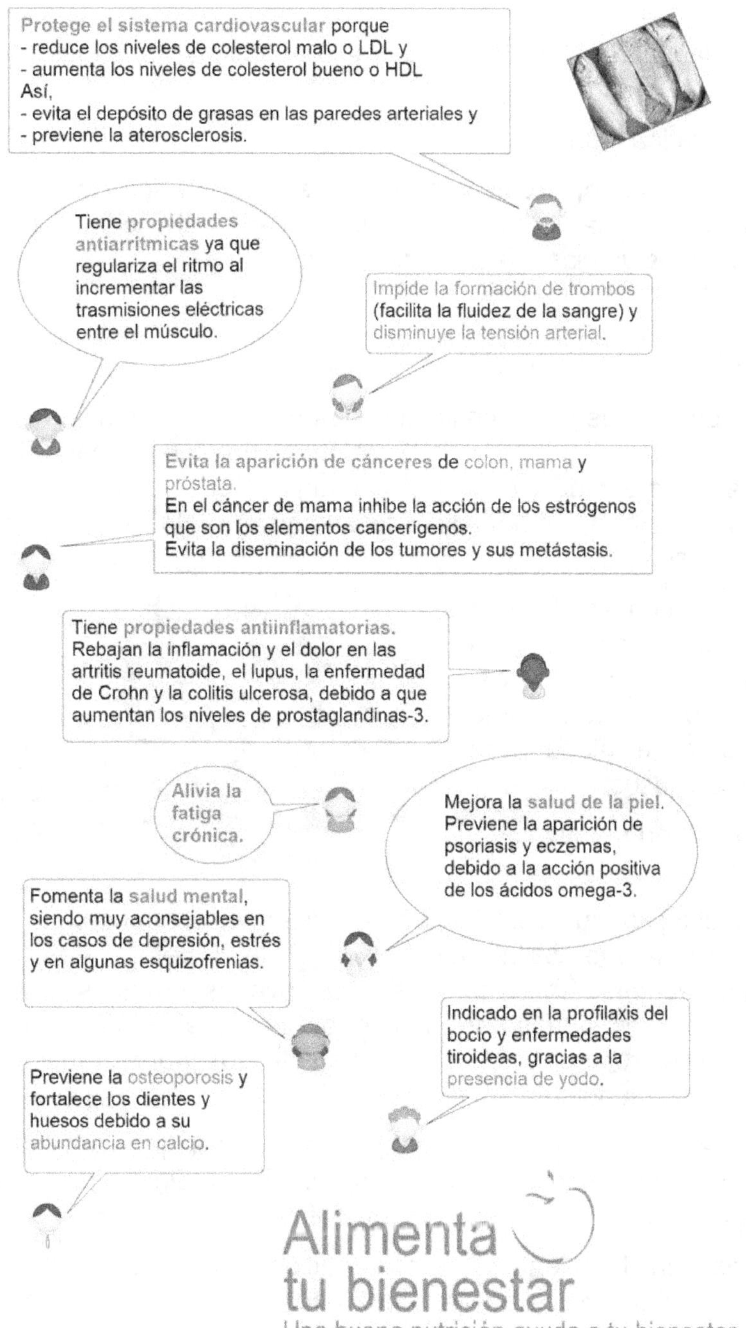

- Contiene propiedades **antiinflamatorias**, ya que rebaja la inflamación y el dolor en la artritis reumatoide, el lupus, la enfermedad de Crohn y la colitis ulcerosa, debido a que aumenta los niveles de prostaglandinas 3.

- Mejora la salud de la **piel**. Previene la aparición de psoriasis y eczemas.

- Alivia la fatiga crónica.

- Previene la **osteoporosis** y fortalece los dientes y huesos debido a su abundancia en calcio. Indicado en la profilaxis del bocio y enfermedades tiroideas gracias a la presencia de yodo.

CARNES

Son los músculos de los animales usados para la alimentación humana. Se incluyen en las carnes todas las estructuras que forman parte del canal o carcasa como el músculo, hueso, cartílago, la piel, la grasa, los tendones, las aponeurosis, los nervios, arterias y vasos linfáticos que acompañan a los músculos.

Los despojos son las vísceras y glándulas de los animales destinados al consumo humano que no forman parte de la carcasa como el hígado, los riñones y los sesos.

La **composición** nutritiva de la carne es:

- **Agua**: el tejido muscular del ganado y las aves contienen una proporción de agua que oscila entre el 70-80% de su peso. Este contenido de agua aumenta en los animales más jóvenes y más estresados. El tratamiento con ciertas hormonas el día previo al sacrificio logra que los animales retengan más agua en sus tejidos y orinen menos. Esta práctica es fraudulenta.

- **Fibra**: la carne contiene del 1 al 2% de fibra colágena que forma los tendones y la trama fibrosa del músculo, que se digiere muy mal y no actúa como laxante ni protege contra el cáncer de colon.

- **Grasas**: son el nutriente que más variación porcentual presenta la carne. El canal o carcasa contiene el 20-40% de la grasa de la carne. El músculo magro contiene el 11% de la grasa intramuscular invisible

- **Hidratos de carbono**: en el animal vivo las células musculares contienen un pequeño porcentaje de glucógeno que se trasforma después de la muerte en ácido láctico.

- **Proteínas**: constituyen uno de los elementos más valiosos de la carne, el 15-20% de su peso, porcentaje superior a los cereales e inferior a las legumbres. Las proteínas de la carne se digieren y absorben bien, con lo cual su digestibilidad alcanza el 97%. Las proteínas de los vegetales son menos digeribles, solo alcanzan un 80% de digestibilidad. El valor biológico de las proteínas de la carne no es del 100% sino del 75%, debido a que contienen una cantidad insuficiente de metionina, triptófano e histidina.

- **Minerales**: los dos minerales más importantes de la carne son el hierro y el zinc.

  - <u>Hierro</u>: las carnes de cerdo y ternera contienen un 8% de la cantidad diaria recomendada de hierro, el cordero un 16% y las vísceras un 20-40%.

  - <u>Zinc</u>: 100 gramos de carne contienen entre un 20-30% de zinc.

- **Vitaminas**: las vitaminas más abundantes de la carne son las vitaminas del complejo B, excluyendo los folatos. Las vísceras y despojos son más ricos en vitamina B. La vitamina B1 se encuentra en la carne de cerdo en un 40% y las vitaminas B2, B3 y B6 en un porcentaje del 10-30%. El cordero y el pollo y las aves constituyen una buena fuente de vitamina B12.

- La carne es bastante rica en **colesterol** incluso la magra. Las carnes más grasas contienen más cantidad de colesterol, 100 gr de carne magra aportan entre 70 y 80 mg de colesterol.

Los compuestos nitrogenados no proteínicos son sustancias que contienen nitrógeno en las células como la creatina, que proporciona energía para la contracción muscular. Estos se combinan con los aminoácidos de la carne y con los nitritos de acción conservante de la carne para formar sustancias cancerígenas llamadas nitrosaminas. Las aminas vasoactivas como la histamina y la tiramina actúan sobre los vasos sanguíneos produciendo hipertensión arterial.

Los aspectos positivos de la carne: la carne es una buena fuente de proteínas, vitamina B12, niacina, hierro y zinc. Las proteínas de la carne se absorben y digieren mejor que las de origen vegetal. La carne cocinada de forma sencilla resulta útil a las personas con poca capacidad digestiva debido a infecciones graves, enfermedades debilitantes, traumatismos y quemaduras extensas y recuperación tras intervenciones de cirugía mayor.

Es un alimento que aporta tantos beneficios como riesgos para la salud humana. Sus **riesgos** son fundamentalmente:

- Las enfermedades cardiovasculares, especialmente el infarto de miocardio mediante el consumo de carnes ricas en grasa y en hierro hem, como las carnes rojas de cerdo, cordero y vacuno. Estudios de investigación médica han demostrado que los varones que consumen cuatro veces o más de carne roja por semana presentan un 40% o más de riesgo de infartos que quienes ingieren carne roja una vez al mes o menos.

- El cáncer. La carne contiene inductores del cáncer tales como:

  - La grasa animal, cuyo consumo se asocia con varios tipos de cáncer.

  - Las nitrosaminas de la carne curada y los embutidos.

  - Las aminas heterocíclicas y los hidrocarburos aromáticos como el benzopireno.

  - Las hormonas que engordan el ganado.

  El consumo frecuente de carne curada o salada predispone al cáncer de boca y de faringe. Los varones que consumen más de 5 veces por semana carnes rojas presentan un riesgo mayor de cáncer de colon y las mujeres de cáncer de mama. El carcinoma de células renales es más posible cuanto mayor sea el consumo de grasa.

Se distinguen dos grupos de carnes:

- Carnes blancas: el pollo, la gallina, el pavo, el avestruz, el conejo y algunas variedades de ternera blanca. Estas carnes poseen alto contenido en proteínas y escaso de grasas.

- Carnes rojas. Son más ricas en grasas saturadas y algunas poseen una sustancia cancerígena denominada nitrosamina, razón por la cual se aconseja que su consumo sea ocasional. Entre ellas están el cordero, el buey, el cerdo y la carne roja de ternera.

La carne contiene proteínas de alta calidad porque incluye todos los aminoácidos esenciales, siendo unos de los pilares fundamentales de la alimentación.

Es conveniente conocer el porcentaje de grasa que contienen los diferentes tipos de carne: la carne de pollo sin piel contiene el 4-5% de grasas,

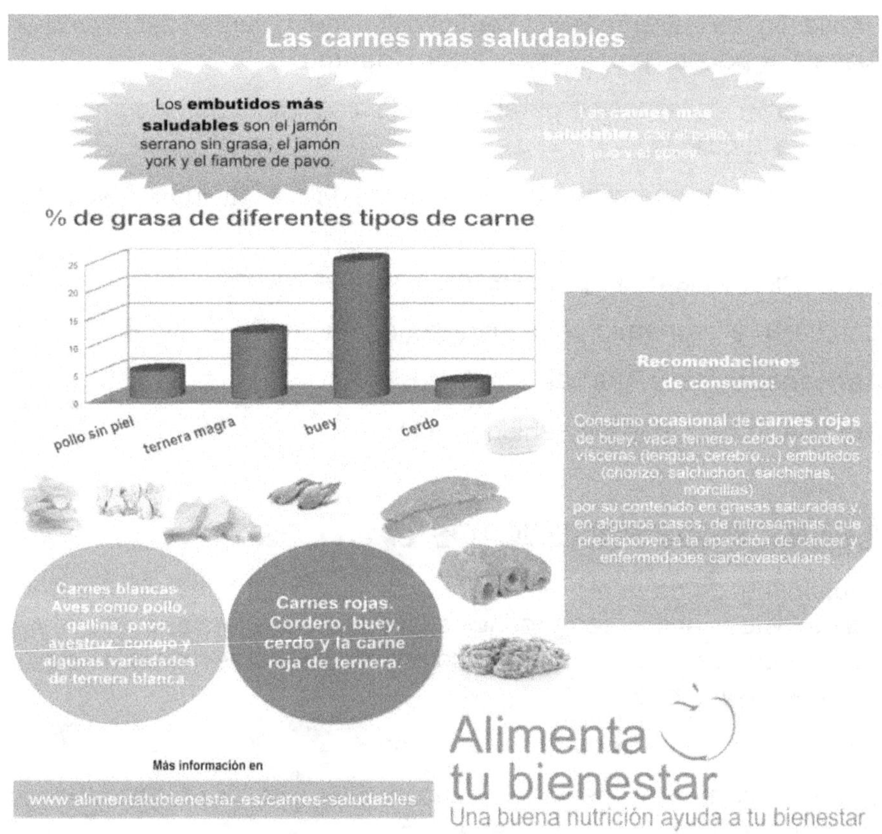

la ternera magra contiene un 10-12%, la carne del buey llega al 25%, la carne de cerdo contiene un 3% de materia grasa. La carne de cerdo es rica en ácido oleico, que es una grasa poliinsaturada y la convierte en más cardiosaludable que el cordero.

Recomendaciones de consumo: consumo ocasional de carnes rojas de buey, vaca, ternera, cerdo y cordero, vísceras (lengua, cerebro, hígado) y embutidos (morcillas, chorizo, salchichón, salchichas), que por su contenido en grasas saturadas y nitrosaminas pueden contribuir al cáncer y enfermedades cardiovasculares.

LAS CARNES BLANCAS

Son alimentos que aportan diversos nutrientes al organismo, tales como proteínas de alta calidad que contienen los aminoácidos esenciales (20%) y grasas (20%). La carne contiene vitaminas y sales minerales de vital importancia para el crecimiento y desarrollo, especialmente la vitamina B12, y sales minerales como el zinc, el yodo, el selenio y el fósforo.

Los **beneficios** de las carnes blancas son:

- Previenen las enfermedades cardiovasculares y demencias, como el Alzheimer por sus propiedades **antioxidantes**.

- **Regeneran** los tejidos corporales debido a su alto contenido en proteínas de alta calidad.

- Mejoran el funcionamiento del **sistema nervioso** debido a la vitamina B1.

- Prevención de la **osteoporosis**, gracias al aporte de calcio y fósforo.

- Combaten a la **anemia** por su riqueza en hierro y vitamina B12.

- **Anticancerígenas**, gracias al selenio.

- **Aumentan** las defensas debido al zinc.

LA LECHE Y LOS PRODUCTOS LÁCTEOS

La actual pirámide de la alimentación recomienda consumir de 2 a 4 raciones de lácteos al día. Los productos lácteos son la leche, el yogur y el queso. La leche es el líquido segregado por las glándulas mamarias de las hembras de los mamíferos.

Se conocen diferentes **tipos** de leche como:

- Leche **entera**: contiene un 3% de su materia grasa y otros componentes sólidos como hidratos de carbono, proteínas, minerales, vitaminas, etc.

- Leche **semidesnatada**: contiene del 0,5% al 2% de materia grasa. Conserva todo el sabor de la leche con menos grasa y calorías.

- Leche **desnatada**: elimina la mayoría de la grasa quedando en un 0,18%. Es menos sabrosa y contiene menos calorías.

- Leche en **polvo**: contiene un 5% de humedad y se conserva durante 3 años o más. Una parte de las vitaminas hidrosolubles se pierde durante el proceso de desecado.

- Leche **condensada**: después de eliminar el 60% del contenido acuoso de la leche entera por evaporación se añade el 40% de su peso en azúcar o sacarosa. Tiene la ventaja de su larga conservación con una menor pérdida de vitaminas que en la leche evaporada.

La leche es rica en agua, proteínas de alta calidad, hidratos de carbono (lactosa) y baja en grasas. Es fuente de vitaminas, como la A, E y K, y de sales minerales, como el calcio, fósforo y sodio. Contiene poca cantidad de vitamina C y hierro. Se aconseja consumir un mínimo de un vaso de leche al día. Es más saludable la leche semidesnatada o desnatada.

Valor nutritivo de la leche:

- **Agua**: 88%.

- **Proteínas**: contiene la caseína en un 82% y se coagula formando una cuajada de color blanco. Es deficitaria en los aminoácidos metionina y cistina.

- **Grasas**: predominan las grasas saturadas, especialmente en la leche de vaca, que representan el 65% del contenido total de grasa. Son líquidas a temperatura ambiente, a diferencia de otras grasa animales. La leche contiene colesterol.

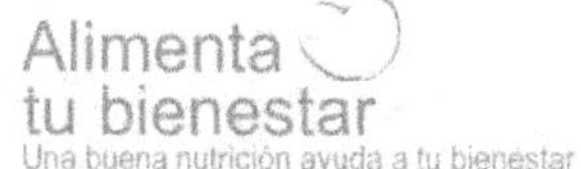

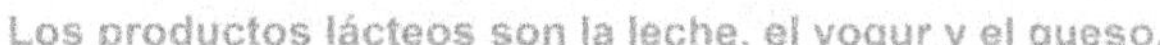

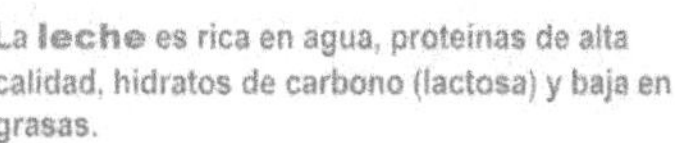

La actual pirámide de la alimentación recomienda consumir 2-4 raciones de lácteos al día.

Los productos lácteos son la leche, el yogur y el queso.

La **leche** es rica en agua, proteínas de alta calidad, hidratos de carbono (lactosa) y baja en grasas.

Es fuente de vitaminas como la A, E y K y de sales minerales como el calcio, fósforo y sodio.

Contiene poca cantidad de vitamina C y hierro.

Se aconseja consumir como mínimo un vaso de leche al día.

ES MÁS SALUDABLE LA LECHE SEMIDESNATADA O DESNATADA.

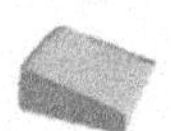
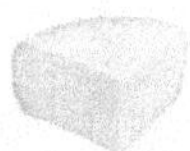
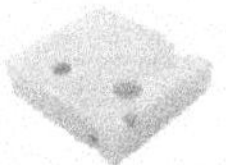

El **queso** es un producto fresco o madurado, sólido o semisólido obtenido de la separación del serum después de la coagulación de la leche por acción del cuajo u otro coagulante.

Presenta un alto valor nutritivo por su contenido en calcio y vitaminas A B2, B12 y D.

Su contenido en hidratos de carbono es escaso y disminuye de manera proporcional al aumento de la maduración del queso. Su contenido en grasas varía según el tipo y grado de curación del queso.

El **yogur** es un alimento que se obtiene al añadir a la leche entera, semidesnatada o desnatada o hervida, fermentos que degradan la lactosa convirtiéndola en ácido láctico.

Su valor alimentario es similar a la leche, pero con menor contenido en lactosa.

Contienen probióticos que ayudan a equilibrar la flora bacteriana intestinal y a proteger frente a infecciones gastrointestinales.

Se aconseja consumir 2 yogures diarios.

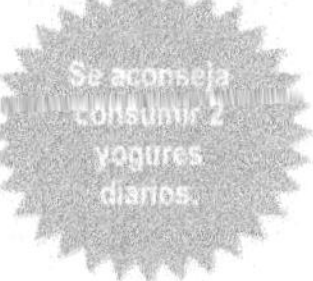
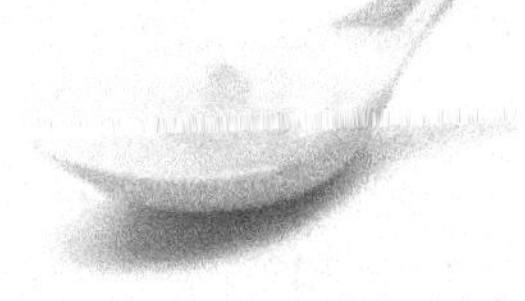

#alimentatubienestar

www.alimentatubienestar.es/los-productos-lacteos-y-la-soja

Imágenes de Ambro, Somchai Son y Master isolated images | FreeDigitalPhotos.net

- **Hidratos de carbono**: el más importante es la lactosa, formada por glucosa y galactosa. La lactosa facilita la absorción del calcio, que se trasforma en ácido láctico por la acción de las bacterias intestinales. La lactosa no es tolerada por algunas personas, en las cuales provoca trastornos intestinales. Su consumo habitual se relaciona con una mayor mortalidad por enfermedades coronarias, y se reduce el consumo de lactosa o de leche e incrementa el porcentaje de ácidos grasos poliinsaturados y fibra.

- **Vitaminas**: la leche es una emulsión formada por partículas de agua y grasa y contiene vitaminas liposolubles como la A, D, E y K. La pasteurización y la esterilización reducen aún más la proporción de estas vitaminas. Las más abundantes son la B2 y B12.

- Los **minerales** más abundantes son el calcio, fósforo, sodio y zinc.

Las **ventajas** de la leche:

- Es un alimento que aporta gran variedad de **nutrientes** con pocas calorías si es desnatada o semidesnatada. Es necesaria para la formación de nuevos tejidos por su riqueza en proteínas, grasas, vitaminas y minerales.

- La leche y los lácteos constituyen una buena fuente alimentaria de calcio, que contribuye a prevenir las **osteoporosis**.

- **No** produce **ácido úrico** en el organismo, a diferencia de la carne o las legumbres. Calma la **acidez** del estómago.

La leche está contraindicada en la **intolerancia** a la **lactosa**, galactosemia, cirugía de estómago y alergia a la leche de vaca. El consumo abundante de leche en los adultos provoca **anemia** ferropénica, **diabetes**, **trastornos digestivos** como colon irritable y **hemorragias**, etc, **cataratas**, debido a que la galactosa opacifica el cristalino, **cáncer** y cardiopatía coronaria.

EL YOGUR

Es un alimento que se obtiene al añadir a la leche entera, semidesnatada, desnatada o hervida fermentos que degradan la lactosa, convirtiéndola en ácido láctico. Su valor alimentario es similar a la leche, pero con menor contenido en lactosa. Se aconseja consumir dos yogures diarios.

Los yogures contienen probióticos, que son microorganismos vivos que interaccionan con las bacterias de la microflora intestinal o con las células de la mucosa intestinal, y sus acciones son: equilibrar la flora bacteriana intestinal, proteger frente a infecciones gastrointestinales, potenciar la respuesta inmunológica necesaria para la defensa del cuerpo y disminuir la incidencia de diarreas.

Las **ventajas** del yogur son:

- Su elevado valor **nutritivo** porque aporta proteínas, calcio y una amplia variedad de vitaminas y sales minerales.

- Los nutrientes del yogur se asimilan y absorben mejor que los de la leche gracias a la fermentación producida por las bacterias ácidolácticas. Es mejor **tolerado** que la leche, las bacterias acidolácticas del yogur transforman una parte de la lactosa en ácido láctico y mejoran la **digestión** de la lactosa.

- Evita las **infecciones intestinales** porque las bacterias del yogur aumentan la resistencia del intestino a las infecciones causadas por microorganismos patógenos como las salmonellas.

- Posee efectos sobre las enfermedades **alérgicas** y mejora la dermatitis atópica o eczema alérgico. Se recomienda evitar el consumo de la leche y otros lácteos ante la duda de posibles alergias.

- Aumentan la longevidad y protegen contra el **cáncer** porque tienen acción antimutágena, evitando las mutaciones celulares que produce el cáncer. Neutraliza la acción cancerígena de determinadas sustancias como las nitrosaminas y protege contra el cáncer de mama.

- Se recomienda el consumo de yogur en la **desnutrición**, infancia, embarazo y vejez. En los trastornos digestivos como las diarreas por gastroenteritis o colitis en casos de alteración de la flora intestinal por tratamientos antibióticos. También en los enfermos inmunodeprimidos y en la prevención del cáncer.

- Contiene bacterias modificadoras de tipo acidoláctico que producen su fermentación espontánea como *lactobacillus acidophilus* y el *estreptococcus thermophilus,* que son comensales saludables del intestino humano. El *lactobacillus acidophilus* presenta como ventajas que llega vivo al colon y se fija a la superficie de las células mucosas intestinales, desplazando a las bacterias patógenas como las salmonellas y aumentando la capacidad defensiva de las mucosas intestinales **contra** las **bacterias** patógenas.

El yogur presenta ciertos inconvenientes como déficit de ciertos nutrientes (fibra, vitamina C y hierro) o anemia, que se produce en los que se alimentan a base de yogur por su déficit en hierro. También contiene pequeñas cantidades de alcohol etílico que se forman durante los procesos de fermentación láctica.

EL QUESO

Es un producto fresco o madurado, sólido o semisólido, obtenido de la separación del sérum después de la coagulación de la leche por acción del cuajo u otro coagulante. El queso presenta un alto valor nutritivo por su contenido en calcio y vitaminas A y D. Su contenido en hidratos de carbono es escaso y disminuye de manera proporcional al aumento de la maduración del queso. El contenido en grasas varía según el tipo y grado de curación del queso. Se aconseja consumir de 2 a 3 lonchas de queso fresco al día.

Los quesos se **clasifican**:

- Según su contenido en **agua**:

  - Blandos, con más del 40% de agua.

  - Semiduros, del 35% al 40%.

  - Duros, con menos del 35% de agua.

- Según su **maduración**:

  - Frescos, son los que han seguido una fermentación láctica y llegan posteriormente al consumidor después de ser fabricados.

  - Madurados: pasan por una fermentación láctica y bacteriana y con el tiempo evolucionan, llegando a su justo punto de maduración.

- Según su contenido en **grasas**:

  - Magro.

  - Desnatado, menos del 10% de grasa: requesón, *petitsuise*.

  - Semigraso: 10-25% de materia grasa: camembert, queso bola, cheddar, queso fresco y de cabra.

  - Ligeramente graso, con 25%-30% de materia grasa: queso azul, gouda, brie y parmesano.

  - Graso, con más del 30% de materia grasa: queso curado, gruyere, gorgonzola, roquefort, queso de cabrales, queso idiazábal, queso de tetilla y para untar. Los quesos grasos son perjudiciales para la salud, ya que al ser ricos en grasas saturadas elevan el *colesterol malo* o LDL y predisponen a la obesidad, cardiopatías y diabetes. Se aconseja el consumo de quesos menores de 25% de grasa.

Los quesos son menos saludables cuanto mayor haya sido su tiempo de maduración, más mohos y levaduras hayan intervenido, más fuerte sea su aroma y contengan una mayor abundancia en grasas y en sal.

Las jaquecas, la hipertensión arterial, las alergias, los eczemas y las arritmias cardiacas se agravan al consumir queso madurado.

Sus resultados terapéuticos son:

- Ayuda a bajar los niveles de **ácido úrico**.

- Ayuda a reducir **cálculos** renales.

- **Regenerador** de tejidos. Se aconseja su consumo en embarazadas, niños, ancianos y después de intervenciones quirúrgicas.

- Prevé la **osteoporosis** debido a su alto contenido en calcio.

- Disminuye el riesgo del **cáncer** de mama y colon, este último debido a su contenido en ácido linoleico.

- Efecto **cardioproctetor**, disminuye el colesterol LDL y la aparición de aterosclerosis.

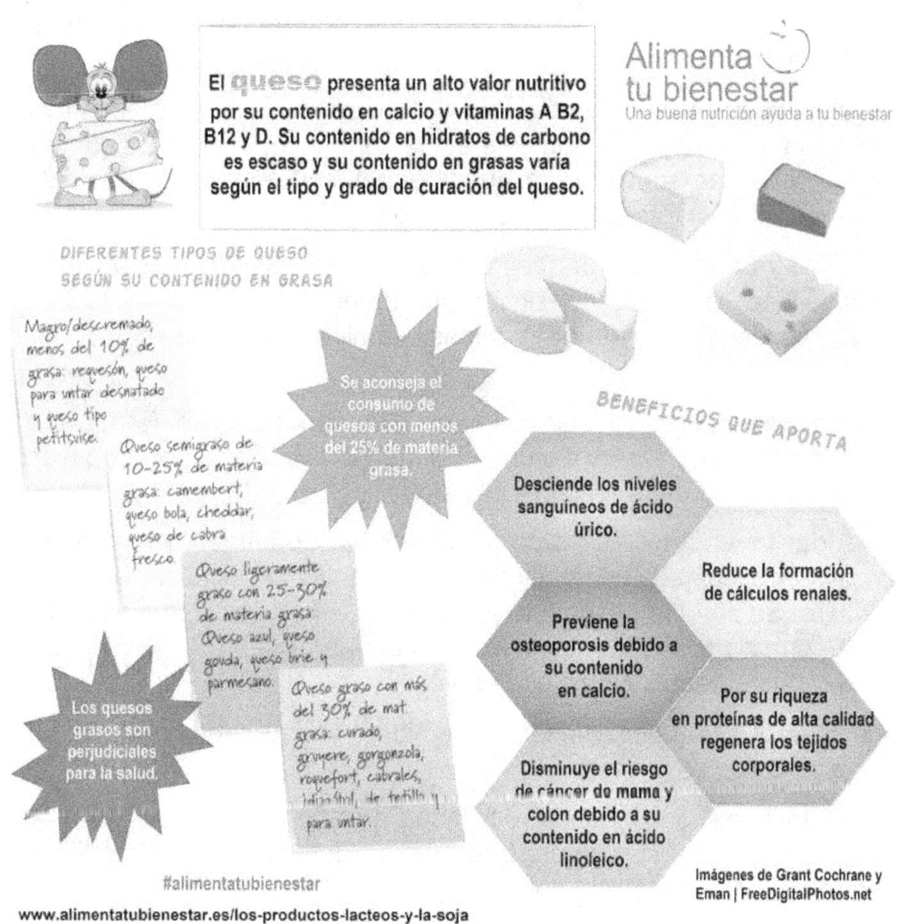

Precauciones: los pacientes con insuficiencia cardiaca, renal e hipertensos mal controlados deberán moderar el consumo de lácteos, pues contienen altos niveles de sodio.

Los quesos curados se obtienen por coagulación enzimática producida fundamentalmente por cuajo, que puede ser de origen animal o vegetal. Durante un tiempo variable de unos días a unos años sufren una fermentación producida por diversos microorganismos no lácticos, proceso que se llama *maduración* o *curado*.

Quesos curados o madurados.

- El queso **camembert** es un queso blando de origen vacuno procedente de Normandía. Madura durante 30 días bajo la acción de las esporas del moho *penicilium camenberti,* que escinde la caseína, proteína del queso.

- **Gouda** y **Edam** son quesos semiduros de sabor suave que se elaboran con leche de vaca eliminando la mayor parte posible del suero. Maduran durante 1 mes.

- **Roquefort** es un queso semiduro de origen francés, muy apreciado por su sabor. La maduración se efectúa con microorganismos como el hongo *penicilium roqueforti,* al que le deben su fuerte sabor y su color azulado. Es bastante graso y contiene poco calcio.

- **Gruyére** y **Emmental** son quesos suizos, duros, de leche de vaca. Se obtienen por la cuajada enzimática e intenso escurrido del suero, y contienen caseína (proteína) y pocas vitaminas hidrosolubles del grupo B.

- **Parmesano** es un queso duro, italiano y de sabor intenso. Está elaborado con leche de vaca y escurriendo mucho la cuajada por prensado. Contiene abundantes grasas y proteínas.

- **Cheddar** es un queso duro de origen inglés. Se fabrica con leche de vaca entera, cuajada enzimática e intenso aplastamiento para eliminar el suero. Su periodo de maduración es de 3 a 12 meses. Sus bacterias producen una intensa descomposición de las proteínas y grasas, formando numerosas sustancias químicas.

- **Manchego**: es un queso español semiduro y elaborado con leche de oveja y vaca.

Quesos fundidos: son quesos reciclados a partir de otros que no son aptos para ser comercializados. Los quesos defectuosos se modifican fundiéndolos y volviéndolos a solidificar.

Quesos frescos: de consistencia y gusto suave, color blanco puro, y cuya conservación se limita a unos días en el refrigerador. Se obtienen a partir de leche pasteurizada de vaca y cabra mediante los siguientes procesos:

1. Coagulación ácida: es la trasformación microbiana que sufren a base de bacterias ácidolácticas.

2. Escurrido suave: después de 2 horas de incubación a 25°-30° se forma la cuajada, que se escurre ligeramente durante media hora o una hora.

3. No se les aplica prensado ni se les somete a maduración.

Son los quesos más saludables por su menor contenido en grasa y sal.

- **Requesón** o queso de suero: se elabora aprovechando el suero de la leche que se desecha al elaborar la mayor parte de los quesos. Se separa el suero por fermentación ácidoláctica y se calienta a 90°C con el fin de que sus proteínas se precipiten y se forme una masa sólida de color blanco, que es el requesón.

- Queso de **burgos**: se elabora con leche de oveja, cuajo y sal.

- Queso **speisequark**: es el queso que más se consume en Alemania, de consistencia cremosa y sabor suavemente ácido. Se obtiene a partir de leche de vaca descremada. La coagulación ácida se hace lentamente con un cultivo a base de *Streptococcus lactis* y *cremoris*.

- **Cottage Cheese**: propio de EEUU. Se elabora con leche descremada o semidescremada y se elabora a base de un cultivo de estreptotocos lácticos y de *Leuconostoc citrovarum*.

- **Petit suisse**: es un queso fresco de origen francés al que se le añade una pequeña cantidad de crema, azúcar e incluso colorantes y saborizantes para hacerlo más atractivo. Contiene más vitamina A, grasas y calorías que los otros quesos.

- **Tofú** o queso de soja: se obtiene coagulando la leche de soja. Es similar a los quesos frescos en aspecto, consistencia y valor nutritivo.

Las personas que padecen cardiopatías, aterosclerosis, niveles altos de colesterol sanguíneos e intolerancia a la lactosa pueden emplear alternativas a los lácteos como leche de soja, leche de almendras, leche o bebida de avena y horchata de chufas.

EL HUEVO

Es el cuerpo germinativo producido por las aves que contiene el embrión del nuevo ser y sustancias de repuesto encerradas en la cáscara. El huevo fresco ha estado sometido a un proceso de refrigeración inferior a 30 días.

La industria alimentaria ha desarrollado unos sustitutos de los huevos que no contienen colesterol, contienen menos sodio, no producen alergias y están exentos de riesgo de contaminación por salmonellas. Pueden ser sustitutivos:

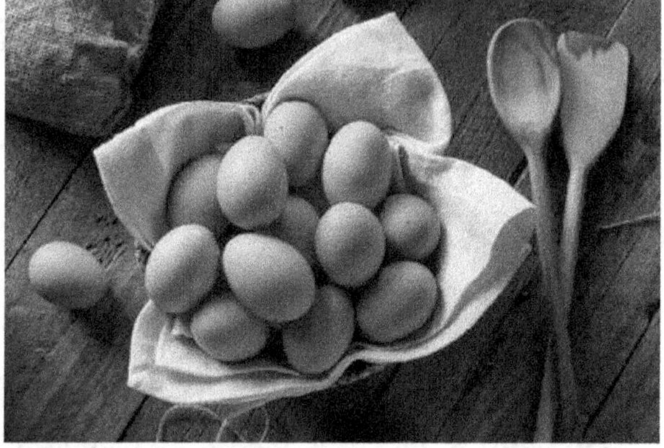

- Completos: elaborados a base de soja o leche, aceite de germen de maíz y aromatizantes.

- Parciales, que incluyen la clara pero no la yema, que es donde reside el colesterol.

Cada huevo contiene una célula germinal (yema) rodeada de una gran cantidad de material nutritivo de reserva. La **estructura** del huevo se compone de:

- **Cáscara**, que está formada por una trama proteínica (4% de su peso que contiene un 95% de cristales de carbonato cálcico). La cáscara del huevo está surcada por unos 8.000 poros que permiten que parte del huevo se evapore con el paso del tiempo y penetren aire y microorganismos en el interior del huevo.

- Las **membranas,** que son bastante porosas y protegen el contenido del huevo. Hay 2 membranas que rodean a la clara y a la yema del huevo. La cámara de aire que se forma entre las 2 membranas que protegen la clara es mayor cuanto mayor tiempo lleva el huevo puesto.

- La **clara** está formada por agua y proteínas. La clara del huevo de 65 gr contiene 4,2 gr de diversas proteínas, de las que predominan las albúminas. La chalaza es un engrosamiento de la membrana vitelina que sirve para fijar la yema en el centro del huevo. Contiene una proteína llamada ovomucina.

- La **yema** es la parte del huevo más concentrada en nutrientes y contienen proteínas (fosfoproteínas y lipoproteínas), grasas, minerales y vitaminas A, D, E y B. El color amarillento de la yema se debe a la xantofilina, que es un carotenoide sin valor nutritivo. Es un alimento rico en proteínas de alta calidad, ya que contiene todos los aminoácidos esenciales, ácidos grasos poli y monoinsaturados que ayudan a incrementar el *colesterol bueno*, lecitina y fosfolípidos. La yema del huevo incluye vitaminas A, D, E, B1, B2, B3, B8, B9, B12 y K, colina, sustancias antioxidantes y sales minerales tales como hierro, fósforo, potasio y magnesio.

Proteínas: constituyen el 12 % de la parte comestible del huevo, lo cual suponen unos 7,4 gr para una unidad de 65 gr. Se encuentran tanto en la clara como en la yema. El valor biológico de las proteínas del huevo es el más elevado de todos los alimentos (94%). Se compone de diferentes tipos de aminoácidos esenciales.

Grasas: representan el 10% de la parte comestible del huevo. Se componen de: triglicéridos mono y poliinsaturados sobre los saturados; fosfolípidos, como la lecitina que forman emulsiones y otros lípidos como el colesterol (cada huevo de 65 gr contiene 250 mg de colesterol).

Vitaminas: el huevo es una buena fuente de vitaminas A, D y E. Contiene también vitaminas hidrosolubles, incluidas la B12, y no contiene vitamina C.

Minerales: el huevo contiene todos los minerales y destaca su porcentaje de fósforo e hierro. El hierro del huevo es de tipo no hem y se absorbe mal, necesitando complementarse con un aporte de vitamina C. El huevo es muy rico en zinc y selenio con funciones antioxidantes en las células del organismo. También contienen fósforo y potasio.

Por todas estas propiedades nutritivas es recomendable en múltiples aplicaciones culinarias como pastelería, para rebozar, para dorar…

Es aconsejable consumirlo 3 veces por semana ya sea cocido, duro, cocinado en tortillas y revueltos o a la plancha.

El consumo del huevo es bueno para la salud, no incrementando los niveles de colesterol sanguíneo debido a la acción beneficiosa de la lecitina y las grasas insaturadas de la yema que reducen la absorción intestinal del colesterol.

Los **resultados terapéuticos** del consumo de huevo son:

- Indicado su consumo en niños y embarazadas por su aporte de colina, que es una proteína clave en los procesos de **desarrollo** y **crecimiento** del sistema nervioso del embrión-feto.

- Contiene proteínas de alta calidad necesarias para la **regeneración** de los **tejidos** del cuerpo que se desgastan o traumatizan y para el desarrollo muscular.

- **Antioxidante**, debido a su riqueza en selenio, zinc, vitamina A y E. Indicado en los adultos y ancianos para retrasar el envejecimiento y la aparición de enfermedades crónico-degenerativas.

- Combate la **anemia** por su riqueza en hierro, ácido fólico y vitamina B12.

- Mejora el funcionamiento del **cerebro** y potencia la **memoria** y las facultades intelectuales por su riqueza en fósforo.

- Previene las **cataratas** y ceguera debido a su contenido en luteína y zeaxantina.

- Acciones **cardiosaludables** pues los ácidos grasos poli y monoinsaturados de la yema del huevo reducen los niveles altos de LDL y previenen la aparición de aterosclerosis y cardiopatías. Disminuye la tensión arterial por su riqueza en potasio y la formación de coágulos sanguíneos.

- Protege el cerebro por su acción antioxidante y por su contenido en lecitina y fosfolípidos. Indicado su consumo para prevenir las **demencias**.

- Indicado en dietas para adelgazar, ya que contiene **pocas calorías**.

Bibliografía

Enciclopedia de los alimentos y su poder curativo. Dr. Pamplona Roger. Ed. Safeliz.

Beneficios de comer pescado, mejor con salud. *http://mejorconsalud. com/*

Beneficios de comer pescado. Elika para el consumidor. *http://www.elika. eus/consumidor/es/preguntas_beneficios_pescado.asp*

Pescado blanco o magro: beneficios o propiedades. Natursan. *http:// www.natursan.net/*

Pescado azul: beneficios o propiedades. Natursan. *http://www.natursan. net/*

Los pescados azules. Innatia. *http://www.innatia.com/*

Pescado. Actualidad y nutrición. Puleva salud. *www.pulevasalud.com/*

Los beneficios de las carnes. Natursan. *http://www.natursan.net/*

¿Carne roja o blanca? Vitónica. *Gabriela Gotau. www.vitonica.com/*

Beneficios de consumir lácteos. Puntofape.com. Beneficios de los lacteos. *http://www.puntofape.com/beneficios-de-consumir-lacteos-7418/*

Natursan. *http://www.natursan.net/*

Beneficios del yogur. Natursan. *http://www.natursan.net/*

Beneficios del yogur. Botanical on line. *www.botanical-online.com/*

Beneficios de los quesos. Web consultas. *www.webconsultas.com/*

Botanical on line. *www.botanical-online.com/*

Tipos de quesos. Botanical on line. *www.botanical-online.com/*

Conoce todos los beneficios que aporta el huevo. Mejor con salud. *http://mejorconsalud.com/*

Beneficios de los huevos. Botanical on line. *www.botanical-online.com/*

Huevo. Beneficios y propiedades. Natursan. *http://www.natursan.net/*

Capítulo 10

LOS ACEITES, MANTEQUILLAS, ESPECIAS, CONDIMENTOS Y BEBIDAS

LOS ACEITES

Los aceites son grasas que se encuentran formando gotitas o vacuolas dentro de las células de las semillas (soja) y de algunos frutos (aceitunas). Al triturarse estas semillas y frutos, se liberan las pequeñas gotas de grasa y se forma el aceite. Todas ellas contienen una cierta proporción de aceite, pero las más usadas son las siguientes:

- **Legumbres**: soja y cacahuetes.

- **Cereales**: grano de maíz o trigo y el germen de la semilla.

- **Frutos secos**: nueces, almendras, avellanas y coco.

- **Otras** semillas: girasol, uva y sésamo.

La **obtención** de los aceites de semillas tiene varias fases:

- **Extracción**: se rompen las células vegetales mediante la trituración y después se aísla la parte grasa de los otros componentes de semillas y frutos.

- **Triturado**: se lleva a cabo mediante rodillos hasta obtener una pasta homogénea.

- **Prensado**: mediante diversos dispositivos mecánicos, se aplica la presión a la pasta de semillas hasta exprimir el aceite que contiene. Puede hacerse de dos formas.

  - Prensado en **caliente**: la pasta se calienta antes de exprimirla y se obtiene más aceite, pero se destruye una parte más o menos importante de las vitaminas o fitosteroles.

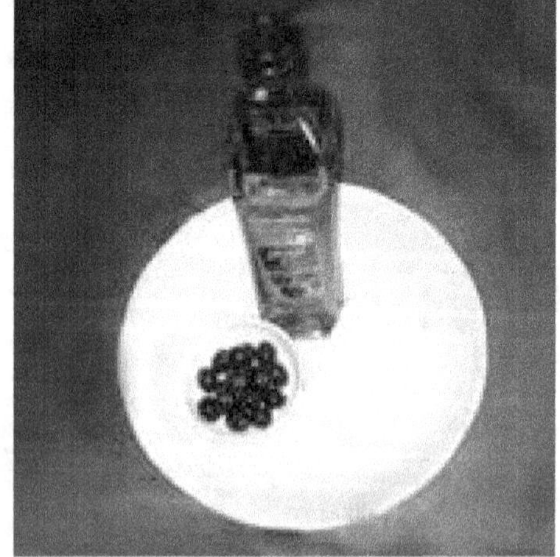

- **■** Prensado en **frío**: la pasta se exprime a temperatura, ambiente con lo cual se obtiene menos cantidad de aceite pero es más rico en sustancias insaponificables.

- **Tratamiento** de la pasta prensada con disolventes (cloruro de etileno, hexano) que arrastran el aceite residual.

- El **refinado** es un proceso que consiste en eliminar del aceite lo que no sea graso, dejando solamente los triglicéridos puros.

Composición de los aceites:

- **Triglicéridos**: forman parte de la totalidad de los aceites y de la margarina que se obtiene de ellos. Cada molécula de triglicérido se compone de una molécula de glicerina y 3 moléculas de ácidos grasos. Existen 3 tipos de ácidos grasos: saturados, monoinsaturados y poliinsaturados. Cuanto más ácidos grasos insaturados contenga un aceite será más fluido a temperatura ambiente, menos estable, fácilmente enranciable, más reductor del nivel de colesterol sanguíneo y protector de la aterosclerosis.

- Sustancias **insaponificables**: son sustancias no grasas que se encuentran en muy pequeña cantidad en los aceites y de ellas dependen: su sabor y aroma, su aporte vitamínico y mineral y sus propiedades medicinales. Todo lo que no son triglicéridos son sustancias insaponificables. El refinado tiene por objeto eliminar la mayoría de estas impurezas, muchas de ellas con valor dietético.

  Las sustancias insaponificables más importantes son:

  - ■ <u>Ácidos grasos libres</u>: el aceite de oliva virgen no supera el 1%. En los aceites procesados llega al 5%, lo cual obliga a refinarlos para eliminar esos ácidos grasos.

  - ■ <u>Sustancias volátiles</u> como los hidrocarburos y alcoholes de cadena larga, son los responsables del aroma y sabor de los aceites junto con los ácidos grasos libres.

  - ■ <u>Vitamina E</u>. Presente en todos los aceites vegetales, siendo más abundante en el aceite de germen de trigo y en el de girasol. Es un poderoso antioxidante.

- Contiene pequeñas cantidades de betacaroteno y otros carotenoides que se transforman en vitamina A en el organismo y fitosteroles similares al colesterol pero do origen vegetal (el más importante es el sitosterol, que impide la absorción del colesterol en el intestino).

Los aceites carecen de: proteínas, hidratos de carbono, minerales (excepto el aceite de oliva virgen que contiene hierro) y fibra.

Los aceites, como todas las grasas, contribuyen al transporte de las vitaminas liposolubles A, D, E y K y favorecen su absorción.

ACEITE DE OLIVA

Es una grasa vegetal que contiene ácidos oleico, palmítico, palmitoleico, linoleico y linolénico. Su composición es: 77,1% de ácidos grasos monoinsaturados, 14,1% de ácidos grasos saturados y 8,8% de ácidos grasos poliinsaturados. También contiene antioxidantes como vitamina E y polifenoles.

Tipos de aceite de oliva:

- Aceite de oliva **virgen**: se obtiene triturando las aceitunas hasta obtener una pasta y aplicando presión en frío para obtener el aceite. El aceite de oliva virgen no está refinado. Se deben eliminar las partículas sólidas que tiene en suspensión y transparentarlo mediante sedimentación, centrifugación y/o filtración.

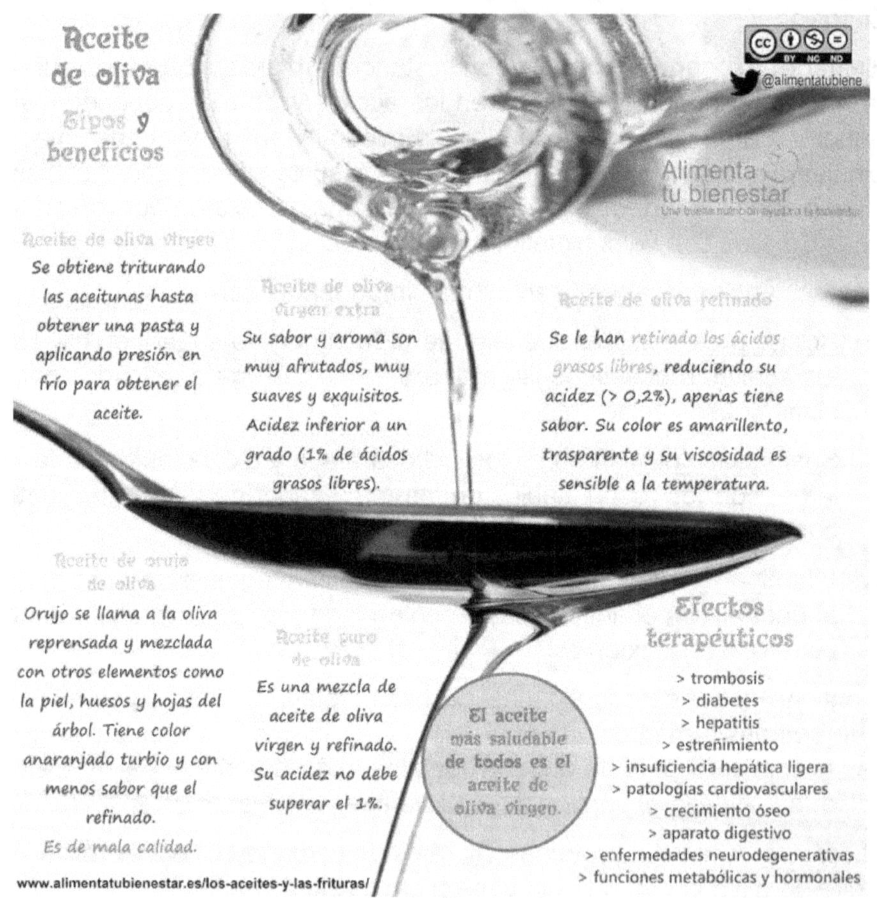

- Aceite de oliva virgen **extra** con acidez inferior a un grado (1% de ácidos grasos libres). Su sabor y aroma son muy suaves y exquisitos.

- **Fino**: llega al 1,5 % de acidez.

- **Corriente**: llega al 3% de acidez.

- Aceite de oliva **refinado**: su acidez no llega al 0,2% por lo que apenas tiene sabor, su color es pálido, apenas contiene vitaminas y fitosteroles.

- Aceite **puro** de oliva: es una mezcla de aceite de oliva virgen y refinado. Su acidez no debe superar el 1%.

- Aceite de **orujo** de oliva: es de mala calidad y necesita ser refinado para reducir su acidez al 0,3%.

Los principales **efectos terapéuticos** del aceite de oliva son:

- Previene la aparición de patologías **cardiovasculares** (angina de pecho e infarto), reduce los niveles de colesterol sanguíneos y evita la aterosclerosis vascular, esto es debido a la acción de los ácidos grasos monoinsaturados.

- Reduce la tendencia a la **trombosis**, ya que aminora los niveles de fibrinógeno sanguíneos, proteína que constituye el principal componente de los coágulos.

- Controla el nivel de colesterol sanguíneo porque aumenta el nivel de colesterol HDL, aunque apenas reduce los niveles de colesterol LDL y del colesterol total. Evita la oxidación de las lipoproteínas o LDL que constituyen el mecanismo principal de la aterosclerosis, acción debida a los ácidos grasos monoinsaturados presentes en el aceite de oliva. Este es más eficaz que los aceites de semillas en la prevención de la aterosclerosis.

- **Antidiabético**, debido a que disminuye los niveles de glucemia.

- Reduce el riesgo de **cáncer de mama**. Se reduce un 25-35% del riesgo de padecer cáncer de mama con un aumento del consumo de aceite de oliva superior a una vez al día.

- Protege el **hígado** y mejora su funcionamiento sobre todo cuando existe algún grado de insuficiencia hepática debida a hepatitis, cirrosis e intoxicaciones. Resulta útil para favorecer el funcionamiento de la vesícula biliar por su acción colagoga. Facilita la síntesis hepática de las sales biliares a partir del colesterol, lo cual facilita la digestión de grasas y reduce el colesterol.

- Evita el estreñimiento y produce un suave y eficaz efecto **laxante**.

- Efecto protector y tónico sobre la **piel**, por su contenido en vitamina E.

- Estimula la absorción de calcio y el crecimiento **óseo**.

- Beneficia el aparato digestivo como **protector estomacal** de las secreciones ácidas.

- **Antioxidante**. Incluye nutrientes como los polifenoles y vitamina E que impiden el desgaste de los tejidos y retrasan los procesos de envejecimiento.

- Protector **cerebral**: los ácidos grasos monoinsaturados y poliinsaturados del aceite de oliva favorecen la regeneración de las neuronas cerebrales. Previene la aparición de enfermedades neurodegenerativas (Alzheimer, Parkinson).

- Mejora las **funciones metabólicas** y **hormonales** del cuerpo, debido a sus ácidos grasos.

Otros tipos de aceites comunes

- **Cacahuete**: se usan las semillas para el crudo y para frituras por ser bastante estable y el aceite procesado en salsas y margarinas. Después del aceite de oliva y colza, es el más rico en ácido oleico, que lo estabiliza en las frituras. Se considera cardiosaludable gracias a la vitamina E, ácido oleico y fitosteroles.

- **Girasol**: se usan las semillas en crudo, para cocinar y freír. El aceite procesado se emplea para elaborar margarinas y salsas. Contiene muy pocos ácidos grasos saturados. Es un aceite rico en ácido linolenico o ácido graso poliinsaturado, poco ácido oleico y es rico en vitamina E, que reduce el nivel de colesterol LDL y genera beneficios cardiovasculares.

- **Maíz**: sus granos y especialmente el germen se usan para aliñar ensaladas y cocinado en diversos guisos. No se debe usar para freír porque se descompone muy fácilmente. Su aceite procesado es un ingrediente de ciertas margarinas. En su composición predominan los ácidos grasos poliinsaturados (linoleico) y monoinsaturados (oleico) de acción reductora del nivel del colesterol LDL. Es una fuente muy buena de vitamina E y es muy rico en fitosteroles, especialmente el betasitosterol, que impide la absorción del colesterol en el intestino.

- **Nuez**: se usan las semillas en crudo para aliñar ensaladas. Se obtiene por presión en frío y no precisa ser refinado. Es el aceite más rico en ácido linolénico, un ácido graso poliinsaturado que disminuye los niveles sanguíneos de colesterol LDL y aumenta los de HDL, desciende el nivel de triglicéricos y disminuye la tendencia de las plaquetas a agregarse y formar trombos.

* **Germen de trigo**: se usa el germen del grano en crudo, cápsulas y otros preparados farmacéuticos. Es el aceite más rico en vitamina E, potente antioxidante, y en el ácido graso poliinsaturado linolénico, un ácido graso omega 3 similar al aceite de pescado y eficaz protector del corazón y las arterias que estabiliza el nivel de colesterol sanguíneo. Es curativo y preventivo de la aterosclerosis, trombosis arterial y enfermedades cardiacas coronarias.

MANTEQUILLAS

MARGARINA

Se presenta como alimento saludable y es inferior al aceite en valor nutritivo y propiedades dietéticas. Es una emulsión de grasa y agua sólida a temperatura ambiente. La grasa procede de aceites vegetales con un elevado porcentaje de ácido linoleico (100%) tratados industrialmente para hacerlos más densos y en ocasiones se emplean grasas animales como aceite de pescado y despojos de mataderos.

La mantequilla contiene un 50% de ácidos grasos saturados y la margarina un 26%, siendo más rica en ácidos grasos insaturados y además no contiene colesterol. El segundo ingrediente es el agua. Los aditivos alimentarios o emulgentes permiten que el agua, aceite y líquidos permanezcan unidos y que contengan menos grasas saturadas. A muchas margarinas se les añade un poco de sal y sorbato potásico. Son fuentes ricas en vitaminas A, E, D y B2. Otras contribuyen a reducir el colesterol LDL mediante la adición de fibras solubles o fitosteroles o sales cálcicas.

La margarina es un alimento artificial en cuya **producción** se implican diferentes procesos industriales como:

* La **obtención** de los aceites: los más usados son los de soja y maíz, seguidos de los de palma, cacahuete, algodón y otros.

* **Hidrogenación**: para que el aceite se convierta en una sustancia espesa y semisólida se calienta a unos 200° C y se le inyecta hidrógono en precencia de calalizadores de níquel. Así se logra que una parte de los ácidos grasos insaturados del aceite se conviertan en ácidos grasos saturados y trans.

- Se **agita** fuerte la masa obtenida hasta lograr una fuerte emulsión de la masa en aceite, se le añaden antioxidantes, vitaminas sintéticas, colorantes amarillos, aromatizantes y emulgentes para que se mezcle con cierta cantidad de agua y leche en algunos casos. Se amasa para mejorar la textura del producto y se le añade sal en forma de salmuera para evitar la invasión de gérmenes patógenos.

MANTEQUILLA

Es un producto graso que se obtiene exclusivamente de la leche o nata de vaca higienizada. Es la emulsión de agua en grasa láctea que se forma por inversión de fase cuando se bate la nata. Se obtiene batiendo la nata hasta conseguir la separación de la grasa del suero, después se amasa la masa y se añaden fermentos lácticos responsables del aroma y consistencia de la mantequilla. Primero se calienta a 90ºC durante 20 minutos para matar a las bacterias y luego se deja enfriar entre 4 y 5ºC, y cuando se encuentra a 7ºC se deja reposar en recipientes.

Contiene vitaminas A, D y E y sales minerales como calcio, fósforo, sodio, magnesio, potasio, zinc, manganeso, hierro, cobre, flúor, yodo, cromo y selenio.

Las diferencias entre la margarina y la mantequilla:

	MARGARINA	**MANTEQUILLA**
Alimento natural	No	Sí
Contenido total de grasa	70-80%	81%
% de grasa saturada	15%	50,5%
Ácidos grasos poliinsaturados	25%	3%
Ácidos grasos trans	20-30%	4-5%
Colesterol	0	219 mg/100 gr

Conclusión: es preferible el consumo de margarinas ligeras a la mantequilla porque sus ácidos grasos trans son menos perjudiciales para las coronarias que los ácidos grasos saturados de la mantequilla.

LOS CONDIMENTOS Y LAS ESPECIAS

Los condimentos son sustancias de sabor intenso, ácido, salado o picante que se añaden a los alimentos con el objetivo de potenciar su propio sabor.

Los condimentos saludables aportan propiedades dietéticas a los alimentos mejorando su valor nutritivo. Los más usados son:

- Limón, ajo y sal.
- Hierbas aromáticas.
- Especias: son partes secas de algunas plantas, generalmente tropicales, de sabor fuerte y picante.

LIMÓN

Reemplaza con ventaja al vinagre y se puede usar para aliñar los pescados, moluscos e incluso las verduras y ensaladas.

Sus beneficios terapéuticos son considerables:

- Es antiséptico y elimina los bacilos (acción ejercida por la lima).
- Incrementa la secreción de jugos digestivos.
- Favorece la absorción de hierro.
- Previene el cáncer de mama y estómago ya que la vitamina C inhibe el crecimiento de células cancerosas.
- Efectos cardiosaludables porque reduce los niveles de colesterol LDL.
- Tonifica los vasos sanguíneos y capilares además de aumentar la permeabilidad capilar, lo cual mejora el flujo sanguíneo capilar. Controla la tensión arterial.

VINAGRE

Es vino agrio debido a la fermentación de este por el microorganismo *mycoderma aceti,* que lo trasforma en alcohol y ácido acético.

Composición: ácido acético del 4% al 12% (sustancia tóxica que si se ingiere en cierta cantidad produce una coagulopatía intravascular diseminada, anemia e insuficiencia renal) y sales minerales (potasio, hierro y magnesio en pequeña cantidad).

Desventajas: coagulación intravascular diseminada, anemia hemolítica, erosiona el esmalte dental y gastritis.

AJO

Su sabor picante reemplaza con ventaja al de las especias más fuertes. Es un antibiótico natural frente a numerosos microorganismos que contaminan los alimentos.

Sus **beneficios**:

- Es anticanceroso.
- Antihipertensivo.
- Reduce el colesterol, la aterosclerosis y los trombos sanguíneos.
- Estimula las defensas.

Es conveniente emplearlo como sustituto de la sal. Hay que tomarlo crudo en ensaladas o salsa ali-oli y para cocinar guisos de carnes, pescados y verduras.

CEBOLLA

Su sabor fuerte la aconseja como condimento ideal en toda clase de comidas: ensaladas, guisos de legumbres, patatas, carnes, pescados y verduras. Es un condimento ideal que aporta grandes **beneficios** al organismo:

- Antiinfecciosa frente a infecciones respiratorias y gastrointestinales.
- Propiedades broncodilatadoras en las bronquitis y asma.
- Depurativa.
- Protectora del corazón. Reduce los niveles de colesterol y glucosa sanguíneos.
- Potente anticancerígena.
- Favorece la digestión al estimular el hígado, la vesícula biliar y el páncreas.

SAL

Usada con moderación es un buen condimento. Existen varios tipos de sal: refinada o de mesa, sal gorda marina y sal de hierbas. Son más saludables la sal gorda marina y la sal de hierbas que la sal común, porque al contener minerales como el potasio, calcio, magnesio y yodo contrarrestan los efectos indeseables del exceso de sodio. La sal de hierbas aromáticas aporta la mitad de sodio que la sal común y está compuesta de una mezcla de hierbas aromáticas y sal común.

La sal refinada de mesa es la menos saludable, se han eliminado de ella sus sales de magnesio y calcio y se le añaden aditivos.

Necesitamos ingerir 1,25 gr de sal diarios, el equivalente a 500 mg de sodio diarios. Sin embargo numerosas personas consumen 10 gramos de sal o el equivalente a 4000 mgr de sodio.

Numerosos alimentos contienen sal oculta, entre ellos:

- Comida rápida y tentempiés (snacks): 2-3 gr.

- Embutidos y carnes curadas: 3-6 gr.

- Queso curado: 2,5 gr.

- Patatas fritas: 2,5 gr.

- Pan: 1,2 gr.

- Conservas: 1-2 gr.

- Jugo de tomate envasado: 1,125 gr.

- Pastillas de caldo:1,5-2 gr.

- Sopas de sobre: 13 gr de sal por cada 100 gr del producto.

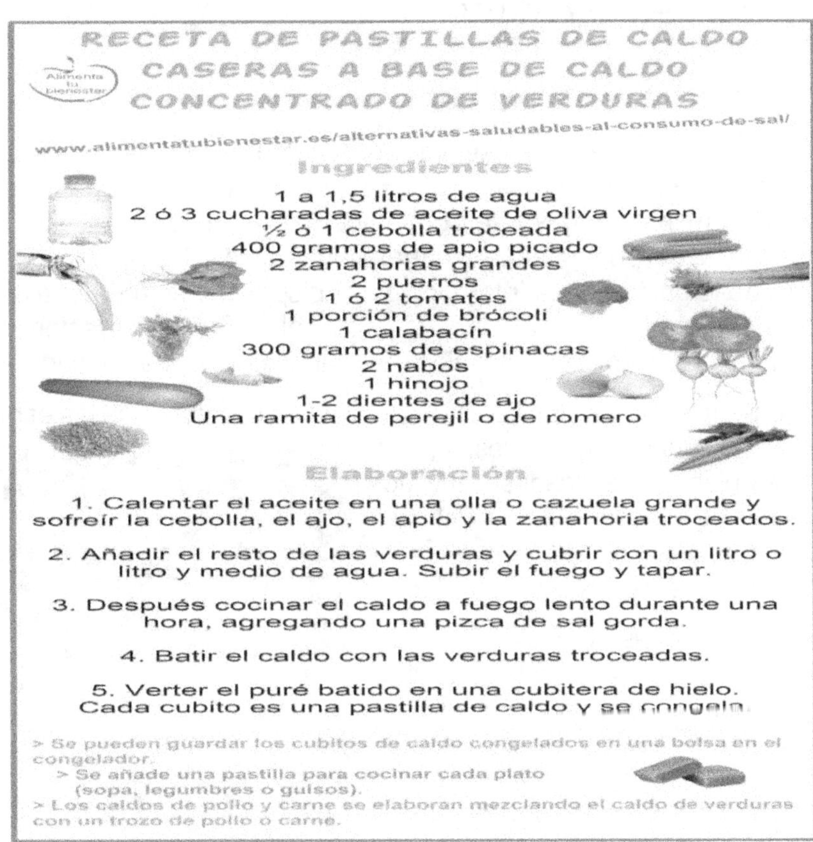

Un estudio de la Agencia Española de Seguridad Alimentaria y Nutrición concluye que en España la mayoría de los españoles consumen 9,9 gr de sal al día frente a los 5 gr de sal máximos permitidos por la Organización Mundial de la Salud. El resultado es que el 35% de la población es hipertensa, porcentaje que aumenta con la edad.

Como alternativas a la sal común y a la ingesta de alimentos con sal oculta se aconseja el consumo de sal gorda, sal de hierbas y el reemplazo de la sal por ajo, cebolla, limón y hierbas aromáticas, así como los cubitos de caldo concentrado de verduras o pollo caseros. También es muy importante reducir el consumo de alimentos ricos en sal oculta.

CUBITOS DE CALDO CONCENTRADO CASEROS

Son una buena alternativa porque son sabrosos, nutritivos y carecen del exceso de sal o aditivos ocultos de las pastillas de caldo concentradas que se venden en cajitas en los comercios de alimentación. Se elaboran en casa con caldo de verduras o de pollo, se tritura el caldo con verduras en la batidora y se congela en una cubitera de hielo. Son ideales para cocinar sopas, legumbres y guisos de verduras, carnes y pescados (ver la receta en la infografía de la página anterior).

ESPECIAS Y HIERBAS AROMÁTICAS

Las especias y hierbas aromáticas son una alternativa muy saludable al consumo de sal ya que se emplean en la cocina para dar sabor y aroma a los platos. Determinadas personas como hipertensos, diabéticos, etc. deberían cambiar la sal por especias o hierbas aromáticas. Ambas son parte indiscutible de la gastronomía internacional, indispensables para una dieta sana y equilibrada, y son saludables gracias al contenido en sales minerales, vitaminas y aceites esenciales que transfieren a nuestro cuerpo.

Las hierbas aromáticas son las hojas de las plantas, mientras que las especias son las derivadas de las raíces, tallos o frutos de las plantas, desecados y molidos en la mayoría de los casos. Así, en el caso del eneldo sus hojas son la hierba aromática y la semilla es la especia.

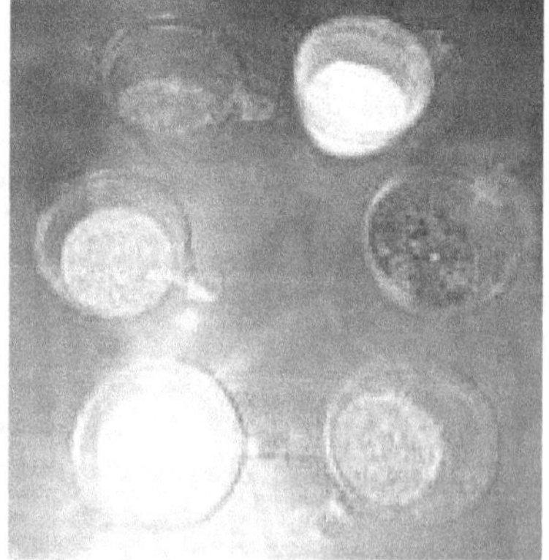

Las hierbas aromáticas potencian el aroma de los alimentos, mientras que las especias potencian el sabor. Cuanto más frescas sean o se empleen lo más lejos posible de su fecha de caducidad más mejorarán el sabor y aroma de los alimentos que complementan.

ESPECIAS

Es aconsejable sustituir el salar los alimentos por el condimento con especias. Entre las **propiedades** caben destacar:

- **Eupépticas**: facilitan los procesos digestivos. Este grupo lo incluyen el eneldo, las alcaparras, el laurel, la salvia, el romero, el perejil, la albahaca, el tomillo, el comino y la ajedrea.

- **Carminativas**: reducen o disuelven los molestos gases intestinales. Comprenden este grupo: el eneldo, el hinojo, el laurel, el tomillo, el anís verde, el orégano y la ajedrea.

- **Antisépticas**: con poder desinfectante, retardando e inhibiendo el desarrollo de los microbios. Algunas de estas hierbas son el ajo, el tomillo y la salvia.

Las **ventajas** de los condimentos son:

- **Estimulan** el **apetito**, aumentan las secreciones digestivas, reducen las flatulencias y favorecen la conservación de los alimentos.

Las **desventajas** de los condimentos son:

- Irritan el estómago, las especias picantes como la pimienta producen una acción similar a la aspirina, que lo enrojecen y aumentan la secreción de jugo gástrico. Pueden generar complicaciones como pequeñas hemorragias y cánceres de esófago.

- Alergias faciales que provocan picor de nariz, tos y estornudos; digestivas, que desencadenan dolores abdominales y picor anal; y cutáneas, con atopias.

- Habituación o tolerancia que necesita incrementar la dosis para obtener la misma sensación. Ocultan el deterioro de los alimentos, en épocas pasadas se usaban para enmascarar el mal sabor de los alimentos en descomposición o contaminados.

Si cocinas **carne** emplea laurel, nuez moscada, pimienta, salvia, tomillo, ajo, cebolla, orégano y romero.

Si guisas **pescado** utiliza curry en polvo, mostaza, zumo de limón o pimienta.

Si elaboras un plato de **verduras** lo más apropiado es el romero, la salvia, el eneldo, el estragón, la albahaca o el perejil.

Cómo usarlas en los platos:

- Especias **base**: se pueden usar para verduras, sopas, salsas, rellenos, arroces, setas y legumbres. Se incluyen el ajo en polvo, el pimiento en polvo, la nuez moscada, tomillo y albahaca.

- Especias **fuertes**: se usan para condimentar carnes, verduras, legumbres, pastas o sopas. Entre ellas están el perejil, el apio, el comino, la pimienta blanca o negra, el laurel, el eneldo o la mostaza.

- Especias **dulces**: se usan para platos dulces de pastelería, repostería y sopas dulces. Entre estas se incluyen el anís, la canela, la vainilla, el hinojo y el clavo.

- Especias de **relleno**: pueden condimentar cualquiera de los grupos anteriores. Serían: el jengibre, el clavo, el hinojo y el cardamomo.

Las especias son polvos que se obtienen de las hojas secas o de sus tallos. Las más conocidas son:

- **Azafrán**: aporta un sabor característico a sus platos, poco dulce, amargo y con matices metálicos. Es de color amarillo, rojo oscuro o marrón. Debemos saber distinguir el azafrán auténtico del adulterado. El azafrán auténtico se caracteriza porque al añadirle agua se tiñe lentamente y el azafrán adulterado se tiñe al instante. Se utiliza en la cocina para paellas, arroces, caldos, legumbres, patatas, postres, bebidas y salsas. Contiene antioxidantes que actúan como fitoquímicos en el organismo. Entre ellos cabe destacar la pirocrina, que le confiere un sabor amargo y ejerce efectos digestivos, crocina y crocetina, responsables del color rojo intenso, con efectos coleréticos y protectores cardiovasculares, así como el safranal, responsable del aroma y que mejora la salud ocular.

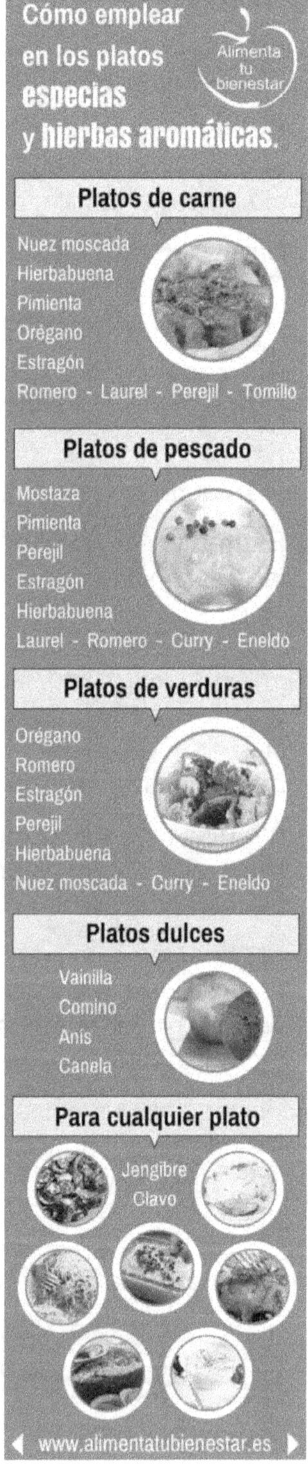

- **Canela**: es la especia procedente de las ramas del canelo, que se cría en Asia y América Tropical. Su sabor es dulce y fragante. Indicada para postres, repostería, panes, dulces e infusiones. Sus principales propiedades son que estimula el corazón, el aparato digestivo y el respiratorio, expectorante, antiséptico, antiparasitario y antifúngico.

- **Clavo**: especia que se usa en repostería, dulces, infusiones, legumbres y verduras. También tiene aplicaciones externas. Sus principales acciones son que estimula el organismo, los pulmones y el estómago, elimina gases, desinfectante, analgésico y antioxidante. Actúa como antiinflamatorio, combate la tos y es expectorante en las bronquitis. Afrodisiaco. El aceite de clavo tiene poderes anticaries, analgésicos y desinfectantes.

- **Comino**: se usa en panes, postres, chucrut, repollo, legumbres y empanadas. Es digestivo, tonifica los órganos del tubo digestivo, anticoagulante, calma úlceras gástricas y dolores de vientre y mejora la secreción láctea.

- **Cúrcuma**: se usa para el arroz, verduras, postres y mayonesas. Es digestiva, mejora los problemas circulatorios, la tos, la faringitis, las afecciones de la piel, cicatriza las heridas y anticoagulante. También es antibiótico, antiséptico, anticanceroso y protector hepático. Mejora el metabolismo de proteínas y grasas y el flujo biliar. Anticancerígena.

- **Curry**: es una mezcla de especias (clavo, pimienta blanca y negra, cúrcuma, coriandro, paprika, canela, cardamomo, comino, hinojo, enebro, girasol, jengibre, nuez moscada, mostaza y harina de grano). Se emplea en sopas, guisos, arroz, rehogados y verduras.

- **Chile**: producto más o menos picante debido a la presencia del alcaloide capsaicina. Tiene propiedades antiinflamatorias y antirreumáticas y posibilidad de que sea cancerígeno. Se usa mucho en la comida mejicana.

- **Fenogreco**: es una semilla cuadrangular de color amarillo o pardo con un sabor muy amargo. También se puede adquirir en forma de harina. En su composición destaca su aporte en fibra, colina, vitaminas del grupo B y un aminoácido reductor del colesterol. Su contenido en sodio es bajo y puede reemplazar a la sal en las dietas de hipertensos. Sus efectos terapéuticos son: antidiabético, reduce los niveles de colesterol sanguíneo, estimula la secreción láctea en las mujeres que amamantan, alivia los síntomas de la menopausia, eficaz contra la impotencia sexual, antiinflamatorio, alivia la artritis, artrosis y gota. Antiflatulento. Digestivo. Mejora la salud del sistema nervioso.

- **Jenjibre**: indicado en platos dulces como galletas y postres y salados como pescados, carnes, pastas y arroz. Es digestivo, antiflatulento, antiespasmódico, antiinflamatorio y antiulceroso. Reduce el colesterol sanguíneo y la tensión arterial. Evita los coágulos y trombos. Analgésico. Alivia la fiebre. Combate las afecciones respiratorias como la gripe, faringitis y bronquitis. Afrodisiaco.

- **Nuez moscada**: se emplea para elaborar postres, panes, sopas, salsas, purés de patatas, rellenos y verduras. Su forma es ovalada de (4x2 cm) con sabor dulce y picante. Su uso no es muy recomendable, pues contiene miristicina (alcaloide tóxico que produce depresión del sistema nervioso). Es digestiva, antiséptica, antioxidante, afrodisiaca. Se indica en espasmos musculares abdominales y en incontinencia urinaria.

- **Perifollo**: sus hojas son similares al perejil y se usan frescas para condimentar ensaladas y platos de verduras. Su sabor recuerda al del anís.

- **Pimienta**: es un condimento de aplicación general. Son frutos secos con cáscara (o pimienta negra) o sin cáscara (pimienta blanca) procedentes de un arbusto originario de la India. Su sabor intenso se debe al alcaloide piperidina, que estimula la producción de jugos digestivos a base de irritar e inflamar las mucosas digestivas. Es útil en indigestiones crónicas, toxinas en el colon, sinusitis, fiebre y extremidades frías. La pimienta facilita la digestión de las comidas pesadas y ricas en proteínas y grasas. Su uso está desaconsejado en casos de gastritis, úlcera gastroduodenal, pancreatitis, hemorroides e hipertensión arterial.

- Pimienta de **cayena**: tónico, excitante, febrífugo, antidiabético, indicada en gripes, resfríos, problemas circulatorios como arritmias, mala circulación periférica, anginas, coágulos, arteriosclerosis y úlceras varicosas, en problemas articulares como la artritis, ciática, lumbago y reuma.

- **Pimentón**: se indica su uso en sopas, salsas y guisos. Mejora la sinusitis, los escalofríos crónicos y la circulación deficiente.

- **Vainilla**: digestivo, estimulante estomacal, antiespasmódico, estimulante del sistema nervioso, afrodisiaco, regulador menstrual. Se usa en postres, compotas, cremas, leches de semillas y dulces.

HIERBAS AROMÁTICAS

Las más usadas en la cocina:

- **Albahaca**: empleada en ensaladas, salsas, ragús, pesto, pizzas, queso, sopas verduras. Antigripal y anticatarral. Calma las cefaleas y los dolores reumáticos de las artritis. Estimula el sistema inmunológico y la claridad mental. Antiespasmódico. Afrodisiaco.

- **Anís**: utilizado en repostería, panes, dulces y lactofermentados. Mejora la digestión, vence la fermentación intestinal, expectorante, mejora la secreción láctea, alivia las menstruaciones difíciles y los síntomas de la menopausia.

- **Eneldo**: se usa en pasteles, pan de centeno, salsas, sopas, arroz, pescado, ahumados, conservas, huevos y ensaladas. Sus acciones son: favorece la digestión, antiflatulenta, diurética, disminuye los espasmos del tubo digestivo, alivia dolores, estimula la menstruación y la secreción láctea.

- **Estragón**: indicado en ensaladas, salsas, guisos, sopas, carnes y pescados. Sus acciones son antisépticas, pues limpia los gérmenes del tubo digestivo y elimina los parásitos como las lombrices, favorece la digestión y elimina las flatulencias o gases.

- **Hierbabuena**: sustituye a la sal en toda clase de guisos de verduras, carnes y pescados. Es muy digestiva y facilita las digestiones lentas después de las comidas. Se usa en acidez, gastritis, dolor estomacal y estreñimiento, en acciones antiinflamatorias y antisépticas. Alivia las diarreas y calma calambres musculares, dolores y dismenorreas.

- **Hinojo**: empleado en pescados, carnes, verduras, sopas y panes. Reduce los espasmos del tubo digestivo y la micción dificultosa. Mejora la digestión y evita los gases. Diurético. Estimula las facultades intelectuales como la atención y concentración.

- **Laurel**: indicado en guisos de legumbres, verduras, carnes y pescado, sopas y salsas. Facilita la digestión, evita los gases. Sedante nervioso y afrodisiaco.

- **Menta**: se usa en verduras, ensaladas, postres, helados. Es tónico general, antiespasmódico, digestivo, expectorante, alivia los resfriados y las jaquecas. Combate el insomnio.

- **Orégano**: indicado en pizzas, pastas, legumbres, verduras y carnes. Antiinflamatorio de las vías digestivas y respiratorias. Antiespasmódico. Evita los gases intestinales. Antiséptico porque elimina los gérmenes y sedantes.

- **Perejil**: se usa en sopas, salsas, ensaladas, guisos de verduras, carnes, pescados y legumbres. Aperitivo, diurético. Antifebril. Antiflatulento. Activa la menstruación. Disipa la retención premenstrual de líquidos. Evita los cálculos biliares o renales.

- **Romero**: se emplea para cocinar pescados, carnes, sopas, legumbres, verduras, compotas, salsas y conservas. Es antioxidante, antiséptico, digestivo, antiespasmódico, sedante, analgésico, estimula el sistema nervioso, combate la hipotensión arterial y el desorden circulatorio.

- **Salvia**: sirve para elaborar salsas, sopas y guisos de verduras, carnes pescados y legumbres. Es digestiva, antiespasmódica, estimulante biliar. Antiséptica, antidiabética, alivia el exceso de mucosidad, detiene las hemorragias y las secreciones mamarias.

- **Tomillo**: se usa para cocinar verduras, sopas, guisos, ensaladas y carnes. Digestivo. Calma los espasmos del tubo digestivo. Antiséptico. Combate las fermentaciones intestinales. Antiparasitario. Diurético.

ALTERNATIVAS SALUDABLES AL CONSUMO DE AZÚCAR

Según la OMS el consumo máximo de azúcar permitido al día es del 5%, lo que equivale a una cucharada sopera de 25 gr de azúcar refinado.

No solo tenemos que tener cuidado con el azúcar que añadimos a la leche, el café, las infusiones, los yogures y los postres, sino que debemos evitar consumir con frecuencia los alimentos que contienen azúcar oculto porque nos predisponen a lo largo del tiempo a desarrollar de terminadas enfermedades como:

- El azúcar refinado en exceso predispone a la **obesidad**.

- Incrementa el riesgo de **cardiopatías** debido a que aumentan los niveles de triglicéridos, que aumentan los riesgos de padecer aterosclerosis y cardiopatías coronarias.

- **Desequilibrio metabólico**, para que el azúcar sea metabolizado necesita vitamina B1 y minerales sobre todo calcio. Al consumirlo en exceso se reducen las reservas de calcio corporal y nos predispone a la osteoporosis o **descalcificación** ósea.

- Predispone, empeora y agrava las **diabetes**.

- Todos los azúcares favorecen la aparición de **caries** dentales porque las bacterias presentes en nuestra boca los transforman en ácidos que destruyen el esmalte dental.

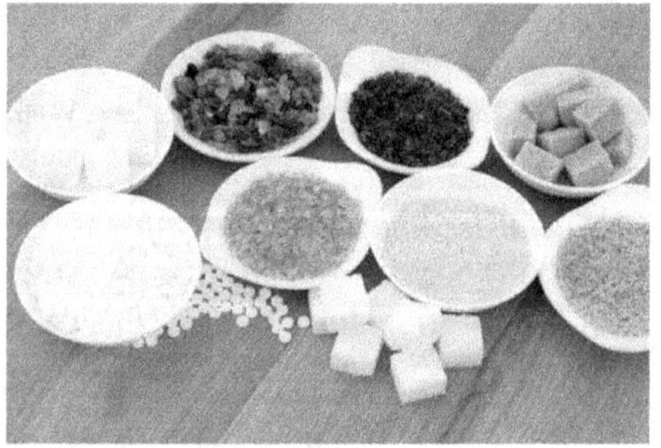

- **Úlcera** gastroduodenal: el consumo de azúcar y una alimentación pobre en fibra aumentan el riesgo de padecerla.

- **Cáncer** de **estómago**: el consumo excesivo de azúcar, grasa saturada y calcio aumentan el riesgo de padecerlo mientras que el consumo de frutas y verduras lo disminuyen.

- **Colitis** granulomatosa o enfermedad de Crohn, provocada por una alimentación refinada y pobre en fibra junto con el consumo abundante de azúcar.

- **Cáncer** de **colon**: el consumo de azúcar entre comida estimula la proliferación de las células epiteliales intestinales y predispone al cáncer.

- **Cálculos biliares**, su riesgo aumenta con el consumo elevado de azúcar.

- Retraso en el crecimiento fetal y nacimiento de fetos de bajo peso.

El azúcar se puede consumir añadido a los alimentos u oculto en una serie de alimentos procesados que se venden en los supermercados.

Los alimentos que contienen **azúcar oculto** son:

- **Refrescos** (de cola o sabores de frutas). Un vaso de refresco tiene mucho azúcar, así como 10 cucharadas soperas.

- **Zumos** de frutas **envasados**.

- Cajas de **cereales** de supermercados.

- **Pan de molde**, pan para perritos calientes y para hamburguesas.

- **Salsas**: kétchup (una cucharada de kétchup contiene 5 cucharadas soperas de azúcar oculto), salsa rosa, aderezos para ensaladas, etc.

- **Snacks** mexicanos que aunque sepan salado les añaden bastante azúcar para mejorar su sabor.

- **Galletas**, sobre todo las saladas contienen resaltadores del sabor y saborizantes.

Cuando acudimos al supermercado a comprar comida podemos comprobar el azúcar oculto de los alimentos mediante la etiqueta. Se debe saber que si el alimento contiene 0,5% gr de azúcar se considera bajo y si tiene 15% gr es que tiene un elevado contenido de azúcar en la dieta.

Las **alternativas saludables** a estos alimentos que contienen azúcar oculto son:

- Sustituir los refrescos y zumos envasados por zumos y batidos de elaboración casera. En el verano se pueden elaborar granizados con estos zumos que son muy refrescantes. También se pueden reemplazar por agua, café e infusiones.

- Sustituir las cajas de cereales y galletas de los supermercados que muestren elevado contenido de azúcar en su etiquetado por cajas de copos de cereales y galletas que venden en los herbolarios o de la línea BIO de los grandes supermercados (marcas Diet, Gerblé, etc.).

- Elaboración de salsas caseras.

- Comprar el pan de molde integral en herbolarios o de la línea BIO de los supermercados.

Se conocen varias alternativas saludables al consumo de azúcar que se añade a los alimentos tales como el café, las infusiones, la leche, los yogures, los postres:

- Es más saludable el **azúcar de caña** que el azúcar blanco refinado, porque su valor nutritivo es superior ya que contienen una pequeña proporción de vitaminas y sales minerales como hierro y calcio. La mayoría de los azúcares morenos que se venden en los supermercados son una mezcla de azúcar refinado y melaza, y conviene comprarlo como azúcar integral que se obtiene por cristalización del jugo de caña.

- El edulcorante más saludable es la **estevia**, incluso mejor que la sacarina, los ciclamatos y el aspartamo, que han demostrado efectos nocivos para la salud a largo plazo por su presencia de aditivos. La estevia es un arbusto de la familia de los crisantemos y su composición nutritiva se compone de proteínas, fibra, vitaminas A y C y minerales como el hierro, fósforo, calcio, potasio y zinc. Sus beneficios son que reduce el apetito, diurética, mejora la digestión, antihipertensiva, antidiabética y no provoca caries dentales.

- **Miel de abeja** y **melaza** o miel de caña, pero sin sobrepasarnos en las cantidades. La miel de abeja contiene un 18% de agua, 80% de hidratos de carbono como glucosa, dextrosa y fructosa, 3% de proteínas, vitaminas del grupo B y C, sales minerales como el hierro, fósforo, magnesio y potasio, enzimas y antisépticos que destruyen las bacterias. Los beneficios de la miel de abeja son que aporta energía, indicándose en personas deportistas y fatigadas y en personas que padecen insomnio. Mejora las diarreas infecciosas, los catarros, las faringitis, las bronquitis y el asma por su acción antitusígena. Mejora las hepatitis y las cirrosis hepáticas. No deteriora el esmalte dentario ni favorece la aparición de caries dentales. La melaza o miel de caña posee un valor nutritivo superior a la de abeja, con hidratos de carbono como glucosa, sacarosa y fructosa, vitamina B6, calcio, hierro, potasio, magnesio. La melaza está indicada en personas con anemias por su riqueza en hierro, osteoporosis por su riqueza en calcio y en personas con afecciones de la piel como dermatitis, ezcemas, psoriasis, etc.

- **Hierbas aromáticas**: vainilla, canela, anís, etc. (leer apartado sobre las especias).

- **Frutas secas** dulces como higos secos, dátiles, pasas etc. Es la opción más nutritiva pues son muy ricas en minerales, vitaminas y fibra.

Aconsejo que para endulzar el café solo o con leche, el zumo de limón y las infusiones se emplee estevia, melaza o miel. Para la elaboración de postres caseros donde sus recetas recomiendan 100 gr de azúcar o más suplir el azúcar refinado por 3 cucharadas de miel o melaza o vainilla en la elaboración de flanes, natillas y bizcochos, canela en algunas tartas, arroz con leche y galletas. Siempre son más saludables los postres dulces caseros que los que se compran elaborados en los supermercados porque contienen azúcar oculto.

BEBIDAS SALUDABLES

Un grupo de expertos en nutrición se reunió para valorar qué bebidas son saludables o no. Se valoraron las bebidas según su contenido energético y nutritivo y sus beneficios o riesgos para la salud. La **escala** incluye 6 niveles, de más a menos saludable:

1. **Agua potable**: es la bebida más saludable y se necesita ingerir de 6 a 8 vasos diarios porque no tiene efectos adversos en individuos. Es necesaria para el metabolismo, las funciones fisiológicas normales del cerebro y las articulaciones, y proporciona minerales esenciales como el calcio, magnesio y fluoruro. Una deshidratación del 2,8% del peso corporal por exposición al calor o tras un ejercicio fuerte conlleva una disminución de la concentración, del rendimiento físico de la memoria a corto plazo y un aumento del cansancio y las cefaleas y un aumento del esfuerzo y trabajo cardiaco.

2. **Leche** semi y descremada y bebidas de soja. La leche es la principal fuente de calcio y vitamina D y aporta proteínas de alta calidad. Las bebidas de yogurt tienen una menor cantidad de lactosa que la leche y pueden ser una buena opción para individuos que tienen baja tolerancia a la lactosa. Se recomienda de 200 a 500 ml al día, el equivalente a 1-2 vasos. Una buena alternativa para algunos enfermos y personas con intolerancia a la lactosa son las leches vegetales de soja, arroz, avena y almendras.

3. **Té y café**. El té provee una serie de flavonoides antioxidantes y micronutrientes, especialmente fluoruros y aminoácidos como la teanina. Se conocen 5 clases de té:

- <u>Té verde</u>: se extrae por un proceso de oxidación de las hojas de la planta y contiene gran cantidad de catequinas e isoflavonas, que son altamente antioxidantes, lo cual evita el envejecimiento prematuro de todos los tejidos del cuerpo. Reduce el riesgo de sufrir cáncer de mama, próstata y colon. Evita el endurecimiento de las paredes arteriales. Mejora el funcionamiento de nuestro sistema nervioso y las facultades intelectuales. Es un potente diurético porque elimina líquidos y adelgaza.

- <u>Té rojo</u>: tiene un color rojo oscuro y se obtiene después de un proceso de fermentación de las hojas del té. Se recomienda consumir 3 tazas de té rojo diarias para disminuir el nivel sanguíneo de grasas y para adelgazar. Tiene efecto diurético.

- <u>Té negro</u>: se produce a partir de las hojas de camelia sinensis que tras un largo proceso oxidativo extrae un té con un sabor más fuerte y de un color negruzco. Tiene efectos protectores cardiacos y reduce el riesgo de padecer enfermedades cardiovasculares como las cardiopatías coronarias y las aterosclerosis. Estimula el sistema nervioso por su contenido en metilxantinas. Tiene efectos diuréticos y broncodilatadores.

- <u>Té blanco</u>: es una variedad poco conocida del té que se obtiene de los brotes de la planta del té y contiene más antioxidantes y polifenoles que el té verde y menos teína que las otras variedades del té. Las personas que tienen dificultad para conciliar el sueño y nerviosas deberían consumir té blanco porque tiene menos teína. Sus potentes efectos

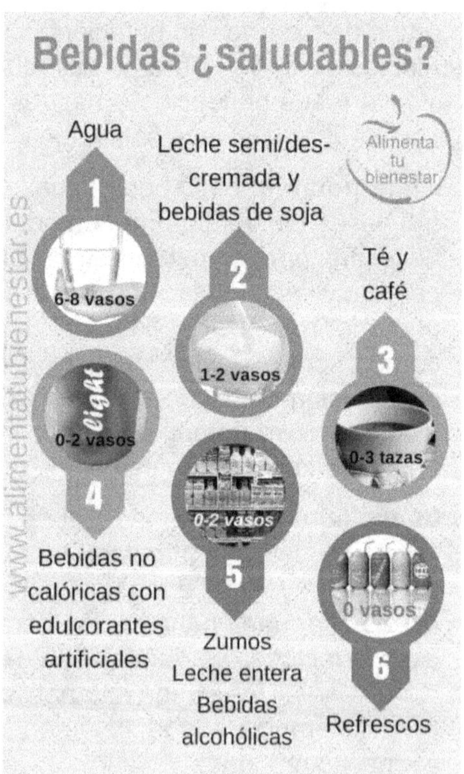

antioxidantes nos retrasan el envejecimiento y evitan la aparición de enfermedades cardiovasculares y neurodegenerativas.

- Té oolong o té azul: que tiene un poder oxidativo intermedio entre el té negro y el té verde o blanco. Protege contra las enfermedades cardiovasculares y neurodegenerativas. Adelgaza.

El **café** contiene cafeína y potentes antioxidantes que ejercen efectos beneficiosos sobre nuestra salud.

Su consumo aporta numerosos e interesantes beneficios para nuestra salud y varios estudios de investigación demuestran que consumir hasta 4-5 tazas de café al día disminuye el riesgo de padecer cáncer, sobretodo los melanomas, que son un cáncer de piel muy agresivo, cáncer de colon y mamas, demencias, enfermedad de Alzheimer, enfermedad de Parkinson o diabetes. Tiene un efecto protector sobre el hígado, protege al corazón porque evita la aterosclerosis coronaria y mejora la circulación sanguínea. Calma dolores como las migrañas y tiene propiedades antiinflamatorias que alivian las enfermedades reumáticas.

Una taza de café aporta 4,5 kcal, si añadimos azúcar refinado se suman 20 calorías más, y si añadimos edulcorantes naturales como estevia se suman 2 calorías más. Contiene 71% de hidratos de carbono, 27% de proteínas y 2% de grasas. Es rico en vitamina B2, o niacina, y en potasio, que es la sal mineral más abundante, aunque también contiene calcio, fósforo y hierro. Es uno de los alimentos vegetales más ricos en compuestos antioxidantes como los ácidos clorogénicos, los polifenoles y las melanoidinas, lo cual recomienda su consumo.

Los adultos pueden consumir entre 0 y 4 tazas de café al día, pero es aconsejable limitar su uso en mujeres embarazadas porque un consumo elevado va asociado al riesgo de aborto o bajo peso al nacer. Se recomienda limitar el consumo de cafeína en niños porque puede perjudicar al desarrollo del sistema nervioso, en ancianos porque puede alterar el funcionamiento del sistema nervioso y el ritmo de sueño y en determinados enfermos tales como hipertensos, personas con crisis de estrés y ansiedad, con trastornos del sueño como insomnio o apnea del sueño y con colon irritable o diarreas.

4. **Bebidas no calóricas** con edulcorantes artificiales: las bebidas no calóricas como refrescos de dieta o agua con vitaminas se prefieren a las endulzadas sin calorías (sacarina, aspartamo, etc.), porque proveen agua y sabor dulce pero sin aporte de energía. Se recomienda ingerir de 0 a 2 vasos al día. Entre estas se encuentran la Coca Cola

Light, Zero, el Nestea sin azúcar, las Fantas de limón y naranja Zero y el Schweppes de naranja y limón sin azúcar.

5. **Bebidas con alto valor calórico** y beneficios limitados para la salud:

- **Jugo 100% de frutas**: provienen la mayor parte de sus nutrientes de origen natural como sales minerales, vitaminas y antioxidantes, pero tienen un alto contenido energético. Se aconseja beber un máximo de un vaso al día. Son una buena alternativa a los zumos de fruta envasados que contienen mucho azúcar oculto.

- **Leche entera**: se aconseja su consumo como máximo una taza al día porque contiene grasas saturadas y si está endulzada aporta un exceso de calorías.

- **Bebidas alcohólicas**: el comité no recomienda el consumo de alcohol, su consumo moderado se refiere a una bebida al día para mujeres y dos para hombres. Una bebida moderada contiene 14 gr de alcohol al día o 240 ml y 150 ml de vino o media copa y 45 ml de licores destilados. No se recomienda el consumo con bebidas energéticas o refrescos porque pueden potenciar los efectos de la embriaguez. Si se ingiere una cantidad superior a 2 vasos de bebidas alcohólicas aparecen los efectos indeseables de la embriaguez. La graduación de las bebidas alcohólicas según su porcentaje de alcohol es:

  - Sidra: 2-8.5
  - Cerveza: 2,5-11,5
  - Vino: 5,5-20
  - Ron: 37-43
  - Coñac: 40
  - Whisky: 40-62
  - Ginebra: 45-60

El **vino tinto** se debe consumir como máximo 2 copas al día, aunque lo aconsejable es una copa al día.

-Contiene resveratrol, un antioxidante que protege nuestro corazón de las cardiopatías coronarias e infartos de miocardio y los niveles sanguíneos de *colesterol malo*, aumentando el *bueno*.

-Tiene efectos anticoagulantes y antitrombóticos que evitan el ictus y el infarto de miocardio. Una copa de vino al día equilibra la presión arterial y el exceso genera hipertensión.

-Disminuye el efecto perjudicial del cigarrillo en los vasos sanguíneos, favoreciendo la aparición de unas nuevas células endoteliales.

-Previene el cáncer porque tiene propiedades anticancerígenas. Evita la aparición de enfermedades neurodegenerativas y demencias. Reduce el riesgo de padecer artritis reumatoidea.

-Mejora la piel y la visión.

La **cerveza** es una buena alternativa al consumo de refrescos con elevada cantidad de azúcar oculto. La cerveza con alcohol contiene 42 kcal/100 gr y la sin alcohol 26 kcal/100 gr. Es una bebida pobre en proteínas, hidratos de carbono y grasas. Contiene abundante cantidad de vitaminas del grupo B, potasio, magnesio y fósforo. Se compone de abundantes antioxidantes como polifenoles que son efectivos contra enfermedades circulatorias y cáncer y flavonoides que evitan la pérdida de la masa ósea tras la menopausia.

La cerveza con alcohol se debe consumir con moderación (máximo 2 vasos al día) y de la sin alcohol se pueden consumir varios vasos al día.

Sus beneficios para la salud son:

-Mejora la salud cardiovascular, una o dos cervezas al día pueden aumentar los niveles de HDL y disminuir el riesgo de ataque cardiovascular y accidentes cerebrovasculares, esto es debido a su cantidad de antioxidantes, que es mayor en la cerveza negra que en la rubia.

-Controla la tensión arterial.

-Previene la anemia en menopáusicas debido a su contenido en ácido fólico y a su riqueza en flavonoides.

-Fortalece los huesos y evita la osteoporosis si el consumo es moderado y si es excesivo predispone a la osteoporosis. Esto es debido a la acción de sus flavonoides, relacionados con el aumento de calcitonina, que incrementan la actividad formadora de hueso de los osteoblastos y a la disminución de la actividad destructora de los osteoclastos.

-Disminuye el riesgo de cáncer debido a su riqueza en antioxidantes.

-Evita la formación de cálculos renales porque el lúpulo fortalece el calcio de los huesos y evita que se formen piedras.

-Mejora la salud del cerebro y evita las demencias.

-Menor riesgo de diabetes ya que el alcohol incrementa la sensibilidad a la insulina.

-Beneficia la piel y la regenera debido a su riqueza en vitaminas y en levadura.

-Potencia la vista y evita las cataratas.

-Relaja los pies, sumergirlos en un barreño con cerveza alivia los pies cansados y doloridos.

-Combate el estrés, la ansiedad y el insomnio debido a la acción relajante de nuestro sistema nervioso de las vitaminas del grupo B.

6. **Refrescos**: 0 vasos al día. Se desaconseja el consumo de refrescos por varias razones:

- Su cantidad elevada en azúcar.

- No aportan ningún nutriente.

- No ayudan a mantener la hidratación del organismo.

- Crean adicción por su contenido en cafeína, azúcares simples y otras sustancias químicas. Aumentan su apetito por lo dulce.

- Generan obesidad y diabetes, ambas a su vez incrementan la posibilidad de contraer de enfermedades cardiovasculares, el riesgo de caries y favorecen la pérdida del esmalte dental.

- Osteoporosis, por contener ácido fosfórico, que impide una correcta absorción del calcio.

- Nerviosismo e insomnio si se consumen con cafeína.

- Gastritis producida por el consumo elevado de sustancias químicas que lo contienen como azúcares y ácidos.

- Gases por el efecto de agua carbonatada. Los envases contienen un químico cancerígeno o PBA.

En las fiestas o celebraciones es aconsejable sustituir los refrescos por zumos, siendo recomendables los zumos naturales de naranja, tomate, piña y granada.

Bibliografía

Enciclopedia de los alimentos y su poder curativo. Dr. Pamplona Roger. Ed. Safeliz.

Aceite de oliva y sus beneficios para la salud. Web consultas. *www.webconsultas.com/*

Beneficios del aceite de oliva para la salud. Botanical. *www.botanical-online.com/*

Lista de aceites vegetales. Botanical. *www.botanical-online.com/*

Margarina o mantequilla, ¿cuál es mejor? Vitónica. *www.vitonica.com/*

Diferencia entre la margarina y la mantequilla. *http://www.margarina.es/diferencias-entre-la-margarina-la-mantequilla/*

Tipos de sal. Cuál es la mejor. Vida naturalia. *http://www.vidanaturalia.com/tipos-de-sal-cual-es-la-mejor/*

Las especias: mucho más que un condimento culinario. ECOAGRICULTOR *www.ecoagricultor.com/las-especias-mucho-mas-que-un-condimento-culinario*

El azúcar oculto en algunos alimentos. *http://www.abc.com.py/edicion-impresa/suplementos/gastronomia/el-azucar-oculto-en-algunos-alimentos-613891.html*

Descubre el azúcar oculto de algunos alimentos. Vitonica. *www.vitonica.com/*

Endulza tus platos de forma saludable. Directo al paladar. *http://www.directoalpaladar.com/salud/endulza-tus-platos-de-forma-saludable*

Consumo de bebidas para una vida saludable. *www.usapeec.org.mx.*

Capítulo 11

LOS ALIMENTOS PROCESADOS

Cada día es más frecuente encontrar en nuestros hogares alimentos procesados, que son todos aquellos productos alimentarios que han sido sometidos a lavado, triturado, corte, pasteurización, blanqueado, cocción, enlatado, congelado, desecado, deshidratado, mezclado, procesado u otro procedimiento que modifica el estado natural del alimento.

Las técnicas de conservación de alimentos se emplean desde tiempos antiguos con el objetivo de prolongar la vida de los productos alimentarios evitando su deterioro. Además nos aporta la ventaja de ahorrar tiempo y energía en su preparación.

CONGELACIÓN DE ALIMENTOS

La congelación, que es uno de los métodos nutritivos más frecuentes, nos protege el color, sabor, humedad, contenido y valor nutritivo de los alimentos. Las verduras congeladas son de calidad excelente y se procesan y envasan poco tiempo después de su cosecha.

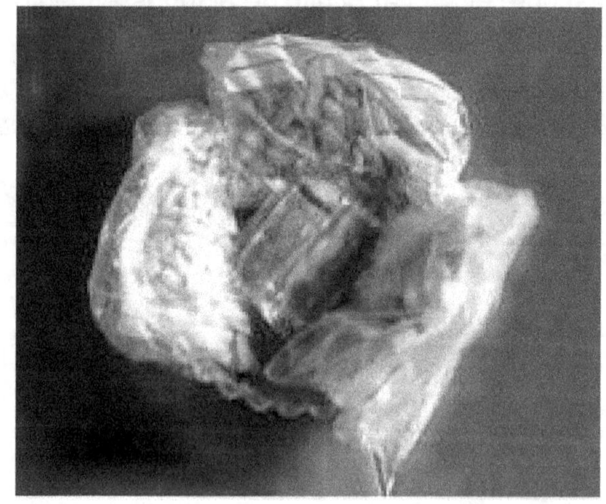

En los alimentos congelados el agua se transforma en hielo gracias a sus temperaturas muy bajas, lo que paraliza el proceso natural de degradación y su crecimiento bacteriano. Un alimento congelado presenta las mismas características naturales y nutricionales que el alimento fresco, y por lo general no llevan aditivos añadidos. La congelación industrial se realiza de forma más eficaz y segura que la congelación casera.

La temperatura ideal para congelar los alimentos es de -18°C, en la cual las bacterias de los alimentos no se reproducen, y es necesario mantener esta temperatura desde que salen de la fábrica hasta que llegan a la tienda donde son vendidos.

Cuando compramos alimentos congelados debemos tener en cuenta:

- La temperatura del alimento congelado no debe superar los-18°C, se deben transportar en bolsas térmicas o neveras portátiles desde la tienda a nuestra casa. Es conveniente comprarlos en último lugar antes de salir de la tienda.

- El alimento tiene que estar desprovisto de escarchas y cuando contiene muchas piezas, como las gambas, mejillones y verduras, se debe evitar que estén pegadas entre sí.

- Debemos respetar la fecha de caducidad del alimento congelado en su envase.

Normas para la congelación de los alimentos frescos:

- Para congelar las carnes y aves debemos eliminar toda la grasa y los huesos.

- El pescado se debe congelar limpio de escamas, tripa y cabeza después de lavarlo y secarlo.

- Antes de congelar verduras y hortalizas hay que blanquearlas. El blanqueado de verduras es una cocción interrumpida de verduras durante dos minutos en agua hirviendo antes de congelarlas. Esta técnica se realiza para evitar que se deterioren y se vuelvan pardas y para eliminar bacterias. Las verduras congeladas tardan menos en cocerse que si se hubieran comprado frescas. Las patatas no se deben congelar porque se endurecen.

- Los huevos no se deben congelar enteros porque se rompe la cáscara. Se debe congelar el huevo y las yemas batidas en tarros de cristal (poner la fecha).

- Los alimentos se deben congelar en bolsas de plástico o en recipientes de plástico rígidos.

El tiempo de congelación permitido para cada alimento es:

- Carnes rojas y cordero: 8 meses.

- Cerdo: 6 meses.

- Aves: 6-9 meses.

- Pescado azul, mariscos, pan y alimentos precocinados: hasta 2 meses.

- Frutas y verduras: 12 meses.

- Huevo batido: 6 meses.

Las carnes y pescados se sacan del congelador y se descongelan en la parte baja de la nevera. Nunca debemos descongelar a temperatura ambiente ni bajo el agua. También se puede descongelar en el microondas.

Es necesario limpiar el congelador como mínimo dos veces al año, aunque yo recomiendo que se limpie a fondo una vez al mes con agua y un poco de lejía para desinfectar.

ALIMENTOS ENLATADOS

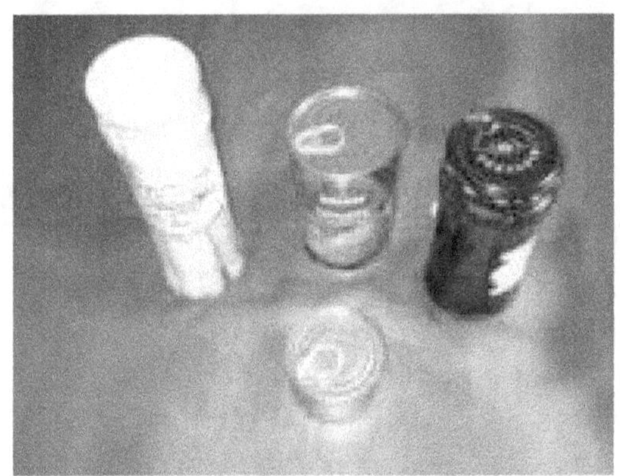

Las conservas se realizan a partir de alimentos frescos de buena calidad que tras ser sometidos a un proceso térmico específico se envasan para que aguanten en perfectas condiciones durante más tiempo y se puedan consumir cuando el cliente quiera. No suelen llevar aditivos.

Los alimentos en conserva son tan nutritivos o más que los frescos, así por ejemplo el pescado en conserva contiene más calcio que el normal. Los pescados conservados con aceite contienen más grasa que el normal. Se debe elegir la conserva que no sea en aceite y baja en sal para evitar la hipertensión arterial y la obesidad. Las legumbres en conserva son menos flatulentas que las normales porque han sido cocidas previamente.

Los productos en conserva se presentan en frascos que tienen la ventaja de que su trasparencia nos permite ver el producto alimenticio, pero también presentan como inconvenientes que son más pesadas y frágiles, un golpe o caída las puede romper. Los alimentos en conservas presentan etiquetas de información nutricional en la mayoría de sus productos informando sobre los nutrientes voluntarios que incluyen, la cantidad de grasas monoinsaturadas y poliinsaturadas, fibra soluble y no soluble, azúcar y otros carbohidratos, proteínas, sal, calorías, vitaminas y sales minerales.

Los alimentos enlatados deben reunir como **requisitos**:

- Evitar las latas golpeadas y abolladas.

- Las latas abombadas contienen bacterias que se generan dentro del envase (clostridium botulinum, etc.).

- Se deben lavar las latas con agua y jabón antes de abrirlas.

- Elegir las fechas de caducidad más tardías. La fecha de consumo de las latas es muy larga, pueden durar meses o incluso años. Se debe respetar la fecha de caducidad, pues nos manifiesta hasta cuándo el alimento va a mantener sus características organolépticas. Pasada esta fecha sus características disminuyen. Una vez abierta la lata se debe consumir en 2-3 días el alimento y primero las latas más antiguas. Se aconseja el uso de latas más pequeñas.

Los **efectos perjudiciales** para la salud relacionados con la ingesta de alimentos en conservas son:

- **Botulismo** o intoxicación alimentaria producida por las esporas del *Clostridium Botulinum*. Este microorganismo elabora su toxina letal cuando lo introducimos en un frasco o recipiente cerrado, porque la espora germina cuando se encuentra en un lugar sin oxígeno como enlatados y conservas de PH menor de 4,5. Se encuentra en latas abombadas de espárragos, pimientos morrones, mejillones y berberechos. Después de 6 horas de ingestión del alimento aparece un cuadro clínico caracterizado por náuseas, vómitos, diarrea, boca seca, visión doble, dificultad para tragar, parálisis de las extremidades y de la respiración. Es muy grave, pero si seguimos un tratamiento con antitoxina botulínica la mortalidad desciende hasta un 20% de probabilidades.

- Contienen **cantidades elevadas de sodio** que generan problemas de hipertensión arterial y retención de líquidos cuando su consumo es frecuente.

- El consumo frecuente de latas de pescado con aceite genera **obesidad** y cifras elevadas de **colesterol** sanguíneo. Es recomendable consumir el atún al natural en lugar de con aceite.

- La presencia de aditivos alimentarios en las latas puede generar a largo plazo problemas de **cáncer** (algunos aditivos son precancerosos), **alergias, inflamaciones**. Los aditivos alimentarios son todas las sustancias añadidas a los alimentos para mejorar su sabor, conservación pero no su valor nutritivo. El consumo de alimentos enlatados debería ser ocasional, dos latas de atún a la semana.

Son conservas en ahumado o salazón no esterilizadas sino pasteurizadas a 50ºC. Estos alimentos se deterioran y es conveniente refrigerarlos hasta el momento de su consumo. Su fecha autorizada para el consumo son meses.

ALIMENTOS ENVASADOS

Son productos frescos, pelados, troceados y envasados para su consumo. No han sido sometidos a ningún tratamiento térmico, por lo que deben refrigerarse, y su periodo de caducidad es de entre 7 y 10 días. Suelen presentarse en los supermercados como productos frescos (carne, pescado, fruta o verdura y leche) en paquetes, tarrinas, bandejas o bolsas.

Se envasan en atmósfera controlada, sustituimos el oxígeno que rodea el alimento por nitrógeno o dióxido de carbono, con lo cual se reduce la contaminación microbiana del alimento y se evita su deterioro.

Deben guardarse en el frigorífico, nunca en la despensa, y consumirse como máximo la fecha de caducidad.

ALIMENTOS PRECOCINADOS

Son alimentos cocinados que se comercializan envasados y refrigerados. Para su consumo se necesita un calentamiento previo en el microondas sin necesidad de grandes manipulaciones, y muchas veces en el propio envase. Su fecha de caducidad es de 2-3 meses.

En el mercado podemos encontrar diversos **tipos** de precocinados:

- **Congelados**: quizás sea el grupo en el que se encuentra una variedad de precocinados. Por un lado encontramos aquellos que deben llevar un proceso previo de descongelación en la nevera antes de terminarlos de hacer. Es el caso de las recetas de carne, pescado. También están los productos que se elaboran en la sartén a fuego fuerte o en el horno a los pocos minutos. Son el grupo más consumido y se encuentran pizzas, patatas fritas, croquetas, verduras a la parrilla, arroces, pasta, etc.

- **Conservas**: sean en lata, envases de plástico o tarros de cristal, los productos que contienen están listos para calentarlos al baño maría o en el microondas y no necesitan frío, entre ellos destacamos la fabada, el cocido, las albóndigas, los arroces, etc. Envasados al vacío: pollo asado, tortilla de patata, etc.

- **Sopas** y **purés** de sobre que se preparan añadiendo agua.

El 70% de los hogares españoles recurre a la comida rápida una vez a la semana según la CECU. Representan el 45% de los alimentos que comemos a diario.

Los alimentos precocinados son una buena opción para usarlos de comodín en ocasiones determinadas, pero no debemos basar nuestra alimentación en este tipo de alimentos.

Las **ventajas** de estos alimentos son la rapidez, la variedad para prepararlos, no necesitan conocimientos culinarios previos y la posibilidad de degustar platos de la cocina internacional.

Las **desventajas** de los alimentos precocinados son:

- El consumidor no conoce la cantidad exacta de los ingredientes ni el tipo de aceite empleado para cocinarlos.

- Suelen ser platos muy condimentados y a veces demasiado fuertes y provocan digestiones pesadas. Suelen tener un porcentaje mayor de sal, grasas saturadas y azúcares que son perjudiciales para la salud. Generan obesidad, esto explica que mucha gente engorde cuando se independiza.

- Sus características organolépticas como olor, sabor y texturas no son iguales que en los platos elaborados.

- Suelen llevar muchos aditivos que son perjudiciales para la salud.

CÓMO LEER LAS ETIQUETAS DE LOS ALIMENTOS

El día que acudamos a los supermercados a comprar alimentos precocinados debemos mirar bien la etiqueta del alimento porque nos indica la cantidad de calorías que contiene el alimento por cada 100 gramos, su proporción de nutrientes y su cantidad de sal, azúcar y grasas saturadas.

El etiquetado de alimentos es el principal medio de comunicación entre los productores de alimentos y los consumidores, que les permite recibir la información nutricional del alimento y saber con certeza si este es saludable o no.

- La primera información es el tamaño de la ración, y se refiere a la cantidad que comemos. La ración por envase es la cantidad que contiene

Lectura indispensable

La información nutricional del producto debe aparecer en porcentajes —además del peso—, para que sea más fácil multiplicar las porciones que contiene.

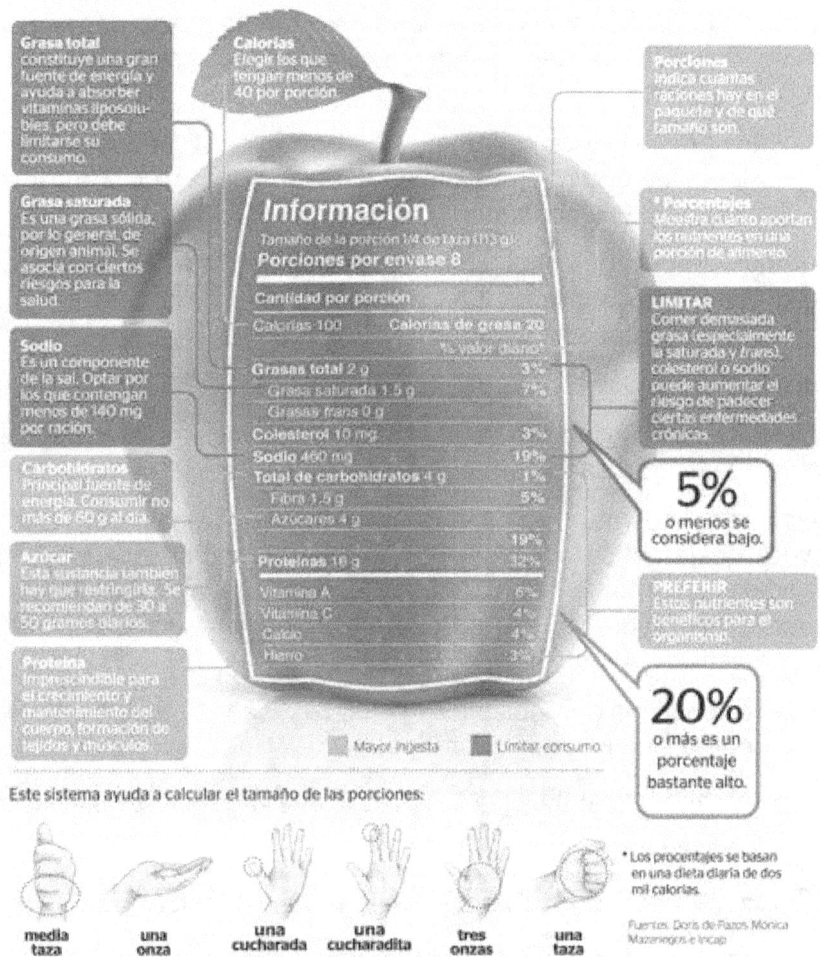

*Fuente www.dietacoherente.com. Permiso concedido.

el paquete, que pueden ser una o varias. Por ejemplo, hay paquetes de canelones que contienen 2 o 3 raciones.

- Los alimentos cocinados presentan etiquetas con todos los ingredientes de elaboración del producto que se mencionan, comenzando por el que tenga mayor en mayor cantidad.

- Las calorías totales del producto, por ejemplo un paquete contiene 100 calorías. Las calorías de las grasas no deben superar 1/3 de las calorías totales.

- Información del porcentaje de nutrientes (ejemplo). Al leer la etiqueta del alimento precocinado debemos comprobar:

  - Grasa total: 20%

  - Grasa saturada: 15%. El porcentaje de grasa saturada debe ser inferior al de grasa total. Si es inferior al 10% se considera saludable y si es del 20% el alimento no es saludable.

  - Carbohidratos: 30 gr.

  - Azúcar: 5 gr. Es necesario comparar el número de azúcares con los carbohidratos totales. Si el porcentaje de azúcar es próximo o superior al de los carbohidratos debemos limitar su consumo.

  - Proteínas: 5 gr.

  - Fibra: 1 gr. Es necesario que contengan bastante cantidad de fibra ya que se necesita consumir de 20 a 35 gr de fibra por día.

  - Buen porcentaje de vitaminas y sales minerales.

  - Sal: 13 gr. Para ser saludable se necesita que el producto tenga de 1 a 2 gr de sal (según la OMS la máxima cantidad de sal permitida son 5 gr).

  - Fijarse bien en la fecha de caducidad del producto alimentario. No se deben consumir alimentos caducados.

SALSAS

La palabra salsa viene del latín *salsus* o salado, y son una creación de la cocina francesa; nos permite cuestionarnos ante un plato de verduras, carne o pescado qué salsa le conviene más.

Son mucho mejores las salsas caseras que las que venden en bote en los supermercados. Estas últimas contienen aditivos perjudiciales para la salud y un porcentaje mayor de sal, azúcar y grasas saturadas.

- Las **salsa *light*** o bajas en calorías se elaboran con leche desnatada, cantidad muy escasa de harina, poco aceite de oliva y son enriquecidas con hierbas aromáticas o especias.

- La salsa **mayonesa** es la reina. Acompaña en muchas ocasiones a las verduras y pescados cocidos. Se elabora con aceite de oliva virgen, huevo, vinagre o zumo de limón y sal. Su aporte en grasas monoinsaturadas saludables es muy alto, con 600-700 kilocalorías por 100 gr. Es fuente de vitamina E, poderoso antioxidante.

- La **mayonesa dietética** se prepara con 600 gr de requesón o queso fresco al 0%, 1 cucharada de aceite de oliva virgen, 1 cucharada de mostaza, vinagre o zumo de limón, 3 yemas de huevo, sal y pimienta y se bate. Tiene menos calorías que la normal y se aconseja para régimen de adelgazamiento.

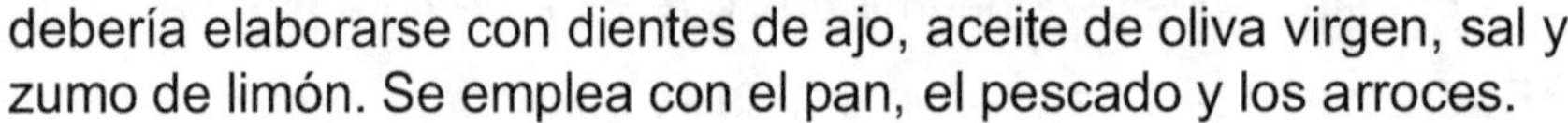
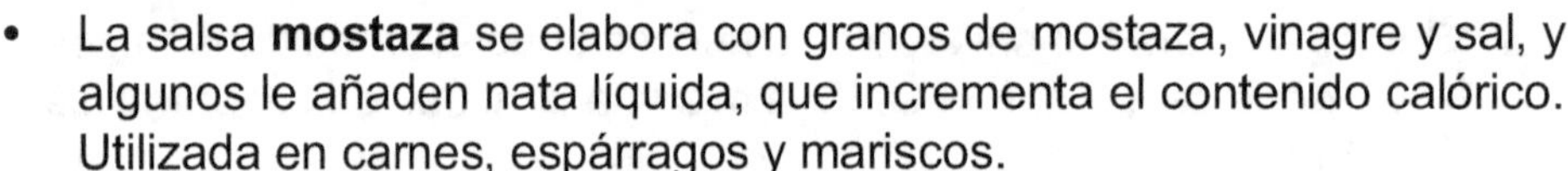

- **Salsa tártara**: es la mayonesa con pepinillos, alcaparras y perejil picados.

- La salsa **alioli** puede ser la mayonesa con unos dientes de ajo, aunque debería elaborarse con dientes de ajo, aceite de oliva virgen, sal y zumo de limón. Se emplea con el pan, el pescado y los arroces.

- La salsa **mostaza** se elabora con granos de mostaza, vinagre y sal, y algunos le añaden nata líquida, que incrementa el contenido calórico. Utilizada en carnes, espárragos y mariscos.

- La salsa de **tomate frito**: se fríe 1 kg de tomate maduro triturado con aceite de oliva y cebolla. Una vez frito se bate y se sirve con pasta, arroz, carnes, guisos de verduras y pescados. El tomate contiene licopeno, que es un potente antioxidante.

- La salsa **kétchup** se prepara con tomates, vinagre, hierbas aromáticas, mucha sal y azúcar. Se emplea para las hamburguesas, asados de carne, pescado y arroz. Es menos sana que la del tomate frito.

- Salsa de **barbacoa** *light*: es ideal para comer hamburguesas, costillitas y carne a la barbacoa. Se cocina con ½ taza de agua, ¼ taza de cebolla picadita, ½ taza de salsa kétchup, ¼ de taza de zumo de limón, 2 cucharaditas de vinagre y de mostaza, sal marina y pimienta.

- La salsa **vinagreta** se prepara con aceite de oliva, vinagre, sal, pepinillos, aceitunas, perejil y pimienta negra. Se utiliza con espárragos, verduras, pescados y huevos.

- Salsa **griega de yogur** y **pepino**: es muy saludable y se elabora con 1 pepino grande, 2 yogures desnatados, 1 diente de ajo, ½ cebolleta, sal, pimienta negra, aceite de oliva virgen, hierbabuena fresca y eneldo. Se trituran los ingredientes en la batidora y se añaden a la ensalada, verduras y pan.

- Salsa de **setas** al **queso** *light*: cocinamos en una sartén ajo picado y setas troceadas. Dejamos que saquen el jugo y se tuesten. Se añade un poco de leche desnatada y queso *light*. Se deja que hierva para que se disuelva bien el queso y quede una salsa homogénea. Indicada en carnes a la plancha poco hechas.

- Salsa de **verduras**: indicadas en platos de carne y pescado. Se elabora con 1 zanahoria, 1 calabaza alargada pequeña, 1 tomate, 1 cebolla pequeña, aceite de oliva virgen, sal y un poco de harina de maíz. Se pica la verdura y se fríe en una sartén con un poco de aceite, luego añadimos el harina y se deja cocer durante 5 minutos. Se deja enfriar un rato y se bate.

- Salsa de **limón**: después de cocer el pescado se retira, colar el líquido de cocción del pescado y colocarlo en una cacerola, se añade el jugo de medio limón, se lleva al fuego y se espesa con harina de maíz. Se incorpora el perejil y se añade la salsa encima del pescado.

- Salsa **verde** de **eneldo**, acompaña a los platos de pescado. Se cocina con 25 gr de canónigo, 125 gr de eneldo, 2 dientes de ajo, 75 gr de nueces peladas, 1 limón, 6 cucharadas de aceite de oliva, sal y pimienta. Los batimos en la batidora hasta conseguir una pasta fina y homogénea.

EL IMPACTO DE LA COMIDA BASURA SOBRE LA SALUD

Una epidemia de obesidad y sus patologías secundarias como diabetes, enfermedades cardiovasculares, niveles altos de colesterol malo (y por cierto también puede predisponer al cáncer y a las enfermedades neuro-degenerativas) amenaza a la población mundial, sobre todo en los países desarrollados. La OMS alerta de que en el año 2030 más de la mitad de la población mundial será obesa. Se sabe que una de las principales causas del problema es el consumo abundante de comida basura.

La comida basura la componen una serie de alimentos de comida rápida como hamburguesas, perritos calientes, kebabs, pizzas, patatas fritas, bolsas de aperitivos (patatas fritas, ganchitos al queso, Doritos, cortezas de cerdo, etc.), algunas galletas y bollos y refrescos azucarados. Estos alimentos que se sirven en restaurantes como Mc Donald's, Burger King, Doner Kebabs, algunas pizzerías, máquinas expendedoras de alimentos y algunas tiendas de frutos secos y alimentación no son nada saludables. La razón principal que desaconseja el consumo de estos alimentos es sus altos niveles de azúcar (muchas veces oculto), de grasas saturadas, de sal y cantidades de aditivos como el glutamato monosódico, que es un potenciador del sabor, y tartacrina, que es un colorante, y su ingesta es muy calórica (con altos niveles de calorías).

No debemos tentarnos por los precios económicos y el agradable sabor de estos alimentos, porque su consumo frecuente predispone a la obesidad y a numerosas patologías como diabetes, caries y periodontitis dental, depresiones y crisis de ansiedad, enfermedades del corazón, accidentes cerebrovasculares, cáncer y enfermedades neurodegenerativas. También son la principal causa de la obesidad infantil. Debemos seguir una dieta mediterránea saludable siguiendo las recomendaciones de la actual pirámide de la alimentación.

Las personas que trabajan todo el día deberán cambiar el menú de una hamburguesería o pizzería o restaurante de comida rápida por un menú basado en la dieta mediterránea en un restaurante o llevarse un *tupper* de comida casera al trabajo, que a la hora de la verdad resulta ser la opción más saludable y económica.

Los refrescos azucarados se deben consumir en la variedad *light* (sin azúcares añadidos); alternativas saludables son la cerveza con o sin alcohol, el vino (no más de 2 copas al día) y sobre todo las botellitas de agua mineral fresca. Los zumos de frutas deben ser recién exprimidos o batidos y no envasados, porque contienen mucho azúcar oculto.

Los aperitivos se pueden sustituir por frutos secos crudos como nueces, avellanas, almendras o, palomitas de maíz de elaboración casera, y nunca comprarlos en bolsas saladas (mirar la etiqueta a la hora de elegirlos).

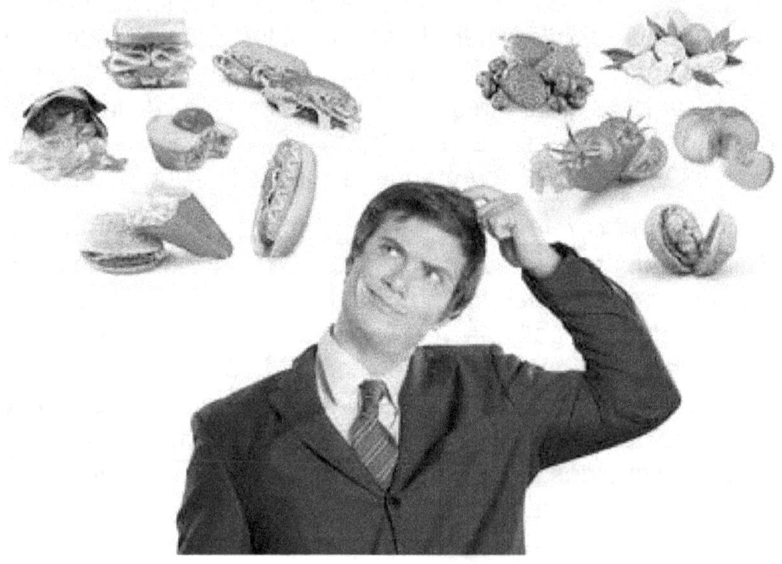

Otra opción son los sándwiches de pan integral con jamón york y queso fresco y las frutas, que tantos beneficios aportan a nuestra salud.

Las galletas y los bollos más saludables se venden en herbolarios, en la zona BIO o DIET de algunos supermercados y en panaderías.

Bibliografía

Saber comer. Ana Bellón y Mariló Montero. Ed. Temas de hoy. Planeta.

Congelación de los alimentos. *www.consumer.es*

Congelación de los alimentos. Cómo congelar y descongelar alimentos. Noalcubo.org *http://noalcubo.org/index.php/aprovecho/la-congelacion-de-alimentos*

Los peligros de comer enlatados. Mejor con salud. *http://mejorconsalud.com/*

Los alimentos precocinados. Alimentación sana. *http://revistasana.org/los-alimentos-precocinados-una-mala-eleccion/*

Definición de comida chatarra. Definición.de. *http://definicion.de/comida-chatarra/*

¿Sabías que la comida chatarra puede causar depresión? Mejor con salud. *http://mejorconsalud.com/*

Capítulo 12

HIGIENE ALIMENTARIA

La higiene alimentaria comprende todas las medidas necesarias para garantizar la inocuidad sanitaria de los alimentos y mantener su contenido nutricional. Abarca un conjunto de acciones encaminadas a evitar la contaminación microbiana de los alimentos, desde su fuente de procedencia (agricultura, sacrificio de animales, pesca, fabricación en industrias, etc.) o recolección, hasta la compra del alimento, conservación y cocinado.

Los microorganismos están presentes en el medio ambiente, en los seres humanos, en las plantas y en los animales. Los que contaminan los alimentos tienen distinta importancia sanitaria: alterantes, que son los responsables del deterioro de los caracteres sensoriales de los alimentos, y patógenos, que son los que provocan infecciones alimentarias.

Se conocen tres factores que tienen especial importancia en la posibilidad de facilitar o dificultar el crecimiento de microorganismos que son:

1. La **actividad** del **agua** (Aw): el agua es un elemento esencial para la vida y uno de los principales componentes de los alimentos que nos determinan su conservación y seguridad. El ataque de los microorganismos está ligado a la cantidad de agua que contiene el alimento. Es la cantidad de agua libre presente en un alimento, cuyo cociente oscila entre 0 y 1. A menor actividad del agua mejor se conservan los alimentos. La actividad del agua guarda relación con la textura del alimento. Cuando el cociente es superior a 0,98, los microorganismos se desarrollan más; y si el cociente es inferior a 0,87 los microorganismos crecen menos y solo pueden proliferar gran parte de las levaduras y los mohos. Productos frescos como las carnes, pescados, huevos o frutas tienen actividad de agua superiores a 0,97, lo que explica la corta vida de estos alimentos. El valor bajo en harinas, legumbres o pasta italiana proporciona estabilidad en estos productos.

    El control de la actividad del agua de los alimentos se efectúa de dos maneras: mediante el secado y mediante la incorporación de sal o azúcar para atrapar las moléculas de agua.

2. El **PH** o grado de acidez o alcalinidad determina la clase de agente contaminante y los cambios ocasionados en los alimentos. Los gérmenes proliferan mejor en los alimentos más básicos o con PH más alto, y peor en los más ácidos o con PH más bajo. Las bacterias se multiplican en un rango de PH desde 4,5 a 9, y cuando más se reproducen es en rango de PH de 6,5 a 7,5. Así, las frutas ácidas están sujetas a los ataques de mohos y levaduras, mientras que las frutas y verduras alcalinas constituyen medios más favorables para las bacterias.

3. **Temperatura**: es el factor ambiental de mayor influencia en la multiplicación de los microorganismos alimentarios.

   Menor de 5ºC. Los microorganismos se inactivan y dejan de multiplicarse. Para la muerte de algunos microorganismos, ejemplo el anisakis, es necesario que estén a 3ºC durante 3 días. En temperaturas de congelación inferiores a -18ºC los alimentos no deben estar más de 4 meses.

   5º - 60ºC : los microorganismos se multiplican.

   65º - 100º C : mueren la mayoría de los microorganismos.

PREVENCIÓN DE TOXIINFECCIONES ALIMENTARIAS

Las toxiinfecciones alimentarias son producidas por la ingesta de alimentos contaminados por microorganismos patógenos o sus toxinas. Suelen producir trastornos como dolor abdominal, náuseas, vómitos y algunas veces fiebre.

Las enfermedades diarreicas provocadas por los alimentos y el agua son responsables de 2,2 millones de toxiinfecciones alimentarias, de las cuales 1,9 millones de personas son niños.

Debemos seguir una serie de **pautas** sencillas y eficaces para prevenirlas:

1. **Comprar de forma adecuada.**

   Al comprar alimentos deben dejarse para el final los productos congelados y los perecederos. El tiempo transcurrido desde que se compran y almacenan debe ser el más corto posible. Durante la compra debemos prestar especial atención al etiquetado, sobre todo en lo referente a la fecha de caducidad.

   La planificación de la compra de alimentos debe tener en cuenta la planificación del menú diario o semanal.

   Hay que elaborar una lista de alimentos en tres columnas:

- alimentos no perecederos (arroz, legumbres, azúcar y cereales),

- frescos (leche, fruta, verduras, pescados y carnes) y

- congelados, que muchas veces debemos guardar en bolsas tipo nevera para conservarlos mejor.

Debemos seleccionar los alimentos según diversos criterios tales como ahorro de dinero, reducción de tiempo y relación calidad-precio.

Es necesario elegir supermercados y comercios que ofrezcan garantías sanitarias, por ejemplo evitar la compra en mercadillos y venta ambulante, ya que la mayoría no han superado un control sanitario.

Según un estudio efectuado por la OCU (Organización de Consumidores y Usuarios) sobre la relación calidad-precio entre diferentes supermercados españoles se llegó a la siguiente conclusión: Durante el año 2011, cada familia española gastó cerca de 7.000 euros al año en alimentación, lo cual representa un 15% del presupuesto familiar total, el gasto en alimentación ocupa el segundo lugar en los presupuestos familiares después de la compra de vivienda y gastos de mantenimiento de vivienda (agua, luz, gas, comunidad, etc.).

Elegir bien el supermercado que te interesa con los criterios de ahorro en la relación calidad-precio nos permite ahorrar cerca de 2.500 euros al año. Se llegó a la conclusión de que los supermercados españoles que mejor relación calidad-precio ofrecían al cliente eran Alcampo, Carrefour, Mercadona, AhorraMás, Dani, Almivar y Sangüi. Dependiendo del producto alimenticio que compremos, nos interesa hacer la compra en un supermercado u otro. Los alimentos envasados más baratos los venden en Sangüi y Alcampo. La fruta más económica la venden en Dani, Almivar y Carrefour. Si quieres comprar carne acude a Dani, Tambo y Mercadona, y el pescado cómpralo en Dani, Mercadona y Carrefour.

Recomendaciones de **calidad** de alimentos para su compra:

- **Pescado fresco**. Para ser un alimento de calidad ha de tener las siguientes garantías de calidad: cuerpo arqueado y rígido; piel húmeda y brillante, sin arrugas ni manchas y con los colores propios de cada especie; escamas bien unidas entre sí, brillantes y no viscosas; branquias coloreadas desde tonos rosados a rojos intensos, también húmedas y brillantes, con olor suave; los ojos deben ser trasparentes, brillantes y salientes, el iris no debe ser rojizo; la carne debe ser firme. Hay que evitar los pescados no frescos con piel que contiene escamas que se desprenden con facilidad. Las agallas son decoloradas y grisáceas. No elegir pescados con ojos arrugados y hundidos en las orbitas. La carne es blanda si al presionarla con los dedos deja huella, y no es de calidad. No seleccionar pescados con olor desagradable putrefacto o a amoniaco.

- **Marisco fresco**. Los mejillones y almejas es conveniente que estén dentro de sus conchas cerradas. Las gambas y otros crustáceos se recomienda que tengan el caparazón blando y no deben ser fáciles de desprenderse la cabeza y las patas. Los calamares y pulpos no han de haber perdido su fuerte pigmentación, ni la carne blanca o nacarada, ni poseer olor desagradable.

- **Carne**. Es recomendable comprar carne con certificado de calidad, que haya pasado satisfactoriamente controles veterinarios. Es aconsejable comprar la carne picada en máquinas de carnicería y no envasada en paquetes. No debemos consumir carne con mal olor ni reflejos iridiscentes en su superficie. Es conveniente comprar carne magra con poca grasa como pollo, pavo, ternera blanca, conejo y carne magra de cerdo. Al comprar carne de cerdo se aconseja elegir cortes de carne firme y color rosado.

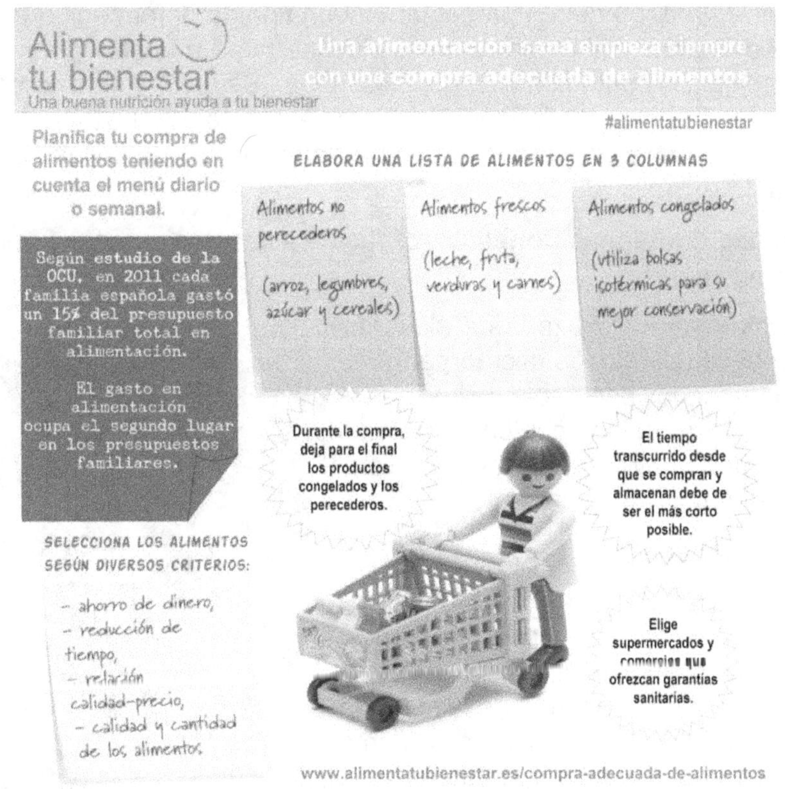

- **Huevos**. Mire la fecha de envasado. La cáscara tiene que estar intacta y limpia, sin roturas, grietas o manchas. Debemos comprar huevos con la fecha de caducidad de consumo lo más alejada posible a la fecha actual. El color de la cáscara (moreno o blanco) depende de la especie de gallina pero no implica diferencia nutricional.

- **Lácteos**. La leche desnatada y el yogur fresco desnatado son más bajos en grasa saturada y colesterol. La leche pasteurizada ha eliminado todos los gérmenes alterantes, pero debe conservarse en una nevera fría. La leche en polvo se conserva durante más tiempo pero tiene el inconveniente de que contiene mayor proporción de grasas saturadas.

- **Frutas** y **verduras**. Rechazar las piezas que no tengan la piel limpia, brillo o el color propio del producto y las deterioradas con abolladuras, grietas y perforaciones. Compre la suficiente cantidad de verdura y fruta de temporada, la calidad y los precios son mejores. Las verduras congeladas deben estar bien envasadas.

- **Conservas**. No es aconsejable comprar las latas oxidadas o con herrumbre, no deben presentar ningún tipo de deformación como abolladuras y abombamientos. Muchas latas abombadas lo son debido a la contaminación por *clostridium*. Se recomienda comprobar la fecha de caducidad, los ingredientes del producto, la fecha del envasado y la composición nutricional del mismo en las etiquetas.

2. **Evitar las contaminaciones cruzadas** de alimentos durante su preparación en casa

La contaminación cruzada de alimentos se produce cuando los microorganismos son transferidos por medio de las manos, equipos para cocinar, cubiertos y alimentos crudos a alimentos sanos y listos para consumir.

Hay que **lavar**:

- Alimentos como las **frutas** y **verduras** deben lavarse a conciencia incluso si se van a pelar y cortar a trocitos antes de preparar una ensalada fresca, una cocción o guiso de verduras, así como un postre con frutas.

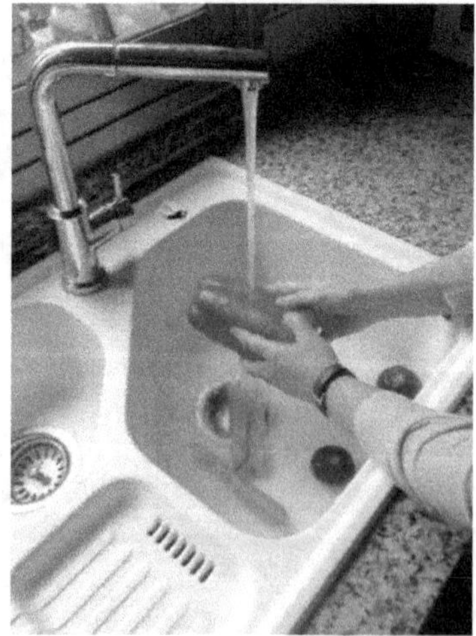

- Las **manos** se lavarán siempre antes de preparar un alimento o después de haber tenido contacto con zonas que podrían estar contaminadas.

- Los **utensilios** y cubiertos de cocina que se emplean para la preparación de alimentos tienen que fabricarse con materiales resistentes a la corrosión, lavarse con agua caliente para eliminar los gérmenes y secarse con un paño limpio de cocina. Las bayetas, estropajos y paños de cocina pueden albergar gérmenes, por lo cual se recomienda su inmersión en 1 litro de agua caliente con detergente y lejía. Los muebles como los armarios deben limpiarse de polvo e insectos, la encimera de la mesa y el suelo de la cocina han de fregarse con jabón y lejía. Se aconseja no utilizar las mismas superficies para manipular alimentos crudos y contaminados.

3. **Elaboración y conservación correcta de los alimentos.**

   Los alimentos deben reunir una serie de requisitos para evitar el contagio bacteriano.

   - Una de las formas más fáciles de propagar bacterias entre alimentos es la contaminación cruzada que se produce cuando los alimentos entran en contacto con sustancias nocivas para la salud, por ejemplo la sangre de la carne cruda que contiene la bacteria *E. Colli* al contactar con alimentos cocidos. Es conveniente no descongelar alimentos a temperatura ambiente, sino que se deshelarán en el refrigerador para evitar el crecimiento de bacterias.

   - Cocinar los alimentos con la menor antelación posible a su consumo y consumirlos lo más pronto posible.

   - Descongelar los alimentos en el horno microondas o en la parte inferior del frigorífico. La carne y el pescado se descongelarán previamente antes de su cocinado para permitir la difusión del calor en su interior. Mantener los alimentos descongelados en el frigorífico hasta su cocinado para evitar contaminaciones. No volver a congelar alimentos previamente descongelados.

   - Es mejor consumir alimentos cocinados, pues la cocción a temperaturas superiores a 70ºC mata los gérmenes.

   - Evitar el consumo de huevos crudos, ya que este alimento es fuente de salmonellas. Por tanto es aconsejable tener especial cuidado con las salsas preparadas con huevos como mayonesas, salsa holandesa o mostazas, siendo más recomendables las salsas envasadas de bote.

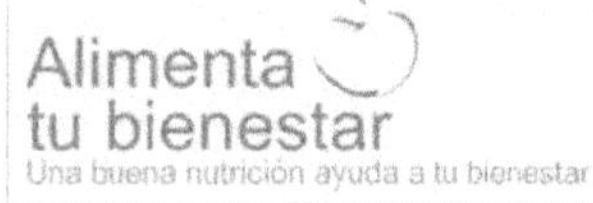

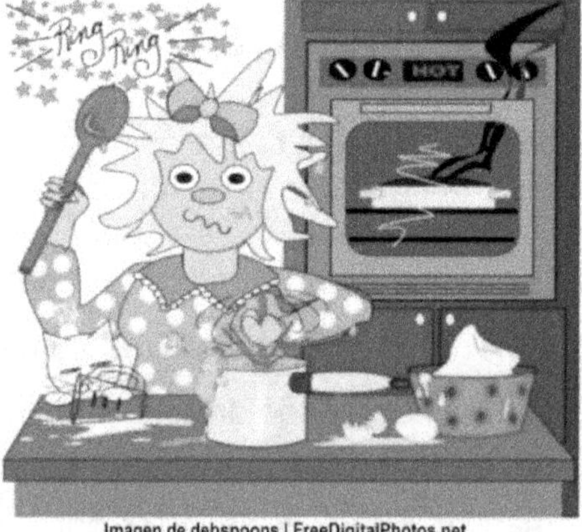

Imagen de debspoons | FreeDigitalPhotos.net

www.alimentatubienestar.es/higiene-alimentaria

- Revisar y respetar la fecha de caducidad de los alimentos envasados (leches, yogures, salsas, etc.).

- Los alimentos deben reunir una serie de requisitos para su correcta conservación en el frigorífico:

  -Se colocarán en estantes superiores los alimentos cocinados que nunca deben estar en contacto con alimentos crudos. Es conveniente refrigerar los guisos para su conservación, que no permanecerán más de 2 horas a temperatura ambiente y se congelarán a los 4 días después. En caso de duda se recomienda tirar los restos de comida, ya que a veces son fuente de infecciones. Una vez abiertos los envases del tomate frito y los guisos, se debe trasladar el contenido a un recipiente.

  -La carne y el pescado crudos se conservan envueltos en papel de aluminio, plástico o en un recipiente hermético (*tupper*). El jamón york y el chóped deben guardarse en la parte baja del frigorífico.

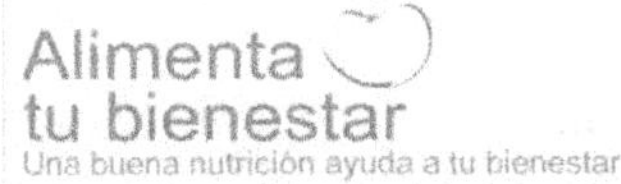

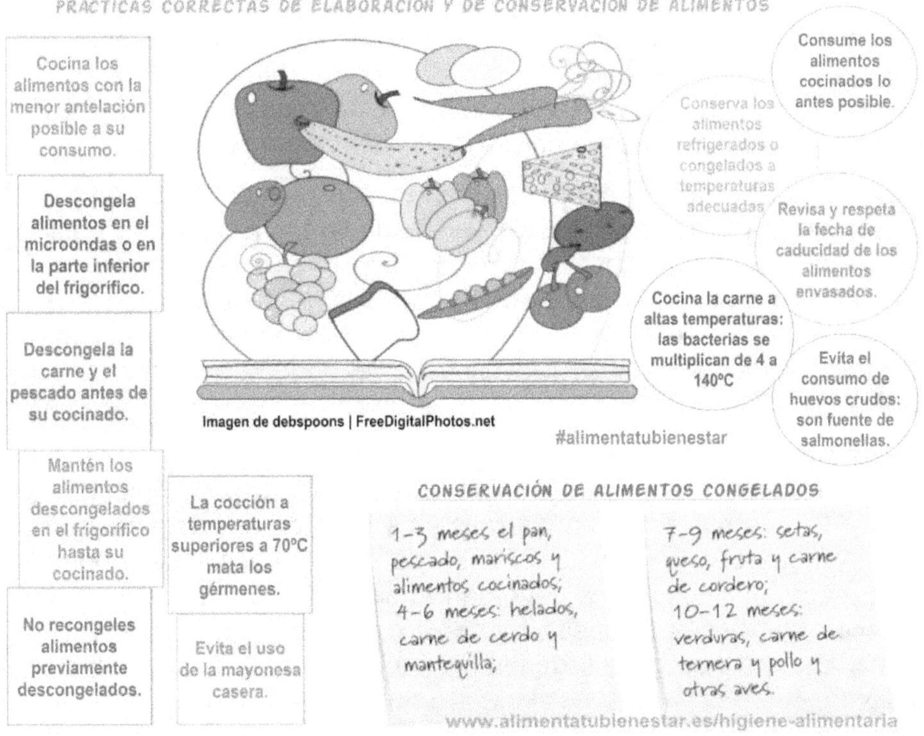

Los huevos se conservan con la cáscara limpia y no se mantendrán refrigerados más de 3 semanas.

-Las frutas y verduras se guardan en la parte baja del refrigerador, aunque las patatas, plátanos, cebollas y limones no necesitan frío para su conservación.

■ La conservación de los alimentos congelados:

-1-3 meses el pan, pescado, mariscos y alimentos cocinados.

-4-6 meses: helados, mantequilla, carne de cerdo y aves.

-7-9 meses: setas, queso, y carnes de cordero y rojas.

-10-12 meses: verduras y frutas.

■ Controlar la temperatura: Las bacterias se multiplican de 4 a 60 °C, con lo cual se recomienda que el pollo, las hamburguesas y los filetes se cocinen a altas temperaturas o superiores a 100°C.

PREVENCION DE LA ANISAKIASIS

La anisakiasis es una parasitosis del pescado y de los cefalópodos causada por las larvas de nematodos del género *Anisakis,* que afecta al hombre si no se toman las medidas preventivas adecuadas. Es un problema de salud pública cuya incidencia está aumentando mucho últimamente, por lo que las medidas preventivas son cada vez más necesarias para controlar el avance de la enfermedad. España es el segundo país con mayor número de intoxicaciones por anisakis después de Japón.

Se presenta al consumir pescado marino crudo o insuficientemente cocinado con larvas de anisakis sin someterlo a congelación previa. Se encuentra en el tubo digestivo de la sardina, el boquerón, el arenque, el abadejo, el salmón, la merluza, la pescadilla, la caballa, el bonito, el jurel o el rape. Los pescados más parasitados son la merluza y el bonito, pero los que más anisakiasis provocan son el boquerón, la anchoa y la sardina.

Genera cuadros gastrointestinales agudos que aparecen 1-12 horas tras la ingesta del pescado contaminado, cuyos síntomas son náuseas, vómitos y dolores gástricos con diarreas. Los cuadros alérgicos aparecen de 1-24 horas tras la ingesta del pescado contaminado y se producen por la reacción inmunológica del organismo a las proteínas del parásito. Aparecen erupciones cutáneas rojizas acompañadas de picores abundantes. Los cuadros graves generan anafilaxia, urticaria grave e hipotensión.

Medidas preventivas para evitar la parasitación por anisakis:

- Compre el pescado limpio y sin vísceras, si no lo está quítele las tripas lo antes posible.

- Cocinar el pescado a una temperatura mayor o igual a 60ºC durante un mínimo de 10 minutos destruye cualquier larva de anisakis; sin embargo, el microondas no las destruye.

- En la elaboración de determinados platos con pescado crudo, como es el caso de maatje, sushi, sushimi, pescado marinado y boquerones en vinagre, es necesario **congelarlos** a -20ºC durante una semana para matar el parásito y eliminar el riesgo de contraer la enfermedad.

  - En el caso de los boquerones en vinagre la congelación se llevará a cabo con la máxima antelación posible al marinado en vinagre.

  - Pescado marinado como ceviches.

- Sashimi, sushi, carpaccios que deberán congelarse.

- Huevas de pescados crudos.

- Arenques y pescados crudos preparados en salmueras.

- Pescados ahumados de las especies: arenque, caballa, salmón y espadín del Atlántico o Pacífico.

Bibliografía

¿Qué entendemos por higiene alimentaria? Saludalia.com *http://www. saludalia.com/nutricion/higiene-alimentaria*

Reglas de preparación de los alimentos según la OMS. Doctissimo. *http://nutricion.doctissimo.es/alimentos/higiene-tecnicas-culinarias/ reglas-de-la-preparacion-de-los-alimentos-segun-la-oms.html*

Higiene. Conservación y preparación de alimentos. Canal salud. *http:// canalsalut.gencat.cat/es/home_ciutadania/vida_saludable/alimenta-cio/higiene_conservacio_i_preparacio_daliments/*

Guía para una compra inteligente y saludable. Ces nutrición. *http:// cesnutnutricio.com/nutricion/descargas-alimentacion/guia-compra-alimentos-saludables-(senc).pdf*

Prevención de la intoxicación alimentaria. Medline Plus. *www.nlm.nih. gov/medlineplus/ency/article/001981.html*

Intoxicación por el anisakis. Web consultas. *www.webconsultas.com/*

¿Conoce usted los riesgos de la anisakiasis? Campaña de prevención de Madrid Salud.

Capítulo 13

LAS CALORÍAS

La caloría es una unidad térmica que se define como la cantidad de calor requerido para subir la temperatura de un gramo de agua en un grado centígrado de 14,5 a 15,5 grados a la presión normal.

La caloría se emplea como unidad de medida de la energía de los alimentos ingeridos y así poder elaborar a menudo dietas adecuadas y bajas en calorías (suelen suponer un 30%), lo que nos permitirá una reducción de peso en los casos en los que se haya diagnosticado sobrepeso.

En algunos alimentos se habla de calorías vacías o basura, que suelen provenir de alimentos con muy poco valor nutritivo, como suelen ser los refrescos azucarados y las bebidas alcohólicas.

En las etiquetas de los alimentos se aporta información sobre el valor energético de algunos alimentos y se expresa en Kcal/kg o también en raciones de 100 gramos que corresponden a una dieta normal.

La energía de los alimentos que ingerimos es la que nos permite realizar actividades diarias. Las proteínas y los hidratos de carbono proporcionan 4 calorías por gramo y las grasas 9 calorías por gramo. Para mantenernos en nuestro peso es necesario ajustar el consumo a nuestras necesidades, porque lo que consumimos en exceso se almacena en forma de grasa. En una dieta equilibrada se necesita ingerir el 55% de nuestra energía procedente de los hidratos de carbono de las frutas y verduras, que aportan nutrientes como vitaminas, sales minerales y antioxidantes y mantienen el PH del cuerpo alcalino.

Otras fuentes de hidratos de carbono son el pan, los cereales y las legumbres. Las grasas no deben aportar más del 35% de la energía total y se encuentran en los aceites, mantequillas, crema y embutidos. Las proteínas vegetales y animales aportan el 15%.

La cantidad de energía que debe consumir una persona al día viene condicionada por su gasto energético total, que es la suma de su metabolismo basal, el efecto termogénico de los alimentos, el trabajo muscular y las calorías necesarias para recuperarnos de una enfermedad o accidente o factor injuria.

El metabolismo basal es el consumo energético necesario para mantener la temperatura corporal y las funciones vitales de nuestro organismo. Su fórmula es 24 Kcal/peso. Depende de la superficie corporal, la masa grasa, el sexo, la edad, los embarazos, raza, clima, alteraciones hormonales, estados nutricionales actuales y otros.

El efecto termogénico de los alimentos es el consumo energético que aparece como consecuencia de la digestión de los alimentos. La energía es de un 30% si se ingieren proteínas, 6% si se ingieren hidratos de carbono y 14% si se ingieren grasas.

El trabajo muscular es el gasto energético necesario para el desarrollo de sus propias actividades tales como andar y otro ejercicio físico. En una persona moderadamente activa representa del 15 al 30% de las necesidades totales de energía.

Injuria es una energía adicional necesaria para tratar enfermedades o problemas. Depende de la gravedad, duración y tipo de patología que padece el individuo.

Las calorías son necesarias porque proporcionan energía al organismo para su correcto funcionamiento. Es necesario mantener un equilibrio entre las calorías que consumimos con los alimentos y las calorías que gastamos con nuestra actividad física para evitar el sobrepeso y la excesiva delgadez.

¿Cómo puedo adelgazar? ¿Cuántas calorías necesito consumir para adelgazar?

- Factor sexo: si eres hombre multiplica tu peso por 25 y si eres mujer por 23.

- Factor edad:

  - Si tienes menos de 25 años hay que sumar 300 calorías.

  - Si tienes entre 25 y 45 años déjalas como está sin sumar ni restar.

  - Si tienes entre 45 y 55 años resta 100 calorías.

  - Si tienes entre 55 y 65 años resta 200 calorías.

  - Si tienes entre 65 y 75 años resta 300 calorías.

- Factor actividad física:

  - Nula o vida sedentaria, dejar el cálculo como está.

  - Actividad física leve: andar 20 minutos al día, ordenar la casa, trabajo con algo de esfuerzo físico. Suma 100 calorías.

- Actividad física moderada: trabajo al que se le suma un esfuerzo físico considerable como bailar 3 días a la semana. Suma 200 calorías.

- Actividad física elevada: ir todos los días al gimnasio, hacer algún tipo de ejercicio físico diario. Sumar 300 calorías.

TABLA DE CALORIAS DE LOS ALIMENTOS POR CADA 100 grs

FRUTAS	VERDURAS	CARNES	LACTEOS
Aguacate 167	Acelgas 33	Buey, solomillo 111	Leche entera 68
Albaricoques 44	Ajos 139	Butifarra cocida 390	Leche semidesnatada 49
Cerezas 77	Alcachofas 64	Lomo de cerdo 208	Queso desnatado 70
Ciruelas 44	Apio 20	Conejo 162	Queso manchego 376
Coco 646	Berenjena 29	Costillas de cordero 215	Queso de bola 349
Chirimoya 78	Berro 21	Jamón serrano 380	Queso parmesano 393
Dátil 279	Calabacín 31	Jamón york 289	Queso roquefort 405
Frambuesa 40	Calabaza 24	Pollo 85	Yogurt desnatado 42
Fresas 36	Cardo 21	Pavo 225	Yogurt natural 62
Granadas 65	Cebolla 47	Bistec 185	**CEREALES Y PASTA**
Higos 80	Col 28	**PESCADOS**	Arroz blanco 354
Kiwi 51	Col de Bruselas 54	Anchoas 175	Arroz integral 350
Limón 39	Coliflor 30	Anguila 200	Avena 367
Mandarina 40	Setas 20	Atún 225	Pan blanco 255
Mango 57	Endibias 22	Bacalao fresco 74	Pan integral 239
Manzana 52	Escarola 37	Bacalao seco 322	Pasta 368
Melocotón 52	Espárragos 26	Calamar, sepia 82	**LEGUMBRES**
Melón 31	Espinacas 32	Gambas 96	Garbanzos 361
Membrillo 33	Grelos 11	Langosta 67	Judías secas 330
Moras 37	Guisantes 92	Langostino 96	Guisantes secos 317
Naranja 44	Judías tiernas 39	Lenguado 73	Habas secas 343
Nectarina 64	Lechuga 18	Lubina 118	Judías secas 330
Papaya 45	Maíz dulce 50	Mejillón 74	Lentejas 336
Peras 61	Nabos 29	Merluza 86	**PRECOCINADOS**
Piña 51	Patata cocida 86	Mero 118	Canapés 234
Plátano 90	Pepino 12	Pulpos 57	Canelones 127
Pomelo 30	Perejil 55	Rape 86	Empanadillas 243
Sandía 30	Pimientos 22	Salmón 172	Pizza 234
FRUTOS SECOS	Puerros 42	Salmonete 97	**DULCES**
Almendras 620	Tomate 22	Sardinas 151	Azúcar 380
Avellanas 675	Zanahoria 42	Trucha 94	Chocolate 528
Nueces 660	**ACEITE DE OLIVA 883**	**HUEVOS 162**	Bollería 315
Pistachos 561	**MANTEQUILLA 756**		Galletas 436

Fuentes:

Clínica Calatayud. http://www.ieslaasuncion.org/departamento/documentos/inicio/2024.pdf

Modactual.com. http://www.modactual.com/tabla-de-calorias-alimentos-diarios/

Con estos sencillos pasos podemos calcular las calorías necesarias en una dieta:

Ejemplo:

Una mujer de 57 años que pesa 70 kilos:

Multiplicamos el peso por 23 = 70 x 23 = 1.610 calorías.

Por tener 57 años restamos 100 = 1.510 calorías.

Por tener una actividad física ligera sumamos 100 calorías = 1.610 calorías.

Esta mujer necesita ingerir 1.610 calorías diarias para continuar pesando 70 Kg y para adelgazar necesitaría ingerir 1.609 calorías o menos.

En un régimen de adelgazamiento aparte del cálculo calórico se deben tener en cuenta una serie de medidas que nos ayudan a eliminar el agua y las grasas sobrantes de nuestro cuerpo:

- Para eliminar agua se ingerirán más de 2 litros o 8 vasos: beber 10 vasos de agua al día.

- Para eliminar grasa se incrementará el consumo de proteínas y se reducirá el de grasas y una ligera reducción de los hidratos de carbono. El ejercicio físico aeróbico desarrolla los músculos y quema la grasa del tejido adiposo.

Para adelgazar es importante cuidar el equilibrio calórico y conseguir un índice de masa corporal menor de 25, que se calcula con la siguiente fórmula:

IMC = Peso en kg / altura en metros cuadrados.

(Ver tabla de las equivalencias calóricas de cada alimento de la página anterior).

Los alimentos que contienen menos calorías o inferiores a 100 son las frutas y las verduras, que aparte son muy necesarias en nuestra dieta porque aportan vitaminas, sales minerales, sustancias antioxidantes, agua, hidratos de carbono y nos ayudan a mantener un PH alcalino que nos protege contra las enfermedades crónicas y degenerativas, que son las que desencadenan más muertes en nuestra época actual.

También es importante calcular las calorías que gastamos con el ejercicio físico. Para perder peso es aconsejable la práctica de ejercicios aeróbicos como andar deprisa, correr, subir escaleras, natación, squash, tenis, gimnasia aeróbica, etc., porque nos desarrollan los músculos y quemamos grasa. Los deportes que más calorías queman son el squash, el patinaje, el *footing* o carrera rápida y subir escaleras. La frecuencia y la intensidad del ejercicio físico influyen en el gasto calórico. Una persona que hace *footing* todos los días gasta muchas más calorías que si camina a paso rápido todos los días y que si va al gimnasio tres veces por semana.

Calorías que se gastan durante 30 minutos de actividad física:

- 36 calorías: reposo, meditación, sexo ligero.

- 40 calorías: hacer cola.

- 48 calorías: leer, sexo moderado.

- 55 calorías: hablar y sexo vigoroso.

- 70 calorías: trabajar.

- 110 calorías: caminar, surf, bolos, pescar y navegar.

- 166 calorías: taichí, golf, bailar, bádminton.

- 240 calorías: silla de ruedas.

- 253 calorías: natación.

- 258 calorías: remar, bicicleta, aerobic, tenis, esquí.

- 265 calorías: fútbol.

- 295 calorías: correr, escalada, gimnasia, baloncesto.

- 310 calorías: yoga.

- 443 calorías: boxeo, patinaje, squash.

Bibliografía

Las calorías. Zona diet.com. Marcela Dicatta. *www.zonadiet.comalimentación/calorías/html.*

¿Qué son calorías? *http://comeconsalud.com/alimentacion-nutricion/que-son-calorias/*

Capítulo 14

PRACTICAR EJERCICIO FÍSICO Y DEPORTE

En términos generales, la actividad física controlada y planificada nos reporta muchos y grandes beneficios, pero para obtenerlos hay que ser constantes en la práctica. Se recomienda practicarlo un mínimo de 30 minutos diarios, aunque lo aconsejable sería durante una hora diaria.

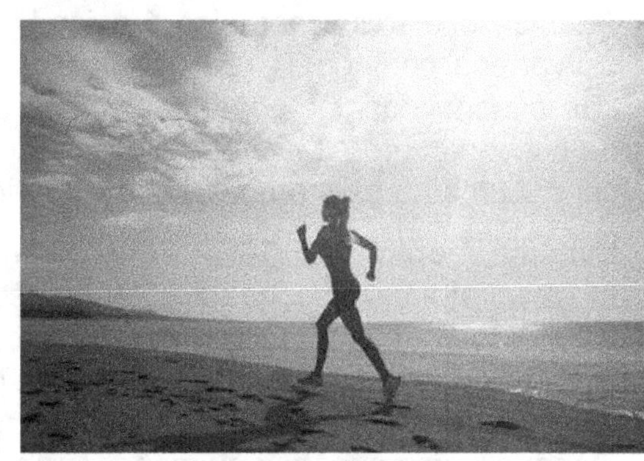

El ejercicio físico y el deporte proporcionan al cuerpo una buena capacidad cardiorrespiratoria, tono muscular, flexibilidad y una adecuada composición corporal. Además, combate el estrés y la depresión y mejora las capacidades psíquicas de la persona. Practicarlo con constancia prolonga nuestra vida. Así, por ejemplo, correr dos horas semanales aumentan seis años la esperanza de vida.

Aumentará su esperanza de vida si:

- Pasea de media hora a una hora diaria.

- Saca de paseo a su perro con frecuencia.

- Se aficiona a deportes.

- Acude con frecuencia a un gimnasio.

- No utiliza el ascensor, cada peldaño de escalera que sube o baja lo gana en salud.

- Si su casa está sucia, dedíquese a limpiarla.

- Aprovecho la posibilidad de caminar para visitar las ciudades y los parques naturales en los viajes.

Los **beneficios** del ejercicio físico son grandes y numerosos:

- **Sistema circulatorio**. El corazón es el órgano más importante del cuerpo; este, con el ejercicio físico, se muscula (aumenta la masa muscular) e incrementa la fortaleza muscular, lo que le permite impulsar con más potencia la sangre al resto del cuerpo.

  Favorece y aumenta la circulación arterial en todo el cuerpo. Aumenta el calibre de las arterias coronarias, mejora el riego sanguíneo del corazón y evita problemas de isquemia coronaria. Quema y disminuye la grasa superficial del corazón, lo cual aumenta la eficacia de cada latido. Disminuye la frecuencia cardiaca en reposo y regula el ritmo de los latidos cardiacos.

  Además, el ejercicio aeróbico desciende la tensión arterial, la hipertensión arterial comprime y reduce el calibre de los vasos arteriales, como consecuencia origina una falta de riego que daña a todos los órganos de nuestro cuerpo. Mejora la elasticidad y actividad del endotelio vascular. Aumenta el retorno venoso y previene la aparición de varices.

- **Sistema respiratorio**. Con el ejercicio físico fortalecemos los músculos respiratorios responsables de la inspiración y espiración del aire contenido en los pulmones. Por lo tanto, mejoramos la eficacia de la respiración, ya que en cada respiración podemos tomar más aire con menor gasto energético. Además, incrementa nuestra capacidad pulmonar y limpia nuestros pulmones. Aumenta la transmisión del oxígeno a la sangre, lo que beneficia el funcionamiento de nuestros órganos.

- **Sistema muscular**. Los músculos corporales se potencian con el ejercicio físico, se vuelven más fuertes y aumentan el tono muscular. Esto es muy importante para el correcto funcionamiento de los órganos corporales.

- **Sistema óseo**. El cuerpo comienza un proceso en el cual los huesos se hacen más potentes y fuertes, con el fin de soportar nuevas tensiones que provocan la musculatura. Previene la aparición de osteoporosis y la consecutiva presentación de fracturas.

- **Sistema articular**. Mejora la flexibilidad de nuestras articulaciones, que es la capacidad de mover las articulaciones sin dolor al máximo de sus posibilidades. Permite retrasar el envejecimiento y el desarrollo de artrosis.

- **Metabolismo y sistema inmune.** Aumenta el consumo de grasas durante la actividad, lo que contribuye a la pérdida de peso. Disminuye el colesterol total y el *colesterol malo* (LDL), aumentando el *colesterol bueno* (HDL). Mejora la tolerancia a la glucosa y posibilita la curación de la diabetes. Incrementa la acción de las enzimas musculares, lo que permite un mejor metabolismo del músculo y una menor exigencia de trabajo cardiaco.

Mejora la defensa inmunológica ante infecciones y lesiones diversas, ya que se estimula la producción de anticuerpos y glóbulos blancos, responsables de las defensas (linfocitos T).

Incrementa la secreción de diferentes hormonas que contribuyen a la mejoría de funciones del organismo.

- **Aparato digestivo**. Facilita la digestión y favorece el tránsito intestinal, lo que a su vez evita el estreñimiento.

- **Capacidades psíquicas e intelectuales**. Mejora la calidad de vida, la independencia de nuestras acciones, la autoestima y nuestra capacidad de socialización. Reduce la ansiedad, la ira, la depresión y el estrés. Potencia nuestras facultades intelectuales, tales como la aptitud para la concentración, la atención y la memoria, al tener el cerebro una mayor capacidad de oxigenación. Beneficia a la calidad y ritmo del sueño y disminuye el insomnio. Colabora en el mantenimiento de una vida sexual plena.

- **Retrasa el envejecimiento**. Muchas personas de 65 años que realizan una actividad física diaria tienen una mayor capacidad vital que una persona de 45 años que no realice una actividad física constante.

- **Combatir la obesidad**. La práctica continuada de ejercicio físico consume calorías, lo cual facilita la pérdida de peso, a la vez que aumenta la masa muscular y disminuye la masa grasa. Se recomienda para los regímenes de adelgazamiento sobre todo el subir escaleras deprisa y el *footing*, porque son los ejercicios físicos que más calorías consumen.

Es interesante conocer cuantas calorías puedes quemar mientras realizas ejercicios físicos o en tus tareas diarias con estas tablas de actividades, tanto deportivas como cotidianas.

Ejercicio físico aeróbico y anaeróbico: hacen referencia a la manera que tiene el organismo de obtener la energía: si es con necesidad de oxígeno es aeróbico, y sin necesidad de oxígeno es anaeróbico, aunque pueden intervenir los dos.

- Ejercicio **aeróbico**: se caracteriza por tener media o baja intensidad y larga duración, donde el organismo necesita quemar hidratos y grasas para obtener energía, y para ello necesita oxígeno. Son ejemplos de ello correr, nadar, ir en bici, caminar. Se suele utilizar para perder peso, ya que con ellos quemamos grasa.

- Ejercicio **anaeróbico**: son ejercicios de alta intensidad y de corta duración. No se necesita oxígeno porque la energía proviene de fuentes inmediatas que no pueden ser oxidadas por el oxígeno como son el ATP muscular, la PC o fosfocreatina y glucosa. Son ejercicios anaeróbicos las carreras de velocidad, hacer pesas o el Pilates. Son buenos para desarrollar y fortalecer nuestra musculatura.

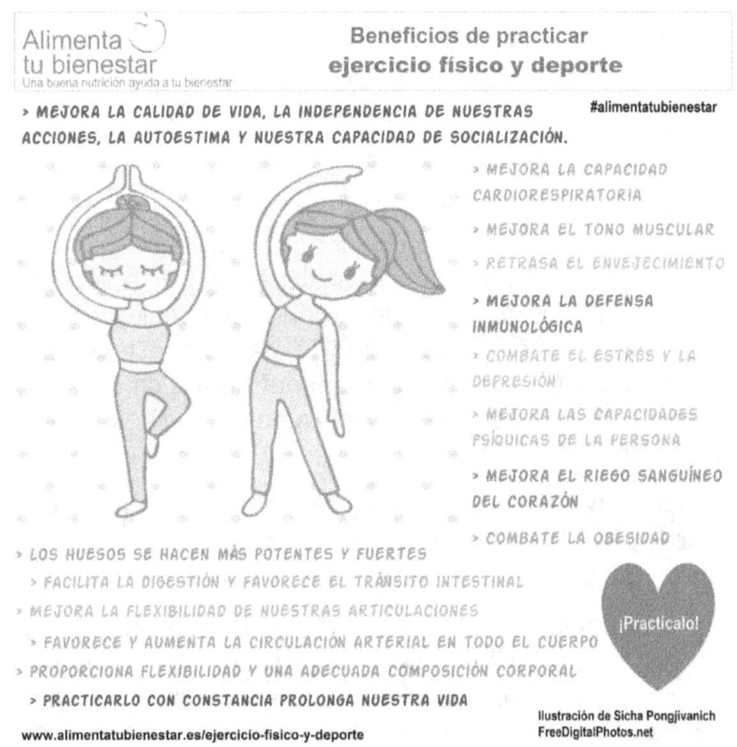

EL SEDENTARISMO

Es la falta de actividad física, tanto moderada como intensa, como la que se realiza con los deportes y ejercicio físico inferior a 30 minutos diarios. En la sociedad moderna, debido al aumento de comodidades en casa y en el trabajo, además de las largas jornadas laborales en trabajos cada vez más intelectuales, muchas personas llevan una vida sedentaria.

Según la OMS, «El sedentarismo es el cuarto factor de riesgo para la mortalidad mundial, provoca el 6% de muertes mundiales. El primer factor de riesgo mundial es la hipertensión arterial (13% de muertes), seguido del tabaquismo (8% de fallecimientos), la diabetes (6% de decesos), el sobrepeso y la obesidad (5% de óbitos)».

Es un factor de riesgo muy importante que debería tenerse en cuenta en las campañas de prevención de enfermedades, sin embargo varios países lo omiten. En España hay un 30% de personas sedentarias.

La inactividad física se calcula como causa principal del 30% de enfermedades del corazón, 27% de diabetes y 21-23% de los cánceres de mama y colon.

Las consecuencias del sedentarismo son:

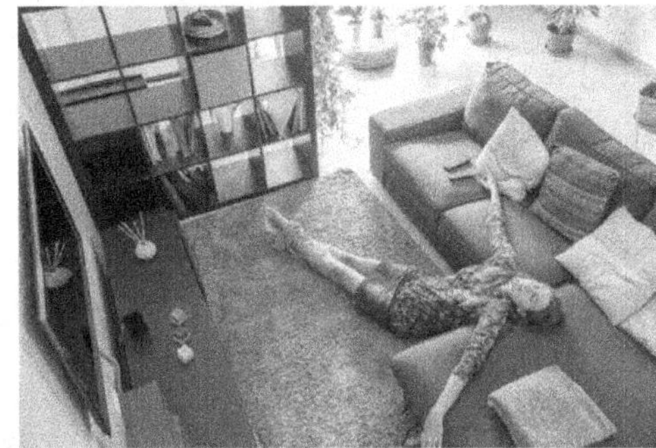

- Genera **obesidad**, ya que la persona sedentaria no quema las grasas que consume, acumulándose el exceso de grasa en algunas zonas corporales tales como el abdomen, caderas, piernas, etc.

- Ocasiona problemas **cardiovasculares**. El incremento del depósito de *colesterol malo* en las arterias origina aterosclerosis, que es causa de cardiopatías coronarias, enfermedades cerebrovasculares y problemas vasculares en otros órganos. Favorece la formación de trombosis y embolias en distintos órganos del cuerpo. Incrementa la tensión arterial.

- Produce **diabetes** porque disminuye la tolerancia a la glucosa y aumenta la resistencia a la insulina.

- Predispone al **cáncer** de **mama** y de **colon**. El ejercicio físico regular y continuo mejora el funcionamiento intestinal y evita el sobrepeso relacionado con el cáncer de colon. Las mujeres que practican ejercicio físico moderado o intenso tienen entre 8-14% menos de riesgo de contraer un cáncer de mama invasivo.

- Origina **osteoporosis** debido al debilitamiento, adelgazamiento y aumento de la fragilidad ósea, que origina como consecuencia fracturas.

- Provoca **cansancio** ante cualquier actividad que requiera ejercicio físico como subir escaleras, caminar, correr, levantar objetos y practicar deportes.

- Incrementa la **ansiedad** y el **estrés**. El ejercicio físico es relajante para la mente porque descarga la tensión nerviosa que acumulamos, lo que evita problemas de estrés y ansiedad. Predispone al deterioro cognitivo.

- Produce **dolores** de **espalda** y **desgarros** musculares

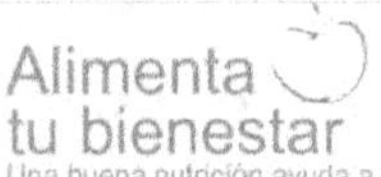

Consecuencias para la salud del sedentarismo

En la sociedad moderna, debido al aumento de comodidades en casa y en el trabajo, además de las largas jornadas laborales en trabajos cada vez más intelectuales, muchas personas llevan una vida sedentaria.

#alimentatubienestar

CONSECUENCIAS DE PASAR MUCHAS HORAS SENTAD@

> LA ACTIVIDAD ELÉCTRICA DE LOS MÚSCULOS DE LAS PIERNAS SE DETIENE
> OCASIONA PROBLEMAS CARDIOVASCULARES
> FAVORECE LA FORMACIÓN DE TROMBOSIS Y EMBOLIAS EN DISTINTOS ÓRGANOS
> GENERA OBESIDAD
> INCREMENTA LA TENSIÓN ARTERIAL
> PRODUCE DIABETES: DISMINUYE LA TOLERANCIA A LA GLUCOSA, AUMENTA LA RESISTENCIA A LA INSULINA
> PREDISPONE AL CÁNCER DE MAMA Y DE COLON
> AUMENTA DE LA FRAGILIDAD ÓSEA: ORIGINA OSTEOPOROSIS Y FRACTURAS
> INCREMENTA LA ANSIEDAD Y EL ESTRÉS
> PREDISPONE AL DETERIORO COGNITIVO
> PRODUCE DOLORES DE ESPALDA Y DESGARROS MUSCULARES

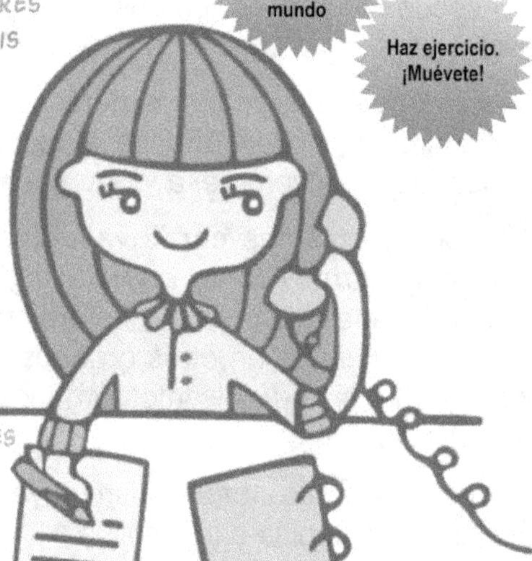

Ilustración de Sicha Pongjivanich
FreeDigitalPhotos.net

www.alimentatubienestar.es/sedentarismo

Bibliografía

Beneficios del ejercicio físico. Web consultas. Inma de Alonso. *www.webconsultas.com/*

Beneficios del ejercicio físico sobre la salud. Saludalia. *www.saludalia.com/.../beneficios-de-la-actividad-fisica-sobre-la-salud.*

OMS. Actividad física. *www.who.int/dietphysicalactivity/pa/es/*

OMS. Inactividad física. Un peligro de salud mundial. *http://www.who.int/dietphysicalactivity/factsheet_inactivity/es/*

Sedentarismo. Consejos para evitar sus peligros. *www.webconsultas.com/*

Capítulo 15

LOS DEPORTES

Practicar deportes es la mejor manera de mantener el cuerpo en óptimas condiciones y de mejorar su rendimiento a diferentes niveles. En el aspecto mental es muy relajante y combate el estrés, mejora nuestro rendimiento sexual y nos ayuda a prevenir todo tipo de enfermedades.

Según un estudio publicado en la revista *Forbes*, un grupo de investigadores consideraron como los deportes más saludables: la natación, el remo, el squash o frontón, el tenis, el fútbol, el baloncesto, el ciclismo, las carreras, la gimnasia, el esquí de fondo y el voleibol.

Los deportes más inocuos que puede practicar todo el mundo son la natación, el ciclismo ligero, la gimnasia, el esquí de fondo y el senderismo. Los deportes con alto nivel de esfuerzo físico como las carreras, el fútbol, el tenis, esquí y baloncesto son desaconsejables para enfermos de corazón, pulmón y personas muy delicadas.

Durante el verano conviene practicar los deportes por la mañana temprano o a últimas horas de la tarde para evitar golpes de calor por excesivo calentamiento del cuerpo, salvo la natación o jugar al frontón y baloncesto, que se pueden practicar en locales cerrados y climatizados.

LA NATACIÓN: EL DEPORTE ESTRELLA

La mayoría de los médicos recomiendan la natación como el deporte más saludable de todos. Entre sus numerosos e importantes **beneficios** se destacan:

- Trabaja y fortalece la mayoría de nuestros músculos corporales, potenciando los músculos de las extremidades, de la espalda, los músculos pectorales y abdominales, y protegiéndonos contra la artrosis y contracturas musculares dolorosas.

- Potencia el músculo cardiaco, lo cual mejora el trabajo del corazón.

- Estabiliza la tensión arterial.

- Estimula la circulación sanguínea.

- Controla los niveles de colesterol y glucosa sanguíneos.

- Mejora nuestra capacidad respiratoria. Facilita la eliminación de secreciones bronquiales.

- Fortalece los tejidos articulares previniendo posibles lesiones.

- Combate la obesidad porque consume muchas calorías, treinta minutos gastan 253 calorías.

- Nos protege de los efectos negativos del exceso de calor. En el verano es muy recomendable bañarse y nadar.

- Alivia el estrés y disminuye la ansiedad y los síntomas depresivos.

- Favorece la autoestima y el desarrollo psicomotor.

- Es el deporte menos lesivo, el agua actúa como una almohadilla protectora de nuestro cuerpo.

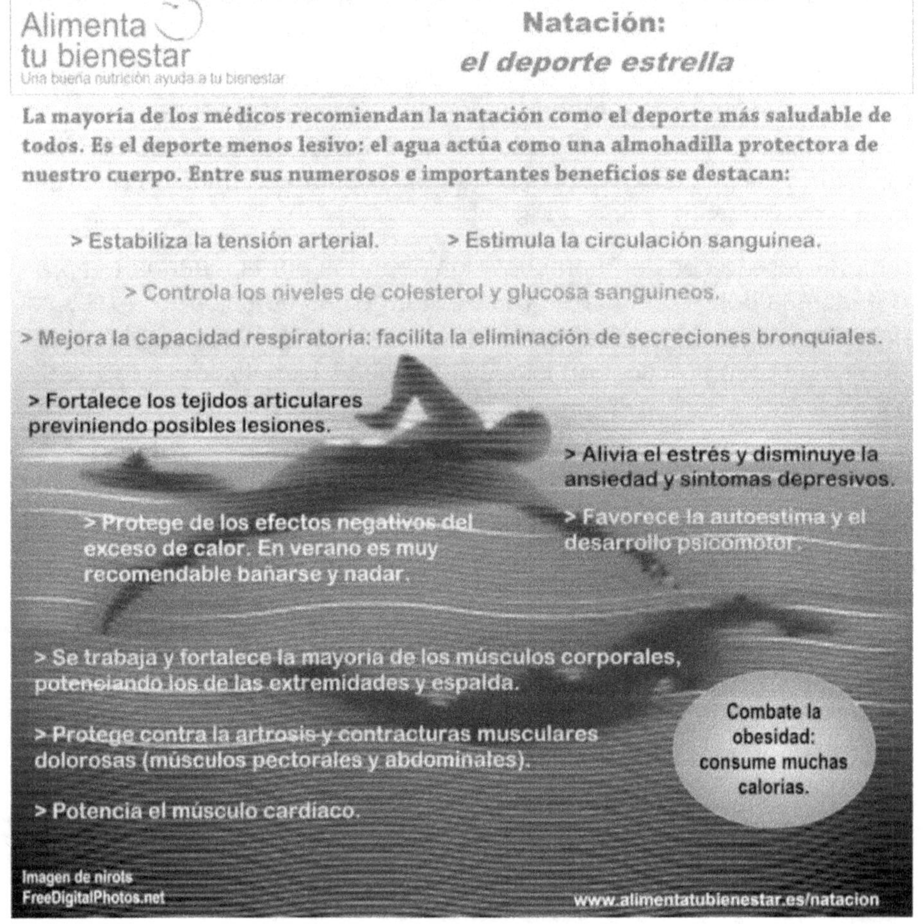

Es muy aconsejable aficionarse a la natación y acudir a nadar a una piscina durante todo el año 2 o 3 veces por semana durante media hora. Este deporte es recomendable para todas las personas de todas las edades y beneficia a enfermos del corazón, diabéticos, personas con problemas de espalda y artrosis.

Es más saludable nadar lenta y cómodamente durante un tiempo, sin realizar grandes esfuerzos físicos para no agotarse. El mejor estilo es el de espalda, que no presenta ningún inconveniente, está muy indicado en personas con artrosis vertebrales y es el que más facilita la respiración. El estilo de braza es el siguiente recomendado, y los estilos crol y mariposa son aconsejables para las personas que lo han practicado toda la vida. Los enfermos de corazón deberían abstenerse de nadar con el estilo mariposa.

Se recomienda 10 minutos de ejercicios de calentamiento antes de nadar y después de nadar pasear un poco y efectuar estiramientos para evitar enfriamientos.

Es necesario ingerir líquidos antes y después de nadar.

La vestimenta de los usuarios de piscinas incluirá gafas de sol protectoras para evitar conjuntivitis, tapones de oídos para impedir otitis y el uso de zapatillas en los vestuarios y en las proximidades del vaso para prevenir infecciones de los pies.

Durante el verano la mayoría de las personas acudimos a bañarnos a la piscina y o a la playa, pero es necesario que nademos además de refrescarnos con el agua. Sin embargo, algunas personas que padecen osteoporosis y catarros fuertes tienen desaconsejado bañarse.

Debemos abstenernos de nadar en algunas situaciones tales como las piscinas sin vigilantes (por si surge algún incidente), las playas vacías, con bandera roja o cuando el mar se vuelve muy agitado y peligroso. Los niños que no sepan nadar bien deberán usar flotadores o chalecos salvavidas. Siempre que surja un problema es necesario planteárselo al socorrista o médico.

Las personas que acudimos a las piscinas y playas para bañarnos debemos seguir una serie de **precauciones** para evitar problemas de salud:

- Busque la sombra, estar el mayor tiempo posible bajo los árboles o sombrillas.

- En la playa es mejor tomar el sol paseando por la orilla que tumbado sobre una toalla. Si tomamos el sol debemos proteger nuestra piel con cremas de fotoprotección solar adecuadas y emplearlas antes y después del baño.

- Proteja sus ojos con gafas solares homologadas, su cabeza con gorro o sombrero y su cuerpo con camisetas, vestidos y pareos.

- Es conveniente mojarse y refrescarse continuamente.

BENEFICIOS DE CAMINAR, SENDERISMO Y PASEAR EN BICICLETA

CAMINAR

Es un ejercicio físico que produce todos los beneficios posibles sobre nuestra salud y ningún inconveniente, y además posee la ventaja de que podemos contemplar el paisaje y charlar con nuestro compañero de ruta.

Es aconsejable caminar todos los días entre 30 minutos y 1 hora. Los individuos que no tienen la costumbre de caminar deberían empezar durante 15 minutos e ir prolongando de manera progresiva el tiempo de paseo. Las personas que deseen adelgazar deberán caminar rápido para consumir más calorías: pasear a ritmo lento consume 110 calorías y a ritmo rápido gasta 250 calorías durante media hora.

Es un ejercicio físico ideal para todas las personas de todas las edades.

Es un ejercicio aeróbico muy beneficioso para el organismo (Ver «Beneficios del ejercicio físico y deportes»). Recomendable para personas con enfermedades de corazón, asma, reuma, artrosis, diabetes, personas que padecen insomnio y exceso de estrés o ansiedad.

Durante el verano es mejor salir a pasear por la mañana temprano y por la noche. Se ha demostrado que los paseos nocturnos ayudan a conciliar el sueño y benefician a los diabéticos, ya que aumentan la secreción de insulina. En invierno la mejor hora para andar es a media mañana. Se debe evitar pasear los días de lluvia y nieve para evitar accidentes provocados por resbalones.

SENDERISMO

Es un ejercicio de intensidad ligera o mediana que consiste en recorrer caminos campestres y rutas de montaña. Puede realizarse en cualquier estación del año, siendo la actividad más recomendable para todas las edades porque se desarrolla en un entorno placentero, no se corren demasiados riesgos y no necesitan grandes condiciones físicas para practicarlo. Es un deporte que nos permite disfrutar de las maravillas de la naturaleza y crear un entorno social agradable con la familia y los amigos. Es ideal para las vacaciones de verano.

Se debe comenzar con 10 a 20 minutos de estiramientos y ejercicios de fuerza muscular para disminuir las lesiones y aumentar la flexibilidad. Se empezaría la ruta andando despacio para después ir aumentando de manera progresiva la distancia del trayecto y el ritmo de caminar. Si el trayecto es largo y la ruta necesita varias horas es conveniente parar para descansar y beber mucha agua antes y durante el trayecto.

Utiliza ropa ligera de algodón como un chándal o una camiseta y pantalón corto, una gorra, gafas de sol y zapatillas deportivas adecuadas. Es necesario protegerse con crema solar.

Beneficios del senderismo:

- La contemplación de las bellezas naturales nos relaja y es una medida muy eficaz para luchar contra el estrés.

- Beneficia al corazón, disminuye la frecuencia cardiaca y es un deporte ideal para enfermos de corazón.

- Tonifica los músculos de los miembros inferiores.

- Combate el sobrepeso porque incrementa el gasto calórico.

- Mejora nuestros lazos sociales con la familia y los amigos.

- Contribuye a captar vitamina D3 a través de los rayos solares.

IR EN BICICLETA

Es una forma entretenida de pasear y nos permite mejorar nuestras relaciones sociales con la familia y amigos. Es un ejercicio ideal para perder kilos porque consumimos 258 calorías en media hora y no es agotador. Es recomendable para todas las personas de todas las edades y su práctica no presenta inconvenientes en enfermos de corazón, artrosis, etc.

Es aconsejable montar en bicicleta durante 20-30 minutos diarios.

Es necesario ingerir líquidos antes y después de montar en bicicleta.

Los **beneficios** de andar en bicicleta son:

- Mejora tu capacidad pulmonar y cardíaca porque incrementa el ritmo cardiaco.

- Aumenta el flujo sanguíneo y se reduce el riesgo de trombosis.

- Reduce los niveles sanguíneos de colesterol y glucosa. Controla la tensión arterial.

- Adelgaza porque disminuye la grasa de tu cuerpo y quema calorías.

- Permite abandonar el hábito de fumar.

- Alivia el estrés y la ansiedad y mejora el estado de ánimo.

- Previene las artrosis.

- Beneficia a la espalda porque tonifica la musculatura y la protege de artrosis vertebrales y hernias discales.

- Se aconseja el uso de bicicletas clásicas de paseo y las híbridas y no se deben utilizar las bicicletas de montaña y carrera, ya que es más complicado mantener el equilibrio con ellas y obligan a ir con una postura muy doblada sobre el manillar.

- Es un medio de transporte eficaz para circular por las ciudades y pueblos y para el senderismo. Su uso nos permite ahorrar dinero.

- La vestimenta ideal para montar en bicicleta es: calzado deportivo adecuado, ropa ligera con camiseta y pantalón corto, ambos de algodón en verano y chándal grueso de algodón en invierno, casco (muy recomendable para evitar traumatismos craneales en caso de accidente), protección solar con crema, gorro y gafas adecuados, así como guantes de ciclista para agarrarse al manillar.

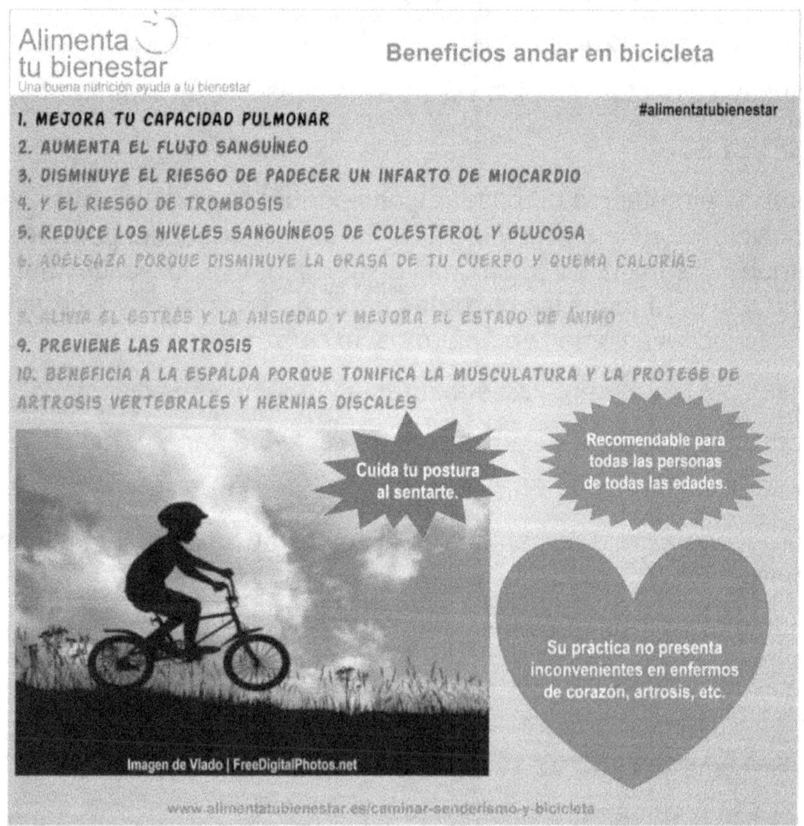

Cuida tu postura al sentarte, la mejor posición es la incorporada con el cuerpo formando un ángulo de 90°, porque la pelvis se mantiene recta y el hueso isquion reabsorbe la presión, que de otra forma recaería en los genitales.

Es necesario conducir a una velocidad adecuada a las condiciones del terreno, tráfico, etc.

En el verano el horario más adecuado es la primera hora de la maña- na y la última de la tarde, o se debe circular por lugares con sombra y fresquitos. Si circulas con bicicleta por montaña es aconsejable evitar los caminos peligrosos y las cuestas pronunciadas.

CORRER

Correr es un deporte saludable que comprende numerosas **ventajas individuales** como:

- Es un ejercicio aeróbico que consume muchas calorías: libera 295 en media hora y 600 en una hora. Se indica como preferente en las dietas de adelgazamiento.

- Reduce el riesgo cardiaco al descender la presión arterial y las cifras altas de colesterol sanguíneos. Estabiliza los niveles de glucosa sanguíneos y ayuda a prevenir la diabetes.

- Previene problemas respiratorios y mejora la situación de quienes padecen asma bronquial. Mejora la capacidad respiratoria y la oxigenación de la sangre.

- Aumenta la masa muscular y mejora la postura corporal. Es el ejercicio más eficaz para trabajar la parte inferior del cuerpo: piernas, glúteos y muslos.

- Mejora la calcificación de los huesos previniendo la osteoporosis y la osteopenia.

- Promueve la inmunidad mediante el incremento de los anticuerpos y las células inmunitarias (linfocitos B y T).

- Disminuye la depresión y la ansiedad y aumenta la confianza en la imagen personal. Levanta la autoestima y el ánimo, reduce el estrés y empuja a la creatividad. Vigoriza tu vida sexual.

Los beneficios de **correr en grupo** son:

- Libera más endorfinas y tolera mejor el dolor.

- Rinde más y ayuda a no abandonar.

- Motiva, aumenta la autoestima y genera compromiso entre pares.

- Contribuye al desarrollo de la confianza.

- Fomenta la responsabilidad para uno mismo y con otros.

- Desarrolla reglas que alejan de la violencia y la discriminación.

- Brinda más placer y diversión.

- Aumenta el entorno social a partir de la organización de eventos públicos y torneos.

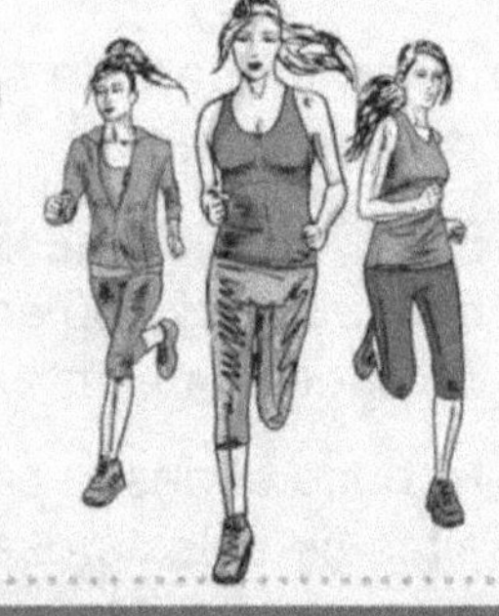

Marcela Bortoni (permiso concedido).

DEPORTES EN COMPAÑÍA: FÚTBOL, BALONCESTO, SQUASH Y TENIS

EL FÚTBOL

Es uno de los deportes más populares y jugados ampliamente en el mundo. El juego del fútbol conjunta a un equipo de once jugadores, el árbitro, una pelota y los goles. Este deporte implica aceleración, desaceleración, salto, cortar, girar y patear la pelota.

Sus **beneficios** sobre la salud son numerosos:

- Potencia el tono muscular global porque mantiene los músculos comprometidos durante largos periodos de tiempo persiguiendo a tu oponente, corriendo y dando saltos, ejercicios que construyen el músculo en las piernas.

- Salud cardiovascular: jugar al fútbol implica cambios constantes entre caminar, correr y saltar que benefician al corazón, mejorando su funcionamiento durante el ejercicio físico y reposo. Estabiliza el ritmo cardíaco y la tensión arterial.

- Fortaleza de los huesos: endurece nuestros huesos y previene la osteoporosis.

- Mejora la flexibilidad y la resistencia de tus músculos.

- Pérdida de peso: Jugar 45 minutos puede quemar 350 kilocalorías e incrementa el metabolismo, esto justifica la necesidad de incrementar la ingesta calórica con la comida después del partido de fútbol.

- Mejora la coordinación, habilidad y equilibrio de los movimientos complejos como el goteo, cambiar rápidamente de dirección, modificar diferentes tasas de velocidad, la agilidad, el equilibrio y la coordinación corporal.

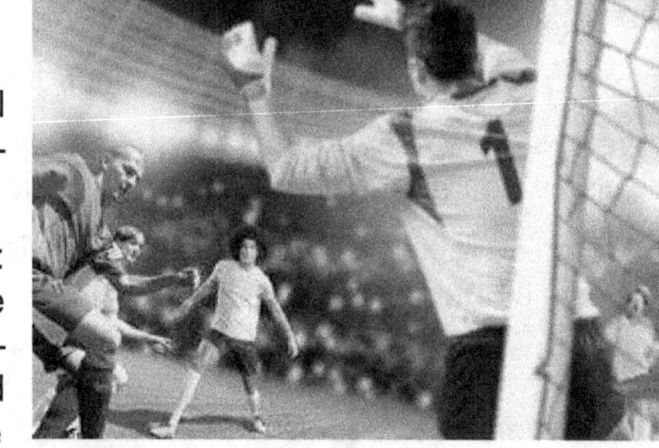

- Reduce el estrés, mejora el ánimo y la autoestima. Combate el insomnio.

- Las habilidades sociales: prevé una etapa donde se mejoran las habilidades sociales. Fomenta la amistad entre diferentes personas de diferentes culturas. Jugar al futbol significa trabajar en equipo, apoyar y colaborar con otros. Te enseña a pensar en términos más amplios, donde los objetivos personales se ven arrinconados por las metas del equipo. Construye tu espíritu de equipo.

- Te enseña a pensar sobre la marcha.

- Ayuda a incrementar la competencia en la concentración, perseverancia y disciplina.

- Enseña la determinación, responsabilidad y paciencia.

BALONCESTO

Es un deporte muy completo que desarrolla habilidades como equilibrio, concentración mental, capacidad de atención, confianza, autocontrol, rapidez de ejecución, agilidad muscular y reflejos que benefician a la salud.

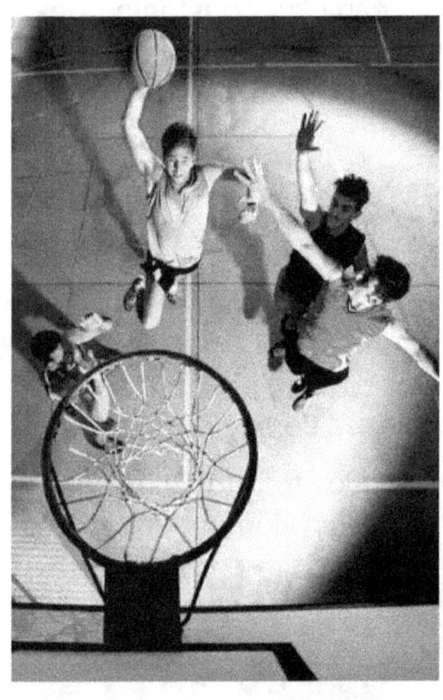

Es un deporte aeróbico con numerosos beneficios sobre nuestro sistema circulatorio, respiratorio, digestivo, óseo-muscular, neurológicos y psíquicos (Ver «Beneficios del ejercicio físico y deportes»).

• Adelgaza bastante: 30 minutos de baloncesto queman aproximadamente 295 Kcal y una hora cerca de 600 Kcal.

• Aumenta la vitalidad, mejora la resistencia a la fatiga y proporciona más energía y capacidad en el estudio y trabajo.

• Auxilia en el combate al estrés, ansiedad y depresión. Es relajante.

• Fomenta la convivencia entre familiares y amigos, te concede la oportunidad de conocer gente.

- Te enseña a convivir con el equipo de jugadores y a adquirir una mentalidad de trabajar en equipo de manera eficaz.

- Favorece estilos de vida sin tabaco, alcohol y drogas y reduce la violencia en personas temperamentales.

SQUASH

Es un deporte de raqueta que se practica con dos jugadores y consiste en golpear la pelota con la raqueta haciéndola rebotar en la pared. Se practica en centros deportivos cubiertos. Requiere una resistencia física constante pues golpear la pelota de caucho contra la pared requiere una constante exigencia.

Sus **beneficios** son:

- Optimiza la coordinación de movimientos y mejora los reflejos. Requiere mucha potencia y resistencia física para afrontar los movimientos rápidos y cambiantes que se suelen dar durante su práctica. Tonifica los músculos favoreciendo los músculos de cintura para abajo, de la espalda y la coordinación mano-ojo. Aumenta la fortaleza del sistema óseo.

- Incrementa la flexibilidad porque poder golpear la pelota en un determinado sentido requiere flexibilidad y agilidad de las articulaciones. Proporciona velocidad a sus ejecutantes.

- Es un ejercicio aeróbico con numerosos beneficios sobre nuestro sistema cardiovascular, respiratorio, digestivo, óseo-muscular y psíquico

(Ver «Beneficios del ejercicio físico y deportes»).

- Alivia el estrés. Agudiza la atención, coordinación y percepción.

- Es el deporte de mayor gasto calórico y ayuda a quemar grasas. Media hora de squash quema 443 Kcal y una hora cerca de 900.

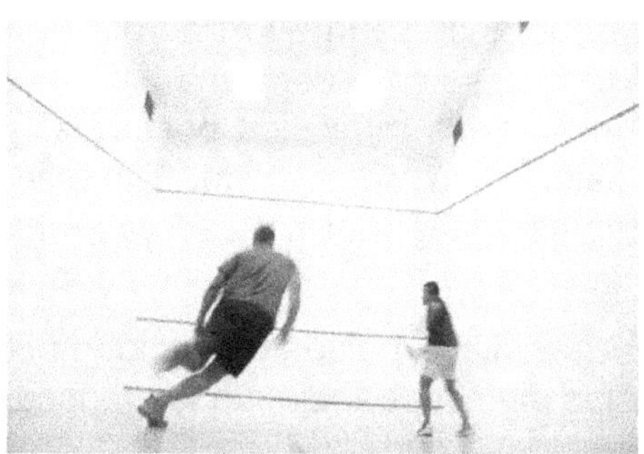

TENIS

- Practicar este deporte tres veces a la semana disminuye el riesgo de mortalidad.

- Aumenta la fuerza de las piernas en los diferentes arranques. Tonifica la musculatura de los hombros, espalda, tórax, abdomen y piernas. Mejora la coordinación de todo el cuerpo y estabiliza el balance dinámico del cuerpo debido a los distintos movimientos que deben realizarse en el momento de jugar.

- Aumenta la densidad y fuerza de los huesos, previene la osteoporosis.

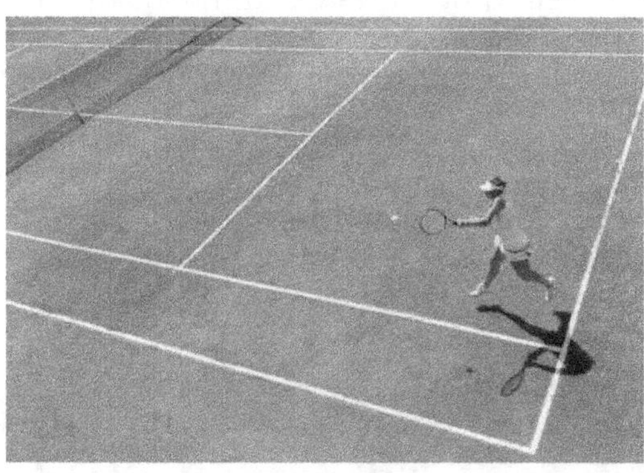

- Es un deporte aeróbico que aporta beneficios cardiovasculares, respiratorios, óseo-musculares, digestivos y neurológicos (Ver «Beneficios del ejercicio físico y deportes»).

- Adelgaza porque en media hora de tenis se queman 258 calorías y en una hora se queman más de 500.

- Los beneficios psicológicos son aprender a ganar y competir y trabajar en equipo, entre otros muchos, como tener mayor dominio de los momentos de presión y control del estrés físico, psíquico y emocional. Fomenta el espíritu competitivo, la disciplina, perfeccionar habilidades y un ritmo en el desarrollo de actividades.

REMO

Es un deporte que se puede practicar al aire libre en canoas y barcas y en un gimnasio con un aparato de remo.

El remo implica un alto trabajo de los grupos musculares superiores e inferiores, se considera una actividad de resistencia general o global. Se fortalecen los músculos posturales y estabilizadores que generan una espalda sana y tonificada. También se ejercitan varios grupos musculares como las rodillas, caderas, brazos y hombros, que mantienen una rotación de 90-130 grados en cada palada y queman muchas calorías.

Piernas: cada palada de remo implica una completa flexión y extensión de las piernas, trabajando los músculos de las pantorrillas, muslos, femoral, nalgas y caderas.

Tronco: remar es una de las formas de ejercicio en las cuales trabajarán todos tus músculos troncales, abdominales y de espalda.

Miembro superior: remar tonificará y fortalecerá el miembro superior. Hombros, espalda y brazos están implicados en la palada del remo.

- Es ideal para la rehabilitación: se reconstruye el tono muscular y la fuerza y se incrementan la movilidad y la flexibilidad.

- Pérdida de peso: el movimiento rítmico natural del remo para todo el cuerpo gasta calorías sin poner mucha carga en tus piernas y pies. Media hora de remo quema 258 kilocalorías y una hora más de 500.

- Mejora la salud cardiovascular. Trabaja gran parte de la musculatura cardiaca, ya que el corazón aumenta su frecuencia cardiaca con poca intensidad.

- Alivia el estrés y la ansiedad.

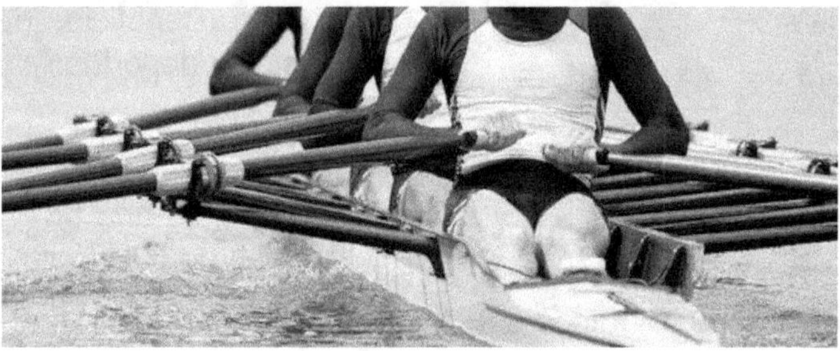

ESQUÍ

El esquí es un deporte importante para la salud tanto en su versión alpina como de fondo.

- Se practica al aire libre en entornos naturales donde el aire es mucho más puro que en las ciudades donde vivimos. Esto favorece la oxigenación de la sangre y mejora nuestra capacidad respiratoria.

- Es una de las mejores actividades para la prevención de las enfermedades cardiovasculares, ya que es un deporte aeróbico que implica
  mucho gasto energético. Adelgaza, media hora de esquí quema 258
  calorías y una hora más de 500.

- El esquí alpino trabaja todos nuestros grupos musculares como muslos, pantorrillas, nalga, abdominales, músculos dorsales de la espalda
  y de los hombros.

- Mejora el sentido del equilibrio debido a la correcta posición de los
  distintos grupos musculares. También se ven incrementadas la resistencia física, la agilidad y la concentración.

- Combate el estrés y ofrece una sensación de libertad y confianza.

Sin embargo, el esquí es un deporte que tiene sus contraindicaciones
debido a la altitud, como hipertensión arterial, enfermos cardiacos, bronquíticos crónicos, asmáticos y algunas enfermedades sanguíneas. Deberán abstenerse también las embarazadas y los niños menores de 18
meses.

También es un deporte que conlleva riesgos para la salud como esguin-
ces, fracturas, luxaciones, traumatismos craneales y lesiones tendinosas
y musculo-esqueléticas.

En condiciones extremas de frío puede dar lugar a cuadros de hipotermia
y congelación del cuerpo, por lo cual se aconseja abrigarse bien.

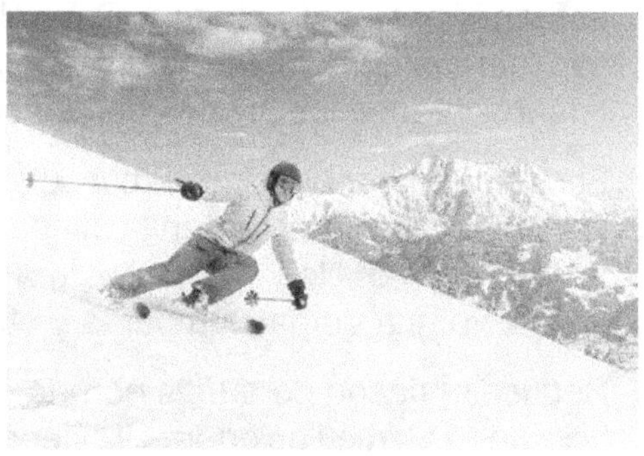

Se necesita una preparación física con ejercicios de calentamiento
antes de partir a esquiar. Es necesario calentar nuestro cuerpo
para que alcance una temperatura adecuada y los músculos con
ejercicios suaves para evitar lesiones musculares. La intensidad del
ejercicio físico deberá aumentar
de manera progresiva. Durante el
calentamiento es necesario tener una adecuada respiración para evitar el
bronco-espasmo o contracción de las vías aéreas bronquiales.

Se necesita una buena hidratación, por lo cual será necesario ingerir
abundante agua para que el cuerpo pueda trabajar adecuadamente para
mantener su temperatura actual.

El material necesario para esquiar comprende:

- **Casco** protector de la cabeza para evitar traumatismos craneoencefálicos que debería ser obligatorio llevarlo. Se producen descensos de 100 km/hora que pueden originar caídas por resbalones o tropiezos.

- Buenas **gafas** de sol, con los filtros adecuados para evitar lesiones oculares y quemaduras solares.

- Elección cuidadosa de las **botas**, los calcetines e incluso las plantillas. La forma del pie y los anchos de los talones determinan la idoneidad de un modelo u otro.

- Las mejores **tablas de esquí** son las polivalentes que se adaptan a cualquier tipo de pendiente y de forma de esquiar.

- **Fijaciones**, que son el nexo entre las botas y las tablas. Una fijación de mala calidad o inadecuada pone en peligro al esquiador. Debemos elegir bien teniendo en cuenta ciertas variables como peso, altura, talla de calzado y nivel o forma de esquiar.

- **Ropa** aislante térmica que nos evite el frío.

BENEFICIOS DEL BAILE PARA LA SALUD

El baile es un ejercicio que aporta numerosos beneficios a la salud física y mental. Se aconseja practicar con regularidad el baile todas las semanas.

- Fortalece el corazón y mejora la circulación. Ayuda a prevenir las enfermedades del corazón. Controla la presión arterial y los niveles sanguíneos de colesterol y azúcar. Aumenta los niveles de *colesterol bueno* y reduce los niveles de *colesterol malo*.

- Fortalece nuestro sistema muscular y mejora nuestra postura. Todos los tipos de baile requieren la alineación correcta de las diferentes partes del cuerpo. Una buena postura evita la fatiga y previene lesiones en la columna dorsal, lumbares y otras zonas del cuerpo.

- Reduce el riesgo de artritis porque disminuye el deterioro de la superficie de las articulaciones. Previene la osteoporosis ya que fortalece huesos como la tibia, el peroné y el fémur.

- Potencia la flexibilidad, agilidad y coordinación de los movimientos. El baile mejora la elasticidad de nuestros miembros (brazos y piernas), la armonía de movimientos, la agilidad e incrementa la resistencia muscular.

- Aumenta el nivel de energía de manera significativa con solo una clase a la semana. Media hora de baile quema 166 calorías y una hora más

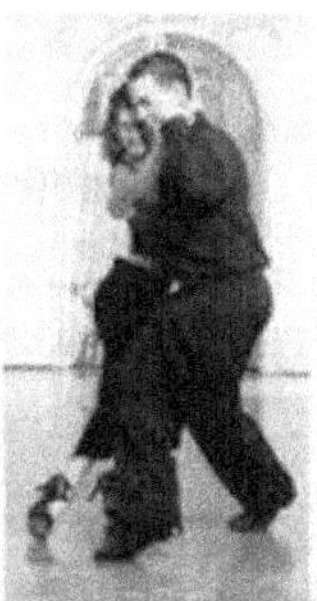

Bailar tango:
hace bien al cuerpo y al alma

GENERA EMOCIONES POSITIVAS. El tango implica una actividad física que se relaciona con emociones positivas, produce acercamiento social, disminución de los procesos de ansiedad y angustia; y también estimulación cerebral a través de la música.

EL VALOR DEL ABRAZO. La fusión en el abrazo de la pareja puede lograr una disminución del estrés mental. En el contacto físico, los bailarines se encuentran con el otro, a la vez que ejercitan su cuerpo de manera integral y logran mejorar la mecánica de sus propios movimientos.

DANZA TERAPÉUTICA. La música y la danza, si bien no constituyen por sí mismos medicamentos capaces de curar, cuando se combinan con otros métodos terapéuticos pueden llegar a ser poderosos agentes capaces de apoyar y acelerar el proceso de curación.

PODER ANTI-ESTRÉS. Libera de tensiones emocionales o mentales, motivadas por preocupaciones o disgustos.

COMBATE EL SEDENTARISMO. Tonifica los músculos de las piernas y los brazos. Mejora la circulación sanguínea.

ES UNA VACUNA CONTRA LA ENFERMEDAD: ya que promueve la actividad física, genera alegría y combate los factores de riesgo de enfermedades cardiovasculares.

MAYOR COORDINACIÓN. Bailar ayuda a lograr una mejor coordinación para realizar movimientos finos, habilidad que las personas de edad más avanzadas han perdido, y que por medio del tango, pueden mejorar, y así, valerse por sí mismos.

MAYOR FUERZA Y EQUILIBRIO. Bailar tango otorga equilibrio y sincronización de movimientos. Esto puede prevenir caídas en personas mayores.

MEJORA LA POSTURA CORPORAL. Incrementa la movilidad general y ejercita las articulaciones.

COLABORA EN LA PREVENCIÓN Y TRATAMIENTO DE ENFERMEDADES tales como:
- Diabetes.
- Hipertensión arterial
- Osteoporosis
- Obesidad
- Celulitis
- Artrosis
- Afecciones traumatológicas, neurológicas, cardiovasculares y muchas otras.

LIBERA HORMONAS. Al bailar tango, debido al abrazo, se segregan ciertas hormonas, como el caso de la ocitocina, que intervienen en la prevención de la enfermedad cardíaca, en la disminución de la presión arterial, y provoca sensación de felicidad.

MANTIENE SANAS LAS ARTERIAS. El "milonguear" actúa sobre las arterias, protegiendo el endotelio, que es la capa de células que las rodea por dentro y que, cuando se inflama, genera todo el proceso de arteriosclerosis.

*Raúl Mamone.

de 300 en la práctica de ballet clásico o baile de salón suave. En zumba y en hip hop se queman más calorías, pudiendo llegar hasta 900 calorías.

- Mantiene el cerebro en forma, estimulando la inteligencia y la memoria. Nuestra capacidad de adquirir conocimientos y aprender cosas nuevas aumenta con el baile.

- Cuando aprendemos coreografías y rutinas de baile mejoramos nuestra memoria y la habilidad de realizar varias tareas al mismo tiempo; cada vez que tomamos una decisión cuando estamos bailando ya sea para recordar un movimiento o improvisar o seguir una pareja, estamos ejercitando el cerebro de una manera saludable. Disminuye el riesgo de demencia y enfermedad de Alzheimer.

- La danza ayuda a sanar los problemas mentales y emocionales de las personas porque se libera el estrés, aumenta la producción de endorfinas y combate las depresiones.

- Mejora la autoestima, lo cual reduce el riesgo de la anorexia, la bulimia y la depresión.

Es una actividad social que te da la oportunidad de entablar relaciones con otras personas potenciando la vida social. Las personas que bailan tienen posibilidades de compartir con otras personas gustos, aficiones, aprendizaje, competiciones y el cultivo de la amistad.

Se conocen varias modalidades de baile: ballet clásico (que es el más completo en cuanto a sus beneficios corporales), baile de salón, salsas, hip hop, zumba, bailes regionales como el flamenco, etc. Opino que para empezar a bailar es mejor elegir el ballet clásico.

HÁBITOS SALUDABLES PARA LOS DEPORTISTAS

Los deportistas que practican deportes de resistencia necesitan cuidar su alimentación, hidratación, sueño y descanso, elegir el momento más adecuado para practicar el deporte y aprovechar los calentamientos y estiramientos para sacar el máximo rendimiento en la práctica del deporte.

ALIMENTACIÓN

Es necesaria para aportar al organismo los nutrientes necesarios para conseguir el máximo rendimiento deportivo y recuperarse del gasto energético.

La dieta debe ser rica en:

- Hidratos de carbono complejos, que posteriormente se transforman en glucosa, que es el principal nutriente que favorece el trabajo muscular eficaz. Estos alimentos son el pan, arroz, pasta, cereales de paja, frutas y tubérculos.

- Se aconseja comer de almuerzo a media mañana y de merienda: bayas (fresas, frambuesas y arándanos) y plátanos.

- Verduras crucíferas como el brócoli, la col y la coliflor.

- Las pastas integrales son la mejor opción para el deporte de energía.

- Ácidos grasos omega 3, que mejoran el funcionamiento de nuestras neuronas y los impulsos nerviosos necesarios para el buen rendimiento muscular durante la práctica del deporte. Este nutriente está en el pescado azul: salmón, pez espada, sardinas, truchas, arenque, boquerones.

  Las nueces contienen ácidos omegas 3 y 6 y son ricas en magnesio, pero solo se deben consumir tres al día como máximo por la gran cantidad de calorías que tienen.

- Proteínas: los deportistas necesitan un consumo asiduo de proteínas para asegurar una adecuada recuperación del músculo después del ejercicio. Se necesita consumir una ración de proteínas por cada 5-8 kg de peso, 30 gramos de carne de ternera o pollo, de pescado, un huevo entero o 250 ml de leche (1 vaso). Las legumbres son muy recomendables porque aportan proteínas vegetales muy saludables para los deportistas, hidratos de carbono complejos y fibra.

La dieta debe ser pobre en grasas saturadas: deben evitarse alimentos con alto contenido en grasas saturadas como la mantequilla, margarina, crema , mayonesa o embutidos. Tampoco son recomendables los fritos o ricos en aceites.

Hay que beber más de 2 litros de agua al día, se aconseja entre 10 y 12 vasos de agua para hidratarse bien, y se debe beber antes, durante y después del ejercicio. Del mismo modo, se aconseja beber 500 mililitros de leche descremada al día.

Un plan de alimentación idóneo para los deportistas sería:

DESAYUNO:

- Beber 2 vasos de agua al levantarse.
- Un vaso de leche con copos de cereales integrales o una taza de café con leche desnatada.
- Una rebanada de pan integral con queso fresco o atún.
- Una pieza de fruta fresca o un vaso de zumo.

ALMUERZO:

- 2 vasos de agua.
- Frutas (se aconseja plátanos o bayas).
- Yogur desnatado con nueces.

COMIDA:

- Primer plato:
  - Verduras como brócoli, coliflor, acelgas, espinacas, zanahorias. Las ensaladas, las cremas de verduras y las menestras son los platos aconsejados.
  - Pasta o arroz integral (2 veces / semana).
  - Legumbres variadas (2-3 veces / semana).
- Segundo plato:
  - 90 120 gramos de carne roja magra o de pollo a la plancha, asada o cocida, nunca frita, o 180-240 gramos de pescado asado o al vapor, o 2-3 huevos.

MERIENDA:

- Pan integral con queso fresco o 200 gramos de yogur descremado. Frutas.

CENA:

- Un sándwich con 60 gramos de pollo o jamón bajo en grasa, atún, queso o 2 huevos. Ensalada de vegetales al gusto y 1 pieza de fruta fresca.

Los alimentos se deben consumir 2 horas o 2 horas y media antes de los entrenamientos, y su consumo debe ser repartido en 5 comidas y varias tomas.

RITMO DE SUEÑO REGULAR

Durante el sueño nocturno descansamos y recuperamos las energías gastadas durante el día. También se estabilizan nuestro metabolismo y nuestro sistema nervioso central, lo cual posibilita una mejor transmisión de los impulsos nerviosos para contraer o relajar nuestros músculos durante la práctica deportiva. Es aconsejable dormir 8 o más horas diarias. Es beneficioso dormir un rato la siesta después de comer.

Después de un entrenamiento intensivo y de una competición deportiva se aconseja descansar de 30 a 60 minutos.

Una ducha o baño con agua caliente relajan nuestros músculos.

HORARIO ADECUADO PARA LOS DEPORTES

En el verano el horario para practicar deportes es por la mañana temprano y a última hora de la tarde, para evitar golpes de calor e insolaciones.

En el invierno el horario adecuado es al mediodía, 2 horas antes de comer, o a primeras horas de la tarde, 2 horas después de comer.

CALENTAMIENTOS Y ESTIRAMIENTOS ADECUADOS

Los estiramientos son ejercicios suaves y sostenidos para preparar los músculos para el mayor esfuerzo posible y aumentar el rango de las articulaciones. También dan mayor flexibilidad a los músculos reduciendo su mayor propensión a las lesiones, ya que los músculos contraídos son más fáciles de romper que los más flexibles. Se necesita estirar nuestros músculos cinco minutos antes de cada deporte para entrenar nuestros músculos para el deporte y también después del ejercicio físico.

Bibliografía

Ejercicio físico y deporte. Tomás Pozo Tendero y David Muñoz Villanueva.

Los deportes más saludables. Paolo Cafelli. *www.sanar.org/deportes/actividad-fisica-saludable*

Los deportes. Web consultas. *www.webconsultas.com/*

Beneficios del esquí y contraindicaciones. *http://www.webconsultas.com/ejercicio-y-deporte/vida-activa/beneficios-del-esqui-para-la-salud-1...*

Tiempo y salud 10. Beneficios para la salud del esquí. *http://www.tiempoysalud10.com/%3Ftag%3Dbeneficios-para-la-salud-con-esqui*

Bienestar deporte y salud. Seguros Mapfre. *http://www.mapfre.es/salud/es/cinformativo/esqui-deporte.shtml*

Capítulo 16

GIMNASIA, YOGA Y PILATES

EL GIMNASIO EN CASA

No todo el mundo dispone de tiempo y dinero para acudir a un gimnasio. En nuestro hogar podemos practicar a diario durante media hora una serie de ejercicios de gimnasia. Es más aconsejable ejecutarlos por la mañana al levantarnos o a última hora de la tarde.

Se recomienda entrenar de 3 a 5 veces a la semana, pero si los ejecutamos más de 5 veces mejora mucho el beneficio conseguido y es indicado practicarlos a diario.

Es conveniente comenzar por una intensidad muy limitada, para cambiar después a grados medios y muy intensos. El pulso no debe superar el 75% de la capacidad máxima.

Se iniciará con un calentamiento suave durante 5 minutos, posteriormente alternaremos los ejercicios gimnásticos de resistencia, fuerza y flexibilidad en la misma sesión o en sesiones distintas. Los movimientos deben ser suaves. La resistencia muscular mejora repitiendo varias veces los mismos ejercicios, y se empieza con 3 ejercicios hasta llegar a 10 ejercicios.

Es necesaria una buena coordinación de los movimientos con nuestra respiración y efectuar paradas en los casos de agotamiento y gran aceleración de los latidos cardiacos y del ritmo respiratorio.

Diferencias entre gimnasia aeróbica, Pilates y yoga

Muchas veces elegimos la actividad física no adecuada para los objetivos que nos hemos fijado. En los planes de adelgazamiento el ejercicio **aeróbico** es el más adecuado, si te ejercitas de forma continua durante 20 o 30 minutos quemarás la grasa de tu tejido adiposo y ejercitarás los músculos. Los ejercicios aeróbicos tienen mayor efecto sobre nuestros sistemas circulatorio y respiratorio, mejorando la salud cardiovascular, proporcionando mayor resistencia mental y adquiriendo voluntad y disciplina de esfuerzo.

El método **Pilates** nos vale si hemos quemado grasa y necesitamos aumentar el tono muscular, y para alinear los segmentos posturales y reeducar la postura. El método Pilates tiene más efectos sobre el sistema nervioso, dándote más capacidad en lo que se refiere al movimiento, seguridad y autoestima.

¿Qué va mejor, Pilates o yoga?

Si queréis tonificar vuestro cuerpo, el Pilates es lo vuestro. Destaca frente al yoga por una mayor implicación de la fuerza muscular, trabajándola siempre sin llegar a la hipertrofia. Los músculos de la parte central de nuestro cuerpo son los que más beneficios obtienen con el Pilates. Es eficaz para la pérdida de peso porque acelera el metabolismo y quema calorías a lo largo del día. Es muy energizante porque nos llena de fuerza y energía para afrontar nuestros retos diarios.

El **yoga** está basado en la unión de la mente y el cuerpo como un solo ente. La meditación es lo básico de esta disciplina. Se trata de un estilo de vida más que de una práctica deportiva. Los yoguis realizan un viaje de autodescubrimiento y de realización personal. La práctica de yoga propicia la relajación y es una de las mejores técnicas para combatir el estrés.

Ambas tienen en común el control de la respiración, que es diafragmática en el caso del yoga e intercostal en el caso del Pilates. Las dos ayudan a una corrección postural y a la elongación de los músculos, sobre todo de la espalda. Tanto Pilates como yoga nos ayudan a mejorar nuestra flexibilidad y nuestro equilibrio, y con su práctica notaremos mejoras en el campo sexual, en el control del estrés y mayor facilidad para dormir.

GIMNASIA AERÓBICA

Ejercicios para los músculos pectorales

- **Ejercicio número 1.** Es un ejercicio que permite trabajar los músculos pectorales en ancho (grande y menor pectoral, deltoides). Nos tumbamos con las piernas elevadas y flexionadas y apoyamos nuestra espalda sobre un banco horizontal. Mantenemos los brazos extendidos con

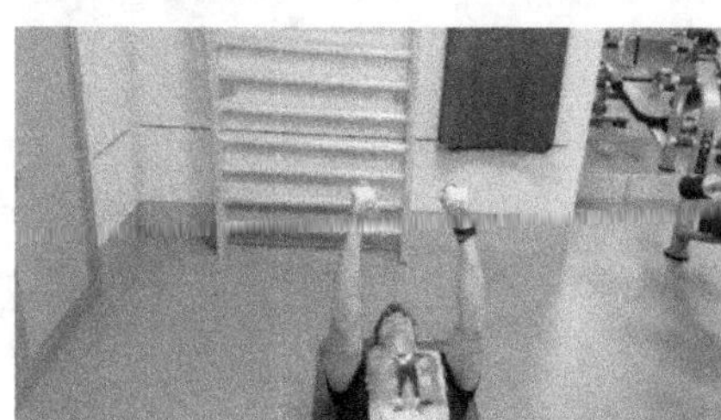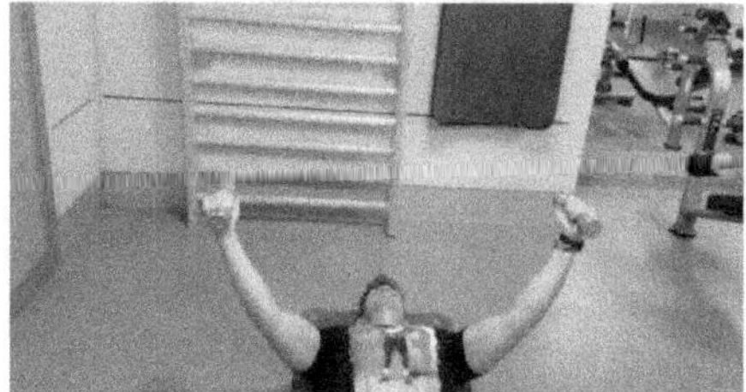

un peso en cada mano, los podemos doblar ligeramente y descenderlos a nivel del suelo.

- **Ejercicio número 2**. Musculamos el pectoral grande, tríceps braquial y la parte mediana y anterior del deltoides. La ejecución con pesos cortos trabaja los grupos musculares con un máximo de amplitud de movimientos. Nos tendemos con la espalda adosada en una colchoneta, las piernas elevadas y flexionadas y los brazos paralelos al suelo. Levantamos simultáneamente los 2 pesos y después regresamos a la posición de salida doblando los 2 codos.

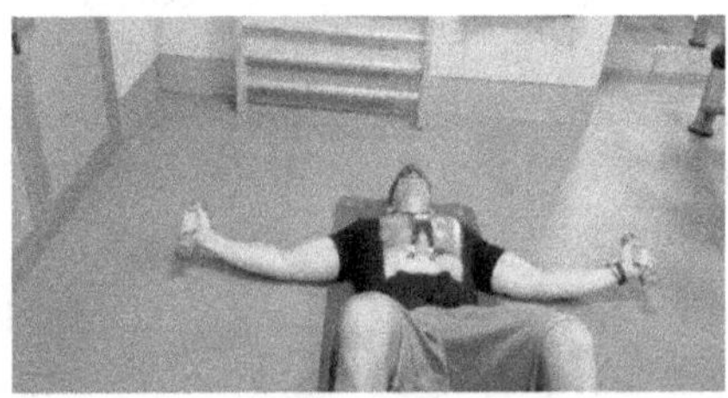
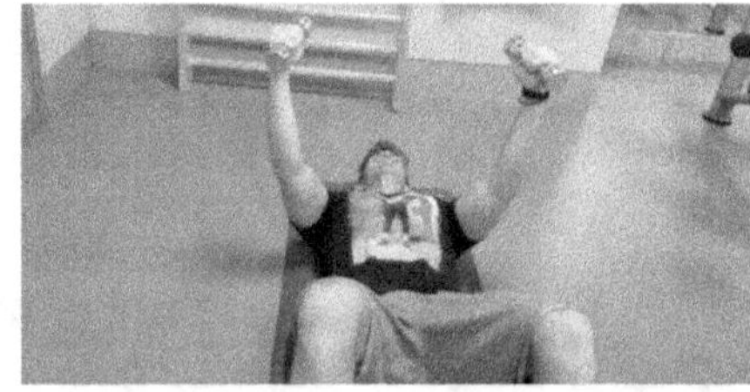

Ejercicios para los hombros

- **Ejercicio número 1**. Se realiza de pie con las piernas separadas a la misma anchura de las caderas. Sostenemos una pequeña pesa en cada mano y las elevamos al frente inspirando aire hasta que las manos estén a la misma altura de los hombros. Exhalamos el aire y descendemos los brazos hasta la posición inicial. Repite el ejercicio de 10 a 15 veces.

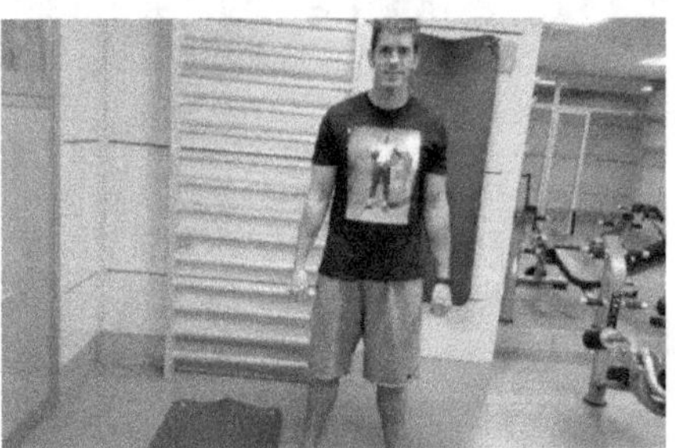
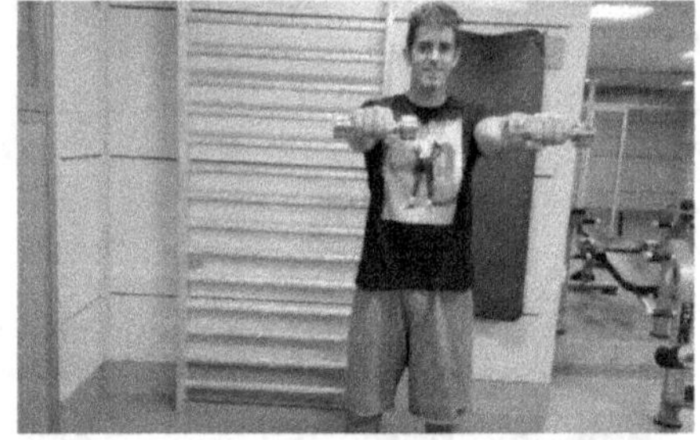

- **Ejercicio número 2**. Mantenemos la misma posición que en el ejercicio anterior. Inspiramos aire y elevamos los brazos lateralmente

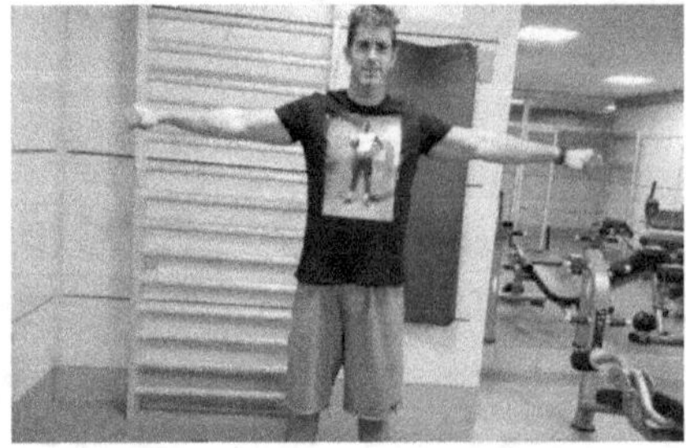
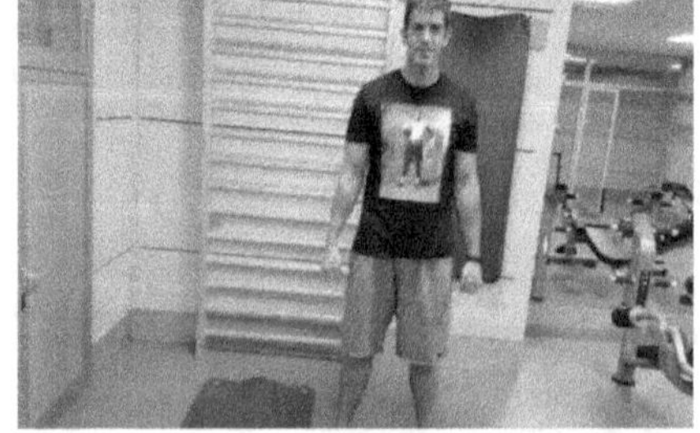

mientras cogemos las pesas hasta que las manos lleguen a la misma altura de los hombros. Después exhalamos el aire y bajamos los brazos hasta la posición inicial. Repite el ejercicio de 10 a 15 veces.

Musculación del tríceps

- **Ejercicio 1.** Acuéstate en una colchoneta o alfombra. Mantén las piernas flexionadas con los pies contra el suelo. Eleva los brazos flexionados hasta que los codos queden a la altura de los hombros. Extiende los brazos inspirando sin que los codos se muevan de los hombros. Espira el aire y regresa a la posición inicial. Efectúa el ejercicio 20 veces.

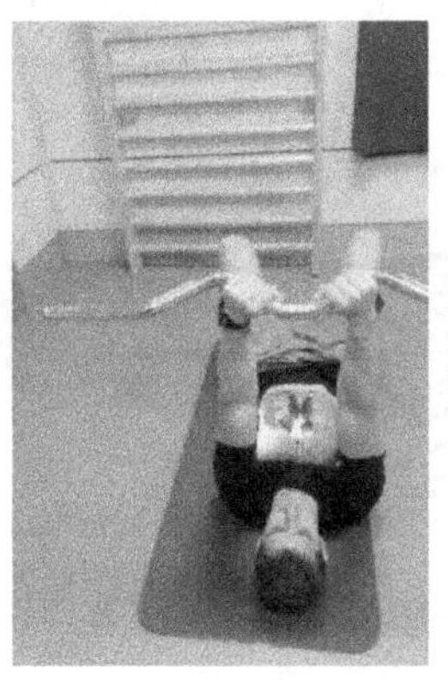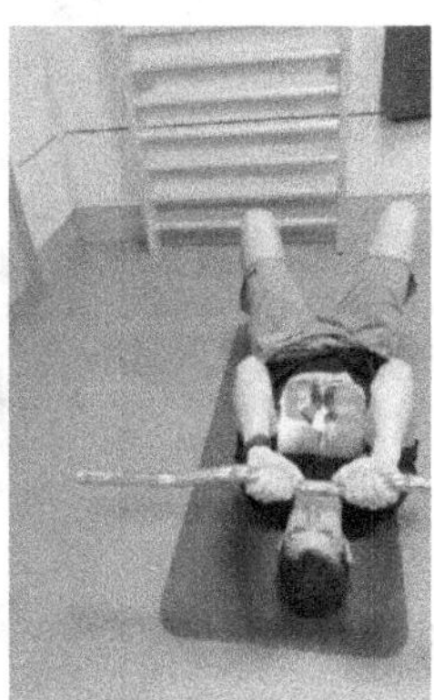

- **Ejercicio 2:** Tríceps en silla. Las palmas de las manos deben estar apoyadas en una silla, casi por detrás del glúteo. Los codos levemente girados hacia el dorsal y flexionados cerca del culo y colocados cerca de la silla. Extendemos los codos y situamos el borde inferior del culo a la misma altura del reborde de la silla. Volvemos a la posición inicial flexionado los codos. Repetimos el ejercicio 10 veces.

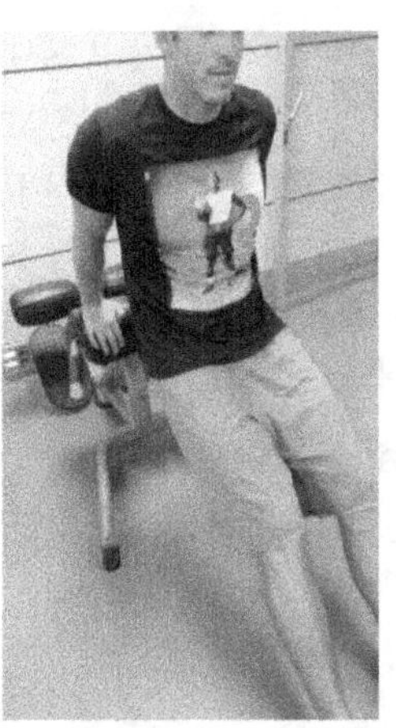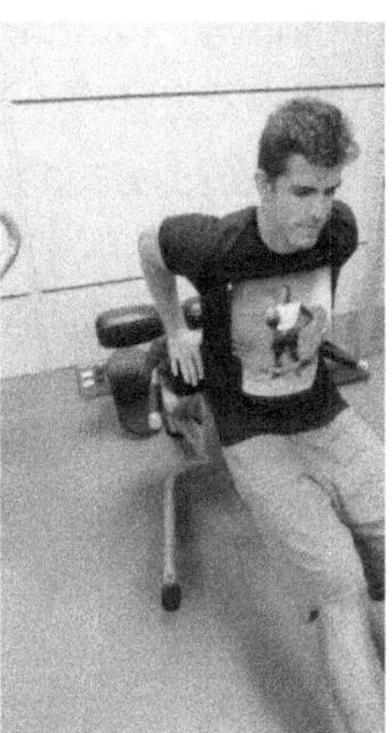

Musculación del bíceps

- **Ejercicio 1.** Es el músculo que se encuentra en la cara anterior del brazo y es responsable de la flexión del brazo. Nos presentamos de pie con las piernas ligeramente flexionadas, separadas a la altura de los hombros. La acción se realiza flexionando el codo y elevándolo a la altura del hombro. Después se espira aire y se vuelve a la posición inicial. Se repite 15 veces.

- **Ejercicio 2.** Se musculan los bíceps y el braquial anterior. Nos sentamos con la espalda recta y apoyada sobre un banco. Cogemos con cada mano un peso. En posición de salida los brazos cuelgan a lo largo del cuerpo. Doblamos simultáneamente los brazos manteniéndolos muy pegados al cuerpo y llevamos los pesos a la altura de los hombros e inspiramos. Desdoblamos los brazos y los descendemos hacia abajo espirando aire. Se repite de 10 a 15 veces.

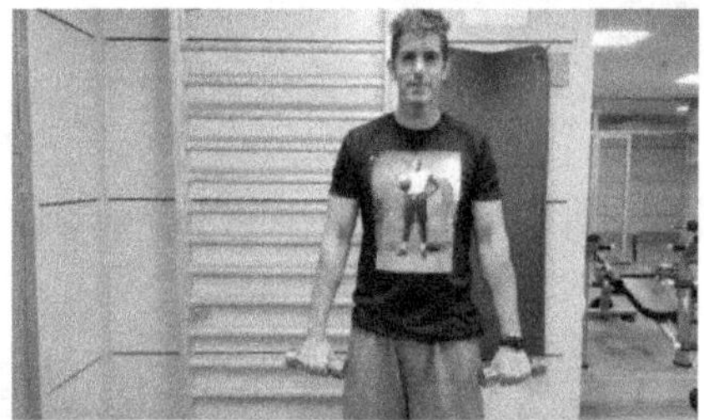 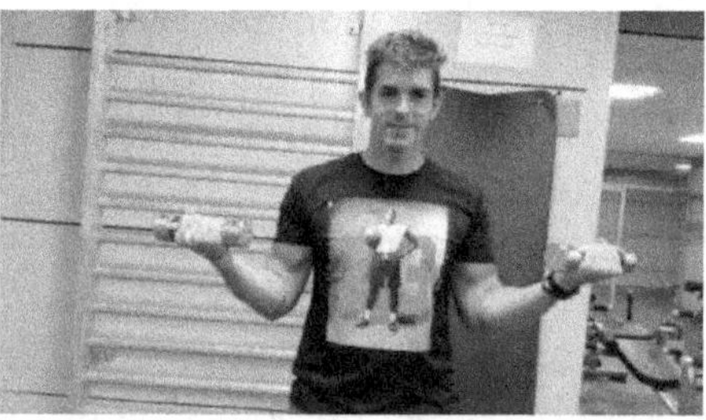

Ejercicios con las cervicales

1. Inclina la cabeza hacia la derecha o izquierda alternativamente sin girarla y mirando siempre hacia delante.

2. Mueve la cabeza de derecha a izquierda y de izquierda a derecha, ambas maneras por encima del hombro.

3. Sube y baja los hombros con los brazos caídos a lo largo del cuerpo.

4. Nos sentamos en una silla y colocamos las manos en la nuca. Apoyamos nuestra espalda recta. Flexionamos ligeramente la cintura y dejamos caer los brazos de forma alternativa.

5. Brazos a la altura del pecho con un antebrazo flexionado y un codo sobre el otro. Dirige los codos hacia atrás y vuelve a la posición de partida.

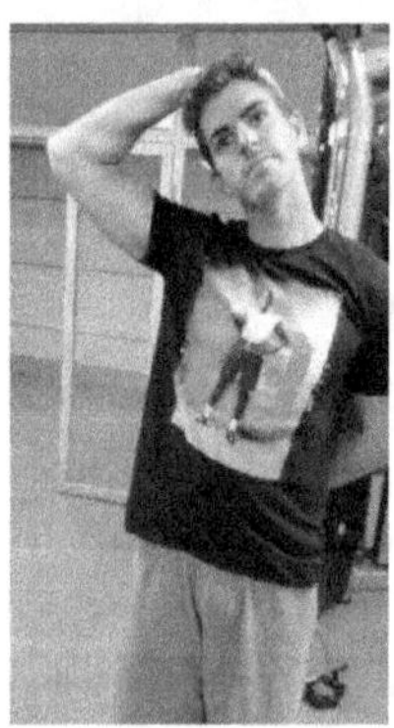 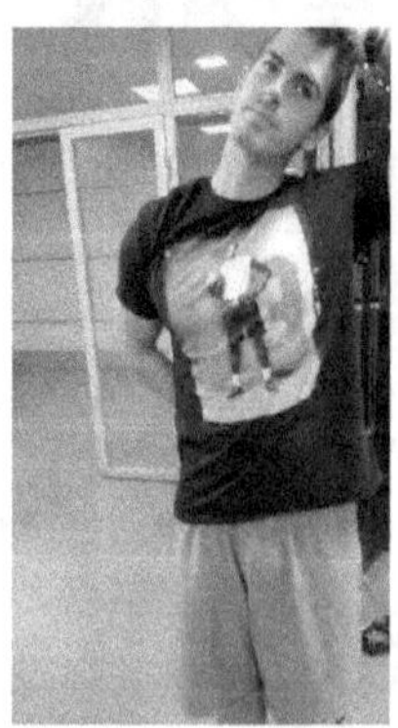 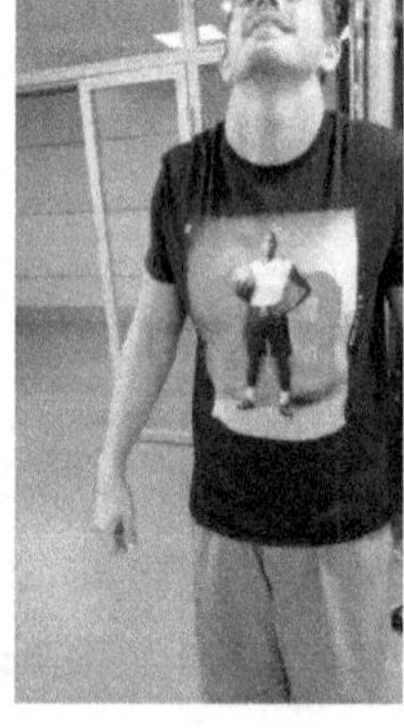 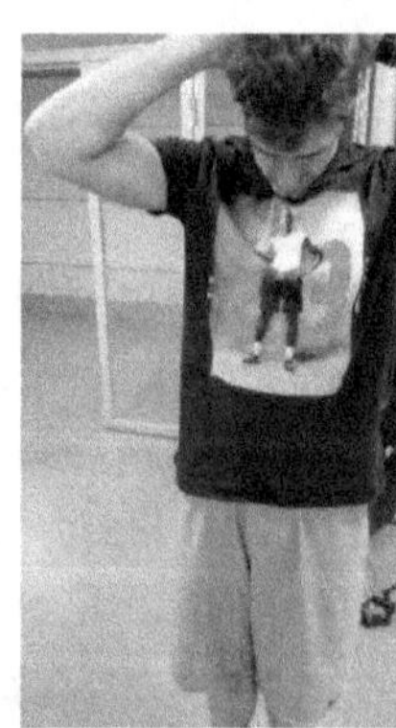

Musculación de los dorsales

1. De pie con las piernas separadas y extendidas, nos aga-
   chamos y llevamos la mano
   derecha hacia el pie derecho
   y viceversa. Coordinamos el
   ejercicio con la respiración.

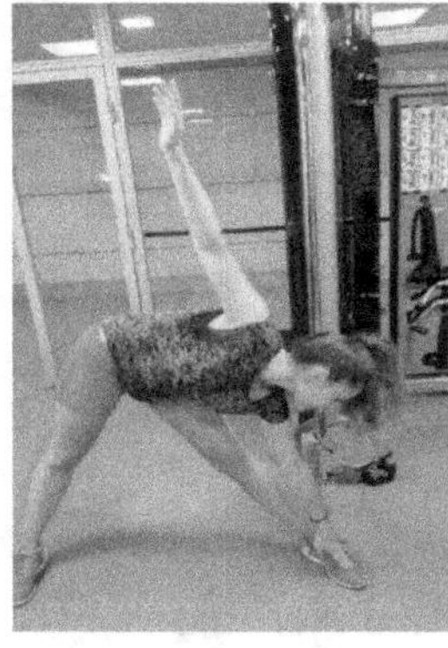
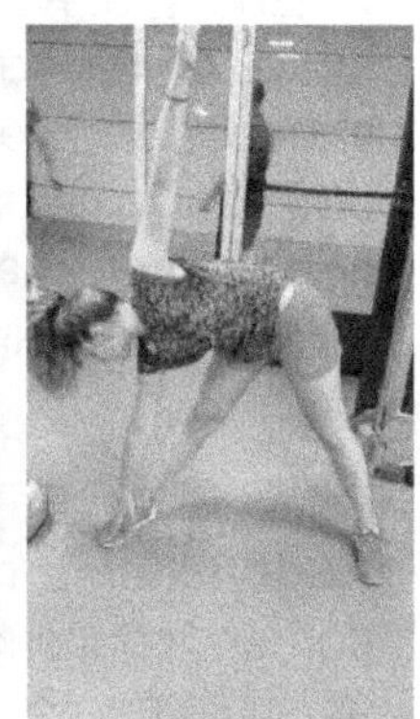

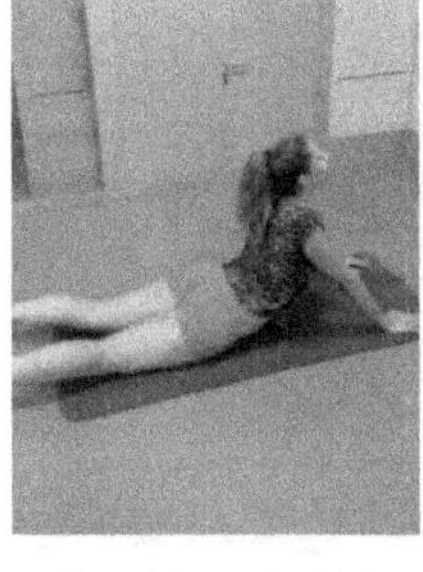

2. Nos colocamos a gatas sobre el suelo, flexionamos
   la espalda, apoyamos los brazos extendidos sobre el
   suelo y elevamos el tronco y la cabeza.

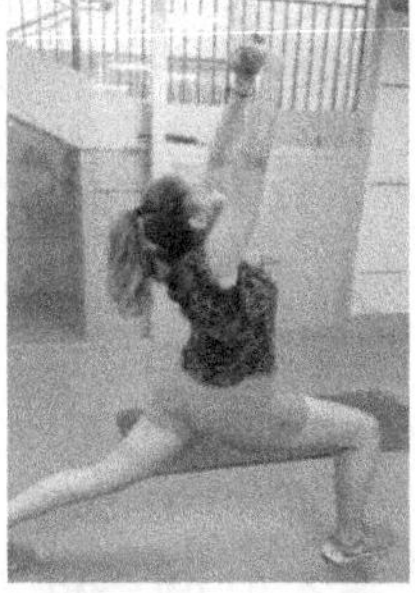

3. Nos colocamos de pie con las piernas separadas,
   extendemos los brazos hacia atrás y efectuamos
   una ligera flexión de la espalda.

4. Acostados boca abajo con los brazos extendidos hacia delante y la
   frente apoyada en el suelo. Elevar alternativamente los brazos sin levantar la cabeza y las piernas simultáneamente.

Ejercicios abdominales

El abdomen es uno de los puntos musculares más débiles, tanto en el
hombre como en la mujer, por ser punto de acumulación de grasa. Para
conseguir un vientre plano y libre de grasas debemos cuidar nuestras
comidas y efectuar ejercicios aeróbicos. Solo es necesario realizar 3 a 5
minutos de abdominales unas 3 veces por semana, es decir, entre 60 y
100 ejercicios de abdominales por semana.

- Nos tumbamos con las piernas flexionadas y algo separadas. Apoyamos nuestra espalda en el suelo. Las manos las cruzaremos por detrás de nuestra cabeza intentando tocar la mano derecha con la zona
  izquierda de la espalda y viceversa. El cuello debe estar relajado, de-

bemos apoyar la cabeza en los brazos y elevarlo suavemente junto con los hombros y la zona superior de la espalda inspirando. Después los descendemos para volver a la posición inicial y exhalamos aire.

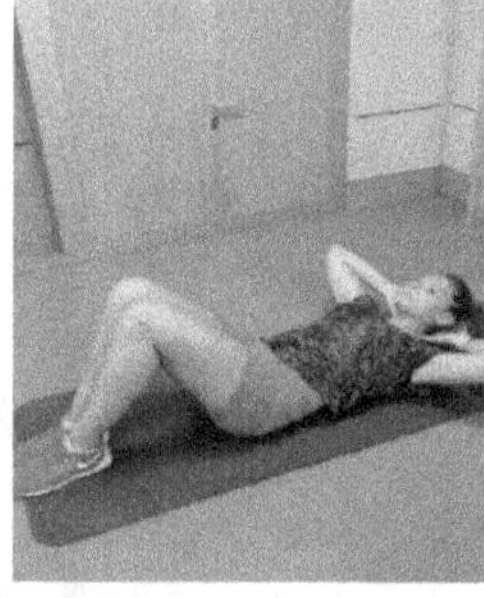
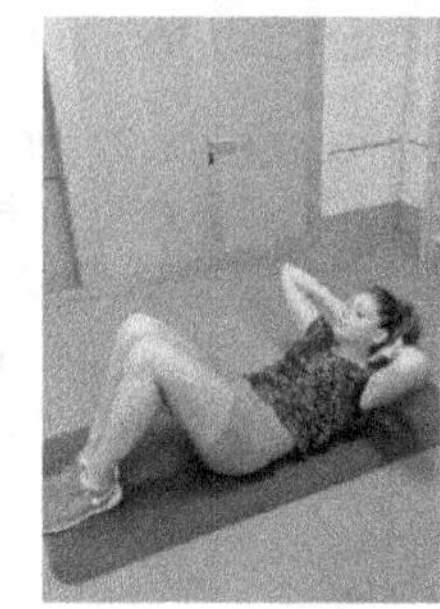

- **Abdominales oblicuos**. El abdomen contiene varias capas musculares. En este ejercicio se trabajan los músculos abdominales oblicuos mayor y menor, o abdominales cruzados. Tumbados sobre nuestra espalda con las piernas flexionadas en 90ºC y manteniendo la columna alineada con el cuello. Acercamos el brazo derecho al pie derecho y luego el brazo izquierdo al pie izquierdo. Repetimos 10-20 veces.

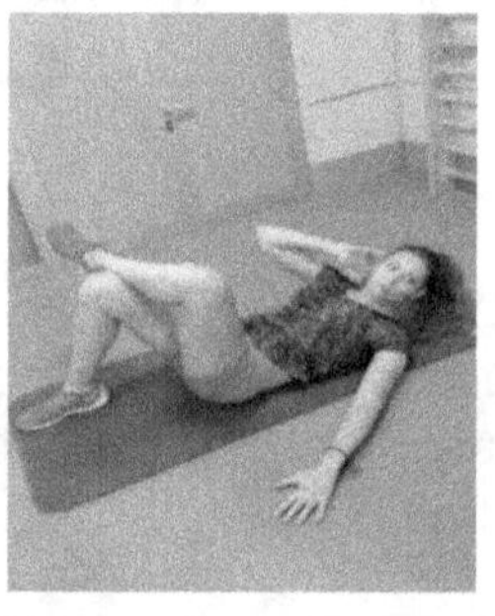
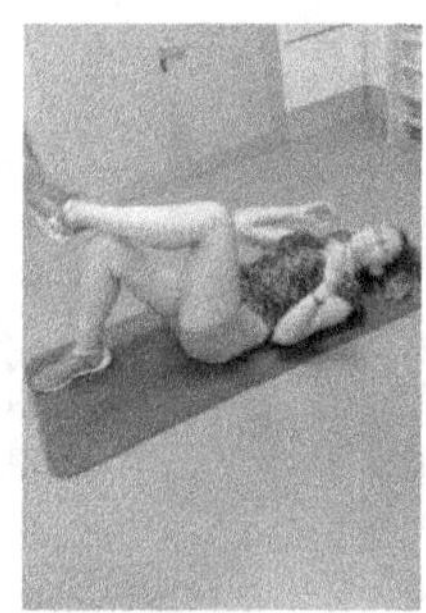

- **Abdominales inferiores**. Son en realidad la parte más baja del abdomen y donde más grasa se acumula. Son los más difíciles de endurecer y ver. Nos tumbamos con la espalda apoyada al suelo y los brazos pegados al cuerpo. El glúteo debe levantarse como consecuencia de la fuerza que se realiza desde el abdomen pero no desde las piernas. Se levantan alternativamente ambas piernas, primero la pierna izquierda y luego la derecha, sin levantar la espalda del suelo y con nuestros brazos apoyados en el suelo. Reiteramos de 10 a 20 veces.

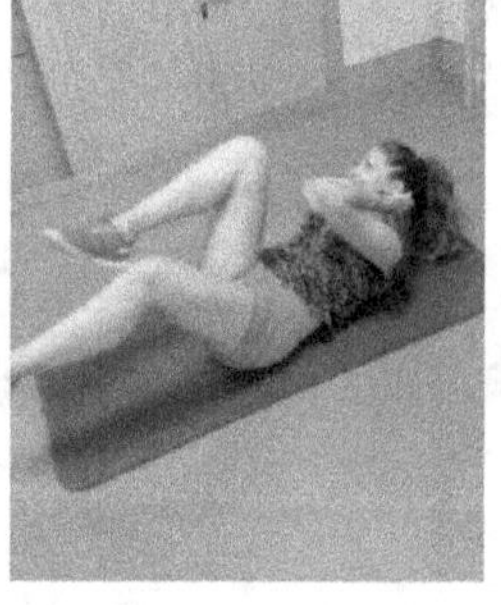
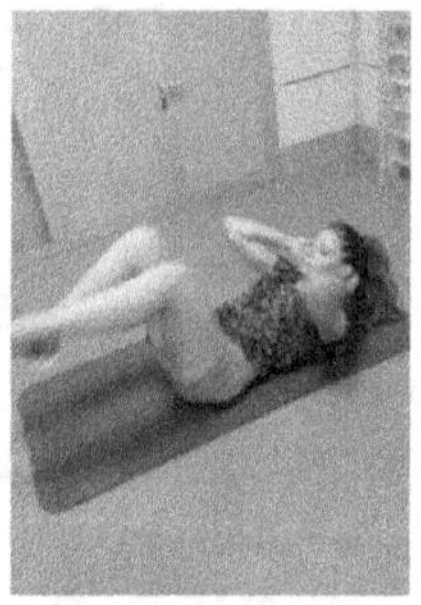

Musculación de los glúteos

- **Ejercicio 1**. Es el ejercicio más usado por las mujeres para tonificar sus glúteos, flexibilizar los movimientos de la cadera y adquirir una esbelta figura. Apoyamos en el suelo el lateral de una pierna ligeramente flexionada y la otra pierna se eleva y

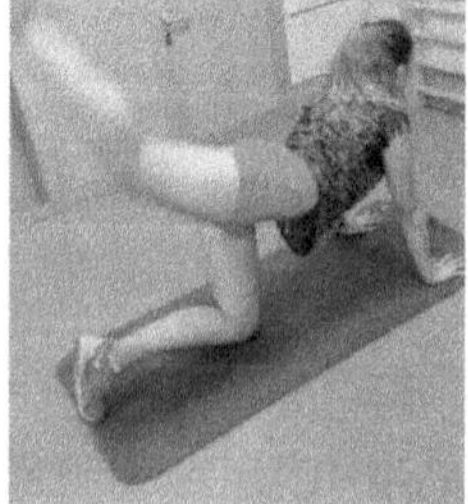

desciende sin necesidad de extender la articulación de la cadera, manteniendo el pie paralelo al suelo.

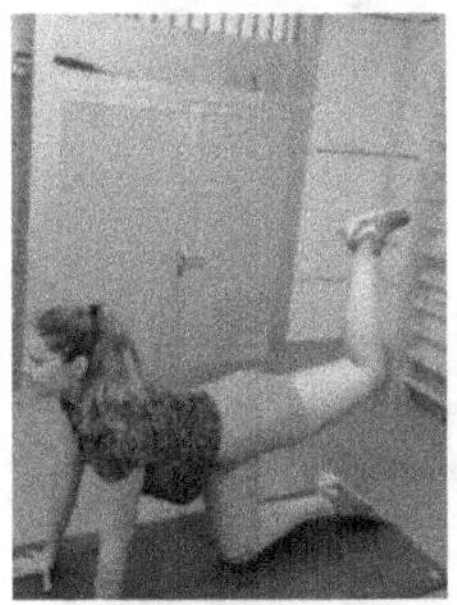

• **Ejercicio 2**. Musculamos el glúteo mayor y extendemos la pierna desde una posición inicial donde el muslo y la pierna se encuentran flexionados en un ángulo de 90º. Debemos apoyar los codos justo en la línea de los hombros y situar la rodilla justo debajo de la cadera. El abdomen estará en tensión y la espalda alineada tanto en el inicio como en la acción. La elevación de una pierna de acción no debe ser exagerada y en caso contrario provocará una hiperextensión de la zona baja de la columna.

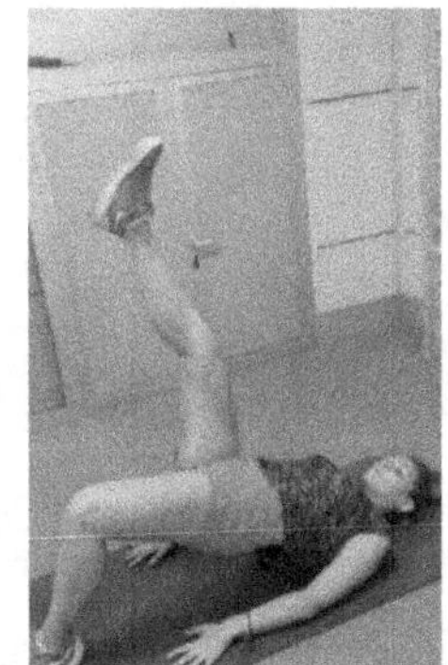

• **Ejercicio 3.** Trabajaremos el glúteo mayor ofreciéndole mayor protección a la espalda con el abdomen siempre en tensión y subiremos el tronco bien alineado manteniendo el glúteo en tensión. Al descender debemos acercar el glúteo al suelo pero sin llegar a tocarlo.

Musculación de los abductores

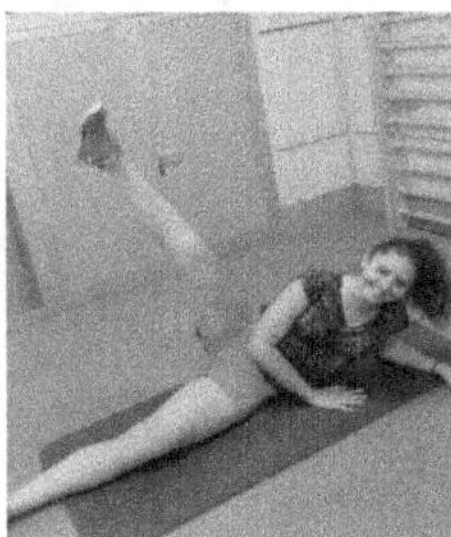

Son uno de los músculos más importantes de la pierna. Son los encargados de la elevación de la pierna.

• Nos tumbamos de lado sobre una esterilla estirada en el suelo y elevamos una pierna, repetimos el ejercicio de 10 a 15 veces, repetimos el ejercicio con la otra pierna. Así tonificamos los músculos abductores.

Ejercicios de piernas

• **Ejercicio 1.** Subir escaleras: Cada vez que salgas a pasear es aconsejable subir escaleras de un trayecto callejero a al retornar a nuestra casa. Al prinoipio las subimos los escalones de uno en uno, y luego de dos en dos. Cuando dominemos este ejercicio se deben subir las escaleras corriendo.

- **Ejercicio 2.** Gemelos: después del ejercicio de zancada colócate sobre una mesa y apoya tus manos sobre el borde. Ponte de puntillas y sostén el equilibrio del cuerpo durante al menos 3 segundos. Toca el suelo con tus talones y descansa 3 segundos. Repetir el ejercicio 20 veces durante la 1ª semana.

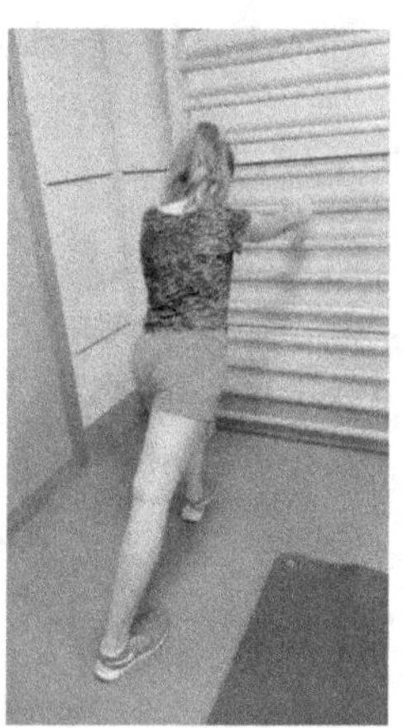

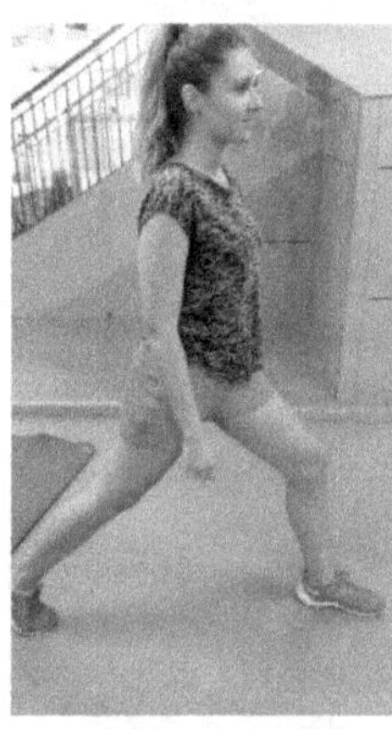
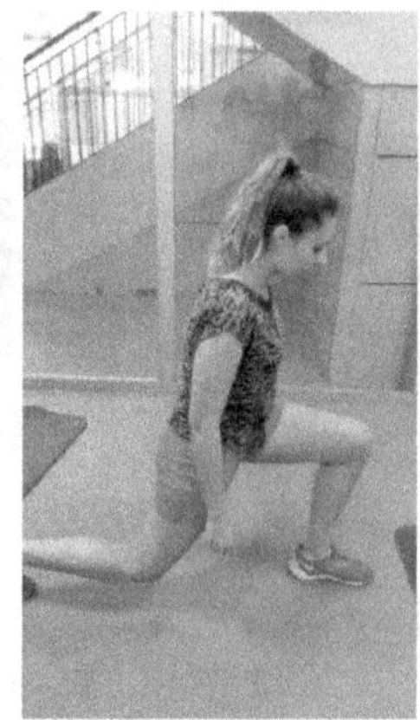

- **Ejercicio 3.** Cuádriceps: este ejercicio es muy útil tanto para muscular el cuádriceps como el glúteo. Apoya una pierna extendida hacia delante sobre el suelo, mantén la espalda recta y la otra pierna la extiendes hacia atrás ligeramente flexionada. Flexiona ambas piernas y desciende sin tocar el suelo con la pierna posterior.

Estiramientos

Son ejercicios suaves y sostenidos para preparar los músculos para un mayor esfuerzo y aumentar el rango de movimiento de las articulaciones. Es el alargamiento del músculo más allá de su posición de reposo y se recupera extensibilidad. Un músculo contraído pierde fuerza muscular.

Es más eficaz si se efectúa en los 10 minutos siguientes a la práctica de un ejercicio físico como la gimnasia, carreras, etc. Se debe efectuar con los músculos calientes para poder regular con mayor facilidad la elasticidad y longitud de los músculos. Estirar da flexibilidad al músculo, reduciendo su propensión a las lesiones. Cuanto más rígido y contraído esté un músculo más fácilmente puede romperse y al ser más flexible es más difícil romperlo. Una buena tabla de estiramientos te ayuda a:

- Reducir la tensión muscular y relajar el cuerpo.

- Aumentar y mejorar el rango de movimiento muscular.

- Prevenir las lesiones musculares y las distensiones de las articulaciones.

- Reducir el riesgo de problemas de la espalda.

- Mejorar el ritmo cardiaco. Acelera y mejora la circulación sanguínea.

- Evitar edemas y alteraciones del retorno venoso.

- Regular el estrés.

Al finalizar los entrenamientos se debe estirar durante 10 minutos, realizando el ejercicio de forma estática, manteniendo la posición sin rebotes ni ejercicios bruscos. Mientras estiras inspira profundamente y espira el aire de tus pulmones. Es necesario mantener el músculo presionado durante 30 segundos.

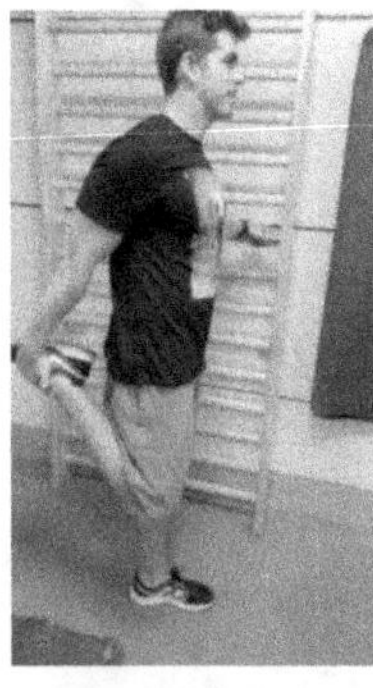 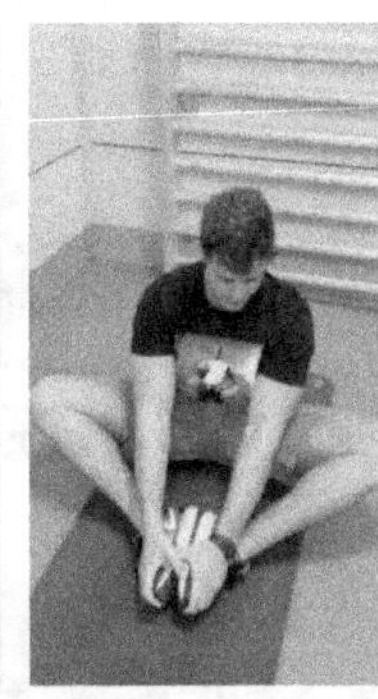 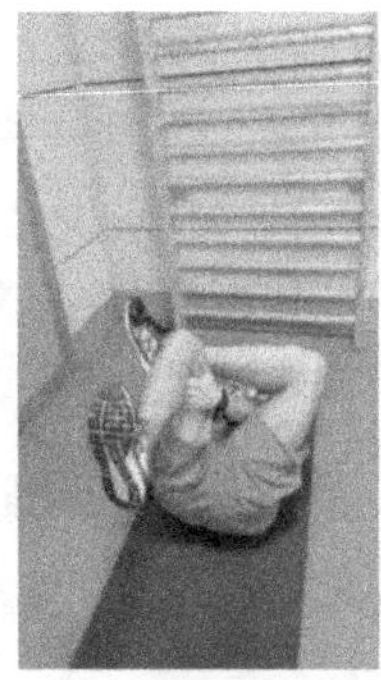 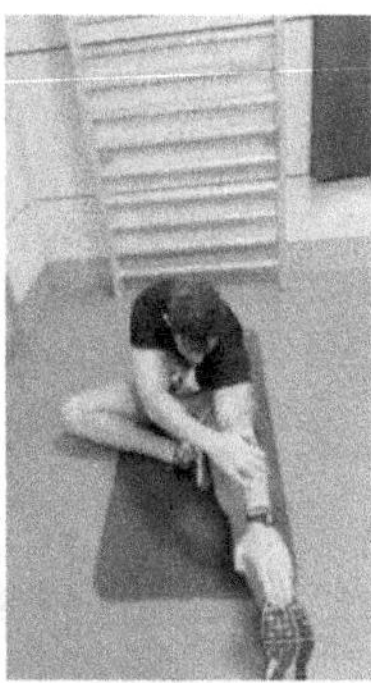

Gemelos   Isquiotibiales Aductores Peroneo lateral Isquiotibiales

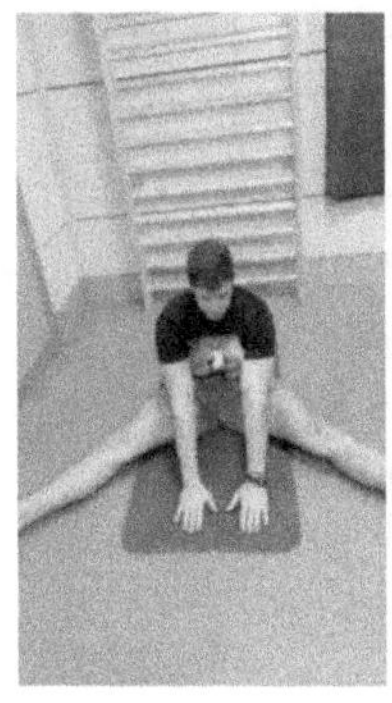 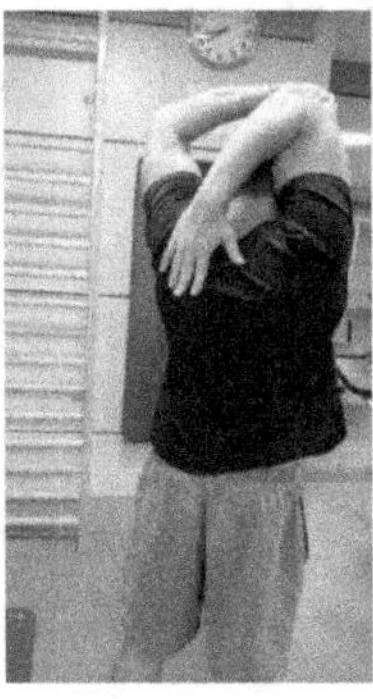 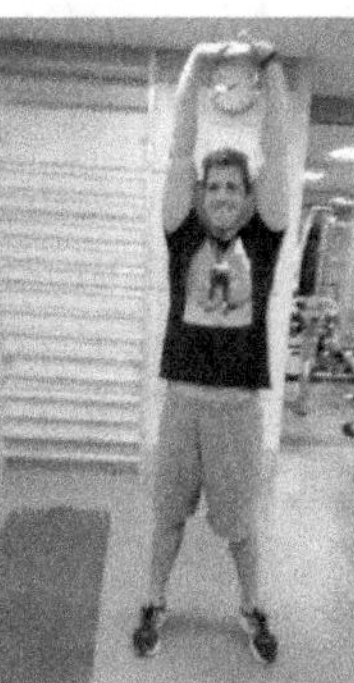 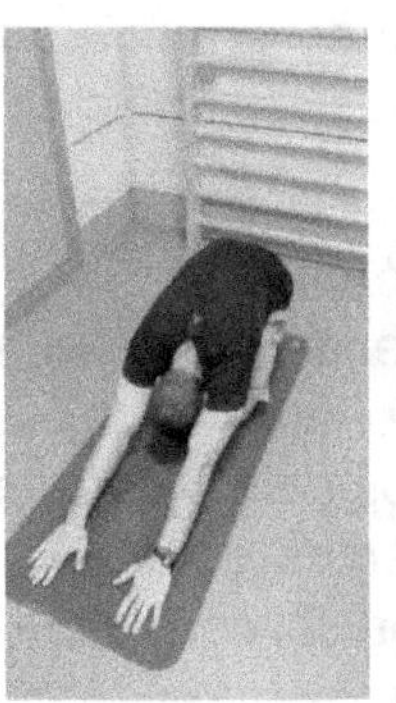

Aductores e isquiotibiales   Triceps   Hombros   Espalda y pecho Flexores de manos

PILATES

Es un método muy intenso y efectivo que se realiza acompañado de un ambiente relajado que permita la comunicación directa entre el alumno y el instructor. El método Pilates proporciona al cuerpo más beneficios que los deportes aeróbicos, ya que no busca quemar grasa y calorías sino fortalecer la musculatura y la conciencia corporal.

El método Pilates fue creado por Joseph Umbertus Pilates a principios del siglo XX. Unió el dinamismo y la fuerza muscular con el control mental, respiración y relajación. Sus beneficios son más duraderos y globales que en otros deportes porque se fortalece la mente, el cuerpo y la musculatura.

- Fortalece la musculatura sin aumentar el volumen muscular, en especial los músculos del abdomen y de la espalda. Ayuda en la prevención y rehabilitación de lesiones musculares.

- Aumenta la flexibilidad articular con una mejora de los movimientos y las articulaciones y reduce de manera drástica la posibilidad de lesiones.

- Evita los problemas y dolores de espalda. Corrección de los hábitos posturales perjudiciales si estamos trabajando los músculos encargados de mantener la postura al estar sentados o de pie en el trabajo. Se fortalecen los músculos fásicos, pero los músculos encargados del movimiento no se desarrollan.

- Mejora el sistema sanguíneo y linfático.

- Aumenta el autocontrol y la autoestima. Reduce el nivel del estrés mediante la respiración y el mantenimiento de la concentración. Es un ejercicio en el que se trabajan tanto la mente como el cuerpo para mejorar nuestra condición física, nuestra capacidad de control y concentración.

Pilates elaboró más de 500 ejercicios anaeróbicos que combinan calma, flexibilidad, fuerza y tono muscular. Se puede reducir a 34 ejercicios básicos. La mayoría de los ejercicios se realizan con la ayuda de aparatos suaves y lentos diseñados para esta disciplina. En todos y cada uno de estos movimientos controlados se intenta conseguir la mayor precisión posible a través del control de la respiración, la concentración y la correcta alineación de nuestro cuerpo.

Pilates en el suelo. Requiere un mayor control corporal y puede resultar más intenso. Son ejercicios que se realizan solos o con ayuda de colchonetas, bandas elásticas, pelota, bosu, pesas y aro.

Pilates con máquinas. Se realiza con una serie de aparatos diseñados para este tipo de ejercicios:

- **Trapecio o cadillac**: es una especie de cama con una estructura de metal en la que cuelgan varios elementos como barras, poleas y móviles que posibilitan realizar decenas de variantes de ejercicios. Se emplea para ejercitar las piernas, el abdomen, las caderas y el pecho.

- **Sillas**: son un banquito ideal para reequilibrar la musculatura y son beneficiosas para las personas que tienen que permanecer mucho tiempo de pie o sentadas y las que dispongan de una buena forma física.

- **Barriles**: tienen una estructura de medio cilindro que permiten arquear el cuerpo y ejercitar la columna vertebral. Estiran la musculatura y mejoran la postura corporal.

- **Reformer**: es una cama con varios railes sobre los que se desliza una plataforma que dispone de varios agarres, muelles y poleas que ofrecen infinidad de posibilidades de ejercitarse.

Ejercicios de Pilates en casa para principiantes

El objetivo del Pilates es tonificar nuestros músculos y coordinar mejor nuestros movimientos con la respiración.

Para comenzar en nuestra casa, elegimos un espacio amplio libre de muebles y extendemos una esterilla.

Es conveniente vestirnos con un chándal o camiseta y pantalón deportivo y unas zapatillas y poder disponer de pelotas y cintas para realizar algunos ejercicios.

Mientras realizamos los ejercicios inhalamos aire con profundidad y luego lo expulsamos. Todos los ejercicios se repiten 10 veces.

- Ejercicio 1. <u>Flexión y extensión de los hombros</u>. Nos tumbamos con ambas piernas flexionadas con los brazos extendidos sobre el suelo y las manos a la altura de la cadera. Extendemos ambos brazos hacia atrás.

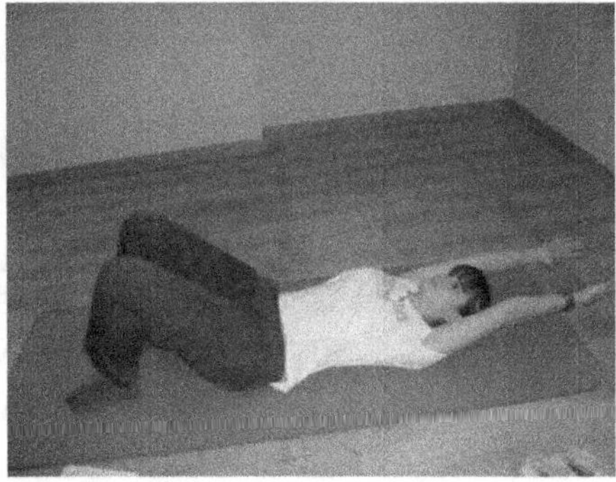

- Ejercicio 2. <u>Extensión de la zona lumbar y caderas</u>. Nos tendemos con las piernas flexionadas y extendemos las caderas y la columna lumbar.

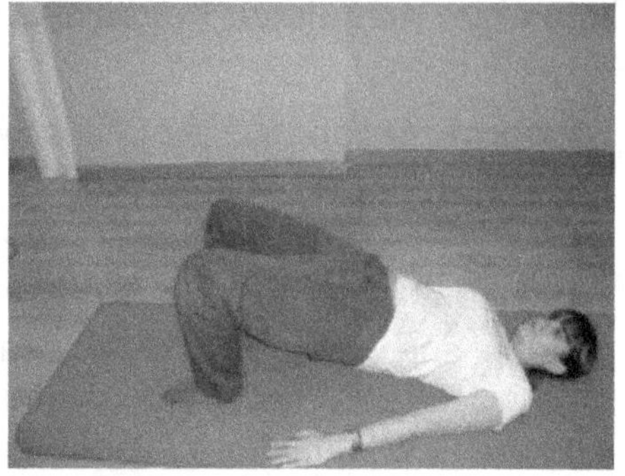

- Ejercicio 3. <u>Tronco</u>. Nos echamos al suelo y extendemos el tronco con ayuda de las manos apoyadas.

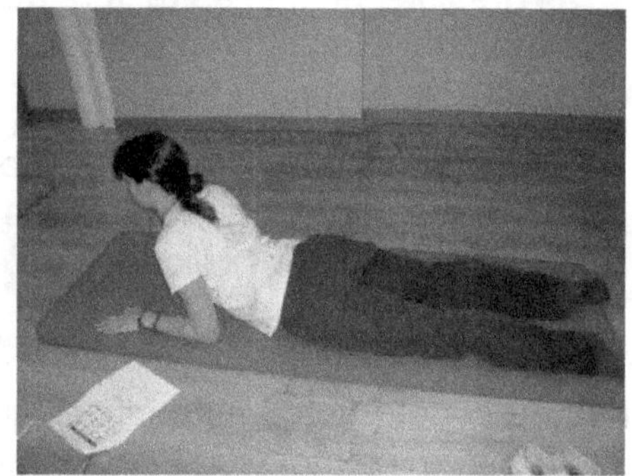

- Ejercicio 4. <u>Cadera</u>. Nos tumbamos de lado con las piernas juntas y extendidas. Elevamos una pierna y la abrimos, en forma de tijeras.

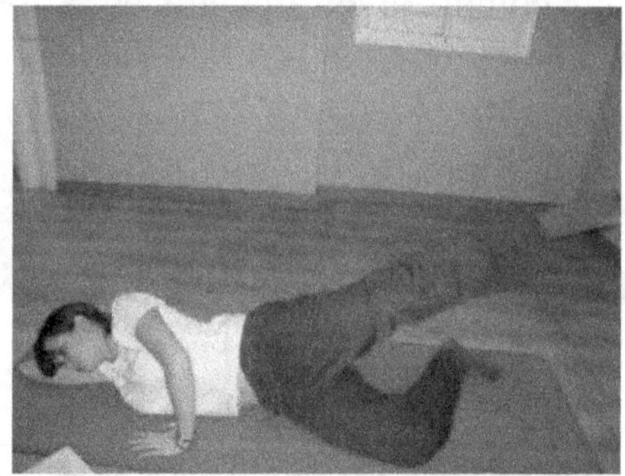

- Ejercicio 5. <u>Cadera y hombro</u>. Nos colocamos de lado con las rodillas apoyadas en el suelo y los pies extendidos hacia atrás, elevamos la pierna en el fondo lateral.

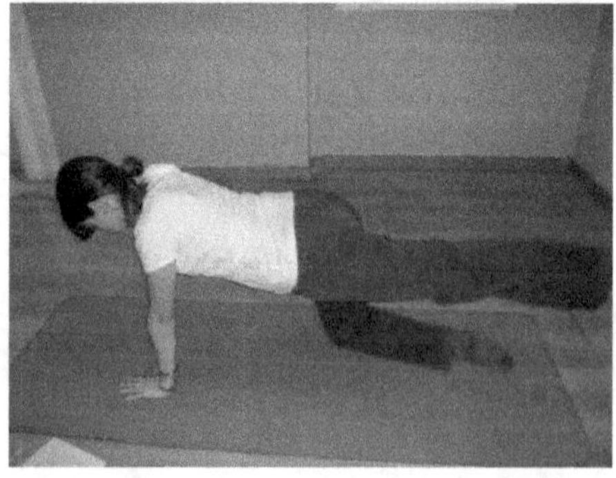

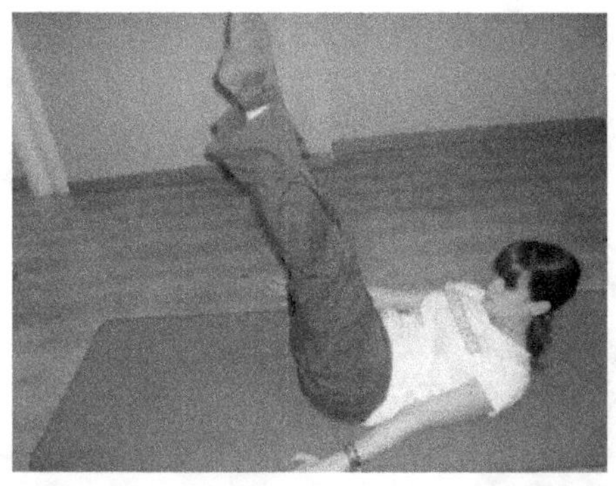

- Ejercicio 6. <u>Flexión de piernas</u>. Nos tendemos con la cabeza levantada y flexionamos las rodillas con los pies elevados.

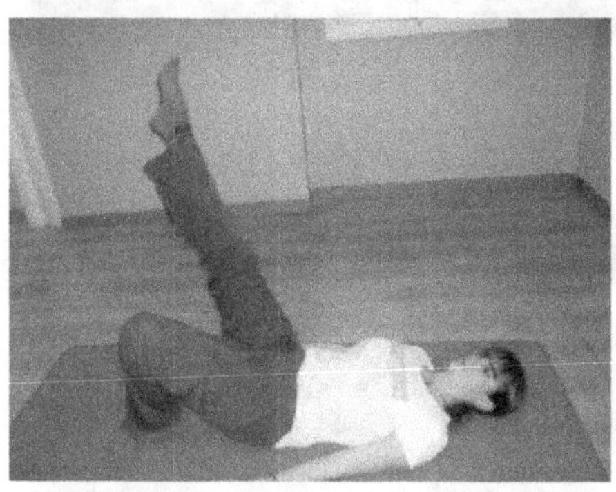

- Ejercicio 7. <u>Círculos con una pierna</u>. Nos tumbamos y elaboramos círculos con una pierna extendida.

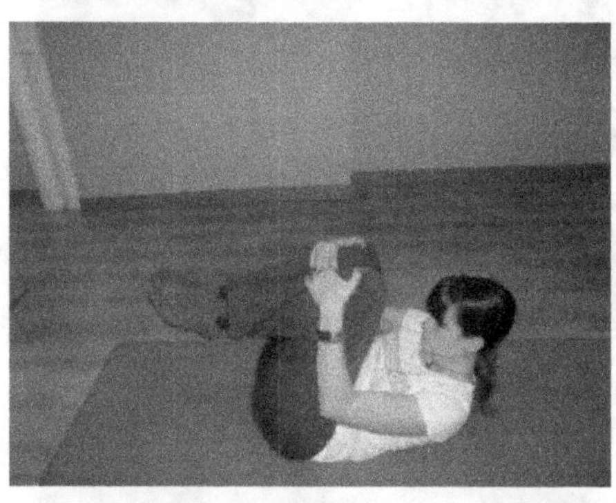

- Ejercicio 8. <u>Rodar hacia atrás</u>. Apoyamos nuestra espalda en el suelo y flexionamos las rodillas y las caderas. Sujetamos con nuestras manos ambas piernas e intentamos desplazarnos hacia atrás.

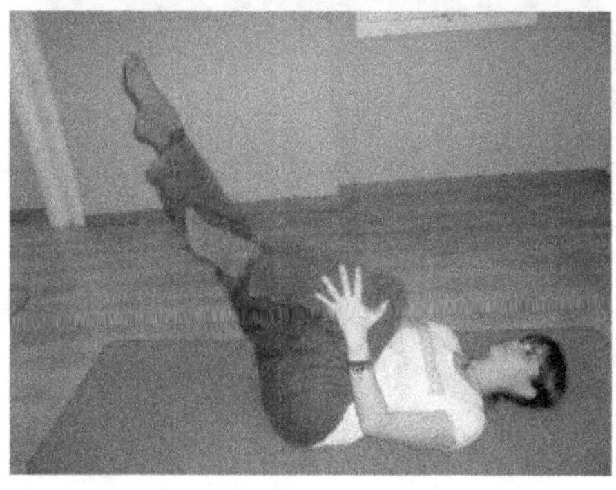

- Ejercicio 9. <u>Estiramiento de una pierna</u>. Nos echamos al suelo y sujetamos con una mano una pierna flexionada y estiramos una pierna.

- Ejercicio 10. <u>Estiramiento de ambas piernas</u>. Nos tumbamos sin apoyar la cabeza ni los hombros en el suelo y estiramos ambas piernas.

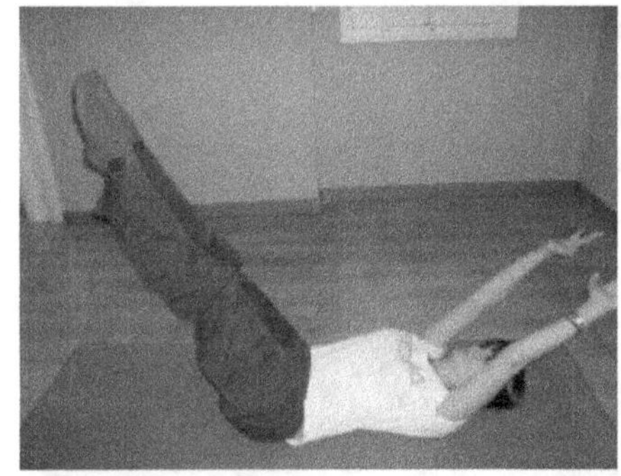

- Ejercicio 11. <u>Estiramiento de la columna</u>. Nos sentamos en el suelo, estiramos la columna y nos extendemos hacia adelante.

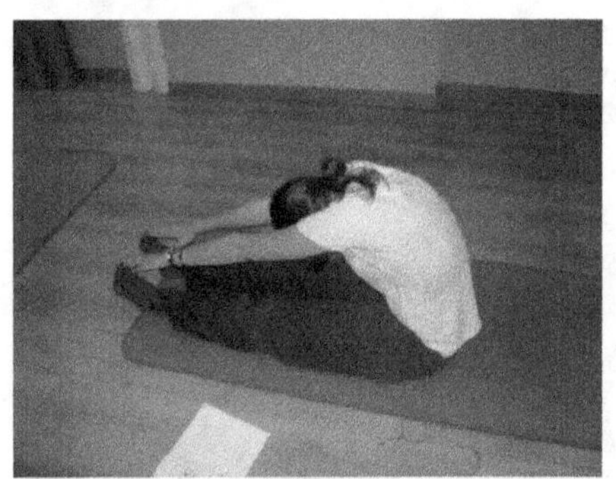

- Ejercicio 12. <u>La sierra</u>. Nos sentamos con las piernas extendidas y elevamos nuestras manos hacia la pierna contraria.

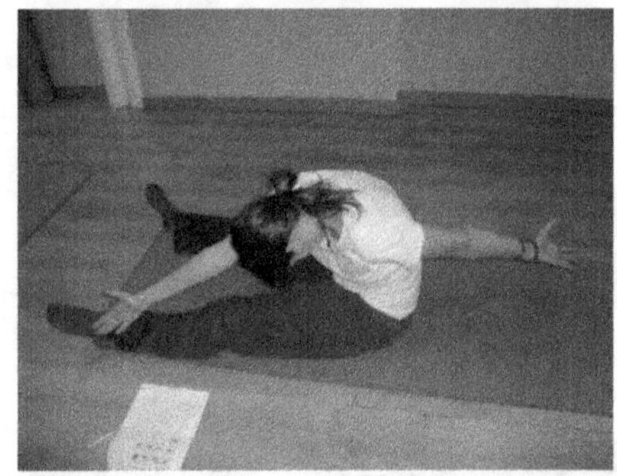

- Ejercicio 13. <u>Patada con una pierna</u>. Nos tumbamos boca abajo y flexionamos una pierna hacia un lado.

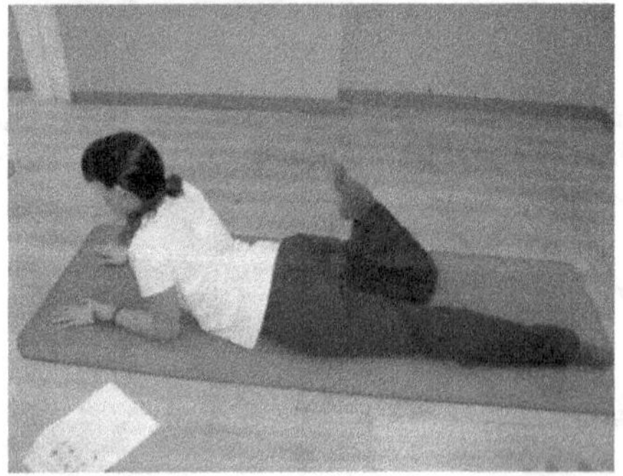

Los principiantes en Pilates podrán realizar estos ejercicios en su propia casa durante media hora, eligiendo el lugar y la vestimenta adecuados. Las personas que deseen ampliar conocimientos podrán comprar libros sobre Pilates en las librerías.

YOGA

Esta disciplina surgió hace 5.000 años en la India, y su objetivo es alcanzar la unión del cuerpo con la mente. *Yoga* significa vínculo o unión, y otorga mediante ejercicios físicos dinámicos unos bienestares físicos y mentales inmediatos.

Se conocen las diferentes técnicas de yoga:

- *Hatha Yoga*: es el tipo de yoga que se practica en occidente y se conoce por la práctica de posturas corporales que aportan a los músculos firmeza y elasticidad.

- *Bikran Yoga*: utiliza 26 posturas que se emplean en el hatha yoga, pero se realiza en un salón a una temperatura de 42º y con una duración de 90 minutos, la temperatura ayuda a que el cuerpo se prepare mejor para lograr diferentes posturas.

- *Raja yoga*: técnica donde la respiración es muy importante, que debe ser energética, calmante y meditativa.

- *Iyengar yoga*: en esta técnica las posturas del cuerpo se realizan con precisión y elegancia, cuidando todos los detalles y la correcta alineación del cuerpo, donde las secuencias son más tranquilas y meditativas.

- *Kundalini yoga*: son técnicas de respiración profunda con el abdomen. Se enfoca en la conciencia del cuerpo desde el interior y trata de conseguir que el sistema nervioso sea más fuerte con un mejor control del estrés.

- *Power yoga*: es una fusión de varias técnicas a través de los movimientos fluidos y la respiración sonora, donde se produce un calor interno que lleva al cuerpo a una desintoxicación.

- *Aeroyoga*: método personal que utiliza la suspensión en un columpio como plataforma especial para fomentar la creatividad, desbloqueo, tonicidad, definición muscular y rejuvenecimiento. Está inspirado en técnicas ancestrales como el hatha yoga, el ayurveda y el Pilates, y aporta muchos beneficios.

Beneficios del yoga:

- Mejora de la **flexibilidad** general de los músculos y articulaciones. Al principio te costará mucho coger con las manos las plantas de los pies, pero si pones empeño en ello notarás un gradual aflojamiento, con desaparición de dolores y tensiones. Las caderas tensas pueden constreñir la articulación de la rodilla, y los músculos isquiotibiales tensos pueden aplanar la columna lumbar, originando ataques de lumbago.

- **Músculos fuertes**, que nos protegerán de dolencias como las artritis o el dolor de espalda y ayudarán a prevenir las caídas en las personas mayores. La fortaleza muscular se equilibra con la flexibilidad.

- Mejora las **articulaciones**. Mediante una gama completa de movimientos se puede prevenir la artritis degenerativa y mitigar esta dolencia mediante el efecto esponja de las áreas de cartílago que no son utilizadas. El cartílago de las articulaciones es como una esponja que recibe los fluidos suministrados y los absorbe. Sin movimiento las zonas articulares se fatigan y desgastan.

- Mejora la **masa ósea**. Fortalece los huesos e incluso elimina la osteoporosis. Posturas como el cabeza de perro arriba o abajo fortalecen mucho los brazos y hombros, que son susceptibles de fracturas por osteoporosis.

- **Espina dorsal** nutrida. Los discos dorsales absorbedores de trauma entre las vértebras se pueden herniar y comprimir nervios. Estos adoran el movimiento, si se trabaja una buena y equilibrada tanda de aperturas de delante a atrás se les suministran nutrientes y mantendrán las vértebras sanas.

- **Cabeza alineada** con la columna vertebral. La cabeza es una bola redonda y pesada. Si se encuentra bien equilibrada con la columna los músculos del cuello emplean menos fuerza para sujetarla. Se deben realizar ejercicios para fortalecer los músculos del cuello que la sostienen.

- Mejora la **circulación** sanguínea y linfática. Los ejercicios físicos que se practican en el yoga mejoran la fluidez de la sangre. Las posturas de torsiones facilitan el retorno de la sangre venosa de los órganos internos y su posterior oxigenación. La inversión sobre las manos, la cabeza o los hombros facilitan el retorno de la sangre venosa de las caderas y las piernas al corazón, que las envía a los pulmones para su posterior oxigenación. Disminuye la agregación plaquetaria, la viscosidad de la sangre y el riesgo de trombosis.

Durante la práctica de las posturas del yoga contraemos y relajamos los músculos y aumentamos el drenaje linfático que nos ayuda a luchar contra las infecciones, destruir las células cancerosas y liberarnos de los productos de desecho celulares.

- Fortalece el **corazón**. Los ejercicios aeróbicos del yoga tonifican la musculatura cardiaca, regulan el ritmo cardiaco, porque disminuyen los latidos cardiacos en reposo e incrementan el potencial de suministro de oxígeno durante el ejercicio.

- Descienden la **tensión** arterial.

- Descienden el nivel de **cortisol**. Las glándulas suprarrenales segregan cortisol en respuesta al exceso de estrés, la depresión, la osteoporosis, la presión alta y la resistencia a la insulina, incrementando sus niveles plasmáticos.

- Reduce los niveles de **glucosa** y **colesterol** *malo* o LDL sanguíneos y aumenta los niveles de *colesterol bueno*.

- **Adelgaza**. Con la práctica del yoga ejercitamos el comer menos y el moverse más. El yoga te inspira a ser más consciente en tus hábitos alimenticios.

- Mejora de las facultades **intelectuales**. Un componente del yoga es focalizarse a sí mismo en el presente. La práctica mejora la coordinación, el tiempo de reacción, la memoria e incluso el coeficiente intelectual.

- Fomenta la **relajación** y el equilibrio entre el sistema nervioso simpático y parasimpático, que es calmante y restaurador, disminuye el ritmo cardiaco y respiratorio y aumenta el flujo sanguíneo a los órganos. Mejora el ritmo del sueño, al dormir mejor estamos más descansados y mejora nuestra capacidad de atención. Reduce la tensión muscular, que conduce a tensión crónica, fatiga y sensibilidad dolorosa en las muñecas, brazos, hombros, cara y cuello.

- Beneficia a nuestro **sistema inmune**, intensificándolo cuando es necesario, por ejemplo en la producción de anticuerpos ante una infección y mitigando la agresiva función inmunológica de una enfermedad autoinmune como es la psoriaris.

- **Laxante**, e indicado en personas con colon irritable o estreñimiento. Reduce el riesgo de padecer **cáncer de colon**.

- Alivia el dolor en personas con **artritis**, síndrome del túnel carpiano, neuralgias, migrañas y dolor de espalda.

- Mejora la autoestima, combate la ira y la **depresión**.

EL YOGA EN CASA

Si estás a punto de perder el control en tu vida, el yoga es la solución porque reduce el estrés, controla la ansiedad, estimula la energía, refuerza el sistema inmunológico, elimina las toxinas, tonifica los músculos, alivia los dolores (menstruales, migrañas...) y aumenta la confianza y la perspicacia.

Se necesita una vestimenta amplia y cómoda como un chándal o una camiseta y pantalón y una serie de accesorios como una silla, manta, esterilla, bloque de madera y cinta.

Se deben empezar los ejercicios calentando los músculos con un paseo o ducha caliente y siempre con el estómago vacío. Deshacer una postura es tan importante como realizarla correctamente. Los ejercicios se harán con los músculos relajados y calientes. Las personas que tengan gran tensión muscular es conveniente que se den una ducha de agua caliente antes de la práctica de yoga.

La esencia del yoga y la clave de la relajación es una buena **respiración diafragmática**, inhalando con profundidad el aire y soltándolo.

En la práctica de las posturas debemos tensar y relajar simultáneamente los músculos necesarios para la práctica del ejercicio sin forzar nuestro esqueleto.

Las *asanas* son las posturas que se practican en el hatha yoga.

Ejercicios de yoga para principiantes

- *Tadasana* **o postura de la montaña.** Colócate de pie con los pies juntos y la columna vertebral recta. Separa los dedos de los pies como si fuesen abanicos. Distribuye uniformemente el peso del cuerpo a través de las piernas. Extiende las rodillas sin levantar los muslos. Hunde el abdomen y coloca el coxis en posición vertical. Extiende las palmas de las manos hacia adentro. Levanta el pecho. Mantén relajados el cuello y los hombros y mira al frente. Los beneficios de esta postura son que da vigor porque fortalece y tonifica todo el cuerpo. Ayuda a corregir malas posturas y mejora el equilibrio.

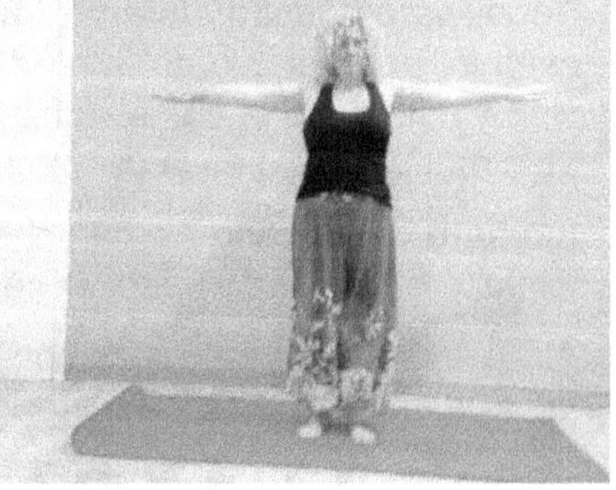

266

- ***Utkatasana* o postura de la silla.** Ponte de pie bien derecho y con los pies juntos. Levanta los brazos con firmeza por encima de la cabeza. Relaja los hombros y abre el pecho. Flexiona lentamente las rodillas. Mantén la postura. Los beneficios son que fortalecen los glúteos, el vientre, los muslos y la espalda.

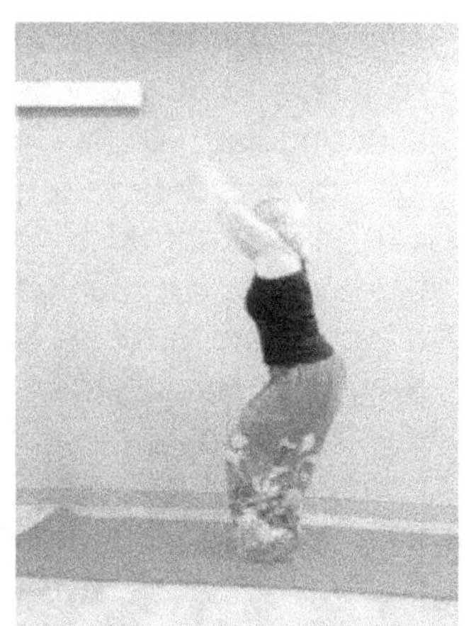

- ***Vrkasana* o postura del árbol.** Ponte de pie con los pies juntos. Flexiona la rodilla derecha y coge el tobillo con la mano. Apoya el talón del pie izquierdo en la cara interior del muslo derecho. Apunta hacia afuera la rodilla izquierda y hacia abajo con los dedos del pie. Pon bien recta la pierna derecha mientras presionas el muslo con el talón izquierdo. Levanta los brazos por encima de la cabeza y junta las palmas de las manos. Mira al frente. Sus efectos son que mejora el equilibrio, fortalece los tobillos, rodillas y cadera. Relaja el cuerpo y la mente.

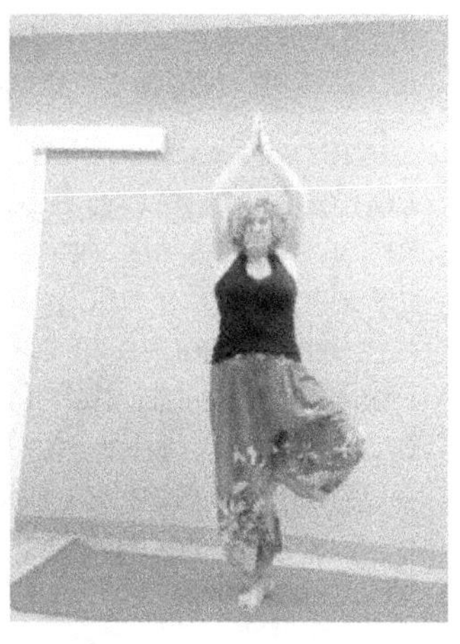

- ***Virabadrasana* I o postura del guerrero I.** Adelanta el pie derecho y separa las piernas. Mantén los pies separados y alineados con las caderas. Desplaza el pie derecho ligeramente hacia adentro y el izquierdo unos 90° hacia afuera. Estira el torso y mueve la rodilla hacia delante hasta que se quede encima del tobillo. Levanta los brazos por encima de la cabeza con las palmas de las manos hacia adentro y los codos bien rectos. Arquea la espalda y mira hacia arriba y relaja los hombros. Los beneficios son que mejora la concentración, el equilibrio, la respiración y circulación.

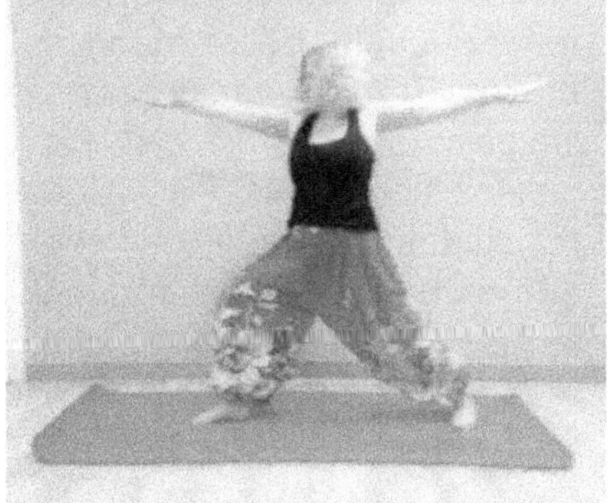

- *Virabradasana* **o postura del guerrero II.** Ponte de pie y separa las piernas alineándolas con las caderas. Levanta los brazos hasta que queden alineados con los hombros. Extiende las rodillas sin levantar los muslos. Coloca el coxis en posición vertical. Mueve el pie derecho 90° hacia afuera y los dedos del pie izquierdo hacia adentro. Relaja los hombros y abre el pecho. Flexiona la rodilla derecha 90°. Mantén el torso y las 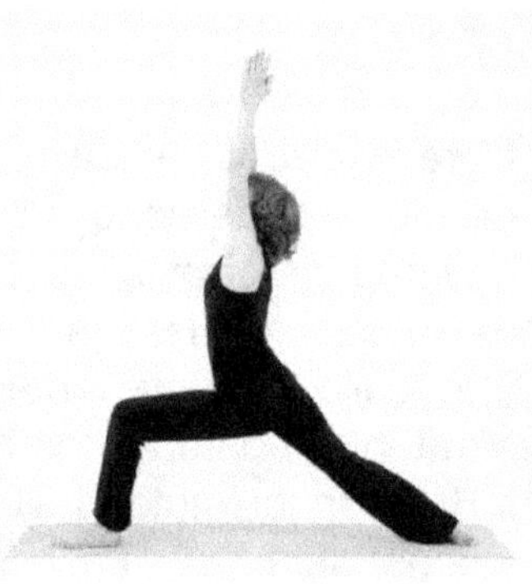 caderas firmes. Eleva la porción superior del torso como si quisieras separarla del cuerpo. Gira la cabeza y mira por encima de tu brazo derecho. Es necesario respirar profundamente mientras efectúas el ejercicio. Los beneficios que aporta son que aumenta la flexibilidad de las caderas y fortalece las piernas.

- *Virabhadrasana* **III o postura del guerrero III.** Abre las piernas y pon el pie derecho adelante. Mantén el torso hacia adelante. Levanta los brazos por encima de la cabeza. Flexiona la rodilla derecha e inclina el torso hacia adelante. Levanta los brazos por encima de la cabeza. Flexiona la rodilla derecha e inclina el torso hacia adelante. Estira la pierna derecha mientras levantas la izquierda. Estira los brazos hacia adelante e inclina el torso hacia delante. Tus brazos y piernas levantados deben estar en línea recta. Mira al frente más allá de las manos. Sus beneficios son que mejora el equilibrio y tonifica tu cuerpo.

- *Addo Muka Virasana* **o postura del niño.** Ponte a cuatro patas para andar a gatas. Mantén los pies juntos y alinea las rodillas con la cadera. Siéntate sobre talones. Estira bien los brazos e inclínate hacia adelante. Apoya la frente en el suelo. Estira más los brazos. Presiona el suelo con las palmas de las manos y los glúteos con los talones. Sus resultados terapéuticos son que calma los nervios, reduce la presión sanguínea y alivia la tensión en las cervicales y en la espalda. 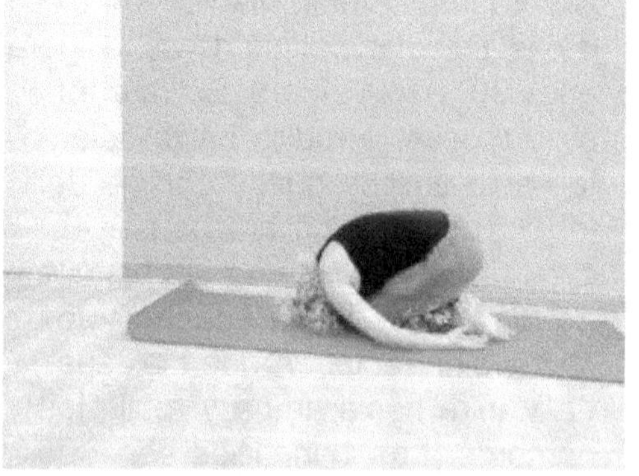

- ***Adho Mukha Svanasana* o postura del perro mirando hacia abajo.** Ponte las manos en el suelo frente a ti. Coloca las piernas hacia atrás, primero una y después la otra. Alinea los pies con las manos. Separa los dedos de las manos y presiona el suelo con las palmas. Estira los brazos hacia adelante manteniendo los codos rectos. Levanta los glúteos y estira las piernas. Mantén los talones pegados al suelo y los pies apuntados hacia adelante. Relaja la cabeza y la nuca. Relaja la mente, mitiga la depresión y aumenta la flexibilidad de las caderas, rodillas y tobillos.

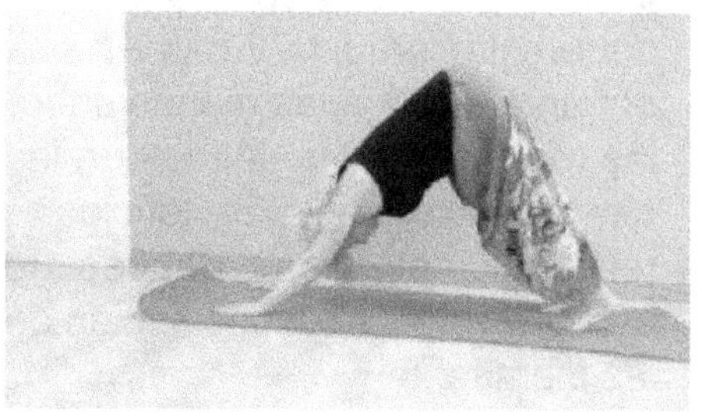

- ***Urdvha Mukha Svanasana* o postura del perro mirando hacia arriba.** Estírate boca abajo. Flexiona los codos y apoya las palmas de las manos a ambos lados del cuerpo (justo por debajo del pecho). Levanta el torso del suelo como si te estiraran de la coronilla. Presiona el suelo con las manos. Levanta el pecho y desplaza las caderas hacia adelante. Levanta las caderas del suelo manteniendo los muslos bien firmes. Junta los omóplatos y levanta el pecho. Deja caer la cabeza hacia atrás y mira hacia arriba. Sus efectos terapéuticos son que alivia los dolores y las ciáticas y fortalece los brazos, el pecho y los hombros.

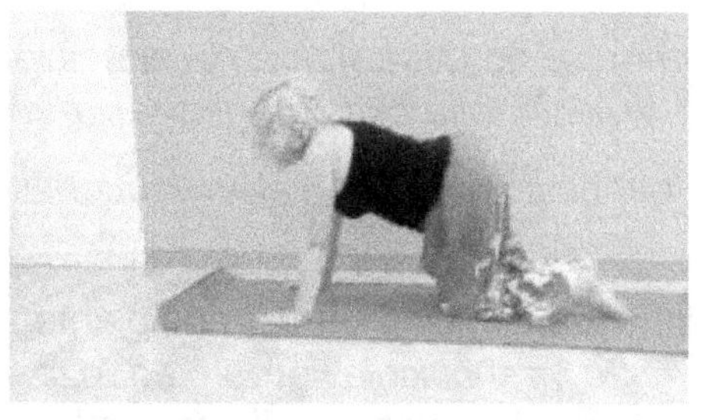

- ***Utthita Trikonassana* o postura del triángulo extendido.** Ponte de pie y separa las piernas alineándolas con la cadera. Levanta los brazos en cruz hasta que queden alineados con los hombros. Mueve el pie derecho 90º hacia afuera y los dedos del pie izquierdo ligeramente hacia adentro y alinea los talones. Estira y alinea el torso hacia la izquierda. Apoya la mano derecha en el suelo por detrás del pie derecho. Levanta el pie izquierdo hasta que quede alineado con el hombro. Tonifica las piernas y la zona pélvica y ayuda a corregir malas posturas.

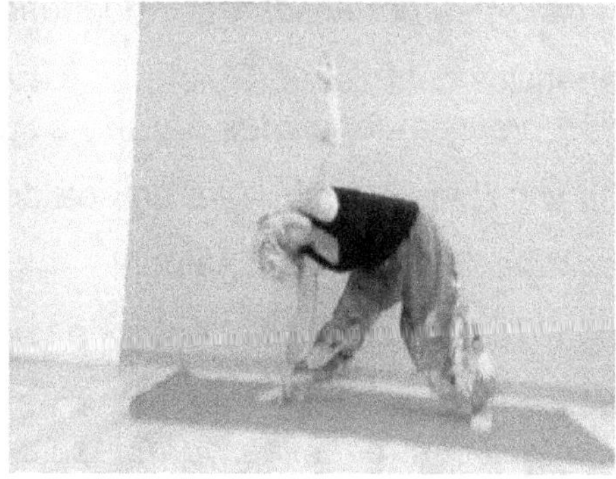

- **Postura de las piernas cruzadas o del loto.** Siéntate con las piernas flexionadas y coloca el talón bajo el muslo opuesto, haz lo mismo con la otra pierna. Siéntate bien recto con la columna, las cervicales y el tronco bien alineados, la cabeza debe estar erguida y mirar hacia el frente. Coloca las manos sobre las rodillas con las palmas de las manos hacia arriba. Beneficios: relajantes, alivia los dolores de espalda y mejora la circulación de las piernas.

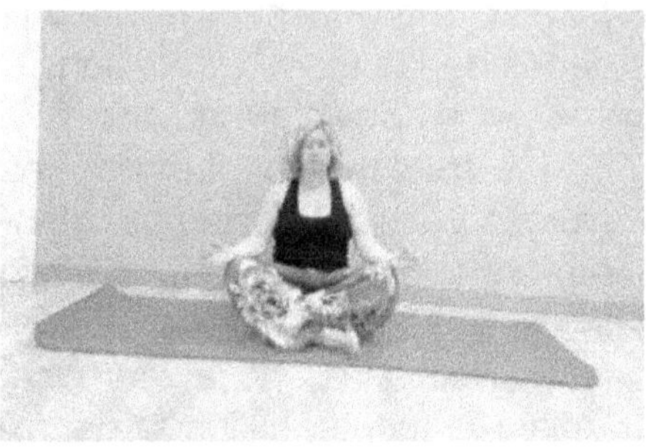

Bibliografía

Ponte en forma. Martín Giachetta Pistone. Anaya multimedia

El entrenador en casa. En forma sin ir al gimnasio. José Rodríguez Romano.

Gimnasio en casa. Tabla de ejercicios para hacerlos en casa. Innatia. *www.innatia.com/s/c-gimnasia-en-casa/a-el-gimnasio-en-casa.html.*

El gimnasio en casa. *www.webconsultas.com/.../monta-tu-propio-gimnasio-en-casa-12871*

Pilates. Ejercicios para principiantes. Francisco Javier García Ramírez. *http://franciscojaviergarciadanza.blogspot.com.es/2012/10/ejercicios-para-principiantes-pilates.html*

Ejercicios de Pilates. El armario de los Ángeles. *http://elarmariodelosangeles.blogspot.com.es/2012/11/ponte-en-forma-con-los-angeles.html*

Beneficios del Pilates. Web consultas. *http://www.webconsultas.com/ejercicio-y-deporte/vida-activa/beneficios-del-metodo-pilates-5867*

Beneficios del Pilates. Guioteca. *www.guioteca.com/pilates/beneficios-de-la-practica-del-pilates-para-tu-salud/*

Sos yoga. Amy Lumis. Alfa omega distribuciones.

Yoga fácil. Francesca Chaiponi.

Yoga. Tu guía en casa. Centro de yoga Sivaranda Venetta.

Huellas para la humanidad. Yoga y sus beneficios. Timothy Mc Doctor. *https://centrohuellas.wordpress.com/2012/.../yoga-y-sus-beneficios*

Capítulo 17

SUEÑO SALUDABLE

El sueño es un estado de reposo uniforme del organismo. Se caracteriza por los bajos niveles de vigilia fisiológica (presión sanguínea y respiración) y por una respuesta menor ante los estímulos externos. El sueño es muy importante para la buena conservación de la salud, gracias a él descansamos y recuperamos las energías físicas y mentales desgastadas a lo largo del día, siendo estas necesarias para el buen desempeño de las tareas

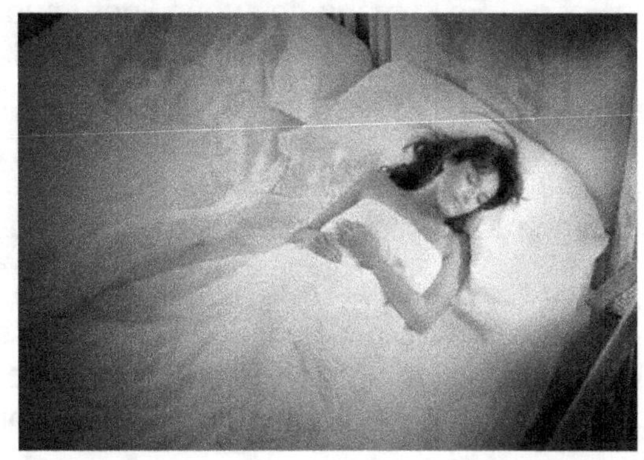

del día siguiente. La duración del sueño nocturno varía según las personas, oscilando entre 4 y 12 horas, siendo la más frecuente de 7 a 9 horas. El ser humano invierte la tercera parte de su vida en dormir.

Durante el sueño se realizan funciones necesarias para el equilibrio físico y psíquico de las personas como:

- Restaurar la homeostasis del sistema nervioso central, restablecer la energía neuronal y consolidar la memoria y la capacidad de aprendizaje.

- Fortalecer las defensas del cuerpo.

- El aparato circulatorio se ve favorecido porque realiza menos esfuerzo que durante el día. La posición horizontal permite que el corazón no haga tanto esfuerzo para bombear la sangre al resto de los tejidos y órganos y permite que el aparato locomotor, huesos y músculos liberen la tensión acumulada gracias a la posición horizontal.

- La respiración se hace más profunda y lenta, lo cual favorece la oxigenación.

- Se regenera la vista, gracias a la rodopsina, que es un pigmento retiniano implicado en la función visual.

- La piel se beneficia del sueño porque se regeneran las células.

- Estimula la síntesis de la hormona de crecimiento: a los 50-60 minutos de haberse iniciado el sueño aumenta su secreción. Esta actúa sobre muchas células y tejidos del cuerpo e incrementa la síntesis de proteínas.

Estudios electroencefalográficos efectuados en personas han demostrado la existencia de dos tipos diferentes de sueños: el sueño con movimientos oculares rápidos (MOR), conocido como sueño REM (Rapid Eye Movement) o sueño paradójico, y el sueño con ondas lentas, conocido como sueño NO REM (No Rapid Eye Movement). Durante la fase de reposo nocturno se alternan varias veces (4 a 6 veces) el sueño REM y el NO REM.

El sueño nocturno pasa por varias etapas o **fases NO REM**:

- Fase 1. Es la etapa de sueño ligero superficial que se produce al acostarse y durante los primeros minutos del sueño. En el sueño ligero, la persona se despierta con facilidad y efectúa movimientos corporales para buscar una mayor comodidad. En esta fase el cuerpo inicia una distensión muscular, la respiración se hace uniforme y la actividad cerebral se hace más lenta que en el estado de vigilia.

- Fase 2. Después de 10 minutos de sueño ligero se entra en una fase 2 que dura 30 minutos. El sueño es más profundo y la actividad cerebral se ralentiza más. Se enlentecen las frecuencias cardiacas y respiratorias y no se evidencian movimientos oculares.

- Fases 3 y 4. Sueño más profundo, durante las que el cuerpo descansa más. Las frecuencias cardiacas y respiratorias se hacen más lentas. Se necesitan estímulos táctiles o visuales fuertes para despertar a una persona en esta fase. No se sueña.

- Fase 5. Esta etapa llega al final de cada ciclo con cambios en la frecuencia cardiaca y respiratoria. El sueño es más profundo porque las ondas cerebrales son muy lentas. En esta etapa se producen y recuerdan los sueños. Durante esta etapa los ojos se mueven mucho y el ritmo de respiración y la presión arterial aumentan.

Fase **REM**. En ella hay actividades oníricas, es decir, que soñamos. Se producen movimientos oculares rápidos, se activan las funciones corporales y vegetativas. La tensión arterial, las frecuencias cardiaca y respiratoria, la temperatura corporal y cerebral y el consumo de oxígeno presentan niveles similares a los normales.

Consejos para mejorar nuestro sueño

- Mantener un **horario regular** con una hora fija tanto para acostarse como para levantarse, incluso los fines de semana. Se recomienda dormir de 7 a 9 horas diarias, aunque el número de horas necesarias para dormir depende de cada persona. El momento más importante del día ha de ser la noche, ya que nuestro ritmo natural baja y es la más apropiada para el descanso. Al final del día nuestra glándula pineal segrega melatonina como respuesta a la falta de luz.

- Crear un **ambiente agradable** que invite a dormir: debemos conseguir un entorno en el cual sean adecuados la temperatura, la humedad, la luz, la ausencia de ruidos y de fuertes olores. El entorno ideal sería fresco, tranquilo, oscuro, cómodo y libre de interrupciones. El cuarto debe estar limpio y libre de polvos alergénicos (estos pueden desencadenar reacciones alérgicas), no ser resbaladizo y estar libre de obstáculos que provoquen caídas o resbalones.

- Dormir sobre una cama confortable que disponga de un colchón y almohadas holgados que inviten a descansar. La ropa de cama será cómoda y amplia, que facilite los movimientos posibles durante el sueño.

- Establecer una rutina regular tranquilizadora antes de acostarse como darse un baño relajante o una ducha caliente. También se recomiendan como actividades leer un libro o escuchar música. Esos hábitos relajantes antes de acostarse ayudan a separar el horario del sueño de las actividades que causan excitación, estrés y ansiedad, que originan dificultades para estar dormido y mantener un sueño profundo. Si con estas actividades tenemos dificultades para relajarnos se recomienda el aprendizaje de ejercicios de relajación creativa con un profesional (psicólogo, médico, etc.) y su práctica diaria antes de acostarse.

  Se deben evitar situaciones estresantes como discusiones y solución de conflictos familiares, resolución de trámites bancarios, trabajo intenso y participar en juegos competitivos. Después de ellas es recomendable descansar y relajarse un poco antes de dormir.

- Controlar una **alimentación sana**. Huir de las comidas copiosas y rápidas. Tener un horario de comidas lo más igualado posible. Procurar mantener un peso corporal estable y evitar las oscilaciones del peso que influyen en la aparición del insomnio.

  La dieta mediterránea es la mejor aliada del sueño. La cena debe ser ligera, sin ingerir comidas pesadas ni alimentos muy condimentados que puedan causar acidez. Se aconseja no consumir productos estimulantes como el café, la Coca Cola, el chocolate, el tabaco y las bebidas alcohólicas. Es recomendable cenar dos o tres horas antes de acostarnos para ir con la digestión realizada y dejar de beber una hora antes para evitar la micción.

- Realice **ejercicio físico** durante el día, por lo menos tres horas antes de acostarse, lo cual ayuda a conciliar su sueño y a lograr un sueño más profundo. No ejecute ejercicio físico justamente antes de dormirse pues el cansancio y el aumento de la temperatura corporal dificultan el sueño. Practicar ejercicios como los aeróbicos e incluso algún deporte nos permite llegar al final del día cansados y esto facilita el sueño.

- Tener **pensamientos positivos**. Una reflexión sobre algo positivo hará que al final del día nuestro sueño sea más placentero.

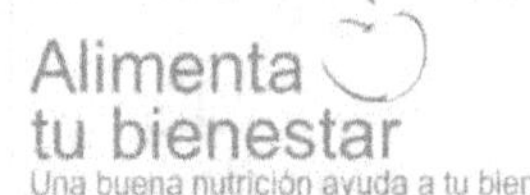

El **descanso** ayuda a mantener una actitud positiva, importante para ser más resistente al estrés.

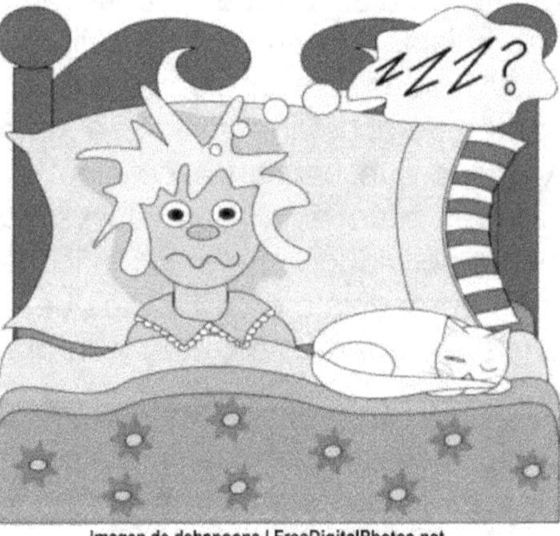

Hay que consultar al médico si se tiene algún problema relacionado con el sueño como dificultad para dormirse o mantener el sueño, si se despierta más temprano de lo que desea, si percibe no haber tenido un sueño reparador y si tiene somnolencia durante el día.

Las alteraciones del sueño generan cansancio físico y mental, disminuyen la capacidad de concentración y atención, perjudican al rendimiento en el trabajo y aumentan la ansiedad y el estrés.

Bibliografía

Insomnio, cómo evitarlo. Javier Cotelo Villa.

Beneficios de dormir bien. I mujer. *http://www.imujer.com/salud/4631/ beneficios-de-dormir-bien*

Beneficios de dormir. Mertxe Pasamontes. *www.mertxepasamontes. com/10-beneficios-de-dormir-bien.html*.

Capítulo 18

MEDIDAS PARA MEJORAR LA SALUD MENTAL

Las personas emocionalmente sanas tienen control de sus pensamientos, son capaces de manejar los desafíos de la vida, construir relaciones fuertes y recuperarse de los contratiempos.

La salud mental o emocional se refiere al bienestar psicológico general. Comprende cómo te sientes acerca de ti mismo, la calidad de tus relaciones y tu capacidad para manejar tus sentimientos y vencer las dificultades. Las personas que tienen buen estado de salud mental presentan las siguientes características: sentimiento de satisfacción, entusiasmo

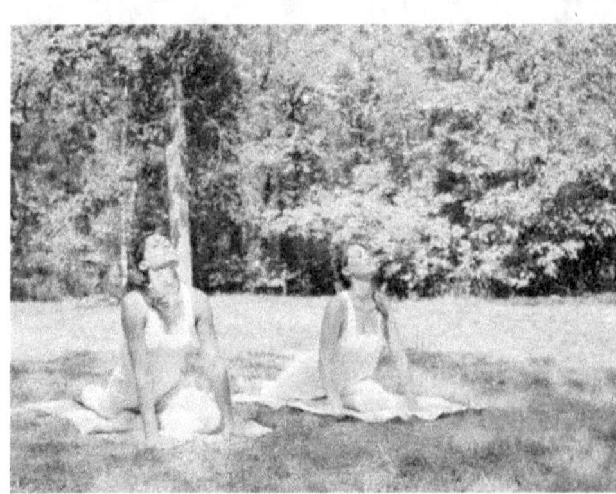

por la vida, capacidad de reírse y divertirse, un sentido de significado y propósito en sus actividades y relaciones, flexibilidad para aprender cosas nuevas y adaptarse al cambio, equilibrio entre el descanso, el juego, el trabajo y la actividad, confianza en sí mismas, con autoestima alta y buena capacidad para construir y mantener relaciones satisfactorias.

Relajación creativa

Técnica que incluye ejercicios de relajación física y mental con el objetivo de mejorar nuestros hábitos saludables. Es necesario practicar esta técnica 15 minutos diarios.

Me siento en un banco lo más cómodo y relajado posible. La espalda debe estar bien apoyada y las piernas flexionadas a la altura de la rodilla. Los pies deben situarse sobre el suelo y los brazos deben apoyarse sobre la silla o sillón.

Tumbado en una cama boca arriba con los brazos ligeramente flexionados a la altura del codo y la cabeza bien apoyada con o sin almohada. Debemos cerrar los ojos suavemente.

Permito que mi cuerpo y mente vayan relajándose. Relajo los músculos y dejo que los pensamientos fluyan por mi mente sin impedirlo.

Comienzo a notar mi propia respiración: al inspirar noto que se hincha el abdomen y que la respiración es lenta y profunda.

Percibo sensaciones agradables, como calor.

Noto que mi cuerpo pesa y aprecio zonas de contacto del cuerpo con el banco.

Realizo un recorrido imaginario por el cuerpo, notando que se relajan cada una de las zonas que voy recorriendo.

Disfruto durante unos momentos de la sensación agradable de tranquilidad y relajación que he conseguido.

Otras técnicas de relajación son la meditación, el yoga, el taichí, etc.

Potenciar la resiliencia

La **resiliencia** es la capacidad para recuperarse de la adversidad, el trauma o el estrés y salir fortalecidos. Es el convencimiento que tiene un individuo o equipo de superar los obstáculos de manera exitosa sin pensar en la derrota, aunque las circunstancias sean adversas. Esta actitud conlleva a un comportamiento ejemplar de superar las situaciones desfavorables con fortaleza, el mantenimiento de una actitud positiva y el equilibrio entre el estrés y las emociones.

Esta capacidad de resistencia se prueba en situaciones de excesivo y prolongado estrés, como la pérdida de un ser querido, los despidos, la miseria, el maltrato físico o psíquico, las enfermedades y las catástrofes naturales.

Cuidado del cuerpo

El cuidado de tu cuerpo es un importante paso hacia una buena salud física y mental. Se recomienda un buen descanso, dormir lo suficiente, una correcta alimentación, ejercicio físico suficiente para aliviar el estrés y levantar tu estado de ánimo. Buena dosis de luz solar diaria, estando de 10 a 15 minutos expuesto al sol. Limitar el alcohol, el tabaco y otras drogas.

Tener una vida social llena

Las personas que tienen unos lazos sociales fuertes con familia, amigos y compañeros de trabajo se sienten más felices y acostumbran a ser más positivas. La ayuda desinteresada al prójimo te ayudará a sentirte mejor contigo mismo.

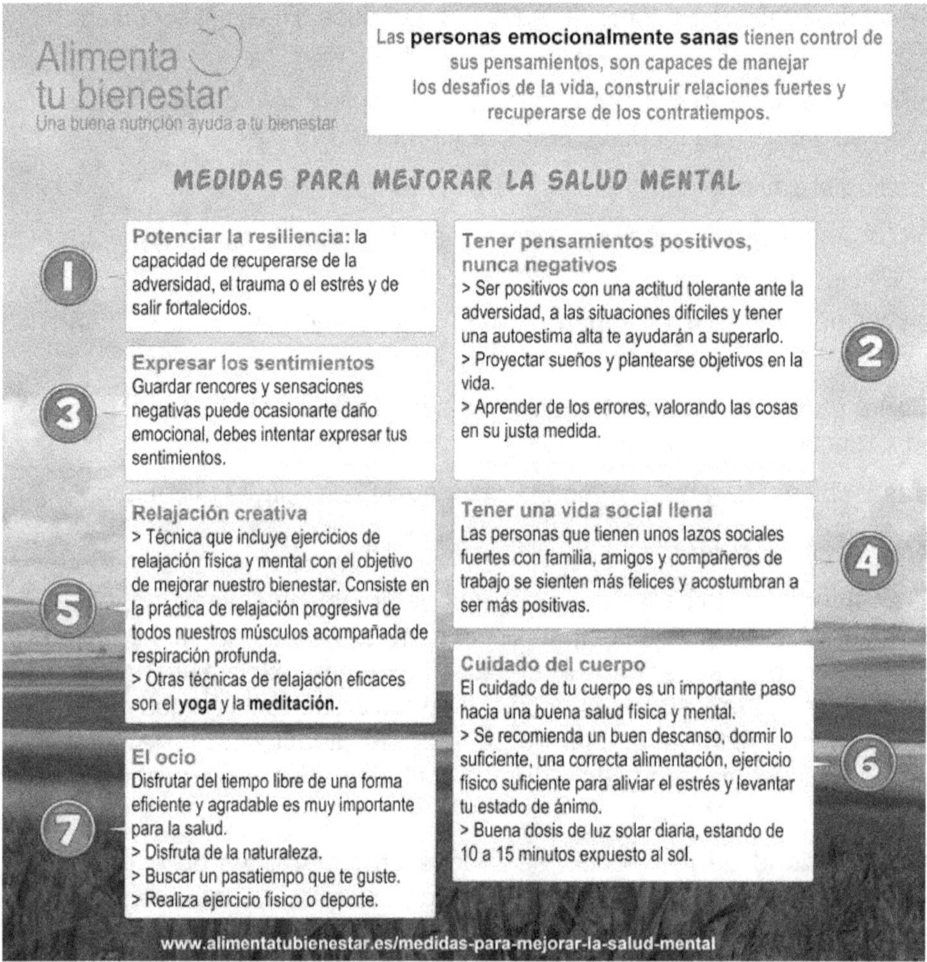

- Es necesario relacionarse con los demás, ya que el aislamiento y la soledad son uno de nuestros mayores males.

- Es importante cuidar la imagen física y se deben realizar todas las actividades a nuestro alcance para mejorarla, como cuidar los hábitos higiénicos y ofrecer una apariencia hermosa y agradable.

- Utilizar la experiencia y conocimientos en ayudar para los demás.

- En el momento actual vivimos la época de la comunicación, esta es necesaria. Debemos mantener el contacto permanente con los familiares y amigos mediante el teléfono, las cartas y la informática (redes sociales y la navegación por internet).

Expresar los sentimientos

Guardar rencores y sensaciones negativas puede ocasionarte daño emocional, debes intentar expresar tus sentimientos.

Tener pensamientos positivos, nunca negativos

Ser positivos con una actitud tolerante ante la adversidad y las situaciones difíciles y tener una autoestima alta te ayudarán a superarlo. Tener sueños y plantearse objetivos en la vida. Aprender de los errores, valorando las cosas en su justa medida.

El ocio

Disfrutar del tiempo libre de una forma eficiente y agradable es muy importante para la salud. Los psicólogos nos recomiendan emplear el tiempo libre en actividades placenteras (que nos gusten y que no tenemos tiempo para hacer), con lo cual nos abrimos a experiencias positivas que nos dan una visión del mundo que nos rodea. Este entretenimiento nos genera sentimientos positivos. Debemos incluir dos *hobbies* al mes en la actividad de nuestra agenda, uno de ejercicio físico y otro intelectual y artístico.

Disfrutar de la naturaleza es agradable, empezando por el parque del barrio y terminando por cualquier rincón de la naturaleza de nuestra comunidad. Viajar es una de las actividades más enriquecedoras que podemos realizar, conviene salir de nuestro entorno habitual para conocer otras localidades y personas.

Buscar un pasatiempo que nos guste como modelismo, baile o excursionismo, si es que aún no lo tenemos. Leer libros, estudiar, actividades artísticas como literatura, pintura, escultura, música, cerámica, labores (corte y confección, punto, etc.). Elaboración de trabajos manuales con los hijos o nietos como papiroflexia, construcción de maquetas y juguetes sencillos.

Realización de ejercicio físico o deporte. Invitar a los hijos o nietos a que hagan deporte contigo: ¿por qué no construir una cometa y les enseñas a volarla?

Ejercicios para estimular la mente

El envejecimiento cerebral origina deterioro cognitivo con pérdida de memoria y capacidad intelectual. La neuroplasticidad es la capacidad del cerebro de modificarse con el aprendizaje y las experiencias. La memoria se expando por redes neuronales que reflejan los cambios que se producen al entrenar, practicar, trabajar y jugar. La pandemia más grave del siglo XXI será el mal de Alzheimer, pero ¿de qué servirá si el cerebro no acompaña? Los años vienen solos pero la capacidad debe activarse, varios estudios de investigación demuestran que las personas muy intelectuales tienen menos riesgo de contraer demencias. Para prevenir el deterioro cognitivo se necesitan una serie de entrenamientos de rejuvenecimiento del cerebro para que recobre la curiosidad y el entusiasmo propios de nuestra infancia.

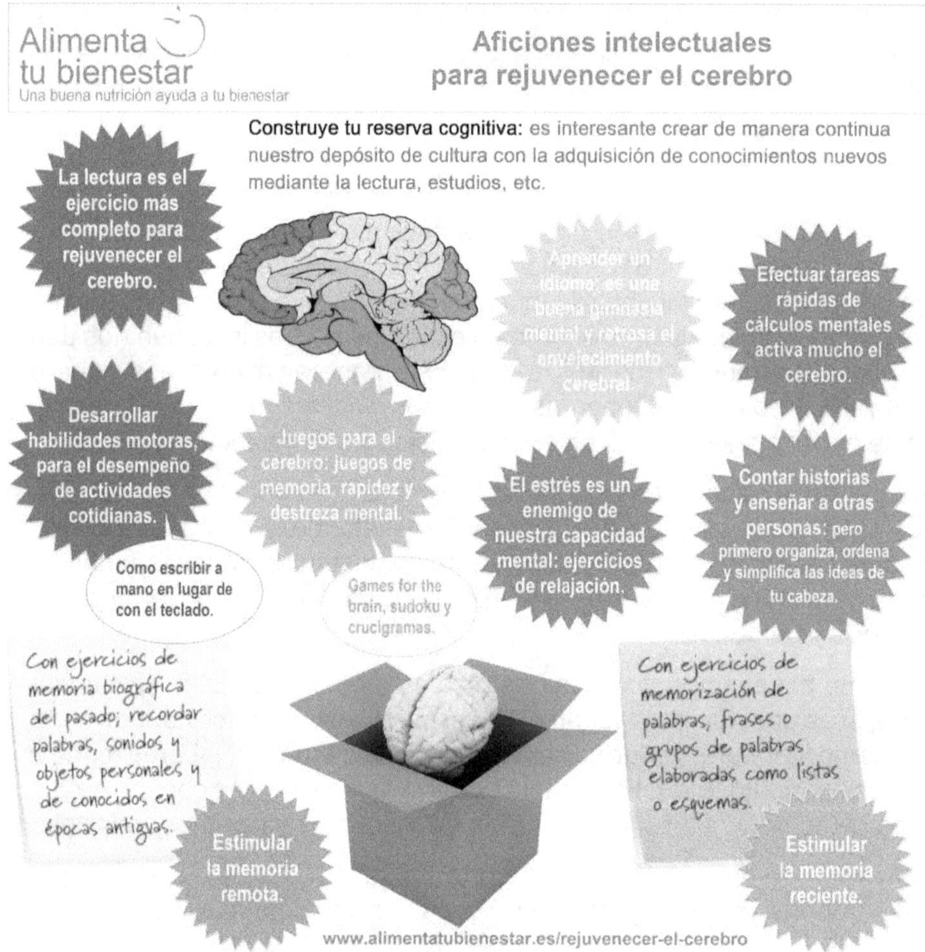

Medidas de rejuvenecimiento del cerebro

- Conseguir el perfil cerebral óptimo requiere una **dieta** sana y la práctica diaria de **ejercicio físico**. La correcta información y seguimiento de la pirámide alimentaria es necesaria para la salud del cerebro. El ejercicio físico potencia las capacidades mentales de memoria, atención y concentración porque aumenta el proceso de oxigenación del cerebro.

- La **lectura** es el ejercicio más completo para rejuvenecer el cerebro. La percepción de palabras, imágenes, comprensión del texto y memorización potencian las conexiones entre las neuronas del cerebro y evitan su degeneración. Recomiendo a las personas mayores de 50 años que lean al menos un libro al mes.

- **Juegos** para el cerebro: últimamente están de moda los juegos de memoria, rapidez y destreza mental. Uno de los recomendados es el *Games for the brain*. El sudoku y los crucigramas son aconsejables.

- **Estimula** la **memoria**: la capacidad para recordar puede ser reciente o remota.

  - La memoria reciente consiste en retener información nueva de hechos y objetos actuales. Se estimula con ejercicios de memorización de palabras, frases o grupos de palabras elaboradas como listas o esquemas. Evocación de familiares y objetos con fotografías. Recordar acontecimientos cotidianos (comidas, salidas a la calle, etc.) y nombres de familiares y amigos próximos. Visualiza cada cosa que quieras recordar; ejemplo, si quieres recordar el nombre de un perro visualiza cómo es, cómo ladra, cómo huele. La mejor manera de memorizar la materia que estudiamos es razonar y reflexionar su contenido.

  - La memoria remota es el recuerdo de todas nuestras experiencias vividas a lo largo de nuestra vida. Entre ellas se encuadra la rememoración biográfica como resultado de todos los hechos reales vividos; la semántica, que es el resultado de todos los conocimientos adquiridos a lo largo de nuestra vida y de habilidades sensorio-motrices adquiridas, como por ejemplo conducir un coche o pintar un cuadro. Ejercicios de memoria biográfica de acontecimientos pasados y recordar palabras, sonidos y objetos personales y de familiares y amigos conocidos en épocas antiguas.

- Construye tu **reserva cognitiva**: el mayor nivel de conocimientos y experiencia adquiridos a lo largo de nuestra vida enlentece o retrasa la degeneración cerebral. Es interesante crear de manera continua nuestro depósito de cultura con la adquisición de conocimientos nuevos mediante la lectura, estudios, etc.

- **Contar historias** y **cuentos** a otras personas, pero primero organiza, ordena y simplifica las ideas de tu cabeza. La enseñanza es una buena actividad.

Mantener unas relaciones sociales fluidas con llamadas de teléfono para comunicar nuestras cosas. Es recomendable ayudar y enseñar a los niños en sus tareas escolares en casa.

- Practicar **cálculos**: efectuar tareas rápidas de cálculos mentales activa mucho el cerebro. Es necesario computar cuentas de compras de objetos necesarios para nuestra vida y de operaciones matemáticas a través de las páginas web de internet.

- Desarrollar nuestras **habilidades motoras** para el desempeño de nuestras actividades cotidianas como escribir a mano en lugar de con el teclado. Escribir un diario es un ejercicio muy bueno, intentando reseñar las memorias biográficas en una autobiografía. Dibujar y pintar cuadros. Potenciar nuestras habilidades manuales para actos cotidianos como asearse, vestirse, etc.

- Aprender un **idioma**: hablar varios idiomas es una buena gimnasia mental y retrasa el envejecimiento cerebral. Es aconsejable aprender otra lengua extranjera a partir de los 50 años.

- Jugar con **juegos** de mesa memorísticos para construir palabras como el *Memory*. Jugar a volver a la infancia, recordando todos los detalles de la descripción física de las personas, los lugares donde vivíamos, las personas con las cuales convivimos y recordando los juegos de nuestra infancia. Estas medidas potencian la memoria remota.

- **Meditar** es una actividad mental relajante que incrementa la capacidad cerebral y cambia la estructura cerebral.

- **Relajación**: El estrés es un enemigo de nuestra capacidad mental. Se recomiendan ejercicios de relajación para mejorar nuestra aptitud mental.

Estrategias para evitar los despistes

- Prestar **atención**. Cuando buscamos las llaves y no las encontramos pensamos «otra vez me falla la memoria». Es un problema de falta de atención y no de falta de memoria. Para solucionarlo debemos fijarnos en cada momento en lo que estamos haciendo, sin pensar en otras cosas. Hay que detener el pensamiento y pensar: «Estoy dejando las llaves en el bolsillo de mi chaqueta».

- **Repetir**. Es necesario repetir la información para que pase de la memoria inmediata a la remota. Si estamos en la ducha y se nos ocurre un asunto del que nos gustaría hablar con alguien, para no olvidarlo debemos repetirnos la idea varias veces antes de que pase demasiado tiempo.

- Ser **organizado**. Las personas que tienen buena retentiva se caracterizan por ser muy organizadas. Si no podemos encontrar una factura, un número de teléfono, un documento, etc., la solución es disponer de un lugar para cada cosa.

- Utilizar **ayudas**. No se puede dejar todo el trabajo a la mente. Las ayudas materiales para acordarse de las cosas están al alcance de la mano. Conviene llevar siempre encima un blog y un lápiz para apuntar todo lo que debemos recordar.

- Hacer **particiones**. Una lista demasiada larga es difícil de recordar. El truco es dividirla en grupos más pequeños. Así, una poesía la podemos dividir en varias estrofas para recordarla mejor.

- Recurrir a la **imaginación**. Otra estrategia es inventar una imagen mental para afianzar un recuerdo. Por ejemplo, tenemos que coger el coche para ir a la compra y para ir a comer con los amigos, la solución sería asociar las imágenes de coche, supermercado y restaurante.

Medidas saludables para mejorar el rendimiento escolar

Durante el curso escolar, los estudiantes necesitan apretar en sus estudios para superar con éxito sus exámenes finales. Aparte del esfuerzo y el aprendizaje, son necesarios una alimentación adecuada, ejercicio físico diario, dormir bien, medidas para combatir el estrés y la ansiedad y una planificación organizada del tiempo de estudio con descansos. Los hábitos saludables benefician el correcto funcionamiento de nuestras neuronas cerebrales y potencian la atención, concentración, memoria y capacidad de razonamiento necesarias para aprender temas nuevos.

- **Alimentación adecuada** que aporte a nuestras neuronas cerebrales los nutrientes necesarios para mejorar su rendimiento intelectual. Los nutrientes que potencian las facultades intelectuales son el fósforo y la vitamina B, presentes en productos lácteos, legumbres, pan integral, mariscos, carne, pescado y frutos secos. Los ácidos grasos omega 3 presentes en el pescado azul y las nueces mejoran el rendimiento de las neuronas cerebrales. También son muy necesarias las frutas y verduras por su riqueza en vitaminas, sales minerales y sus propiedades antioxidantes y depurativas, muy necesarias para nuestra salud.

  Se aconseja:

  - Tomar 5 raciones de frutas y verduras de distintos colores cada día.

  - Tomar productos lácteos como leche y yogures.

- Reemplazar la carne por legumbre 2-3 veces por semana.

- Leer las etiquetas de los alimentos y elegir los bajos en grasas, sal y azúcar.

- Beber 8 vasos de agua diarios. Una correcta hidratación mejora el funcionamiento del cerebro.

- Verduras diarias con 2 platos crudas o cocidas.

- 3 unidades de fruta diarias.

- Legumbres 2 veces por semana con un plato chico.

- Pescado azul: 2-3 veces por semana.

- Pollo, pavo o carne sin grasas: 2-3 veces por semana.

- Lácteos bajos en grasas: diarios con 3 tazas de leche, yogures en el almuerzo y meriendas.

- Huevos. 1 unidad 2-3 veces por semana.

- Cereales o pastas o patatas cocidas: 4-5 veces por semana.

- Pan: 2 unidades de pan diarias.

- Aceites y grasas. Diarios en poca cantidad.

- Azúcar: diario en poca cantidad.

- Evitar el exceso de bollos, dulces, embutidos, quesos curados y alimentos ricos en sal. Cuidado con los precocinados.

Plan de alimentación:

Desayuno: Café con leche o leche con Cola Cao. Una tostada de pan integral con queso fresco. 1 pieza de fruta o zumo de naranja natural.

Almuerzo: Yogur desnatado o fruta.

Comida:

1º plato: verduras 3 días por semana, en ensaladas, menestras o purés. Legumbres 2-3 días por semana. Pastas o arroz (mejor integrales) 2 veces por semana.

2º plato: pescado 3 veces por semana, carne magra de pavo o pollo 2-3 veces por semana. Postre: yogur o frutas.

Merienda: 1 taza de leche con tostadas integrales. Yogur con 1 pieza de fruta.

<u>Cena:</u>

1º plato: verduras en ensalada o guiso de verduras.

2º plato. Huevos o pescado azul.

½ pan y 1 fruta.

- **Dormir bien**. El suficiente número de horas (9 horas) y con un sueño profundo de buena calidad. Para favorecer el sueño nocturno se aconseja una cena ligera, ejercicio físico 2 horas antes de acostarse, dormir en una cama confortable, bañarse con agua caliente antes de dormir.

  Quedarse a estudiar por las noches agota mucho a nuestro cerebro y perjudica un buen rendimiento intelectual.

  La falta de sueño genera problemas de falta de memoria, atención y perjudica seriamente al rendimiento escolar en los exámenes.

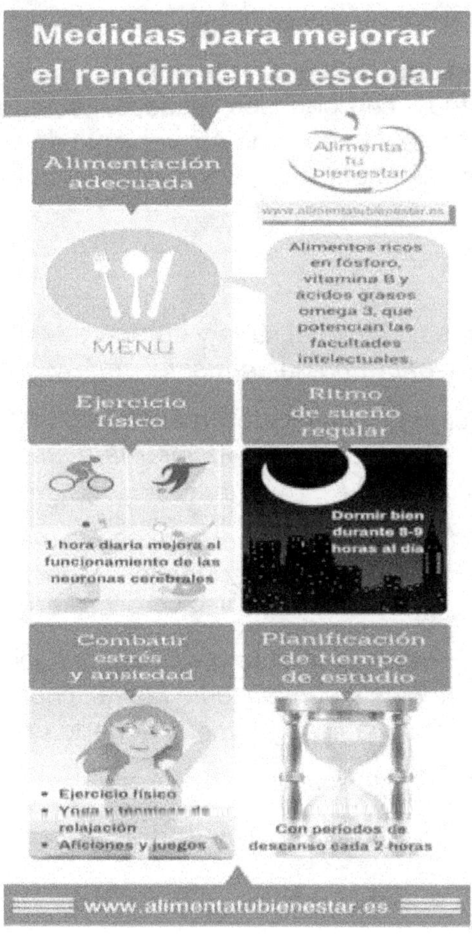

- **Ejercicio físico**. Es necesaria una hora diaria de ejercicio físico.

  - Juegos de fuerza como tracciones, luchas, saltos para fortalecer tus huesos y músculos y que tengas una buena postura.

  - Juegos de resistencia como el fútbol, baloncesto, montar en bicicleta, en *skate* o patines para que el corazón y los pulmones funcionen mejor.

  - Juegos de destreza y habilidades con balones, cuerdas, etc.

  - Combatir el **estrés** y la **ansiedad**.

  - El ejercicio físico alivia la tensión nerviosa.

  - Mejora las relaciones sociales con la familia y amigos.

  - Técnicas de relajación creativa y yoga en casos extremos.

  - Distraerse antes de los exámenes con juegos y ver películas agradables para calmar el nerviosismo.

- **Planificación** correcta del tiempo de estudio. Es aconsejable elegir un horario de estudio con periodos de descanso cada 2 horas y ser constante diariamente. No es nada conveniente dejar la materia para las vísperas de los exámenes.

Bibliografía

25 medidas para una salud mental sana y duradera. *www.medciencia.com/25-consejos-para-una-salud-mental-sana-y-duradera/*

Potenciar nuestra memoria y facultades intelectuales. *http://lamenteesmaravillosa.com/como-mejorar-la-memoria-y-aumentar-la-capacidad-intelectual/*

Rejuvenece el cerebro, un programa para conseguir más atención y más energía mental con ejercicios muy simples y sencillos. Darma sing Kalsa. Books Pocket.

Fortalece tu mente. Entrena tu cerebro con juegos de lógica, cálculo matemático, paradojas y pensamiento lateral, criptogramas, enigmas, cuadrados mágicos y sudoku. Alberto Coto. Ed. EDAF.

Salud para tu cerebro. Gary Small y Giggy Vorgan. Ed. Cuerpo y salud.

Capítulo 19

MANTENER UNOS HÁBITOS HIGIÉNICOS SALUDABLES

Debemos mantener unos hábitos higiénicos saludables encaminados a preservar nuestra salud como el control médico, la higiene personal y el uso adecuado del vestido y calzado.

EL CONTROL MÉDICO

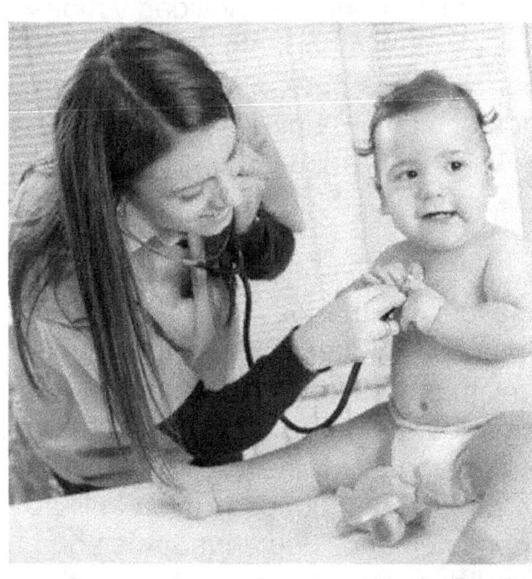

El reconocimiento médico o clínico es el examen que se efectúa para conocer el estado de salud de una persona. Es necesario un reconocimiento médico anual como mínimo para detectar previamente patologías que son asintomáticas, pero que en un plazo de tiempo pueden llegar a ser importantes o graves (ejemplo, las lesiones precancerosas, la aterosclerosis coronaria, etc.).

El reconocimiento médico se realiza en el contexto de una entrevista médica y consta de:

- **Anamnesis**, que es la reunión de datos subjetivos relativos a un paciente que comprende antecedentes familiares y personales, signos y síntomas que experimenta su enfermedad, experiencias o recuerdos que usan para analizar su situación clínica.

- **Exploración física**, que es el conjunto de procedimientos que realiza el médico para obtener un conjunto de signos objetivos relacionados con el motivo de consulta del paciente. Ejemplos: visualizar una garganta rojiza en faringitis o auscultar ruidos bronquiales en las bronquitis crónicas.

- **Pruebas complementarias**, que son los exámenes diagnósticos que solicita el médico para confirmar o descartar un diagnóstico clínico. Estas se solicitarán por indicación clínica específica y se seleccionarán con preferencia las más eficaces, económicas e inocuas posibles. La eficacia de las pruebas viene determinada por la fiabilidad o ausencia de resultados falsos.

  Este grupo de pruebas incluye los análisis clínicos, radiografías, endoscopias, electrocardiografías, electroencefalogramas, espirometrías, biopsias, etc.

Toda la información médica se registra en una historia clínica electrónica dentro del ordenador.

HIGIENE PERSONAL

Es el aseo que necesita nuestro cuerpo para aumentar su vitalidad y mantenerse en estado saludable. La higiene es muy importante para nuestra salud porque existen pequeños microorganismos que se encuentran en el aire, en la tierra, en el cuerpo y en los alimentos. Estos seres vivos se cruzan de una persona a otra, o a un animal o a un alimento, mientras sus condiciones para crecer y multiplicarse sean favorables.

Incluye actividades tales como:

- Higiene de las **manos**: el correcto lavado de manos significa prevención de infecciones. Se mojan las manos con agua del grifo, se enjabonan todas las superficies de las mismas y se frotan las palmas y las partes anteriores. Los dedos se frotan con la mano derecha sobre el dorso izquierdo, con los dedos entrelazados y viceversa, ambas palmas con los dedos entrelazados y también las muñecas. Se cepillan muy bien las uñas. Luego se enjuagan las manos con abundante agua y se secan con toallas limpias y papel desechable. Las manos se deben lavar al llegar a casa, antes de comer, antes de cocinar, después de ir al baño, después de tocar animales y después de jugar.

- Higiene **corporal**: ducha o baño diario con higiene corporal de las manos, del cabello, de los genitales y de los pies. Se suprimen los olores producidos por la transpiración o el sudor y se evita la presencia de gérmenes y bacterias.

- Higiene **bucal**: la utilización de un cepillo dental para la limpieza después de todas las comidas es fundamental para la prevención de caries e infecciones. Los alimentos y bebidas dejan residuos en los dientes que al fermentar favorecen la aparición de caries y gingivitis. Las dentaduras artificiales se lavarán cuidadosamente después de cada comida para evitar las infecciones y el mal olor. No debemos ingerir dulces con frecuencia porque favorecen las caries.

Se recomienda efectuar visitas periódicas al dentista. Es necesario tener una boca sana y cuidada. Los problemas bucales afectan a todo el cuerpo y generan enfermedades.

La periodontitis o inflamación de las encías favorece los problemas cardiovasculares, las neumonías y problemas respiratorios, se incrementan hasta un 50% las posibilidades de cáncer de riñón y páncreas. Las periodontitis severas incrementan el riesgo de impotencia masculina por problemas de erección y los riesgos en los embarazos.

- Higiene de los **pies**: es conveniente lavarlos a diario con agua y jabón y secarlos con toallas suaves, sin olvidar secar entre los dedos. Cortar las uñas de manera recta y nunca circular. Lubricarlos con lanolina o aceite, pero no entre los dedos. Usar zapatos cómodos y suaves a medida. Revisar los zapatos antes de usarlos. Cubrir los pies con calcetines o medias que eviten que se queden apretados. Las callosidades deberán ser tratadas por un podólogo. No tocar los pies con botellas de agua caliente ni con almohadillas eléctricas. No caminar descalzo. No usar botas o zapatos de tacones altos.

- Higiene **ocular**: los defectos de refracción como la miopía, astigmatismo e hipermetropía deben ser corregidos con gafas o lentillas. Se recomienda la visita periódica al oculista para observar la evolución. Las infecciones oculares como las conjuntivitis han de tratarse de inmediato, para evitar pérdidas de vista y contagios a otras personas. Hay que emplear gafas de sol para proteger a los ojos en ambientes luminosos intensos, y utilizar anteojos o pantallas protectoras para proteger a los ojos contra agentes físicos, químicos o mecánicos en locales de trabajo.

- Higiene **auditiva**: es conveniente evitar que el agua entre en los oídos. No se deben introducir ganchos, pinzas, palillos u otros objetos para limpiar los oídos, se recomienda limpiar con papel celulosa humedecido la oreja. Los trabajadores que trabajen con altos niveles de ruidos, mayores de 85 decibelios, deben usar protectores auditivos tipo casos o tapones para prevenir la sordera profesional. Los tapones aseguran una protección adecuada y pueden ser moldeables o semirrígidos, y es aconsejable tener las manos limpias para su colocación.

- Higiene **sexual**: las enfermedades de transmisión sexual son infecciosas, entre ellas se citan la sífilis, la gonococia, el chancro blando, el linfogranuloma venéreo, el sida, el herpes genital y la hepatitis vírica. Ante la aparición del primer síntoma se debe acudir a la consulta del médico para tratarlas con medicamentos y con abstinencia sexual. Se recomienda el uso de preservativos para prevenir infecciones. Se indica limpiar diariamente las zonas genitales con agua y jabón neutro. Después de acudir al baño se deben lavar bien los genitales con algún paño húmedo o seco para limpiar los gérmenes y evitar infecciones.

- Higiene **nasal**: la nariz deja entrar el aire para que llegue a los pulmones con la temperatura y humedad adecuadas y libre de partículas extrañas. La producción de mocos es un proceso natural que sirve como lubrificante y filtro para el aire, pero es necesario retirarlos varias veces al día, ya que contienen partículas y microorganismos que pueden provocar enfermedades.

- Higiene de la **ropa** y **calzado**: la piel debe protegerse de una adecuada exposición al sol mediante el uso de ropa adecuada al clima de trabajo. Es conveniente evitar la humedad de la piel porque se macera y pierde su capacidad de barrera frente a las infecciones, para ello debemos secarla cuidadosamente y cambiarnos la ropa con frecuencia, especialmente la interior, a fin de mantenerla limpia y seca, recomendándose el cambio frecuente y ser de fibras naturales (algodón, lino, etc.) para evitar la aparición de alergias

  Es necesario impedir las rozaduras, heridas e infecciones producidas por el roce continuo de la piel con la ropa de agua y calzado. Las manos deberán tener una protección específica mediante el uso de guantes especializados para la tarea que se recomiende. La ropa no debe ser ni muy ancha ni muy estrecha, y no debe dificultar los movimientos normales del cuerpo.

  El calzado debe ser cómodo y flexible, permitiendo la variación del volumen del pie a lo largo del día y la transpiración del mismo. Debe adecuarse al clima y al tipo de trabajo. Se mantendrá limpio y seco, empleando polvos desodorantes contra los hongos.

- Higiene **postural**: es el conjunto de prácticas cuyo objetivo es evitar las posturas forzadas que sobrecargan los huesos y los músculos como la hiperflexión, hiperextensión y sobrecarga de la columna vertebral. Su fin es minimizar los riesgos de las mismas y mejorar la salud. El dolor de espalda, la hernia de disco y la ciática o lumbago se mantienen frecuentemente por levantar objetos pesados y por posturas incorrectas. Se recomienda:

- Dormir en cama dura, colocando una tabla de madera entre el colchón y el somier. La posición del sujeto acostado será boca arriba o de lado, y nunca boca abajo.

- Evitar levantar o llevar pesos excesivos. Se debe recoger algo del suelo doblando las rodillas o en cuclillas y no flexionar nunca la columna. Para coger un objeto elevado de una estantería o armario se debe subir a un escalón o escalera hasta tener el objeto a la altura del pecho y cogerlo. No es aconsejable subirse de puntillas.

- No debe quedarse de pie mucho tiempo. Si tiene que estar de pie, separe los pies y realice contracciones sin movimientos de abdominales y glúteos, apóyese en la pared y dé algunos pasos de cuando en cuando.

HIGIENE POSTURAL

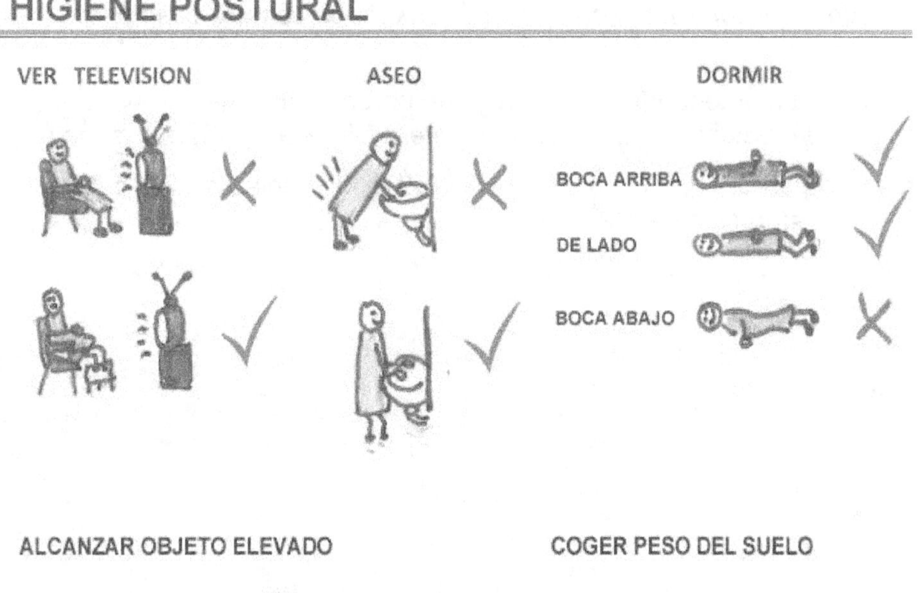

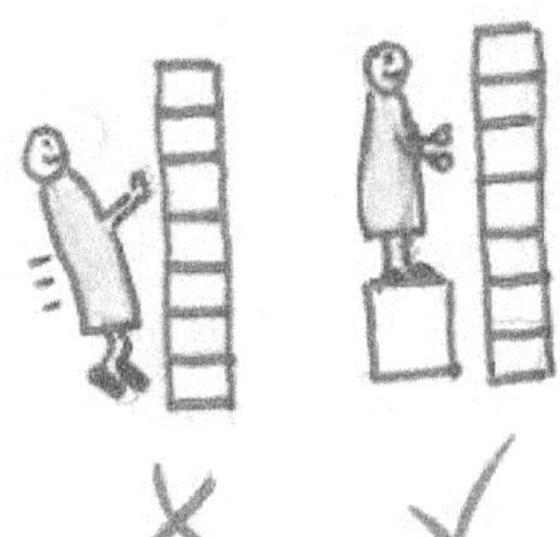

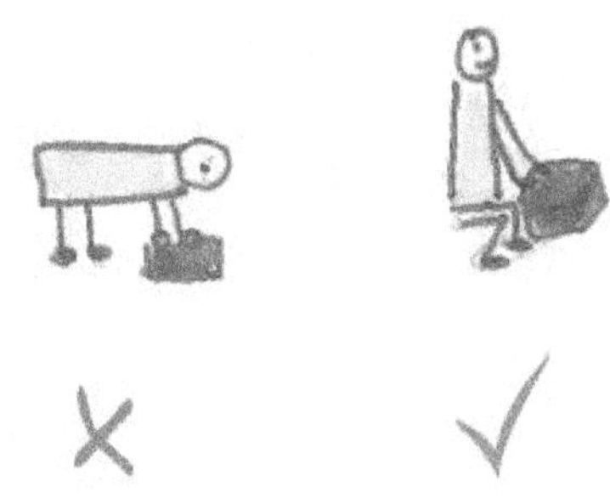

- Realizar los trabajos que sean posibles sentados utilizando una silla giratoria con respaldo adecuado.

- Nunca doblar la espalda para acercarse al lavabo sino flexionar las piernas.

- Practicar natación durante las vacaciones.

Bibliografía

Higiene de la piel a bordo. Guía sanitaria de la piel y el cabello. *www. seg-social.es/ism/gsanitaria.../cap13_1_higienepersonal.htm.*

Cuida tu cuerpo que solo tienes uno. *https://sites.google.com/site/actfissal/higiene-personal.*

10 métodos para contribuir con tu higiene personal. E how en español. *http://www.ehowenespanol.com/10-metodos-contribuir-higiene-personal-info_387575/*

Claves para mantener una buena higiene personal. Educa tu mundo. *https://www.educatumundo.com/.../tener-buena-higiene-personal/*

Higiene postural. Terapia física.com. *http://www.terapia-fisica.com/higiene-postural.html*

Capítulo 20

SALUD SEXUAL

Según la OMS, «la salud sexual es un estado de bienestar físico, mental y social relacionado con la sexualidad». Es conveniente distinguir entre la salud sexual vinculada a las relaciones sexuales saludables y la salud reproductiva enfocada a la reproducción sexual y a la procreación.

La salubridad sexual nos acerca de manera positiva hacia la sexualidad, con el objetivo de conseguir relaciones y experiencias sexuales placenteras, seguras y libres de restricción, discriminación y violencia. Los jóvenes disfrutan su sexualidad cuando comprenden y evalúan las responsabilidades y riesgos que conlleva el ejercicio de su erotismo para evitar consecuencias negativas y exige el respeto de sus derechos sexuales.

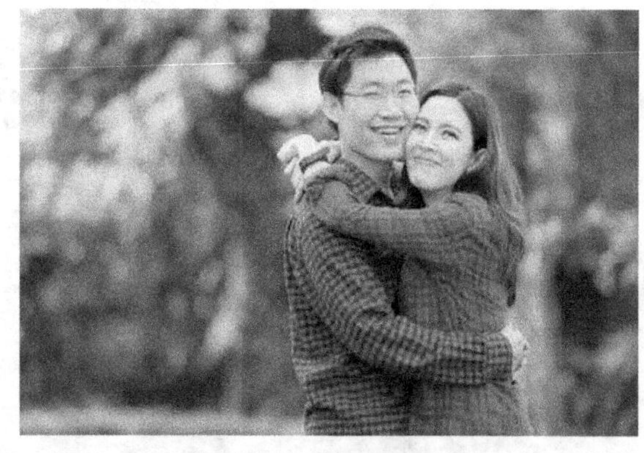

Las relaciones sexuales son expresiones afectivas en las que se producen sensaciones físicas, emociones agradables y sentimientos de cercanía hacia las otras personas. Se manifiestan a través de caricias sexuales, besos, abrazos y tocamientos, hasta llegar al coito, y permiten el intercambio de afectos, sentimientos, amor y placer. Según un estudio, en España la mayoría de las parejas tienen unas 100 relaciones sexuales al año, aunque para ser saludables y placenteras no se indica un número exacto de relaciones sexuales.

Las relaciones sexuales sanas y regulares (1-2 veces por semana) aportan numerosos beneficios para nuestra salud física y mental, tales como:

- Mejoran la circulación, favorecen la vasodilatación y aumentan el flujo sanguíneo arterial. Esto es importante porque previene las cardiopatías isquémicas y el infarto.

- Reducen la tensión arterial.

- Eyacular 5 veces por semana reduce un 30% los riesgos de cáncer de próstata en los hombres.

- Regula los ciclos menstruales en las mujeres.

- Fortalece el suelo pélvico, lo cual evita la incontinencia urinaria.

- Mejoran las defensas, las personas que practican el sexo de manera regular tienen un 30% más de inmunoglobulinas A ligadas a la producción de hormonas, lo cual favorece los mecanismos de defensa frente a infecciones como catarros y gripes.

- Libera endorfinas, que son sustancias similares a la morfina, las cuales calman los dolores.

- Durante el coito trabajan muchos grupos musculares a la vez, lo cual fortalece la musculatura y quema calorías.

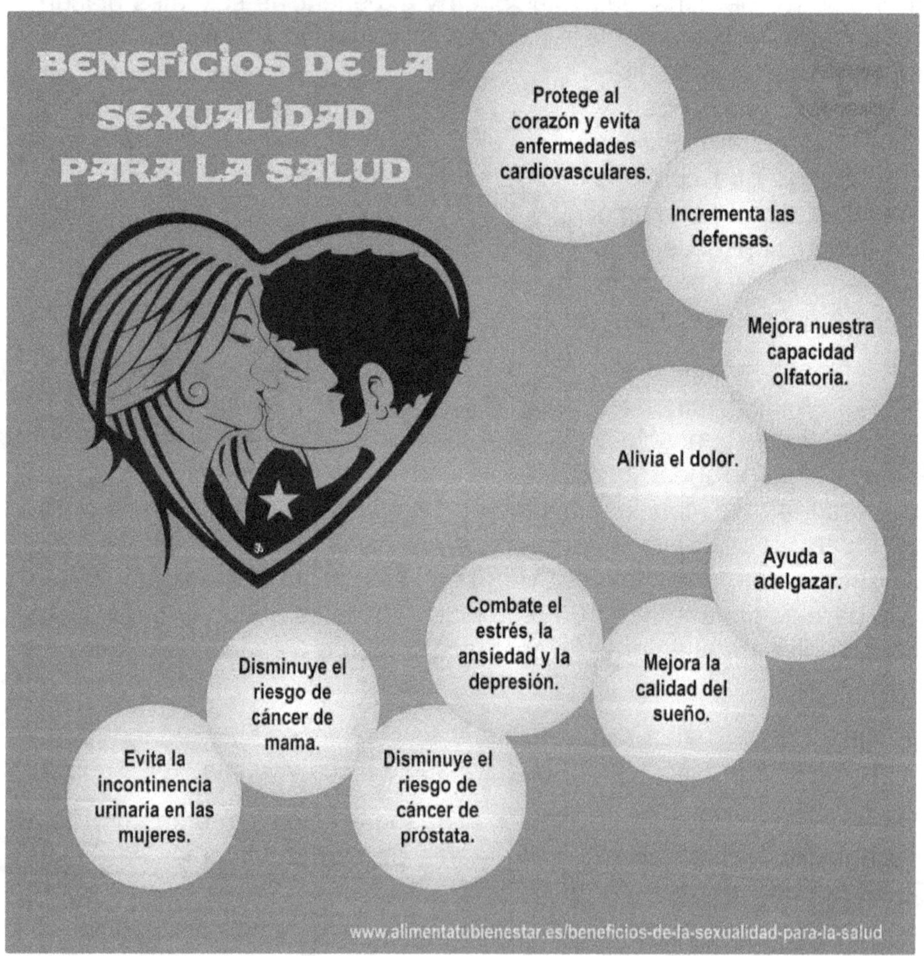

- Alivia el estrés, es muy relajante y placentera.

- Combate la depresión. Durante el coito la prostaglandina liberada por el semen es absorbida por el tracto genital femenino, circula por la sangre y regula la liberación de neurotransmisores necesarios para evitar la depresión.

- Las hormonas sexuales que liberamos durante el coito ayudan a conciliar el sueño.

- Favorece la capacidad olfativa, después de la relación sexual el cerebro libera prolactina, que favorece el desarrollo de las neuronas del bulbo olfatorio, lo cual permite una mayor capacidad para captar los olores.

Bibliografía

Beneficios del sexo para la salud. Vida y salud. *www.vidaysalud. com/.../10-beneficios-del-sexo-para-la-salud.*

Los 10 beneficios del sexo para la salud. *El Universal. http://archivo.eluniversal.com.mx/notas/507333.html*

Los asombrosos beneficios del sexo para la salud. Vida sana. *www.guioteca.com/vida-sana/ocho-asombrosos-beneficios-del-sexo-para-la-salud.*

Capítulo 21

RECOMENDACIONES SOBRE EL CONSUMO DE MEDICAMENTOS

Un medicamento es una sustancia que se utiliza para curar, prevenir enfermedades y restaurar o modificar funciones fisiológicas del organismo, necesarias para nuestra salud.

El consumo de medicamentos debe de ser adecuado para que este sea un instrumento eficaz de salud. El uso inadecuado de medicamentos por exceso de consumo, automedicación, mal uso de fármacos que originan interacciones, efectos secundarios y reacciones de hipersensibilidad por alergia e intolerancia a las medicinas ocasiona daños a nuestra salud e incluso algunas veces provoca la muerte.

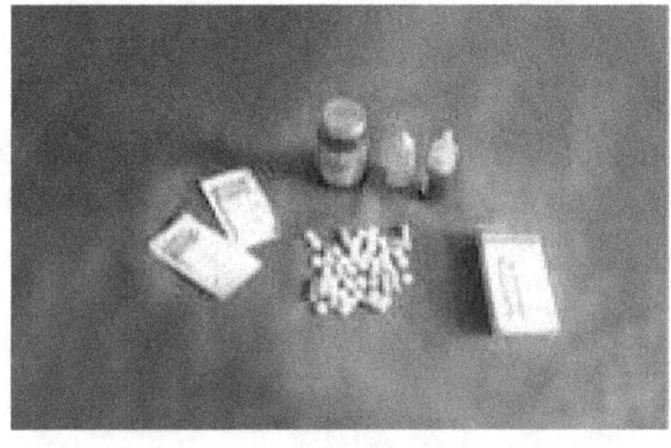

Es triste afirmar que las estadísticas demuestran que el número de muertes por consumo inapropiado de medicamentos es mayor que por accidentes de tráfico y otras enfermedades, según las estadísticas efectuadas por el Instituto de Medicina de la Academia Nacional de la Ciencia realizadas según datos estadísticos con pacientes hospitalizados en el año 2007.

Las muertes por causa médica o iatrogénica son la tercera causa de muerte en Estados Unidos, con la escalofriante cifra de 270.000 casos, después de las enfermedades cardiovasculares, con 700.000 casos, y del cáncer, con 600.000 casos. Se observaron 106.000 casos por efectos indeseables de medicamentos, 80.000 por infecciones hospitalarias, 44.000 por errores de medicación en hospitales, 20.000 por otros errores en hospitales, 12.000 por cirugías innecesarias y 7.000 por recetas ilegibles de los médicos.

Según la OMS, «más del 50% de medicamentos se prescriben, ven- den o recetan de forma inapropiada y la mitad de los pacientes no

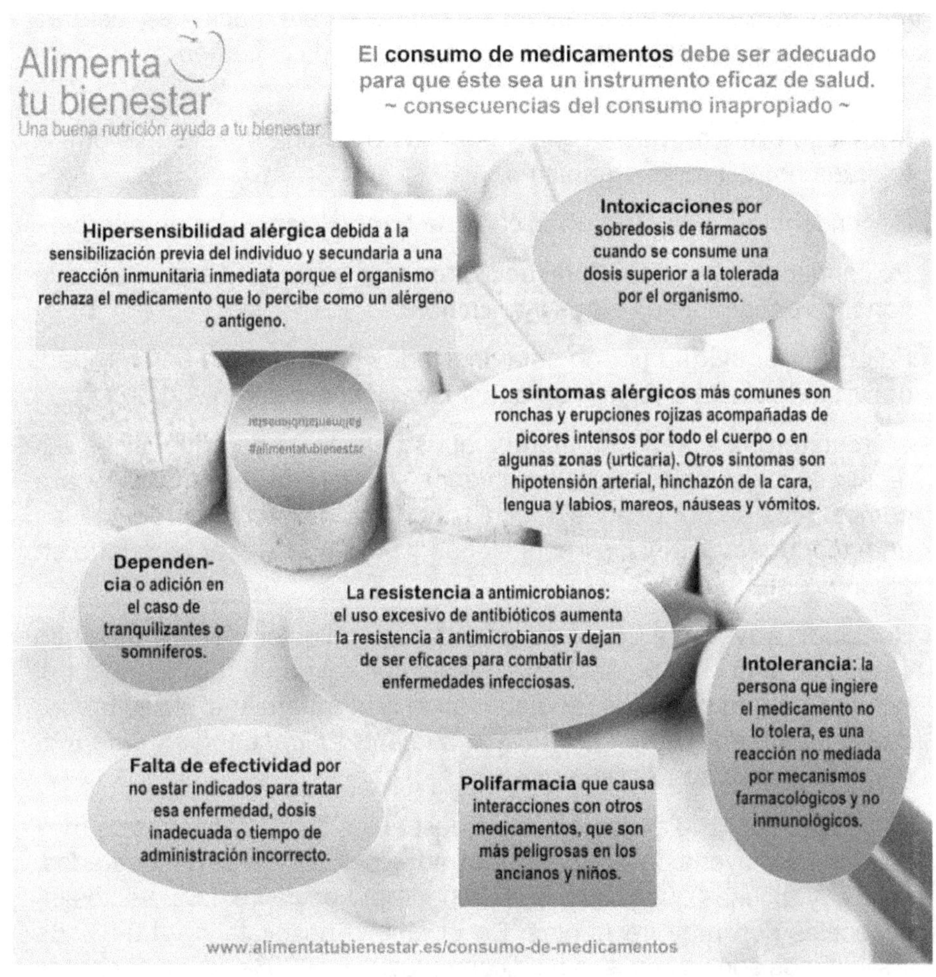

los toma correctamente. El uso excesivo, insuficiente e indebido tiene efectos nocivos para la salud del paciente. Más del 50% de los países no aplican políticas básicas para fomentar el consumo correcto de medicamentos».

El uso racional de medicamentos es su uso correcto y apropiado. Se necesita una estrategia conjunta basada en la supervisión de los distribuidores de fármacos en atención primaria, la educación de los consumidores y el suministro de medicamentos eficaces en cantidades suficientes, pues estas medidas tienen un impacto reducido de manera separada. Los problemas más frecuentes del consumo de medicamentos son la polifarmacia o consumo de varios medicamentos, el uso excesivo de antibióticos e inyecciones, la prescripción médica errónea y la automedicación inapropiada.

El **uso incorrecto** de medicamentos es nocivo para el paciente y acarrea **consecuencias perjudiciales** para su salud, entre las cuales se encuentran:

- **Intoxicaciones** producidas por el consumo de una dosis superior a la tolerada por el propio organismo.

- Dependencia o **adicción** en el caso de tranquilizantes o somníferos.

- Polifarmacia, que causa **interacciones** con otros medicamentos que son más peligrosas en niños y ancianos.

- Falta de **efectividad** por no estar indicados para tratar la enfermedad, dosis inadecuada o tiempo de administración incorrecto.

- La **resistencia** a antimicrobianos: el uso excesivo de antibióticos aumenta la resistencia a antimicrobianos y dejan de ser eficaces para combatir las enfermedades infecciosas. Esta resistencia prolonga las enfermedades, estancias hospitalarias y puede provocar la muerte en algunos enfermos.

- **Reacción adversa** a los medicamentos es cualquier efecto indeseado o perjudicial que se presenta tras dosis normalmente utilizadas por el hombre para la profilaxis, el diagnóstico o el tratamiento de enfermedades. Los términos *efectos adversos*, *efectos indeseables* y *enfermedad iatrogénica* son sinónimos.

El impacto sanitario de los efectos indeseables de los fármacos es muy grande. La mayoría de las reacciones adversas son leves o moderadas, pero hay algunas que producen la muerte del paciente. Los efectos indeseables son muy frecuentes. En el ámbito hospitalario, el 3-6% de los ingresos son por causas medicamentosas y el 20% de los pacientes hospitalizados presentan reacciones adversas a fármacos. En el ámbito de atención primaria y especializada el 2,5% de los pacientes acuden a consultas médicas aquejados por las respuestas desfavorables de los fármacos y el 40% de los pacientes tratados en ambulatorios sufre efectos indeseables provocados por el consumo de medicamentos.

Existen factores que condicionan las reacciones adversas a medicamentos como:

- Causas **farmacológicas**: propiedades farmacológicas, dosis y vías de administración.

- Elementos relacionados con el **paciente**:

    - la <u>edad</u>: los niños debido a su falta de maduración y los ancianos por las modificaciones fisiológicas provocadas por el proceso de envejecimiento tienen mayor riesgo de sufrir efectos indeseables por el consumo de fármacos.

- el <u>sexo</u>: las mujeres ancianas son más propensas a presentar hemorragias tras la administración de anticoagulantes como la heparina y el sintrón.

- algunas <u>enfermedades</u> influyen en la frecuencia de aparición de efectos indeseables como la insuficiencia hepática, renal, cardiaca y endocrina.

- factores <u>extrínsecos</u>: interacciones por la administración conjunta con el alcohol, alimentos y otros fármacos.

Las **reacciones adversas** a fármacos pueden ser según la gravedad de sus efectos:

- <u>Leves</u>, que no requieren tratamiento ni suponen prolongación de la hospitalización.

- <u>Moderadas</u>, que requieren un cambio en la estrategia terapéutica aunque no necesitan la interrupción del tratamiento y pueden prolongar la hospitalización.

- <u>Graves</u>, que requieren interrupción del tratamiento y una terapéutica específica de la reacción adversa.

- <u>Letales</u>, que contribuyen directamente o indirectamente en la muerte del paciente.

Los efectos indeseables del consumo de medicamentos se clasifican según su **sintomatología**:

- <u>Neurológicos</u>: vértigo, anorexia, somnolencia, agitación, confusión, depresión, irritabilidad, insomnio, convulsiones y problemas de vista.

- <u>Digestivos</u>: diarrea, náuseas, vómitos, estreñimiento, gases y dolores abdominales.

- <u>Cutáneos</u> o mucosos: sequedad cutánea o mucosa, sudores, rubores, alopecia, fotosensibilidad, erupciones, prurito y edemas.

- <u>Urinarios</u> y <u>ginecológicos</u>: litiasis, retención urinaria, coloración de la orina, crecimiento anormal de las mamas, impotencia, problemas de la libido y de la regla.

- Efectos adversos <u>dolorosos</u>: cefaleas, dolor articular, muscular y abdominal.

- <u>Otros</u> efectos: anomalías sanguíneas, hepatitis, tos, hipotensión ortostática.

Las **causas** más frecuentes de los efectos adversos letales o muertes provocadas por el consumo de medicamentos son:

- <u>Hemorragia</u> gastrointestinal y úlcera péptica: corticoides, antiinflamatorios, ácido acetilsalicílico y anticoagulantes. Otras hemorragias: anticoagulantes y citostáticos.

- <u>Anemia</u> aplásica por el cloranfenicol.

- <u>Insuficiencia renal</u> por analgésicos.

- <u>Infecciones</u> por corticoides y citostáticos.

- <u>Anafilaxia</u> por penicilina y antisueros.

La mayoría de las reacciones adversas a los medicamentos (70-80% de los casos) son reacciones previsibles o de tipo A, no mediadas por reacciones inmunológicas. Las reacciones imprevisibles o de tipo B o inmunológicas (20-30% de los casos), entre las que se encuentran las reacciones alérgicas y las reacciones por idiosincrasia.

Se conocen varios tipos de **efectos indeseables**:

- <u>Sobredosis</u> relativa: Se produce si un fármaco administrado a las dosis habituales genera efectos adversos por causas metabólicas porque su concentración sanguínea es superior a la normal. Un ejemplo sería la mayor frecuencia de sordera en pacientes tratados con aminoglucósidos que presentan insuficiencia renal en comparación con los pacientes que tienen la función renal normal.

- <u>Efectos colaterales</u>: inherentes a la propia acción farmacológica del medicamento, pero cuya aparición es indeseable en determinado momento de su aplicación, como por ejemplo las palpitaciones que causan algunos fármacos beta-bloqueadores.

- <u>Efectos secundarios</u>: son debidos, no a la acción farmacológica principal, sino a la consecuencia de su efecto. Ejemplo: los antibióticos destruyen la flora bacteriana saprófita de la vagina y favorecen la aparición de micosis vaginales.

- <u>Idiosincrasia</u>, que es una sensibilidad peculiar que poseen algunas personas para algunos fármacos determinados debido a la insuficiencia de algún sistema enzimático. Esta reacción está determinada genéticamente y no se sabe explicar muy bien por qué sucede. Un ejemplo sería el desarrollo de anemia hemolítica en individuos con deficiencia de glucosa-6-fosfato- deshidrogenasa cuando se les administra primoquina, sulfonamidas o aspirina.

- Hipersensibilidad <u>alérgica</u> debido a la hipersensibilidad del individuo, secundaria a una reacción inmunitaria inmediata porque el organismo rechaza el medicamento que lo percibe como un alérgeno o antígeno. No están relacionadas con las dosis del fármaco, y los signos y síntomas que aparecen están determinados por las interacciones antígenos-anticuerpos y son independientes de las propiedades farmacológicas del medicamento. Las reacciones van desde una irritación, náuseas y vómitos hasta una anafilaxia potencialmente mortal. La primera vez que el sujeto toma el fármaco no tiene problemas, pero al segundo contacto su sistema inmunitario secreta la inmunoglobulina E, que contacta con los mastocitos (glóbulos blancos) y ordena la secreción de histamina, sustancia responsable de los síntomas alérgicos. Los síntomas alérgicos más comunes son la urticaria, caracterizada por ronchas y erupciones rojizas acompañadas de picores intensos por todo el cuerpo o en algunas zonas. Otros síntomas son hipotensión arterial, hinchazón de la cara, lengua y labios, mareos, náuseas y vómitos.

  La anafilaxia es una reacción grave, algunas veces mortal, cuyos síntomas son dolores abdominales tipo cólico, confusión, diarrea, desvanecimiento, mareos, palpitaciones, pulso rápido, dificultad respiratoria y erupciones rojizas por el cuerpo.

  La mayoría de las reacciones alérgicas medicamentosas están provocadas por antibióticos como penicilinas y sus derivados y sulfamidas. Otros fármacos son la insulina, los anticonvulsivos y los medios de contraste para rayos X.

  El paciente que sospeche alergia a medicamentos deberá acudir al servicio de alergología de un hospital para realizarse pruebas de alergia a medicamentos. Una vez conocidos los fármacos a los que son hipersensibles, deberá abstenerse de consumirlos y saber con claridad los fármacos sustitutos.

- <u>Intolerancia</u> es una respuesta muy exagerada de un individuo a las dosis ordinarias del fármaco y parecen efectos colaterales porque el sujeto no tolera el medicamento. Es una reacción mediada por mecanismos farmacológicos y no inmunológicos. Ejemplo: una persona que consume un antibiótico a dosis normales y le causa molestias gastrointestinales como diarreas.

- La <u>toxicidad</u> medicamentosa por sobredosis que es el efecto terapéutico indeseable que aparece cuando las dosis del medicamento son superiores al rango terapéutico para un paciente determinado.

- <u>Interacciones</u> medicamentosas: es una acción que se ejerce recíprocamente entre dos o más medicamentos o un medicamento con un alimento. Se puede definir como las modificaciones del efecto de un fármaco, ya sean cuantitativas (en cantidad) o cualitativas, del efecto del fármaco causadas por la administración conjunta o continuada de otro fármaco, planta medicinal, alimento, bebida o contaminante ambiental. Dicha trasformación se traduce por un aumento o disminución del efecto, que normalmente produce u origina un efecto distinto al esperado. Los ancianos son más susceptibles a interacciones medicamentosas debido a las modificaciones fisiológicas de su organismo envejecido. Los niños también son susceptibles.

Las interacciones medicamentosas la mayoría de las veces producen efectos adversos o tóxicos, y en algunas ocasiones la muerte de los pacientes.

Clasificación de las interacciones:

- *Según las consecuencias:*

  Beneficiosas: potenciar la acción de un fármaco mediante otro con los mismos efectos pero distinto mecanismo de acción.

  Perjudiciales: la mayoría de las interacciones producen efectos tóxicos.

- *Según el sentido de la interacción:*

  Efecto sinérgico, que incrementa el efecto de un fármaco, ya sea por suma o por potenciación. Se pueden observar manifestaciones tóxicas por efecto de uno de los fármacos que intervienen en la interacción.

  Efecto antagónico, que origina disminución de los efectos de los fármacos y surge el problema de que uno de los dos fármacos no es eficaz.

- *Según su naturaleza:*

  Interacciones **fármaco-fármaco**, son las más numerosas y pueden modificarse los efectos del mecanismo de acción de uno o varios fármacos o los procesos de absorción, distribución, metabolización y eliminación de uno o varios fármacos en el organismo.

Interacción **fármaco-alimento**, los alimentos poseen sustancias que pueden actuar de manera conjunta con el fármaco a nivel de absorción, distribución, metabolización y eliminación.

Interacciones **fármaco-plantas medicinales**. Hoy día está de moda la fitoterapia o tratamiento con plantas medicinales.

Interacciones **fármaco-alcohol**, que producen modificaciones en el metabolismo o actúan como efecto depresor del fármaco en el SNC.

Interacción **fármaco-tabaco**: algunos componentes del humo del tabaco acortan la vida media de eliminación de algunos fármacos.

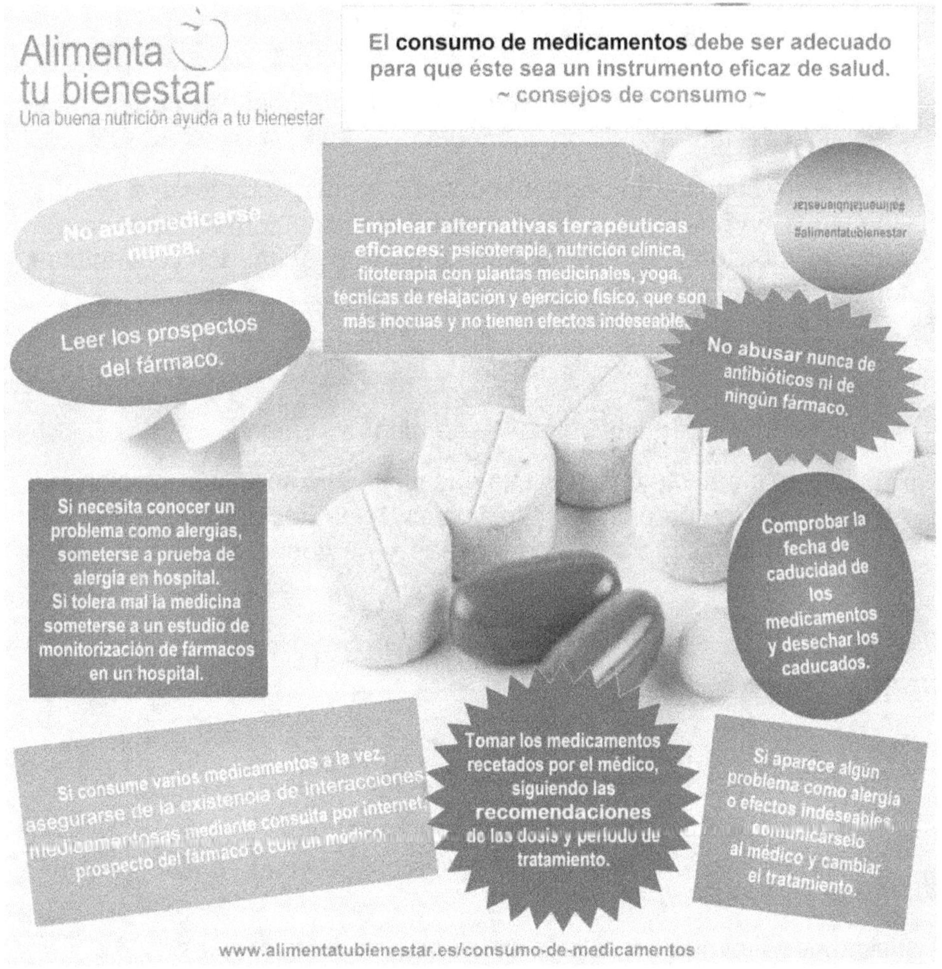

Para prevenirlas se recomienda:

-Leer el prospecto del medicamento.

-Consultar con el médico o efectuarse un estudio en la unidad de monitorización de fármacos de un hospital.

CONSEJOS SOBRE CONSUMO DE MEDICAMENTOS

* Tomar los medicamentos recetados por el médico, siguiendo las recomendaciones acerca de las dosis y periodo de tratamiento.

* No automedicarse nunca.

* Leer los prospectos del fármaco.

* Si aparece algún problema como alergia o efectos indeseables comunicárselo al médico y cambiar el tratamiento.

* Si consume varios medicamentos a la vez asegurarse de la existencia de interacciones medicamentosas mediante consulta por internet, prospecto del fármaco o con un médico.

* Si necesita conocer un problema como alergias, someterse a prueba de alergia en hospital. Si tolera mal la medicina someterse a un estudio de monitorización de fármacos en un hospital. Es conveniente tener una lista con los fármacos problemáticos.

* Comprobar la fecha de caducidad de los medicamentos y desechar los caducados.

* No abusar nunca de antibióticos ni de ningún fármaco.

* Emplear alternativas terapéuticas eficaces: psicoterapia, nutrición clínica, fitoterapia con plantas medicinales, yoga, técnicas de relajación y ejercicio físico, que son más inocuas y no tienen efectos indeseables.

Bibliografía

OMS medicamentos y uso racional de medicamentos. *http://apps.who. int/medicinedocs/pdf/s4874s/s4874s.pdf*

Estrategias de la OPS OMS del uso de medicamentos. Revista *Scielo. http://scielo.sld.cu/scielo.php?pid=S086421252003000200014&scri pt=sci_arttext&tlng=pt*

Doctísimo. Medicamentos. *http://medicamentos.doctissimo.es/*

Acta Odontológica Venezolana. Esmeralda Salazar de la Plaza. Reacciones adversas a los fármacos. *www.actaodontologica.com/.../reacciones_alergicas_farmacos.asp*

Libro de salud del Hospital Clinic de Barcelona. J. Rodes, J.M Piqué y Antoni Trilla.

Capítulo 22

MEDIDAS PROTECTORAS FRENTE A TEMPERATURAS EXTREMAS

Nuestro cuerpo necesita mantener estable una temperatura habitual de 37°C para su funcionamiento correcto. Se conoce una relación entre la morbilidad y la mortalidad y la temperatura máxima o mínima tolerada por nuestro organismo. Las situaciones de climas muy cálidos o muy fríos no son toleradas por nuestro cuerpo y aumentan la aparición de enfermedades y la mortalidad.

RECOMENDACIONES PARA COMBATIR EL EXCESO DE CALOR

Durante el verano las temperaturas suben y algunas veces nos sorprenden olas de calor, a las que tenemos que hacer frente para no contraer enfermedades tales como insolaciones o golpes de calor, agotamiento por calor, calambres y sarpullidos. Nuestra temperatura corporal normal son 37°C, pero podemos perder el control de la temperatura en situaciones de exceso de calor ambiental cuando las temperaturas ambientales son superiores a los 35°C.

Determinados colectivos como los ancianos mayores de 65 años, niños menores de 5 años y personas obesas son más susceptibles y propensos a contraer las enfermedades relacionadas con el calor.

Una lucha eficaz contra las enfermedades producidas por exceso de calor necesita del cumplimiento de una serie de medidas como:

- Evitar estar expuestos al sol durante las horas centrales del día. Camine por la sombra y descanse con frecuencia.

- Si quiere practicar algún deporte que no sea acuático (correr, montar en bicicleta, jugar al fútbol o tenis, etc.), el horario más recomendable son las primeras horas de la mañana o las últimas horas de la tarde.

- Es muy recomendable bañarse en piscinas y en el mar para refrescar el cuerpo y vencer mejor el exceso de calor.

- El aire acondicionado nos protege de las alteraciones relacionadas con el calor. Los ventiladores pueden ayudar, pero no evitan la aparición de trastornos por superabundancia de calor.

- Proteja la piel con cremas protectores solares con un factor 15 o más.

- Escoja ropa ligera, amplia y compuesta de algodón. Utilice sombrero o sombrilla y gafas de sol.

- Consuma comidas ligeras y refrescantes como ensalada, gazpachos, verduras y frutas.

- Aunque no sienta sed, reponga líquidos y sales minerales. Ingiera un mínimo de 2 litros diarios o 8 vasos de agua (bebida ideal), zumos de frutos o bebidas energéticas. Las personas que padecen cardiopatías, hipertensión arterial, hepatopatías y enfermos renales deberán consultar con el médico la reposición de líquidos y sales minerales más adecuadas.

- No beber bebidas alcohólicas.

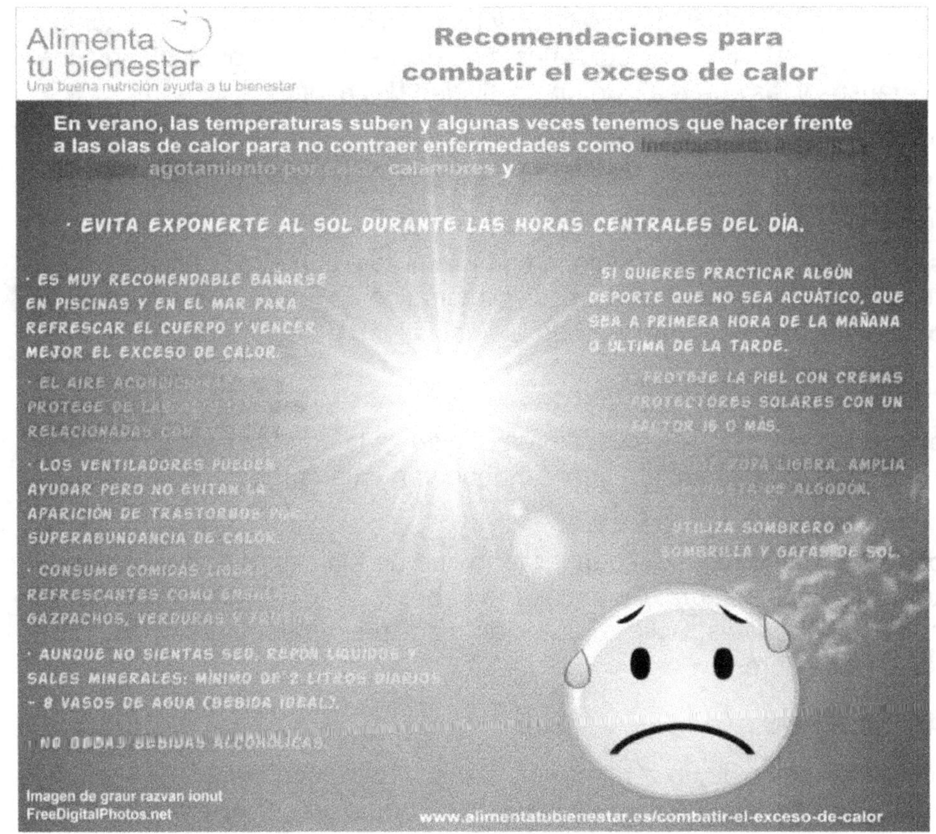

INSOLACION O GOLPE DE CALOR

Ocurre cuando el cuerpo no puede controlar el exceso de temperatura y esta empieza a elevarse por encima de 41ºC. Falla el mecanismo de sudoración y la capacidad de refrigerar nuestro cuerpo y puede desencadenar la muerte de la persona.

Sus síntomas son: temperatura muy elevada superior a 39ºC; piel roja, caliente y seca; pulso acelerado; mareo, confusión y a veces pérdida de conocimiento; dolor palpitante de la cabeza y contracciones musculares.

Es necesario llamar a los servicios de emergencias médicas o 112.

En el periodo de espera hasta que lleguen es imprescindible actuar refrigerando a la persona bañándola o regándola con una manguera de agua fría y bajando la temperatura hasta los 38ºC.

Ingesta abundante de agua y líquidos no alcohólicos.

AGOTAMIENTO POR EL CALOR

Es una afección más leve que puede aparecer varios días después de una exposición a altas temperaturas y tras una baja reposición de líquidos perdidos por el sudor. Las personas más expuestas son los ancianos, los hipertensos y los que realizan una actividad física intensa.

Sus síntomas son: cansancio, debilidad, palidez, sudoración intensa, calambres musculares, náuseas, vómitos, dolor de cabeza, mareo y pérdida de conciencia.

Es necesario colocar a la persona en la sombra o con aire acondicionado, interrumpir la actividad y descansar, bañarse con agua fría y solicitar atención médica si la persona tiene problemas severos de corazón.

CALAMBRES MUSCULARES

Son dolores y espasmos musculares debidos a la pérdida de sal provocada por la abundante sudoración. Se observan calambres de los músculos del brazo, piernas y abdomen.

Como medidas deberá suspender todo tipo de ejercicio físico y sentarse o tumbarse a la sombra. Es necesario beber todo tipo de zumo de frutas y bebidas deportivas. Solicitar atención médica si en una hora no han cedido los calambres.

SARPULLIDOS

Son una erupción de un conjunto de granitos rojizos en la piel ocasionada por el sudor excesivo en los días cálidos y húmedos. Ocurre a cualquier edad, pero son más frecuentes en los niños pequeños. Se localizan en el cuello, la parte superior del tórax y en la ingle.

Se debe conseguir un ambiente más fresco, secar bien la zona afectada y espolvorear con polvos de talco. No utilizar cremas nunca.

QUEMADURAS

Solo son peligrosas cuando son muy extensas y en grado extremo, cuando son aisladas y pequeñas no revisten peligro.

Las medidas preventivas son: evitar el sol, sumergir la parte afectada en agua y no romper nunca las ampollas para impedir infecciones.

CONSEJOS PARA COMBATIR EL EXCESO DE FRÍO

Durante el invierno, las temperaturas descienden de manera progresiva y se presentan con frecuencia nevadas y olas de frío que causan enfermedades y muertes. Las bajas temperaturas del invierno son responsables del mayor número de ingresos hospitalarios, urgencias, consultas ambulatorias y fallecimientos que se producen en esta época en relación con otros meses del año.

Las poblaciones se adaptan y aclimatan al entorno en que viven. Las condiciones de adaptación dependen del tipo de vivienda, calefacción, aislamiento térmico, hábitos alimentarios y costumbres sociales, que hacen que las bajas temperaturas tengan una repercusión diferente en unas poblaciones respecto a otras. En los países con inviernos gélidos las repercusiones para la salud son menores que en el resto de la población.

La mortalidad se incrementa un 15% más cuando la temperatura desciende de 6º C, y a mayor número de días los efectos del frío son más perjudiciales sobre nuestra salud. Si se presenta una ola de frío caracterizada por un descenso de la temperatura consecutivo a la invasión de una masa de aire frío que dura varios días o a los periodos de nevadas abundantes, esta se caracteriza por fuertes descensos de la temperatura que mide de -10ºC a 0ºC y ocasiona cuadros de congelación e hipotermia de nuestro cuerpo.

Los grupos más vulnerables al frío son los ancianos y las personas que padecen diversas dolencias cardíacas y respiratorias crónicas y los bebés expuestos.

También son grupos de riesgo las personas desnutridas, alcohólicas, las que viven en lugares insalubres, los indigentes, los enfermos mentales y los consumidores de ciertos fármacos como vasodilatadores o depresores del sistema nervioso central. Un grupo de riesgo lo constituyen personas que practican actividades deportivas invernales y las que trabajan al aire libre.

HIPOTERMIA

Se genera cuando la temperatura del cuerpo baja de 35ºC. El frío origina una serie de alteraciones en nuestro organismo como estrechamiento de los vasos sanguíneos y bronquios, aumento de la viscosidad de la sangre, que genera trombosis, y de la tensión arterial, que contribuye a desencadenar o agravar enfermedades cardiovasculares y respiratorias. También se originan cuadros catarrales y gripales y sus consecutivas infecciones bronquiales. Los enfermos reumáticos notan un agravamiento de su sintomatología con el frío.

Síntomas:

- La piel se vuelve pálida y seca, y esta lesión es más importante en las partes distales y expuestas del cuerpo como las manos, los pies y las orejas.

- Entumecimiento de piernas y brazos.

- Debilidad y pérdida de coordinación.

- Pérdida de sensibilidad, apareciendo dolor cuando la isquemia se prolonga.

- Temblor incontrolable.

- Frecuencia cardíaca y respiratoria lenta.

- Cambios en la actividad cerebral con un progresivo enlentecimiento y depresión que se traduce en somnolencia.

- Si sigue bajando la temperatura aparecen cambios metabólicos, interrumpiéndose ciclos metabólicos con problemas de lesión celular que afectan a diversos sistemas.

La muerte se produce por parada cardíaca, entrando en coma al bajar la temperatura de los 26ºC.

Las lesiones por congelación son consecuencia de una hipotermia en las partes distales como las manos, los pies, la nariz y las orejas. Se deben a una vasoconstricción persistente que origina una isquemia.

Recomendaciones para los usuarios frente a la ola de frío:

- Mantenerse informado de la situación meteorológica a través de los servicios informativos como la prensa, la radio y la televisión.

- Trasladarse de la zona gélida a otra más caliente.

- Disponer de un termómetro en casa para medir la temperatura y ajustar las medidas a la temperatura existente.

- Procurar un buen aislamiento térmico de la vivienda, evitando las corrientes de aire y las pérdidas de calor por las ventanas y puertas.

- Las calefacciones con circuito cerrado deberán estar provistas de anticongelante. Controlar que el circuito de agua no tenga mucha presión. Mantener la temperatura de 21ºC por el día y de 18ºC por la noche. No aplicar nunca calor de estufa o agua muy caliente.

- Abrigarse con varias prendas de ropa cálidas y superpuestas y con mantas. La ropa más abrigada estará en función de la temperatura que se consiga en el interior de la vivienda. Es conveniente vestirse con varias capas de ropa fina superpuestas que nos protegen más del frío que una prenda muy gorda.

- El ejercicio físico genera calor, es conveniente moverse mediante la realización de trabajos domésticos y pasear dentro de casa.

- Tener precaución con estufas de leña y gas para evitar los riesgos de incendio o de intoxicación por monóxido de carbono.

- Consumir líquidos y abundante agua. Nunca beber bebidas alcohólicas, porque el alcohol favorece la pérdida del calor corporal.

- Los alimentos proporcionan calor a nuestro cuerpo. Conviene cocinar comidas que proporcionen la energía y calor necesarios. Una taza de alguna bebida caliente a lo largo del día y por la noche ayudan a mantener la temperatura corporal.

- Procurar salir el mínimo tiempo posible al exterior. Si es necesario salir vestirse con ropa muy abrigada y calzados antideslizantes. Son frecuentes las heladas en los suelos de las calles y campos, si calzamos un buen calzado de agarre evitamos las caídas y sus consecutivos accidentes. Emplear ropa resistente al frío y a la humedad y prestar especial atención a la cabeza (gorros, pasamontañas y sombreros), cuello (bufanda), pies (calzado resistente al agua, calcetines de algodón y lana) y manos (guantes y manoplas). Es necesario permanecer seco porque la ropa mojada enfría el cuerpo.

- Avisar a los servicios de emergencias o al 112 en las situaciones de hipotermia en ancianos y bebés, y todas aquellas cuyos síntomas sean preocupantes.

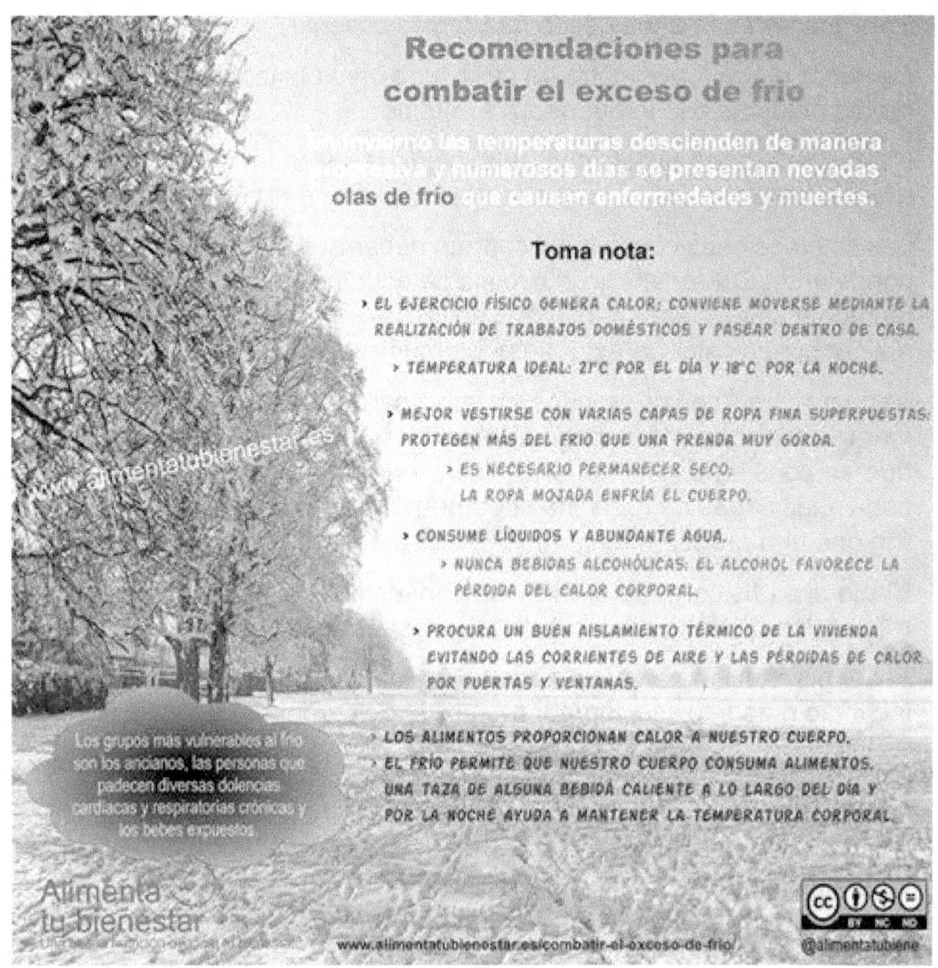

Bibliografía

Plan nacional de actuaciones sobre los efectos del calor excesivo sobre la salud. *https://www.msssi.gob.es/.../saludAmbLaboral/planAltasTemp/.../Plan_Nacional_de_Exceso_de_Temperaturas_2014.pdf.*

Efectos del exceso de temperaturas sobre la salud. Consejería de Salud de Cantabria. *www.saludcantabria.es/index.php?page=EfectosCalor_ciudadanos*

Exceso de calor y sus medidas preventivas. Departamento de Sanidad, Bienestar Social y Familia. *www.aragon.es/DepartamentosOrganismosPublicos/Departamentos/SanidadBienestarSocialFamilia/.../SanidadCiudadano/SaludPublica.*

Cuidados ante el frío de la Comunidad de Madrid. *http://www.esporma-drid.es/2013/12/recomendaciones-de-la-comunidad-de.html*

Impactos del cambio climático sobre la salud humana. Centro Joaquín Roncal. Fundación CAI. ASC. *www.ecodes.org/docs/cambio_climatico_y_salud.pdf*

PARTE II

MEDIDAS SALUDABLES PARA PREVENIR Y COMBATIR ENFERMEDADES

Capítulo 1

LOS PROBLEMAS DE LAALIMENTACIÓN Y SU SOLUCIÓN

Una alimentación saludable es nuestra mejor arma para prevenir y combatir las enfermedades y prolongar nuestra esperanza de vida varios años. La corrección de los problemas alimentarios es la medida más eficaz para la prevención de las enfermedades más comunes en los países industrializados.

Primer problema: sustitución de alimentos crudos y frescos por alimentos cocinados.

Para disfrutar de buena salud es necesario ingerir alimentos crudos y frescos. Entre ellos se encuentran todas las sustancias químicas activas que intervienen en los procesos vitales de las células como los antioxidantes y las enzimas. La cocción de los alimentos destruye e inactiva muchas sustancias químicas como vitaminas, sales minerales y antioxidantes, con lo cual se reduce el valor nutritivo, preventivo y curativo de los alimentos. Las legumbres es necesario cocinarlas para destruir las sustancias antinutritivas que contienen.

Solución: comer cada día 5 piezas de fruta y un plato de ensalada y otro de hortalizas. Ingerir los alimentos vegetales crudos siempre que se pueda. Se aconseja ingerir crudos las frutas, verduras en ensalada, los frutos secos y los cereales integrales.

Segundo problema: sustitución de alimentos naturales por elaborados.

Los alimentos naturales tienen mejor sabor, mayor cantidad de nutrientes al respetar los procesos de maduración y ausencia de aditivos y otros productos químicos perjudiciales. La elaboración industrial de alimentos tales como los bollos, galletas, aceites y conservas tiende generalmente a:

- Eliminar parte de los ingredientes naturales beneficiosos para la salud. Con fines comerciales pretenden prolongar el periodo de conservación de los alimentos, como sucede con el germen de los cereales al refinarlos, y mejorar su aspecto, como ocurre con las sustancias insaponificables de los aceites al refinarlos.

- Añadir nuevos ingredientes como por ejemplo los aditivos, muchos de los cuales son potencialmente peligrosos.

Solución: aumentar el consumo de alimentos no procesados industrialmente. La dieta será más saludable cuantos menos productos elaborados industrialmente se usen. Las frutas, las verduras, los frutos secos, los cereales y las legumbres son preferibles a los productos elaborados porque contienen antioxidantes, depurativos y mayor riqueza en sales minerales y vitaminas.

Tercer problema: sustitución de cereales y harinas integrales por refinadas.

Los cereales y los productos refinados carecen del germen y del salvado que forman parte del grano, lo que reduce su contenido en fibra, minerales, vitaminas y elementos fitoquímicos de efectos antioxidantes y además son más blandos.

Solución: aumentar el consumo de cereales, harinas, pan y pastas integrales, que poseen mayor contenido en fibra, vitaminas y sales minerales que los refinados. Esto contribuye a la prevención de enfermedades crónicas como la aterosclerosis, el infarto de miocardio, el cáncer y la diabetes.

Cuarto problema: exceso de azúcar.

El consumo abundante de azúcares simples provoca enfermedades tales como cardiopatías, diabetes, obesidad, aumento de triglicéridos, caries y enfermedades de las encías, cálculos biliares, hígado graso, enfermedad de Crohn y colitis ulcerosa, con dificultad para absorber calcio y magnesio, así como osteoporosis, disminución de la energía y músculo, cáncer del pecho, ovarios, próstata y de colon.

No necesitamos añadir azúcar a los alimentos pues se encuentra en todas partes: pan, pasta

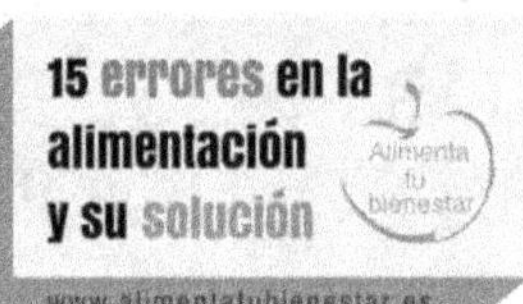

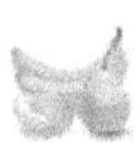

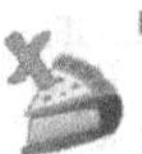

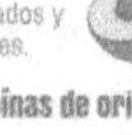

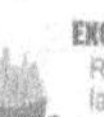
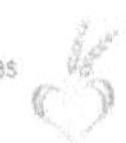

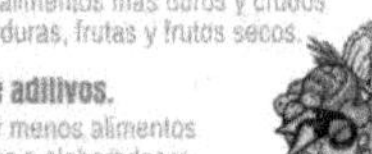

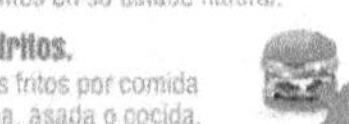
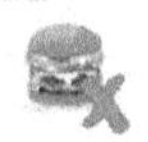

frutas, cereales integrales y legumbres. Si queremos endulzar los alimentos la melaza, la miel, la estevia, la canela, la algarroba y el azúcar moreno son preferibles al azúcar blanco.

El azúcar puro en cantidad excesiva es peligroso, porque se desajustan los procesos metabólicos que permiten quemar y almacenar azúcares simples, favoreciendo la aparición de diabetes y obesidad. Los alimentos que más azúcar contienen son los refrescos (una lata de bebida carbonatada contiene 10 cucharaditas de azúcar), los zumos de fruta envasados, los bollos, pasteles, caramelos, helados, las salsas de tomate, algunos embutidos y algunos alimentos precocinados.

Los hidratos de carbono complejos comprendidos en el pan y otros alimentos se hidrolizan durante la digestión en azúcares simples o glucosa que se vierten poco a poco en la sangre. A medida que se liberan moléculas de azúcar a la sangre el páncreas produce insulina, que ayuda a almacenar la glucosa en forma de glucógeno en el hígado.

Solución: reducir el consumo de azúcar refinado añadido a los alimentos y saber valorar el azúcar oculto en los alimentos. Comprobar en el etiquetado de los productos envasados de los supermercados la cantidad de azúcar existente. Consumir más frutas, verduras, pan integral, legumbres y cereales.

Quinto problema: exceso de grasas animales y de colesterol.

Las grasas de origen animal, especialmente las que se encuentran en la carne grasa, embutidos, quesos curados, la leche entera y la yema de huevo presentan características nocivas para la salud como:

- Predominio de ácidos grasos saturados que favorecen la síntesis de colesterol y su depósito en los vasos sanguíneos formando placas de ateroma y aterosclerosis.

- Aporte de colesterol, que también favorece la aterosclerosis, los cálculos biliares, las cardiopatías, las demencias y el cáncer de colon.

- Carencia de sustancias antioxidantes como la vitamina E.

Solución: reemplazarlos por aceites vegetales, frutos secos oleaginosos y frutas grasas como el aguacate, cuyas ventajas son:

- Predominan los ácidos grasos mono y poliinsaturados que reducen el colesterol y protegen de la aterosclerosis.

- No contiene colesterol LDL o *malo* sino HDL o *bueno*.

- Contiene vitamina E y otros antioxidantes que frenan el proceso de aterosclerosis.

Sexto problema: exceso de proteínas de origen animal.

La carne y sus derivados han pasado de ser un alimento esporádico a un alimento de uso diario. Las proteínas animales son en general de mayor valor biológico que las de origen vegetal. Sin embargo existen sospechas de que favorecen la aterosclerosis, las enfermedades cardiovasculares, la artritis reumatoide, la diabetes y el cáncer. El exceso de proteínas no se acumula en el cuerpo, como sucede con las grasas, sino que se elimina por la orina. Al oxidarse los aminoácidos de las proteínas para eliminarlos por la orina, se aumenta la concentración plasmática del ion amonio. El exceso de amoniaco plasmático acidifica el medio, degenera células y altera las funciones neuronales, cardiovasculares, respiratorias y se genera una mayor descalcificación ósea, con mayor riesgo de fracturas.

Solución: aumentar el consumo de legumbres y cereales. Las proteínas de la soja tienen un valor biológico igual a la carne aunque su disponibilidad sea menor. Alternativas a la carne son el tofu.

Las proteínas de las legumbres combinadas con los cereales integrales (ejemplo, lentejas con arroz integral) constituyen una proteína completa.

El consumo de frutas y verduras alcaliniza el cuerpo y contrarresta la acidosis provocada por una ingesta excesiva de carne y pescado.

Séptimo problema: exceso de sal.

Está demostrado que favorece la hipertensión arterial, enfermedades cardiovasculares, del estómago, cáncer, asma, osteoporosis y los cálculos renales.

Solución: reducir el consumo de sal sin añadir sal de mesa a los alimentos y la sal oculta de las conservas alimentarias. Sustituir la sal por el consumo de especias y caldos de carne y vegetales de elaboración casera.

La sal común se compone de cloruro sódico. Sus ventajas:

- Satisface las necesidades de sodio del organismo porque aporta sodio para el equilibrio de los líquidos y el mantenimiento de la presión arterial.

- Mejora el sabor de los alimentos. Potencia la conservación de los alimentos, que dificulta e impide la proliferación de las bacterias que descomponen los alimentos.

Sus inconvenientes:

- Produce habituación porque disminuye la sensibilidad de las papilas gustativas, cada vez se requiere más cantidad para obtener la misma sensación de salado.

- Hipertensión arterial: su consumo abundante favorece un aumento de la presión arterial, sobre todo la diastólica. Las arterias que transportan la sangre al resto del organismo se vuelven más rígidas y pierden elasticidad, dificultando el trabajo del corazón y de los riñones. El incremento súbito de la tensión arterial provoca crisis hipertensivas que son causa de infarto de miocardio e ictus cerebrovasculares.

- Ictus o accidentes cerebro-vasculares producidos por hemorragias cerebrales y embolias que provocan un tercio de fallecimientos por enfermedades circulatorias y un alto porcentaje de personas que tienen ictus sufren secuelas neurológicas y físicas graves para el resto de sus vidas.

- Infartos de miocardio e insuficiencia cardiaca. El consumo excesivo de sal tiene efectos adversos sobre el músculo cardiaco empeorando, el funcionamiento del corazón y su capacidad para bombear la sangre al resto del cuerpo.

- Favorece la aparición de cáncer gástrico; al ingerir grandes cantidades de sal puede ser un irritante que erosione la mucosa gástrica, provocando lesiones ulcerosas, inflamaciones e infecciones que pueden desencadenar el carcinoma gástrico o enfermedades del estómago como la gastritis, úlceras y cáncer gástrico debido a la acción de la *helycobacter pilori*.

- Dificulta la función del aparato respiratorio porque se reduce el espacio de las vías aéreas provocado por una broncoconstricción, y en los asmáticos y bronquíticos empeora su dificultad respiratoria.

- Dificulta la función renal, necesaria para el filtrado y la depuración de la sangre. Los pacientes renales empeoran y desencadenan una insuficiencia renal si ingieren grandes cantidades de sal en la dieta. Cálculos renales: el aumento en la eliminación de calcio provocado por el exceso de sal resulta perjudicial para quienes padecen cálculos renales.

- Provoca osteoporosis ósea porque al ingerir cantidades elevadas de sodio se eliminan por la orina cantidades elevadas de sodio y calcio, lo que disminuye los niveles de calcio óseo. Como consecuencia se genera una osteoporosis con huesos más frágiles y mayor tendencia a las fracturas.

- Predispone al sobrepeso y a la obesidad.

- Retención de líquidos en el cuerpo, lo que provoca hinchazón y edemas en los tobillos y piernas. Esto perjudica al normal funcionamiento del corazón, hígado y riñones. Se debe restringir el consumo de sal en insuficiencia cardiaca, cirrosis hepática y nefrosis.

Se necesitan 1,25 gr de sal que aportan 500 mg de sodio, cuando el máximo recomendado es 6 gr y el consumo habitual son 10 gr .Una dieta occidental tiene un promedio de 8 veces más cantidad de sal de la que necesita nuestro organismo. Numerosos alimentos contienen sal oculta tales como la comida rápida (2-3 gr), los embutidos y carnes curadas (3-6 gr), el pan (1-2 gr), las conservas (1-2 gr), el queso (2,5 gr), las patatas fritas (2,5 gr) y el jugo de tomate (1,25 gr).

Octavo problema: insuficiencia de fibra.

El refinado y la elaboración de los alimentos suele disminuir el contenido en fibra. Esto causa estreñimiento, aumento del nivel de colesterol, enfermedades cardiovasculares, diabetes, diverticulosis y mayor riesgo de cáncer de colon.

Solución: aumentar el consumo de cereales integrales, legumbres, frutas y hortalizas. Se necesita ingerir 30 gramos de fibra diarios, que tiene efectos dietéticos sobre el aparato digestivo, con una afluencia significativa en la absorción de nutrientes que hace que el estómago aumente su viscosidad y retrase el vaciamiento gástrico. La fibra disminuye la presión colónica y favorece el vaciamiento de las heces, lo cual es un factor protector frente a la diverticulosis del colon.

Otros efectos positivos de la fibra son la pérdida de peso y la absorción del exceso de colesterol y glucosa plasmáticos.

Noveno problema: insuficiencia de vitaminas.

Se pierden vitaminas mediante la cocción y el cocinado de frutas y verduras. El consumo de alimentos refinados despojados de vitaminas y sales minerales que aportan los alimentos integrales o completos, la conservación y en general todos los métodos del procesado de los alimentos causan una reducción en su volumen vitamínico. También se da una insuficiencia de vitaminas desde su producción de algunas frutas y verduras debido a su destrucción por pesticidas, herbicidas y fungicidas.

Solución: aumentar el consumo de frutas, hortalizas crudas y cereales integrales. Todos ellos constituyen una buena fuente de provitamina A y vitaminas del grupo B, C y E.

Si cocemos las verduras debe ser al vapor, durante poco tiempo y a altas temperaturas. Evitar mantener la comida caliente durante mucho tiempo y no recalentar las verduras. Los productos congelados conservan mejor las vitaminas que los de conservas. La leche debe protegerse de la luz para evitar la destrucción de vitaminas. Las carnes asadas o en barbacoa conservan mejor las vitaminas.

Décimo problema: insuficiencia de enzimas.

Al cocinar y procesar los alimentos vegetales se destruyen las enzimas, que son proteínas contenidas en sus células, siendo esta una de las razones que aconseja el consumo de frutas y verduras frescas. La función de las enzimas es la de regular las reacciones químicas del metabolismo celular. Intervienen en la regeneración y reparación de las células digestivas que nos ayudan en la digestión de la comida como proteasas (digieren proteínas), lipasas (disgregan grasas) y amilasas (descomponen hidratos de carbono).

- En el conducto digestivo las enzimas de las células vegetales contribuyen a la buena digestión y asimilación de los alimentos.

- Reducen las reacciones alérgicas y las sensibilidades alimentarias porque estimulan la capacidad inmunológica y la eliminación de toxinas.

- Efectos antienvejecimiento porque reducen el estrés oxidativo de las células. Las personas ancianas deberían consumir más vegetales y frutas frescas porque el envejecimiento desgasta el sistema enzimático del cuerpo.

- La deficiencia de enzimas provoca alteraciones en el funcionamiento de algunos órganos como el hígado, páncreas o corazón.

Solución: aumentar el consumo de germinados y otros alimentos crudos como las legumbres, cereales integrales, frutas como la piña o la papaya, y las hortalizas en general. La mayoría de los dietistas recomiendan de 5 a 8 frutas frescas al día para controlar el exceso de peso, los niveles altos de colesterol y glucosa sanguíneos y la aparición de enfermedades cardiacas.

Las enzimas son destruidas cuando cocinamos alimentos a 45ºC. Se debe cocinar a fuego lento y con temperaturas inferiores a 40º C para evitar la pérdida de enzimas.

Décimo primer problema: insuficiencia de pigmentos vegetales.

Los pigmentos que otorgan el color natural a las frutas y hortalizas son compuestos fitoquímicos antioxidantes con acciones contra el desgaste y degeneración celular. Estos pigmentos dan el color anaranjado, verde, rojo, violeta y blanco a las hortalizas.

- El color **verde** relaja los músculos y nos protege contra el cáncer y las enfermedades del corazón.

- El color **naranja** contribuye a una vista y piel sanas, mejora la salud cardiaca y osteo-articular. Fomenta la inmunidad.

- El color **rojo** fomenta la salud cardiovascular, evita los cánceres de próstata y las demencias seniles.

- El color **morado** mejora la digestión, protege al aparato digestivo contra cánceres e inflamaciones y mejora la salud cardiovascular y de la retina.

- El color **blanco** reduce el riesgo de enfermedad cerebrovascular y promueve la formación de enzimas que ayudan a combatir infecciones bacterianas.

Solución: aumentar el consumo de frutas y hortalizas coloreadas. Todos los colorantes naturales de los vegetales ejercen funciones beneficiosas sobre la salud.

Décimo segundo problema: sustitución de la comida dura por la blanda.

El consumo de productos alimentarios blandos debilita las piezas dentarias y su soporte en la mandíbula, lo cual favorece la gingivitis y periodontitis. La comida blanda requiere menos tiempo de digestión y salivación, lo que afecta al tubo digestivo.

Solución: masticar alimentos más duros y crudos como la zanahoria cruda, que es ideal para fortalecer la dentadura infantil, así como la lechuga, los rábanos, el pan integral y los frutos secos.

Décimo tercer problema: el exceso de aditivos.

Los aditivos son sustancias no nutritivas añadidas intencionadamente a los alimentos en pequeñas cantidades para modificar o mejorar su apariencia, su sabor, su consistencia y sus propiedades de conservación. Algunos son de origen natural, pero la mayoría han sido sintetizados químicamente.

Solución: consumir menos alimentos envasados o elaborados y más alimentos en su estado natural.

Las frutas frescas algunas veces contienen aditivos en su piel, como el bifenilo, el ortofenilfenilo y el tiabendazol, todos ellos conservantes.

La seguridad de los aditivos: precisa de muchos controles antes de que las autoridades sanitarias aprueben la autorización de un aditivo.

Los aditivos más peligrosos:

CÓDIGO E	SUSTANCIA	USO	EFECTOS ADVERSOS
COLORANTES (E 100-199)			
E 104-110	Tartracina	Colorante amarillo en chicles, caramelos, helados y refrescos.	Urticaria, rinitis, insomnio, alergias.
E 122	Rosado	Pastelería, golosinas y yogures.	Insomnio y varios cánceres.
E 123	Amaranto	Colorante rojo en conservas de fruta, golosinas y refrescos.	Cánceres.
E 128	Rojo	Salchichas y filetes de carne picada.	Cánceres.
E 129	Rojo	Refrescos y golosinas.	Cánceres.
E 130-131	Azul	Pastelería.	Cánceres.
CONSERVANTES (E 200-299)			
E 200-203		Mermeladas.	Dispepsias, urticarias.
E 210	Ácido benzoico	Salsas preparadas, cervezas, jugos de fruta y yogures.	Alergia, enf. hepáticas
E 211-215	Benzoatos	Conservas de pescado y mariscos, mayonesas y otras salsas.	Alergias, boca dormida.
E 220-227	Dióxido de azufre y sulfitos.	Frutas desecadas, sopas de sobre, ensaladas, mermeladas, patatas prefritas y vinos.	Alergias graves, respiratorias, cancerígeno, inactivación de la vit. B1.
E 239		Quesos	Cancerígeno.
E 250-252	Nitritos	Carnes curadas, jamones, embutidos, conservas de pescado.	Alergias, hipotensión, cancerígeno.
ANTIOXIDANTES (E 300-E 321)			
E 310, 311, 312		Bebidas gaseosas	Problemas hepáticos, renales, cáncer, alergia.
E 320, 321	Butilhidroxianisol	Retrasa el enranciamiento de aceites, grasas, mantequillas, repostería.	Aumenta el colesterol sanguíneo, cánceres, enf. neurológicas.
EMULSIONANTES, ESPESANTES Y ESTABILIZANTES (E 322-E 499)			
E 338-343	Ácido fosfórico. Ortofosfatos	Refrescos (cola).	Irritación del tubo digestivo, retrasos en osificación.

ESPESANTES (E 400)			
E 430-431			Reacciones cutáneas y cálculos urinarios.
E 450-452		Embutidos, crustáceos y patés.	Problemas digestivos, hiperactividad.
POTENCIADORES DEL SABOR			
E 621-625	Glutamato	Conservas, comida preparada, comida china, patatas fritas.	Dolores de cabeza, obesidad.
EDULCORANTES: E 900			
E 951-952		Bebidas sin azúcar o light.	Hepatopatías.

Las **ventajas** de los aditivos:

- Mejoran la presencia de los alimentos.

- Prolongan el tiempo de conservación de los alimentos evitando su pérdida de valor nutritivo y su contaminación por diversos microorganismos.

- Los edulcorantes reducen el consumo de azúcar.

Los **inconvenientes** de los aditivos:

Los aditivos son la cara oculta de los alimentos porque no todos se declaran en las etiquetas de los productos alimentarios y se oculta la información de su toxicidad en la etiqueta debido a intereses económicos.

Su consumo repetido puede ser causa de: alergias, dolores de cabeza, hiperactividad y agresividad en los niños, intolerancia digestiva y descalcificación ósea.

Se sospecha que algunos aditivos a largo plazo causen cáncer. Persisten las dudas acerca de sus efectos cancerígenos a largo plazo por dos motivos:

- Las pruebas de toxicidad y el efecto cancerígeno se llevan a cabo en animales de experimentación.

- Se desconoce el efecto acumulativo de muchos aditivos a largo plazo. Se sabe que existen sustancias químicas que tardan veinte años o más en provocar cáncer.

Décimo cuarto problema: exceso de contaminantes en los alimentos.

Los productos químicos han invadido la industria alimentaria y la agricultura. Actualmente existen miles de sustancias tóxicas que se hallan en los productos alimentarios como los pesticidas, los metales pesados (plomo, cadmio, mercurio), las aflatoxinas y los restos de hormonas y medicamentos empleados en la cría del ganado.

Los pesticidas organoclorados como el DDT, la PCB (bifenilos policlorados) y las dioxinas se encuentran entre los contaminantes alimentarios más peligrosos debido a que se acumulan en la grasa del organismo. Son causa de tumores malignos como linfomas no hodgkinianos y alteraciones de la conducta de los niños.

La carne, el pescado, los lácteos y la fruta son las fuentes de estos pesticidas. Los alimentos ecológicos contienen menos pesticidas.

Solución: evitar los alimentos más contaminados. Lavar las frutas y hortalizas y pelar su piel. Los contaminantes de la leche, carne y huevos forman parte del alimento y es imposible eliminarlos. La contaminación alimentaria se define como la presencia de cualquier materia anormal en el alimento que comprometa su calidad para el consumo humano.

La contaminación química se da por la presencia de ciertos productos químicos en los alimentos que pueden ser nocivos o tóxicos a corto, medio o largo plazo.

Los contaminantes químicos son aquellas sustancias químicas presentes en los alimentos que proceden de:

- Residuos de productos sanitarios que se dan a los cultivos o a los animales para prevenir enfermedades.

- Residuos ambientales que las actividades mineras e industriales generan y esparcen por tierra, aire y agua contaminando los alimentos, como los metales pesados nitratos y dioxinas.

- Toxinas naturales que producen los hongos en los alimentos.

- Sustancias que producen el procesado o manipulación industrial de los alimentos.

- Contaminantes tóxicos agrícolas: fertilizantes con nitrógeno como nitratos y nitritos: Los nitritos son compuestos de forma natural que se encuentran en el agua, aire y suelo y son necesarios para el mantenimiento del ecosistema. En los últimos años hay un excedente de nitrógeno en el suelo que es absorbido por las plantas en forma de nitratos, acumulándose en estas. Los nitratos llegan a los alimentos por las verduras y el agua de bebidas. Las verduras absorben más nitratos del permitido y este excedente no pueden eliminarlo, acumulándose en las raíces y hojas. Las aguas con mayor contenido de nitritos proceden de explotaciones agrícolas, grandes desembocaduras y cauces de los ríos. Si la cantidad de nitritos es muy elevada se transforman en nitrosaminas, que son carcinogénicas a largo plazo.

Prevención casera: desechar las hojas de las verduras y los troncos de las espinacas y acelgas. Desechar el caldo de cocción de las verduras porque gran parte de los nitratos se disuelven en agua caliente.

- Metales pesados: el cadmio, plomo y mercurio se generan en la industria al fabricar abonos, pilas, fluorescentes y combustibles para el transporte. Son muy resistentes a la degradación y se acumulan en los vegetales y el agua. El mercurio se deposita con mayor cantidad en los pescados de gran tamaño como el pez espada, atún, salmón y marlín. Este metal se acumula en el hígado o riñón y sus efectos perjudiciales son sobre el sistema nervioso, dando lugar a anorexia, trastornos nerviosos e hipertensión. Se recomienda limitar el consumo de pescados grandes en embarazadas y niños a dos veces por semana.

- Las dioxinas: son sustancias químicas derivadas de la producción industrial en forma de combustión de materiales que contienen cloro en su composición (fábrica de metales, incineradoras, combustión de gasolinas de los coches, etc.). Escapan a través del aire de las chimeneas industriales y contaminan el agua y los cultivos de frutas y verduras. Son consumidas por los herbívoros y acumuladas en sus grasas y también las consumen los pescados y sus productos derivados. Las dioxinas son muy termoestables hasta temperaturas de 800ºC y los tratamientos culinarios no eliminan las dioxinas de los alimentos. Las dioxinas producen intoxicaciones agudas, generando irritaciones oculares y cutáneas y alteraciones en el aparato reproductor de las mujeres. Las intoxicaciones crónicas generan cáncer.

- Los residuos medicamentosos: los antibióticos y otras hormonas se acumulan en el organismo del animal tratado y llegan al consumidor a través de los productos como leche, carne y huevos. Producen en el consumidor desde reacciones alérgicas hasta intoxicaciones agudas.

- La acrilamida: es un compuesto que se usa para la elaboración de materiales plásticos en contacto con los alimentos, la fabricación de aguas o de papel y cosméticos. Se encuentra también en productos fabricados a partir de patatas o cereales que han sido fritos u horneados como patatas fritas, galletas, biscotes, crackers de desayuno, café tostado y chocolate en polvo. Produce tumores y alteraciones en el sistema nervioso y reproductor de los animales. Las medidas preventivas son la limitación del uso de fritos a base de patatas a una vez por semana. Respecto a las instrucciones del envase sobre la mejor forma de cocinar el alimento:

■ No freír las patatas durante mucho tiempo ni a temperaturas superiores a 180ºC.

■ No conservar las patatas a temperaturas inferiores a 8ºC.

- Pesticidas: los principales pesticidas son los organoclorados y el DDT. Los pesticidas aumentan la producción mundial de alimentos al proteger contra las plagas y enfermedades. El 85% de los alimentos no suelen contener pesticidas y los que los tienen se hallan en muy bajas cantidades. Se encuentran normalmente en las frutas y verduras como las lechugas, acelgas, espinacas, tomates, berenjenas, fresas, nectarinas, albaricoques, melocotones. También los contienen los cereales, el agua de bebida, la carne, la leche y los huevos. Generan cuadros de intoxicación aguda con trastornos digestivos, dermatológicos y nerviosos. Los cuadros de intoxicación crónica dan lugar a irritación sistémica de piel y órganos.

Medidas para prevenirlos:

■ Desecha las hojas externas de las verduras. Lava las verduras antes de cocinarlas.

■ Desecha el caldo de cocción de las verduras.

■ Lavar las frutas frotando bien su piel o pelarlas para quitar la piel.

Contaminación física del alimento: se considera contaminación física del alimento cualquier objeto presente en el mismo y que no deba encontrarse allí y sea susceptible de cualquier daño. Pueden ser huesos, astillas, espinas, cristales, porcelanas, trozos de madera y metal y material para envasar.

Contaminación biológica, que procede de los seres vivos microscópicos y no microscópicos. Los microorganismos que contaminan el alimento tienen capacidad para crecer en él y constituyen una fuente de contaminación peligrosa para la salud cuando son microorganismos patógenos que no alteran el alimento.

Bacterias: existe una contaminación bacteriana patógena que causa enfermedades humanas como las intoxicaciones alimentarias producidas por alimentos en mal estado de conservación que albergan bacterias como *Salmonellas*, *Shigellas*, estafilococos, enterococos, *Escherichia Colli*.

Viruo: entidad infecciosa microscópica que solo puede multiplicarse en el interior de las células de otros microorganismos y tienen una alta capacidad infectiva. Los que llegan a los alimentos son de origen fecal y los contaminan con el agua contaminada, por lo que el mayor problema son los moluscos bivalvos, pescados, mariscos y vegetales. Se conocen el virus de la hepatitis A y E y los enterovirus.

<u>Hongos</u>: son microorganismos que pueden ser hongos y levaduras.

<u>Parásitos</u>: microorganismos que sobreviven habitando otro microorganismo más grande. Penetran en el organismo a través de la boca, parasitan el intestino o infectan otros órganos.

Décimo quinto problema: irrupción en el mercado de alimentos transgénicos.

Se obtienen al introducir en el material genético un gen externo o transgén que modifica sus características. Así, la soja transgénica se ha obtenido al inocularle ciertos genes de la petunia, una bacteria o un virus. Esta soja modificada genéticamente resiste la acción de un potente herbicida.

Ventajas:

- Incrementar la resistencia de la soja, el maíz y otros cultivos a los herbicidas, las plagas, las bacterias, los virus y los hongos, aumentando de esta manera el rendimiento del cultivo.

- Mejora en el aspecto, el sabor y la conservación de los alimentos.

- Mejora en la composición de los alimentos, haciéndolos más nutritivos y saludables, así se logra que el aceite contenga más ácidos grasos insaturados.

- Aumento en la producción de leche, huevos y carne.

Las consecuencias **negativas** sobre la salud humana son un aumento de las alergias alimentarias y un aumento de la resistencia a los antibióticos.

Solución: elegir alimentos de cultivo biológico o ecológico. Este respeta los ciclos naturales de la tierra, emplea abonos orgánicos y evita el uso de pesticidas.

Bibliografía

Enciclopedia de los alimentos y su poder curativo. Dr. Jorge D. Pamplona Roger. 2º tomo. Ed. Safeliz.

Sal y salud. Riesgos excesivos del consumo de sal en la salud. *www.natursan.net/consecuencias-consumo-excesivo-sal-en-la-salud/*

La seguridad alimentaria y la contaminación química de los alimentos. *www.aragoninvestiga.org/La-seguridad-alimentaria-y-la-contaminacion-quimica-de-los-alimentos/*

Contaminantes químicos más importantes en los alimentos. Elika. *http://www.elika.eus/consumidor/es/preguntas_contaminantes.asp*

LA ALIMENTACIÓN, TERAPIA MILAGROSA. ENFERMEDEADES CARDIOVASCULARES. HIPERTENSIÓN ARTERIAL Y ANEMIAS

La alimentación es terapia también. Una alimentación correcta y adecuada a nuestro estado de salud es una poderosa medicina preventiva y curativa. Hipócrates, antiguo médico griego, declaró: «Que tu medicina sea tu alimento y tu alimento tu medicina».

La eficacia de la dietoterapia depende de la correcta selección de alimentos necesarios para tratar la enfermedad y del tiempo de consumo de los alimentos. Así, por ejemplo, una anemia ferropénica se trata con alimentos ricos en hierro (espinacas, lentejas, carne de buey, etc.); durante cuatro meses se observan mejores resultados que durante dos meses. Si tratamos una diabetes secundaria a la obesidad con una dieta rica en legumbres, frutas y verduras que contienen fibra y carbohidratos complejos observamos una mejoría considerable después de un año. Además, tiene la gran ventaja de que carece de los efectos adversos del tratamiento prolongado con medicamentos o de las interacciones medicamentosas que son perjudiciales para la salud.

Los nutrientes son los elementos terapéuticos de la dietoterapia. Son aquellas porciones de los alimentos que desempeñan una función energética, estructural o reguladora en nuestro organismo. Los alimentos tienen una composición nutritiva de hidratos de carbono, lípidos, proteínas, sales minerales, vitaminas y sustancias con diferentes propiedades (antioxidantes, desintoxicantes, etc.) necesarias para la salud, igual que para la prevención y la curación de patologías.

LAS COMBINACIONES PERFECTAS DE ALIMENTOS

Se ha comprobado que la asociación de varios alimentos beneficia a nuestra salud porque el cuerpo absorbe mejor sus nutrientes.

- Tratar las anemias con **hierro** y **vitamina C**. Se conocen 2 clases de hierros, uno *hem,* que se encuentra en carnes y mariscos, y otro *no hem*, que se encuentra en legumbres, verduras de hojas verdes y otras plantas, pero que solo es absorbido si se combina con alimentos ricos en vitamina C.

Así, por ejemplo, a las ensaladas de hortalizas verdes ricas en hierro (espinacas) se les debe añadir zumo de limón o pimientos rojos. Los guisos de legumbres deben acompañarse de pimientos rojos y tomates. Otra alternativa sería tomar de postre una fruta rica en vitamina C como kiwi, naranja, mandarinas, etc.

- Tratar y prevenir las enfermedades cardiovasculares y algunos cánceres con **licopeno** y **grasas** saludables como el aguacate y el aceite de oliva. El licopeno es una sustancia antioxidante que da color rojizo a algunos alimentos como el tomate, la sandía y la guayaba. Científicos

ENFERMEDAD	NUTRIENTES	ALIMENTOS
CARDIOPATÍAS	ÁCIDOS GRASOS INSATURADOS	Pescado azul, nueces, aguacate, aceite de oliva.
	FIBRA	Cereales integrales, fruta.
	ÁCIDO FÓLICO	Coliflor, col, coles.
	ANTIOXIDANTES	Zanahoria, tomates, bayas, espinacas, ajos y cítricos.
HIPERTENSIÓN ARTERIAL	POTASIO	Alubia pinta, soja, nueces, plátanos, patatas, tomates.
COLESTEROL ALTO	FIBRAS	Frutas, cereales integrales, legumbres y verduras.
	ÁCIDOS GRASOS INSATURADOS	Aceite de oliva, pescado azul, aguacate y nueces.
DIABETES	FIBRAS	Cereales integrales, frutas, legumbres, verduras.
	HIDRATOS DE CARBONO COMPLEJOS	Cereales integrales, legumbre.
	ZINC	Manzana, pera, apio.
ANEMIA FERROPÉNICA	HIERRO	Legumbres, espinacas, hígado, cereales integrales.
CATARROS Y GRIPES	VITAMINA C	Pimiento rojo, cítricos, kiwi y frutas rojas.
CÁNCER	SULFORANOS	Brócoli, col y coliflor.
	ANTIOXIDANTES	Zanahorias, espinacas, tomate, pimiento rojo, frutas rojas, melón y sandía.
	GRASAS INSATURADAS	Pescado azul, aceite de oliva.
ARTROSIS	CALCIO	Leche, quesos y yogur.
	VITAMINA D	Pescado azul, huevos.
	FOLATOS	Espinacas, brócoli, coles.
COLON IRRITABLE ESTREÑIMIENTO	FIBRA	Cereales integrales, nueces, frutos cítricos, manzanas, espinacas, coles, legumbres.
ALZHEIMER	GRASAS INSATURADAS	Pescado azul, aguacate, aceite de oliva.
	ANTIOXIDANTES	Tomates, brócoli, lombarda, berenjenas, kiwi, bayas, cítricos, melón, sandía.
DEPRESIÓN	VITAMINA B	Frutos secos, cereales, vísceras, carnes, pescados.
	TRIPTÓFANO	Ajo, cebolla, coles, coliflor.
ENFERMEDADES DE LA PIEL	VITAMINA A	Zanahoria, calabaza, tomate.
	VITAMINA C	Pimiento rojo, kiwi, cítricos.
ENFERMEDADES DE LOS OJOS	VITAMINA A	Zanahoria, calabaza, tomate.
	VITAMINA E	Aceite de oliva, frutos secos.
	ANTOCIANIDINAS	Arándanos.

han comprobado que si en una ensalada de tomate añadimos aceite de oliva o aguacate aumenta la potencia del licopeno un 4,4%, lo cual nos protege contra las enfermedades cardiovasculares y el cáncer de próstata.

- Tratar cánceres con el **sulforafano** y **selenio**. El sulforafano se encuentra en verduras como el brócoli, coliflor y lombarda, aunque también se encuentra en carnes, pescados, frutos secos y setas. El selenio se encuentra en la coliflor, espárragos, lechugas, pepinos, ciruelas, uvas, melocotones, fresas y peras; los frutos secos como las nueces de brasil y las nueces son el alimento más rico en selenio. Se aconseja comer un plato de brócoli o coliflor y de postre una fruta rica en selenio como ciruelas o uvas. Si se come ensalada es aconsejable añadir nueces.

- Protege tu corazón y tus arterias con **ajo** y **pescado**. Las propiedades reductoras del *colesterol malo* de los aceites del pescado se potencian cuando se come con ajo, lo cual previene la aterosclerosis, cardiopatías coronarias e ictus cerebrales.

- Estabiliza el *colesterol malo* con la combinación de los fenoles del **zumo de naranja** y la **avena**. Este desayuno ha demostrado limpiar dos veces más las arterias que si se consume por separado.

- Evita las trombosis con **vino tinto** y **manzana**. La manzana tiene un flavonoide llamado quercetina, que junto con la catequina del vino tinto evita la formación de coágulos y trombos que pueden desencadenar infartos de miocardio y accidentes cerebrovasculares.

- **Té verde** y **limón**. El té verde contiene mucho antioxidante, acelera tu metabolismo y te mantiene hidratado, pero si lo combinas con zumo de limón sus efectos se potencian y esto aumenta las propiedades regenerativas de nuestros órganos y retrasa los procesos de envejecimiento.

- Estimula tus funciones inmunes con **carne** y **zanahoria**. La vitamina A de la zanahoria actúa con más potencia si se une a una proteína. La carne vacuna contiene zinc, que estimula nuestras defensas, pero combinada con zanahoria es mucho más potente desde el punto de vista inmunitario.

SISTEMA CARDIOVASCULAR

Según la OMS, «las enfermedades cardiovasculares son la principal causa de muerte en el mundo. En el año 2008 murieron por esta causa 17,3 millones de personas en el mundo, 7,3 millones se debieron a cardiopatías coronarias y 6,2 millones a los accidentes cerebro-vasculares. De este 17,3 millones de personas, 9,4 millones de muertes anuales son atribuibles a la hipertensión, que causa el 51% de las muertes por ACV y el 45% de las muertes por cardiopatía coronaria».

Las enfermedades cardiovasculares engloban un conjunto de patologías como:

- Cardiopatía coronaria isquémica o enfermedad de los vasos coronarios que irrigan el músculo cardiaco.

- Enfermedades cerebro-vasculares o de los vasos que irrigan el cerebro.

- Cardiopatías orgánicas que generan cuadros de arritmias cardiacas (palpitaciones, bloqueos, etc.) e insuficiencia cardiaca.

- Cardiopatías congénitas, que son las malformaciones cardiacas presentes desde el nacimiento.

- Cardiopatía reumática, enfermedad generada por el estreptococo beta hemolítico que lesiona las válvulas cardiacas e inflama el corazón.

- Las trombosis venosas profundas de las piernas y embolias pulmonares y cardiacas generadas por desprendimiento de los trombos y su alojamiento en el corazón.

La prevención de las enfermedades cardiovasculares comprende una serie de medidas dedicadas a evitar la aparición de los factores de riesgo. Las causas más importantes de **factores de riesgo** son:

- **Alimentación insalubre**, con consumo frecuente de alimentos ricos en sal, colesterol, grasas saturadas y azúcares simples, e ingesta escasa de frutas y verduras, que contienen los antioxidantes y depurativos que protegen a nuestro corazón y vasos sanguíneos.

- **Sedentarismo**. La falta de ejercicio físico favorece el depósito de colesterol en nuestros vasos sanguíneos e incrementa la coagulación de la sangre con sus consecutivas trombosis. El ejercicio físico fortalece el músculo cardiaco.

- **Hipertensión arterial**. Es el factor de riesgo más frecuente. El incremento continuo de nuestra tensión arterial por encima de 15 mm Hg de máxima y de 9 mm Hg de mínima sobrecarga el trabajo de nuestro corazón. Como consecuencia, se hipertrofia el músculo cardiaco y se contraen de las arterias coronarias, renales, cerebrales y periféricas.

- Niveles elevados de **colesterol** sanguíneos. Las cifras mayores de 250 mg producen aterosclerosis, con sus consecutivos cuadros isquémicos por falta de riego.

- **Diabetes**. Las cifras mayores de 127 mg de glucosa sanguínea provocan un cuadro de diabetes secundaria que perjudica a nuestros sistemas cardiovascular, renal y ocular. Esta normalmente es consecutiva a la obesidad, a una dieta insana y al sedentarismo.

- **Obesidad**. Es fundamental conseguir el peso ideal y el índice de masa corporal correspondientes a nuestra edad, sexo y ocupación.

- **Estrés**, que produce espasmos de todos los vasos sanguíneos: coronarios, cerebrales, renales, etc. También es causa de palpitaciones y cuadros de hipertensión arterial.

- **Tabaquismo**, que mató a 6 millones de personas durante 2012 (OMS). Incrementa la tensión arterial y la frecuencia cardiaca y genera palpitaciones. Es un factor de riesgo de cardiopatía coronaria y de infarto de miocardio.

- **Alcohol**, que causó la defunción de 2,5 millones de personas (OMS). Incrementa la tensión arterial, aumenta la actividad cardiaca y debilita la musculatura cardiaca, generando incapacidad para bombear la sangre e insuficiencia cardiaca.

- **Insomnio**. El hecho de dormir menos de 7 horas diarias y dormir mal genera estrés, hipertensión arterial e incrementa el trabajo cardiaco.

- Consumo frecuente de **medicamentos** con efectos adversos cardiovasculares y **drogas** estimulantes como cocaína, anfetaminas, etc. Algunos casos de intolerancias medicamentosas.

Los cuadros clínicos más frecuentes son:

- La cardiopatía coronaria se produce por un insuficiente riego sanguíneo del corazón originado por una oclusión de las coronarias por trombos, espasmos vasculares o aterosclerosis. La aterosclerosis endurece las arterias, debido al depósito de las placas de ateroma en las paredes arteriales ,y como consecuencia las arterias se estrechan, ocluyen y son menos elásticas.

- Los síntomas son dolor opresivo intenso en el pecho, que a veces, se irradia al brazo izquierdo, espalda y cuello, latidos cardiacos irregulares, dificultad para respirar, sudoración profusa, náuseas o vómitos. Para evitar las temibles complicaciones mortales tales como arritmias severas o rotura cardiaca son necesarios un diagnóstico y tratamiento precoces y eficaces.

- Accidentes cerebrovasculares: su síntoma principal es la pérdida súbita de fuerza muscular en la cara, piernas y brazos. Otros síntomas son confusión para hablar o comprender lo que se dice, problemas visuales en uno o ambos ojos, dificultad para caminar, mareos, pérdida de equilibrio, coordinación, dolor de cabeza intenso de causa desconocida y debilidad o pérdida de conciencia.

- Cardiopatías reumáticas: son consecutivas a la fiebre reumática caracterizada por dolor de garganta, fiebre, tumefacciones articulares, dolores abdominales y vómitos. Los síntomas de las cardiopatías reumáticas son fatiga, dolor torácico, palpitaciones y respiración dificultosa.

Plan de **prevención** de las enfermedades cardiovasculares:

- **Alimentación saludable** y equilibrada, con una dieta libre de grasas saturadas (presentes en los embutidos, quesos curados, carnes rojas), colesterol, carente de azúcares simples incluidos en la bollería, pastelería y escasa en sal. Se recomienda incrementar el consumo de frutas y verduras depurativas y antioxidantes.

- Practicar **ejercicio físico** durante una hora diaria.

- Las **relaciones sexuales** 2-3 veces a la semana relajan mucho. Son una buena arma para combatir el estrés y protegen el corazón.

- **Combatir** el **estrés** con ejercicio físico, yoga y técnicas de relajación-respiración.

- **Dormir** el suficiente número de horas diarias y descansar bien.

- Efectuarse una **analítica** de sangre cada 6 meses para controlar los niveles de glucosa y colesterol sanguíneos.

- Controlarse periódicamente la **tensión arterial**. Los cardiópatas deberían pasar un control médico anual.

- Evitar y abandonar el consumo de **tabaco** mediante técnicas psicológicas para aliviar la ansiedad y mentalizar a la persona de la necesidad de retirar el tabaco. Otras técnicas son el empleo de parches de nicotina y rayos láser.

- Prescindir del consumo frecuente de **alcohol**.

- Observar los prospectos de los **medicamentos** antes de prescribirse y evitar los efectos secundarios adversos. No consumir drogas estimulantes como la cocaína, anfetaminas, etc.

- Moderar el consumo de **bebidas** y **alimentos excitantes** como el café, la Coca Cola, etc.

Para evitar las temibles complicaciones mortales tales como arritmias severas o rotura cardiaca son necesarios un diagnóstico y tratamiento precoces y eficaces. Para la prevención se aconseja reducir la obesidad con una dieta adecuada, disminución de la grasa saturada, porque aumenta los niveles de colesterol de baja densidad o LDL (presente en mantequilla, leche, nata, helados, quesos, grasa de carne, carnes rojas y de cerdo, pato, embutidos y charcutería, pastelería y productos que contengan coco). Reducir el consumo de colesterol < 300 mg/día (huevos, sesos, vísceras, mantequilla, grasa de carne, mariscos, chocolate).

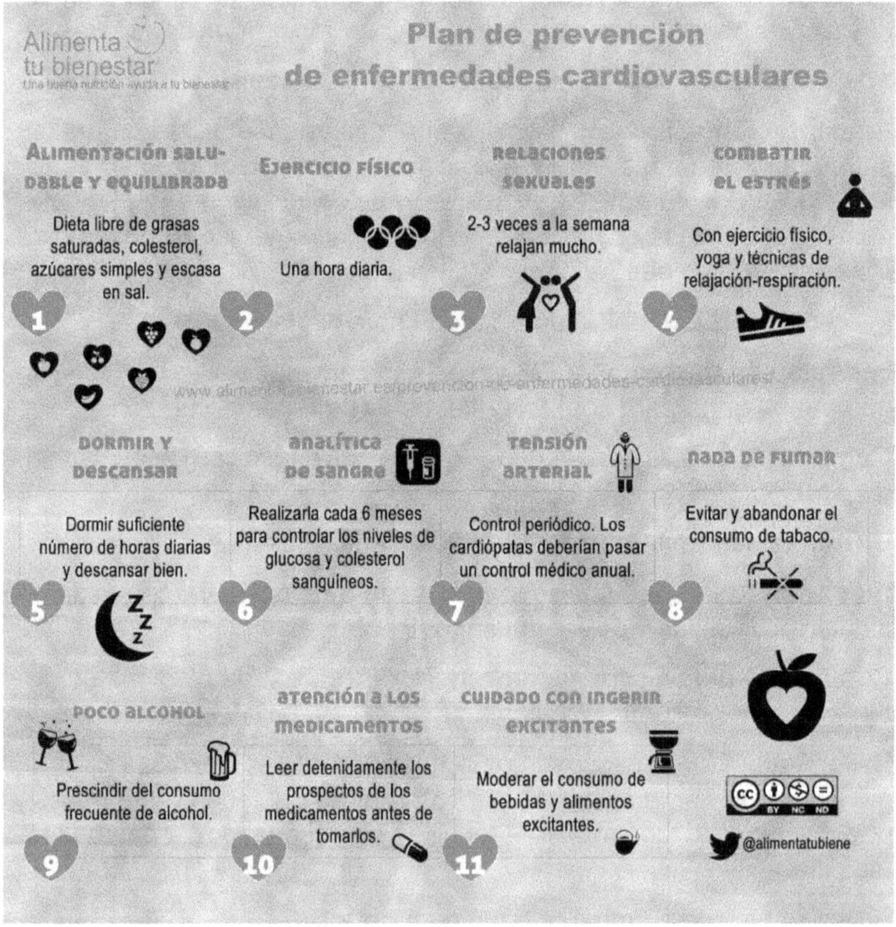

Para aumentar los niveles de HDL y reducir los niveles de colesterol malo es necesaria la ingesta de ácidos grasos esenciales (omega 3 y 6) presentes en el pescado azul como salmón, trucha o caballa (omega 3), y en las nueces (omega 3 y 6); reducir peso con consumo abundante de frutas y verduras, legumbres y cereales, y evitar la ingesta de bollería, pastelería, embutidos y productos con grasas animales.

Alimentos aconsejados:

- **Cereales integrales**: la fibra es un componente dietético importante para la prevención de la enfermedad coronaria. Reduce los niveles de colesterol sanguíneos y facilita su absorción en las paredes intestinales y su posterior eliminación por vía fecal. Una dieta rica en fibra ayudará a reducirlo y a prevenir las enfermedades relacionadas. Dentro de las tres principales fuentes alimentarias de fibra total (vegetales, frutas y cereales), la contenida en el cereal es la que tiene un mayor impacto en la disminución del riesgo total de infarto de miocardio.

  - La **avena** es un gran aliado del corazón, ya que reduce el nivel de colesterol en la sangre, suprime los ácidos biliares que se convierten en colesterol LDL, limpia las arterias y provee al organismo de fibras, proteínas y sales minerales.

  - La **cebada** aminora la aterosclerosis coronaria y los niveles de *colesterol malo*.

  - El **centeno** otorga elasticidad a las paredes arteriales, fluidifica la sangre y favorece la circulación en las arterias coronarias.

  - El **salvado** de **trigo** reduce el nivel de colesterol sanguíneo y el riesgo de sufrir enfermedades coronarias e infarto de miocardio.

- **Verduras**: debemos escogerlas ricas en potasio y bajas en sodio, que contribuyen a eliminar el exceso de agua corporal y reducir la tensión arterial. Abundantes en folatos que reducen el nivel de homocisteína (proteína que lesiona las paredes de las arterias), facilitan la circulación evitando la aparición de trombos que desencadenan ataques cardiacos. Antioxidantes que previenen los efectos negativos que los radicales oxidantes ejercen sobre el corazón y las arterias.

  - Las **espinacas**: contienen luteína, ácido fólico, potasio y fibra, que resultan ideales para el perfecto estado de salud de las coronarias.

  - La **zanahoria**: es un potente antioxidante, una gran fuente de betacarotenos y ayuda a prevenir enfermedades cardiovasculares.

- La **calabaza**: carece de grasa y sodio, considerados como los mayores enemigos de las arterias. Es una buena fuente de vitaminas antioxidantes como la A, C, y E y de potasio, que controla la tensión arterial.

- La **alcachofa**: previene la aterosclerosis y mejora la circulación sanguínea en las coronarias. Es depurativa y antioxidante.

- Los **tomates**: ricos en licopeno, sustancia antioxidante que protege al corazón de la acción de los radicales libres y en potasio, cuya principal acción es eliminar líquidos.

- Las **coles** y sus derivados: brócoli, coliflor, lombarda, repollo y coles de bruselas, son verduras que contienen ácido fólico, que contrarresta la acción coagulante de la homocisteína.

- El **ajo**: facilita la circulación, disminuye la hipertensión y, gracias a la alicina, disminuye la concentración plasmática del colesterol un 15%.

- La **cebolla**: evita la aterosclerosis, fluidifica la sangre y mejora la circulación en las coronarias. Sus aceites esenciales ejercen un efecto antiespasmódico sobre las arterias coronarias. Es más efectiva cruda que cocida.

- Los **espárragos**: ricos en nicacina o vitamina B3, que reduce los niveles de *colesterol malo,* también contienen ácido fólico con propiedades antitrombóticas.

- **Frutas**:

  - Los **aguacates**: fruta rica en ácidos grasos monoinsaturados y en antioxidantes, ambos descienden los niveles de *colesterol malo* y aumentan los niveles de *colesterol bueno*, lo cual protege el corazón y a los vasos sanguíneos.

  - Las **bayas**, que son uvas, fresas, grosellas, arándanos y frambuesas, con propiedades antioxidantes que neutralizan el efecto de los radicales libres sobre las arterias coronarias.

  - El **melocotón**: su gran contenido en potasio, magnesio y betacarotenos antioxidantes facilita el trabajo del corazón cuando sufre una isquemia coronaria.

  - El **plátano**: fruta abundante en potasio que controla la tensión arterial y elimina líquidos.

  - El **mango**: potente antioxidante debido a que aporta las tres vitaminas que protegen el corazón la A, C y E.

- Las **nueces** y las **almendras**: son ricas en ácidos grasos omega 3 y 6. Aportan fibra, zinc y hierro.

- El **aceite de oliva**: aporta a nuestro cuerpo grasas monoinsaturadas, reduce el colesterol LDL e incrementa el colesterol HDL, lo cual disminuye el riesgo cardiovascular. Se aconseja el aceite de oliva virgen con más pureza y mayores dosis de vitamina E.

- El **salmón** y **pescado** azul (sardinas, arenque, atún y caballa, etc.). El salmón es rico en ácidos grasos omega 3, ayuda a bajar la presión arterial, evita la formación de coágulos y trombos. El consumo de dos raciones a la semana puede reducir hasta un tercio el riesgo de fallecer por un infarto.

- Las **legumbres**: ricas en fibra soluble que absorbe el exceso de colesterol plasmático y en sustancias antioxidantes que neutralizan el efecto oxidativo de los radicales libres sobre las arterias coronarias.

  - La **soja**: Ayuda a reducir los niveles de colesterol en el organismo, es baja en grasas saturadas y es una gran fuente de proteínas. Las legumbres facilitan la circulación al disminuir el colesterol malo y aumentar el bueno, y previenen la trombosis.

  - Las **alubias** blancas y pintas: muy ricas en potasio y antioxidantes.

  - Los **garbanzos**: contienen fibra que aminora el colesterol sanguíneo, grasas poliinsaturadas y folatos que disminuyen el riesgo coronario.

  - Los **guisantes**: carecen de grasa y sodio, aportan fibra, vitaminas y minerales.

Alimentos a **evitar**:

- <u>Grasas saturadas</u>: presentes en las carnes grasas de cordero, cerdo, vacuno, embutidos (jamones grasos, chorizo, salchichas, salchichón, morcillas, etc.), quesos con contenido mayor de 25%, consumo frecuente de leche entera y huevos.

- <u>Grasas trans</u>: se encuentran en los fritos, mantequillas, margarinas, aceites vegetales, bollos, galletas. Su consumo habitual favorece la aterosclerosis y el infarto.

- <u>Azúcar blanco o simple</u>: los productos refinados elaborados con él como los bollos, pasteles, dulces, etc. incrementan el riesgo de infarto.

- <u>Sal</u> y elementos ricos en sal como embutidos, quesos muy curados, pastillas de caldo, sopas de sobre, etc.

- Bebidas excitantes: café, té y Coca Cola.

- Alcohol: más de 2 copas de vino al día son nocivas para el corazón. El alcohol provoca arritmias y miocardiopatías (degeneración del músculo cardiaco).

MENÚ DIARIO:

Desayuno:

Café con leche semidesnatada o leche de soja. Infusiones. Una tostada de pan integral con tomate, queso fresco o mermelada light. Fruta o yogur. Cereales integrales.

Almuerzo y meriendas:

Fruta (recomendables las bayas) y yogur de soja. Pan integral con queso fresco o jamón york, tomate o aceite.

Comidas y cenas:

Primer plato: verduras, a diario en ensalada, cocidas o guisadas (recomendable las espinacas y zanahorias). 2-3 veces por semana legumbres o arroz.

Segundo plato: pescado azul (3-4 veces por semana) carnes magras (3-4 veces por semana), huevos (2 veces por semana).

Postre: Fruta o yogur con nueces.

Para prevenir las enfermedades cardiovasculares es necesario actuar sobre sus factores de riesgo, tales como hipertensión arterial, diabetes, hipercolesterolemia (cifras elevadas de colesterol sanguíneo), obesidad y estrés. Se conocen dietas para tratar los factores de riesgo mencionados anteriormente.

HIPERTENSIÓN ARTERIAL

La hipertensión es una patología caracterizada por una cifra de presión sistólica mayor de 140 mm Hg y 90 mm Hg de presión diastólica. Se asocia a un aumento de la presión sanguínea en las arterias y predispone a la aterosclerosis.

Las cifras de tensión arterial son:

- **Óptimas**: 120 mm Hg de máxima y 80 mm Hg de mínima.

- La **prehipertensión** arterial: 120 mm Hg a 139 mm Hg de máxima y de 80 a 90 mm Hg de mínima.

- La **hipertensión arterial grado 1**: 140 a 159 mm Hg de máxima y 90 mm a 100 mm Hg de mínima.

- **La hipertensión arterial de grado 2**: tiene cifras de 160 mm Hg a 180 mm Hg y la mínima de 100 a 110 mm Hg.

- El estadío 3 o **grave**: la máxima es 180 mm Hg y la mínima es 110 mm Hg.

Los hipertensos tienen que estar controlados por un médico de familia o cardiólogo si presentan complicaciones cardiacas añadidas. Cuando las cifras superan los 160 mm Hg de máxima y 110 mm Hg de mínima hay que acudir al médico, y si presentan fuertes dolores de pecho o de cabeza a un servicio de urgencias hospitalarias.

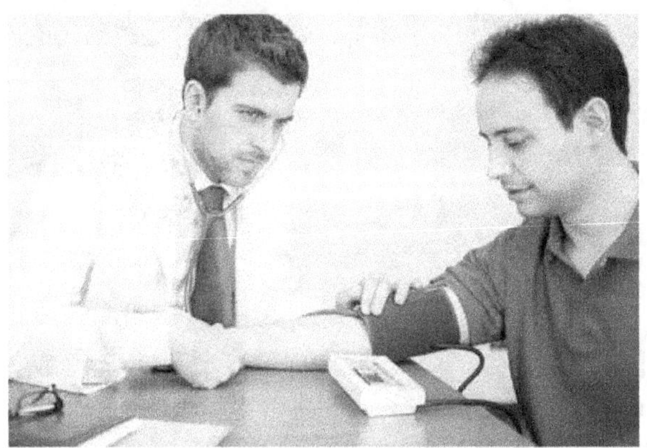

Sus causas pueden ser idiopáticas la mayoría de los casos. Secundarias a enfermedades renales y endocrinas o al consumo de ciertos medicamentos. Otras causas son el estrés, la falta de ejercicio físico, el abuso de alcohol y el sobrepeso.

Está denominada como la *asesina silenciosa*, porque es asintomática la mayoría de las veces. Sin embargo, un aumento brusco de la tensión arterial puede desencadenar cardiopatías y accidentes cerebro-vasculares mortales.

Según la OMS, esta enfermedad afecta a 1 de cada 3 adultos de 25 años o más, siendo la cifra aproximada de 1.000 millones de personas en el mundo. La hipertensión arterial causa 9,4 millones de muertes al año en el mundo por cardiopatías y accidentes cerebro-vasculares y contribuye a aumentar el riesgo de insuficiencia renal y ceguera.

Para **prevenir** la enfermedad se aconseja:

- Una dieta sana con consumo reducido de sal y grasas saturadas.

- Realizar actividades físicas con regularidad.

- Evitar el consumo de alcohol, tabaco y de ciertos medicamentos.

- Estar tranquilo y relajado y practicar técnicas de relajación creativa y yoga.

- Combatir la obesidad.

Plan de alimentación preventivo recomienda **incrementar** el consumo de:

- Alimentos ricos en **potasio**, que ayudan a regular los niveles de tensión arterial al favorecer la eliminación de líquidos corporales, **calcio**, mineral necesario para la transmisión del impulso nervioso que controla la tensión arterial, y **magnesio**, relajante de los nervios que regulan la tensión arterial.

- **Legumbres**: la alubia pinta y los frijoles son los alimentos con mayor riqueza de potasio. La soja, los garbanzos y las alubias blancas contienen calcio y magnesio. Las lentejas son abundantes en potasio y calcio. También son muy ricas en fibra, que protege contra la hipertensión arterial.

- **Verduras** depurativas: el apio es la verdura más depurativa y elimina bastante agua. Se aconseja consumir un caldo depurativo con apio y cebolla. Contienen potasio y calcio las acelgas y el brócoli. Incluyen potasio las alcachofas, las calabazas, los berros, las zanahorias, los tomates, las coles de bruselas, los aguacates y las setas. Las verduras más ricas en calcio son la cebolla, las espinacas, la col rizada y los berros. El ajo es vasodilatador e hipotensor.

- **Frutas**: son abundantes en potasio los plátanos, las naranjas, los melones y las sandías. Las peras son muy diuréticas y ricas en potasio. El pomelo es diurético y protege con eficacia las arterias. Las fresas, el mango, la manzana y el limón contienen calcio.

- **Frutos secos**: las almendras, las nueces y las avellanas son ricas en potasio, calcio y magnesio.

- **Pescados** ricos en calcio como las anchoas, el salmón, las sardinas, y en menor cantidad las gambas y langostinos. Los suplementos de aceite de pescado pueden contribuir a reducir la hipertensión arterial debido a su riqueza en ácidos grasos omega 3.

- **Lácteos** abundantes en calcio como la leche, los yogures desnatados y el queso fresco.

Y **reducir**:

- La **sal** de la dieta. La ingesta de elevadas cantidades de sal en la dieta produce hipertensión y retención de líquidos. El cuerpo necesita 1,25 g de sal al día y debemos ingerir menos de 2,5 g de sal al día (1 cucharadita de café). De mayor a menor contenido en sal los alimentos que la contienen son los cubitos de caldo, las sopas de sobres comerciales, el bacalao salado, el tocino de cerdo, el caviar, las pizzas, el bacón, los precocinados, el queso azul, el queso manchego, el jamón serrano, los frutos secos y los embutidos.

  Es aconsejable sustituir el salar los alimentos por el condimento con especias. Si cocinas carne emplea laurel, nuez moscada, pimienta, salvia, tomillo, ajo, cebolla, orégano y romero. Si guisas pescado utiliza curry en polvo, mostaza, zumo de limón o pimienta, en el caso de las verduras lo más apropiado es el romero, la salvia, el eneldo, la canela, el estragón, la albahaca o el perejil.

- Disminución del consumo de alimentos abundantes en **grasas saturadas** tales como la bollería, la comida precocinada, los embutidos y las carnes grasas de cerdo y cordero.

- Evitar el consumo de **café**, **Coca Cola**, **té** y **alcohol**.

Y también conviene controlar el peso. La obesidad predispone y perjudica la hipertensión arterial.

LAS ANEMIAS

La anemia es una enfermedad ocasionada por un déficit de la concentración de hemoglobina en la sangre y/o del hematocrito, acompañada en algunas ocasiones de una cifra de hematíes baja. Los glóbulos rojos son los responsables de trasportar el oxígeno desde los pulmones a todos los tejidos y órganos del cuerpo. La molécula de hemoglobina se combina con el oxígeno y lo distribuye por vía sanguínea al resto del cuerpo. En las anemias la disminución de la hemoglobina provoca un descenso del aporte de oxígeno al resto del cuerpo.

En España la causa más frecuente de anemia es la **anemia ferropénica** o por déficit de hierro, que se da en el 80% de la población. Las mujeres en la edad

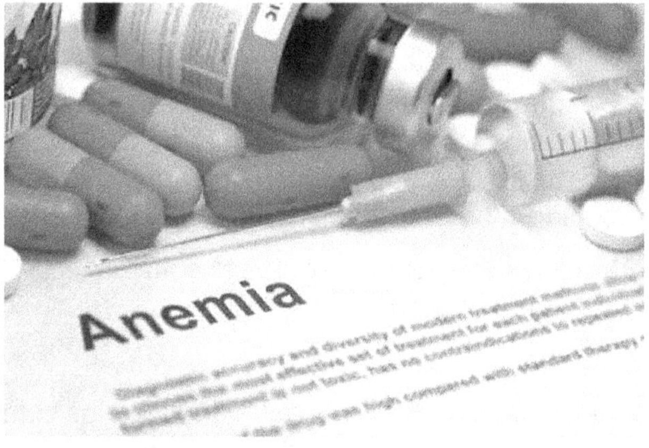

fértil son las más propensas a padecerla a consecuencia de las menstruaciones cuantiosas, partos y abortos. La anemia ferropénica puede ser motivada por la no absorción de hierro en el intestino, por sangrado crónico y por su ausencia en la dieta.

La anemia por deficiencia de **ácido fólico** y **vitamina B12** puede verse en determinadas enfermedades del tracto digestivo y en el cáncer.

Tipos de anemias. Anemias arregenerativas.

- Anemia **carencial**: en el organismo existe un déficits de los componentes necesarios para la producción de glóbulos rojos y estos van sufriendo reducción en el número y además presentan anomalías.

  - Anemias por déficit de hierro o ferropénicas.

  - Anemias por escasez de vitamina B12 o perniciosa.

  - Anemias por falta de ácido fólico.

  - Anemias por déficit de proteínas.

  - Anemias por carencia de vitamina B6.

  - Anemias por déficit de vitamina C.

- Anemia **renal**, consecutiva a una enfermedad renal que puede provocar una insuficiencia renal con déficits de eritopoyetina (enzima que estimula la formación de glóbulos rojos).

- Anemia **aplásica**: enfermedad rara en la cual la médula ósea deja de producir hematíes.

  - Alteraciones de la médula ósea consecutivas al cáncer, inflamaciones e infecciones que producen disminución de la producción de las células sanguíneas.

- Síndrome mielodisplásico que son enfermedades en las cuales la médula ósea no funciona normalmente y no se producen suficientes glóbulos rojos.

Tipos de anemias: anemias regenerativas

- Anemia aguda **posthemorrágica**, debidas a pérdidas abundantes de sangre después de una hemorragia.

- Aumento de la **destrucción de hematíes**:

  - Corpusculares: por alteraciones del propio hematíe:

    - Alteraciones de la membrana: esferocitosis hereditaria.

    - Deficiencia de enzimas: déficit de glucosa-6-fosfato deshidrogenasa.

    - Alteraciones de la hemoglobina: anemias falciformes o talasemias.

  - Extracorpusculares:

    - Tóxicos: venenos de serpientes y cloratos.

    - Agentes infecciosos: bacterias o parásitos.

- Causas **mecánicas**: problemas vasculares.

- **Inmunológicas**: transfusiones, enfermedad hemolítica del recién nacido, anemias por autoanticuerpos o por fármacos.

- **Hiperesplenismo**: el bazo aumenta de tamaño y se destruyen muchos glóbulos rojos.

Sus síntomas y signos son cansancio, que se manifiesta tras leves esfuerzos, palpitaciones, mareos o vértigos, cefaleas, zumbidos de oídos, palidez de la piel, caída del pelo, pérdida del apetito y uñas quebradizas.

Se diagnostica mediante un análisis de sangre que indica tres parámetros fundamentales:

- **Hemoglobina**:

  - en la mujer: de 12 a 15 gramos por decilitro.

  - en el hombre: de 14 a 16,6 gramos por decilitro.

- Recuento de **glóbulos rojos**:

  - en la mujer: de 4 a 5 millones por microlitro.

  - en el hombre: de 4,5 a 5,6 millones por microlitro.

- Índice de **hematocrito**:

    - en la mujer: de 37-44%

    - en el hombre: de 42 hasta 49%.

El diagnóstico de los diferentes tipos de anemia requiere pruebas más específicas tales como:

- Ferropénicas:

    - Ferritina: 30-300. Es el parámetro más fiable.

    - Transferrina: 215-360.

    - Hierro: 45-160.

    - Es una anemia microcítica con VCM (volumen corpuscular medio) inferior a 80 fl.

- Megaloblásticas:

    - Ácido fólico: 4,6 a 18,7 nang/ ml.

    - Vitamina B12: 191-663 pp/ml.

    - Es una anemia macrocítica con VCM (volumen corpuscular medio) superior a 95 fl.

- Biopsia de la médula ósea en anemias aplásicas y por alteraciones medulares.

- Estudios con autoanticuerpos en anemias hemolíticas.

Medidas para combatir las anemias. Plan de alimentación.

En anemias ferropénicas se aconseja seguir una dieta rica en hierro y vitamina C que favorece la absorción del hierro.

1º plato: 3 días a la semana legumbres (lentejas, alubias y garbanzos).

Ensaladas con espinacas crudas, tomates, pimiento rojo crudo, se pueden añadir más verduras. Brócoli, judías verdes, espinacas y acelgas guisadas.

2º plato: Mariscos de concha como almejas mejillones o berberechos cocidos, cocinados o de lata (sin abusar). 3-4 días a la semana: filetes de ternera o buey magros, con poca grasa saturada.

Postres: fruta rica en vitamina C como cítricos, kiwi, piña y frutos rojos.

Media mañana y merienda: 1 yogur natural al día y frutas ricas en vitamina C.

Se aconseja beber mucho zumo de naranja o limón porque su riqueza en Vit. C ayuda a absorber el hierro.

Reducir o eliminar la ingesta de té, que contiene bastantes taninos que reducen la absorción de hierro, de alcohol, que interfiere en la asimilación de folatos y otras vitaminas del grupo B, y de salvado de trigo, que contiene fitatos que reducen la absorción del hierro, zinc y otros minerales.

En las anemias megaloblásticas por déficit de ácido fólico y/o vitamina B12 se aconseja seguir una dieta rica en ácido fólico y/o vitamina B12.

1º plato: 3 días a la semana legumbres: lentejas, alubias, garbanzos o soja.

Verduras verdes: espinacas, coles, coles de bruselas, brócoli, acelgas, lechuga, boniatos, etc. Espárragos blancos y verdes al natural y ensaladas.

2º plato: Carnes magras, pescado blanco o azul a la plancha y huevos.

Cereales integrales: pan integral, cereales de desayuno, arroz y pasta integrales.

Almuerzos y meriendas. Se aconsejan frutas como melón, aguacate, naranja y plátano. Un yogur natural al día.

Desayunos normales con leche desnatada o semidesnatada y una tostada de pan integral con tomate o queso fresco. Un zumo de naranja natural.

Descanso, ritmo de sueño regular y media hora de **ejercicio físico** moderado al día.

TROMBOSIS

La sangre tiene una tendencia espontánea a coagularse, gracias a la cual se detienen las hemorragias. Cuando la coagulación ocurre dentro de los vasos se forma un trombo o coágulo en su interior que actúa como un tapón que impide la libre circulación de la sangre. Los factores que desencadenan la trombosis son la aterosclerosis, la alimentación rica en grasas saturadas y en sal, la excesiva presencia de toxinas en la sangre, el tabaco y la falta de ejercicio físico.

Para prevenirlas, se recomienda aumentar el consumo de:

*   **Verduras**: ricas en ácido fólico, que disminuye los niveles de homocisteína y evita las trombosis como las coles, el brócoli, la coliflor, la lombarda y las coles de bruselas.

El **ajo**. Dos o tres dientes del ajo al día son necesarios para fluidificar la sangre y hacerla menos espesa.

La **cebolla**, con sus aceites esenciales y la quercetina reduce la tendencia de la sangre a formar coágulos dentro de los vasos.

- **Frutas**:

  La **uva**. Su resveratrol y sus flavonoides fenólicos reducen la agregabilidad plaquetaria y su tendencia a formar trombos.

  El **limón** y la **naranja** son alcalinizantes y fluidifican la sangre porque evitan la tendencia de la sangre a agregarse y formar coágulos.

- **Soja**: la ginesteína de soja y los fitoestrógenos impiden la formación de trombos en las arterias.

- **Aceite de oliva**: que reduce los niveles de fibrinógeno de la sangre, proteína a partir de la cual se forman los coágulos.

- **Pescado azul**: rico en ácidos grasos omega 3 que se encuentran en el aceite del pescado.

Reducir la **ingesta** de:

- **Grasa saturada**, que aumenta el riesgo de que la sangre coagule dentro de los vasos. Vuelve la sangre espesa. La contienen alimentos como las carnes ricas en grasas, embutidos, vísceras, el queso curado.

- Alimentos ricos en **colesterol**, carnes, embutidos, leche y yogur entero, quesos grasos, manteca de cerdo, mantequilla. Algunos mariscos.

- Exceso de **sal** de algunos alimentos.

Bibliografía

Combinaciones de alimentos perfectas. M.altonivel.com *http://www.altonivel.com.mx/16797-combinaciones-de-alimentos-perfectas.html*

Cómo comer sano. Supercombinaciones de alimentos. *www.tu-cuerpo-ideal.com/blog/como-comer-sano-super-combinaciones-de-alimentos.*

Enfermedades cardiovasculares. OMS. *http://www.who.int/mediacentre/factsheets/fs317/es/*

Prevención de enfermedades del corazón. Fundación del Corazón. *http://www.fundaciondelcorazon.com/prevencion.html*

La hipertensión arterial. D.medicina *http://www.dmedicina.com/enfermedades/enfermedades-vasculares-y-del-corazon/hipertension-arterial.html*

La hipertensión arterial. Medline Plus. Enciclopedia Médica. *https://www.nlm.nih.gov/medlineplus/spanish/ency/article/000468.htm*

OMS. Preguntas y respuestas sobre la hipertensión. *http://www.who.int/features/qa/82/es/*

Anemia. Medline Plus. Enciclopedia Médica. *https://www.nlm.nih.gov/medlineplus/spanish/ency/article/000560.htm*

Anemia. Web consultas. *http://www.webconsultas.com/categoria/salud-al-dia/anemia*

La cocina que cura. Dra. Vidales. Libros cúpula.

Enciclopedia de los alimentos y su poder curativo. Dr. Jorge D. Pamplona Roger. Ed. Safeliz.

El gran libro de la alimentación. Dra. Gillian Mc Keith. Ed. Planeta.

Capítulo 3

ENFERMEDADES METABÓLICAS: OBESIDAD, HIPERCOLESTEROLEMIA Y DIABETES

HIPERCOLESTEROLEMIA

Los niveles de colesterol sanguíneo altos son debidos a la ingesta elevada de grasas saturadas en la alimentación, al elevado consumo de bebidas alcohólicas, hepatopatías, al efecto de fármacos hipercolesteremiantes, nefropatías y a la hipercolesterolemia hereditaria que se produce por las mutaciones que codifican el receptor de las LDL.

El **colesterol** es una sustancia que se encuentra en el cerebro, hígado, páncreas, médula espinal, vasos sanguíneos y sangre. Lo ingerimos con determinados alimentos y se absorbe en el intestino. Se transporta desde la luz intestinal hasta el hígado, reservorio de nuestra grasa corporal, que lo distribuye por el resto del cuerpo y lo almacena en nuestras células.

Se conocen dos tipos de colesterol: el LDL o *colesterol malo* y el HDL o *colesterol bueno*. El exceso de colesterol LDL se acumula en las arterias formando la placa de ateroma y reduciendo la luz arterial, y el colesterol HDL limpia la placa de ateroma de las arterias y envía el colesterol LDL al hígado.

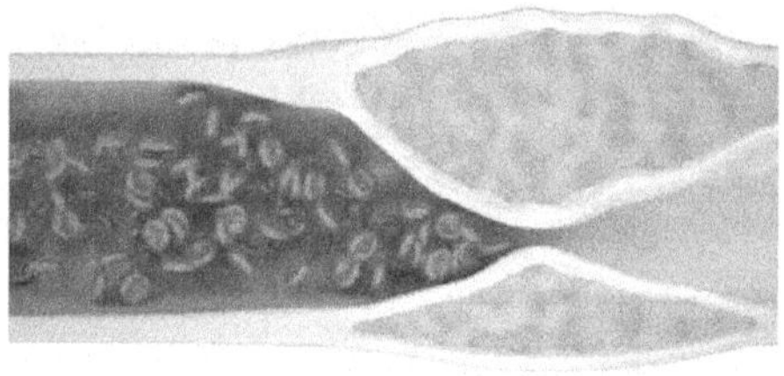

La **aterosclerosis** es un proceso degenerativo que afecta a todas las arterias. Se inicia con el depósito de colesterol en su capa más interna o íntima. La pared vascular se engruesa o endurece, con la consiguiente reducción de la luz vascular y del flujo sanguíneo que circula por los vasos. Es la principal causa de cardiopatías coronarias y de problemas cerebro-vasculares.

En el momento actual el 80% de los españoles mayores de 35 años tienen elevados niveles de colesterol plasmático, con cifras superiores a 200 mg/dl, y sus niveles de *colesterol malo* aumentan por encima de 150-160 mg/dl. Las personas que comprenden el último porcentaje (40%) representan un alto riesgo de generar cuadros de aterosclerosis vascular y más posibilidades de desencadenar cardiopatía coronaria o problemas cerebro-vasculares.

Para controlar nuestros niveles de colesterol sanguíneo es necesario realizar de 1 a 2 análisis de sangre al año y observar los resultados. En los análisis de sangre se observa:

- Total deseado: -200 mg.

- Total patológico: +200 mg.

- Colesterol LDL deseado: -100 mg, límite de 130 a 160 mg/dl.

- Colesterol LDL patológico: +160 mg/dl.

- Colesterol HDL deseado: +60 mg/dl, límite de 35 a 60 mg/dl.

- Colesterol HDL no conveniente: -35 mg/dl.

Las personas con índices elevados de colesterol sanguíneo y con riesgo aterogénico deberán seguir una dieta adecuada y practicar deportes aeróbicos (gimnasia, correr, nadar, bicicleta, tenis, fútbol, baloncesto, etc.) para quemar la grasa corporal y disminuir el colesterol LDL.

El colesterol se encuentra en alimentos de origen animal ricos en grasa saturada.

Alimentos sin colesterol:

- Todas las verduras y hortalizas.

- Todas las frutas y los frutos secos.

- Todos los cereales y los tubérculos: pan, arroz y pasta integrales o refinados, patatas.

- Todas las legumbres: habas, lentejas, garbanzos, alubias y guisantes.

- Carnes magras de pollo, pavo y conejo sin grasa y sin piel.

- Pescado azul y blanco.

- Mariscos: colas de gambas y langostinos. Sepia y calamar.

- Clara de huevo.

- Lácteos: leche, yogures y quesos desnatados.

- Aceite de oliva, girasol y semillas.

- Margarinas con poca grasa.

Alimentos con colesterol:

- Todas las carnes sobre todo las grasas, carnes rojas de ternera, buey y cordero, embutidos: chorizo, morcilla y paté y vísceras: Hígado, lengua y cerebro.

- Mariscos: mejillones, almejas, berberechos, caracoles de mar, tinta de sepia y calamar, cabezas de gambas y langostinos.

- Yema de huevo.

- Lácteos: crema de leche, nata, leche entera y semidesnatada, yogures enteros y quesos grasos.

- Manteca de cerdo, mantequilla.

La **dieta** para **reducir** el colesterol debe ser rica en:

- **Fibras** que facilitan la absorción del colesterol por el intestino, eliminándolo posteriormente por las heces. Los alimentos ricos en fibra son las frutas, las legumbres, los cereales y el pan integral.

- **Ácidos grasos insaturados**, que aumentan el colesterol HDL, contenidos en el pescado azul (rico en omega 3), las nueces (ricas en omega 3 y 6), el aguacate y el aceite de oliva virgen (ricos en ácidos grasos monoinsaturados).

- Alimentos **antioxidantes** ricos en vitamina C, tales como los cítricos, el kiwi, las bayas, el pimiento rojo, el tomate, las coles y el brécol, así como otros alimentos que contengan vitamina E: el aceite de oliva, el maíz, la soja, las semillas de girasol y los frutos secos como almendras, avellanas, cacahuetes y pistachos.

Controlar esta patología requiere seguir una dieta equilibrada con:

- 5 raciones diarias de frutas, verduras y cereales integrales,

- 3 raciones de legumbres a la semana.

- 3 raciones de pescado azul, carne blanca y pescado blanco a la semana.

- 2 o 3 raciones de huevos a la semana.

- Consumo frecuente de frutos secos y aceite de oliva virgen.

Conviene **evitar**:

- El consumo de alimentos ricos en colesterol tales como las carnes de buey, la ternera roja, el cordero, el salchichón, el chorizo, las morcillas, el paté, y las vísceras.

- Los mariscos como la cabeza de gambas, los mejillones, las almejas y los berberechos.

- Los dulces elaborados como bollos, pasteles.

- Los lácteos ricos en nata y grasas como la leche entera, la mantequilla, los quesos grasos, los yogures enteros y la nata líquida.

Se recomienda cocinar los alimentos al horno, a la parrilla, cocidos o al microondas, para que no absorban mucha grasa.

DIABETES

La diabetes es un trastorno metabólico producido por un exceso de azúcar en la sangre u orina. La diabetes mellitus se produce por alteraciones en el metabolismo del azúcar y afecta al 15% de la población, aunque más de la mitad no son conscientes de que la padecen.

Las causas son producción insuficiente de insulina por las células beta del páncreas, mal aprovechamiento de la insulina, falta de ejercicio físico y dieta inadecuada.

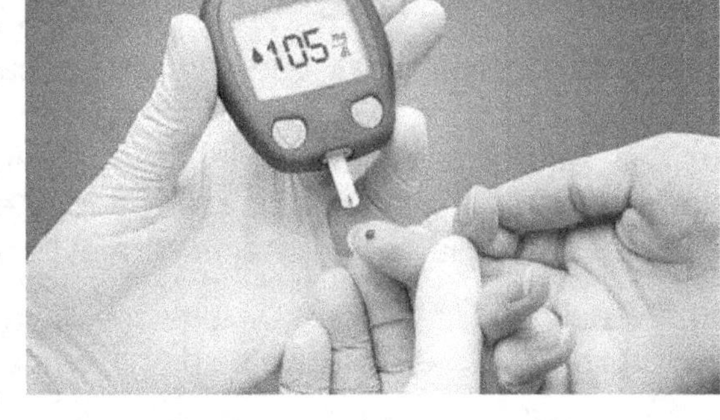

Los síntomas son sed anormal, apetito constante, sequedad de boca, cansancio extremo, micción frecuente, pérdida de peso repentina, lentitud en la curación de las heridas, visión borrosa e infecciones recurrentes.

Los niveles sanguíneos de glucosa son hasta 100 mg/dl. Cuando los niveles ascienden es necesario comprobar la diabetes mediante la curva de glucosa: 2 curvas de glucosa con 200 mg/dl a la 2ª hora y la hemoglobina glicosilada superior al 6,5%. Si no se confirma la diabetes se puede pensar en una alteración del metabolismo de los hidratos de carbono o en la prediabetes.

La prediabetes es un cuadro clínico asintomático caracterizado por niveles altos de glucemia, curva de glucosa normal o inferior a 155 mg/dl a las 2 horas y hemoglobina glicosilada entre 5,7 y 6,4%. Predispone a la diabetes tipo 2 y a complicaciones cardiovasculares.

Tipos de diabetes

La **diabetes tipo 1** o insulinodependiente, caracterizada por la deficiencia de insulina en la sangre debido a un páncreas que produce poca insulina.

Son personas jóvenes que desencadenan la diabetes como consecuencia de una infección vírica, una intoxicación o una reacción autoinmune. Necesitan administrarse insulina toda la vida, porque sin esta morirán.

La **diabetes tipo 2**, no insulinodependiente, que aparece a partir de los 40 años, caracterizada por una incapacidad de las células de absorber la insulina de la sangre, aunque su evolución es mucho más lenta que la diabetes juvenil.

Los factores de riesgo de la diabetes tipo 2 son la obesidad, mala alimentación, falta de actividad física, edad avanzada y antecedentes familiares de diabetes.

Las personas con diabetes tipo 2 podrán pasar muchos años sin saber de su enfermedad debido a que los síntomas tardan años en reconocerse. Muchos de ellos son diagnosticados con complicaciones como alteraciones visuales o retinopatías, cardiopatías coronarias, problemas cerebrovasculares, nefropatías e insuficiencia renal, infecciones recurrentes y gangrena de los miembros.

La **diabetes gestacional**, que se diagnostica en una fase avanzada del embarazo y se debe a que el organismo no puede producir ni utilizar la cantidad suficiente de insulina necesaria para la gestación. El bebé ya está bien formado aunque siga creciendo, y es necesario comprobar los niveles de glucemia gestacionales para evitar problemas en el bebé.

La prevención de la diabetes incluye una dieta adecuada, ejercicio físico y el control periódico de los niveles de glucemia por un médico.

Alimentación adecuada para la diabetes:

- <u>Alimentos con azúcares de absorción lenta</u> que el organismo absorbe poco a poco, lo que facilita que el nivel de azúcar en la sangre se pueda mantener más bajo que cuando se ingieren alimentos que liberan rápidamente sus azucares a la sangre y elevan la glucemia, como la pastelería, bollería, caramelos y el pan blanco.

  Dentro de este grupo tendríamos:

  - Los **cereales integrales** (pan, arroz, pasta, etc.).

  - Las **verduras**, muy bien toleradas por los diabéticos y con bajo aporte calórico que las recomiendan porque evitan la obesidad de los diabéticos tipo 2 (el brécol, el repollo, la coliflor, la endivia, la escarola, le lechuga, la judía verde, el guisante o el pepino; la alcachofa contiene cinarina e inulina, con acción hipoglucemiante, que reduce el nivel de azúcar en la sangre; el apio y aguacate regulan el nivel de glucosa en la sangre, reducen el de colesterol y neutralizan el exceso de ácidos; la cebolla ayuda a reducir el nivel de glucosa sanguíneo y alcaliniza la sangre, lo cual nos protege contra la aterosclerosis; el champiñón produce una elevada mejoría contra la diabetes y aporta proteínas y vitaminas del grupo B. La patata proporciona hidratos de carbono complejos y fibra y facilita la liberación continua y lenta de glucosa durante su digestión.

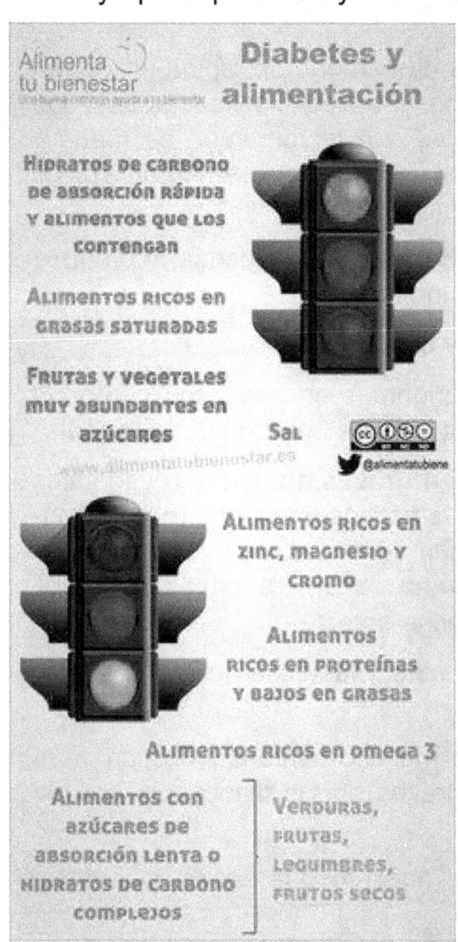

■ **Frutas**: son muy necesarias porque tienen propiedades antioxidantes que protegen a las células del daño causado por el exceso de azúcar en el medio extracelular. Se aconsejan las manzanas y las peras, ricas en pectina, que es una fibra soluble con propiedades antidiabéticas.

■ **Legumbres**: toda clase de legumbres contribuye a reducir los niveles de glucosa sanguínea en los diabéticos gracias a su contenido en fibra, magnesio y a la peculiar estructura histológica de sus semillas.

■ **Frutos secos**: semillas de girasol o calabaza, que son pobres en hidratos de carbono y proporcionan ácidos grasos de fácil asimilación junto con vitaminas B, E y minerales.

Se deben consumir a diario legumbres, pan, cereales integrales, frutas y verduras.

• <u>Alimentos ricos en zinc, magnesio y cromo</u>, que estimulan la producción de insulina. Los alimentos ricos en zinc son los lácteos, el salvado de avena, el huevo, las aves, las nueces, la alubia y la soja, y en menor cantidad el apio y los espárragos. Abundantes en magnesio son las espinacas, las acelgas, las alcachofas, el germen de trigo, las legumbres y frutos secos, y exuberantes en cromo como la levadura de cerveza.

- <u>Alimentos ricos en proteínas y bajos en grasas</u>. Los alimentos vegetales proteicos son las legumbres y el tofu. Las proteínas animales de las carnes magras de pavo y pollo, el pescado azul como el salmón y la trucha y los lácteos desnatados. Las verduras y frutas son alimentos de poca grasa.

- <u>Alimentos ricos en ácido omega 3</u> que disminuyen el colesterol y mejoran la circulación, son fuentes ricas el pescado azul y las semillas de linaza.

Alimentos a **evitar**:

Los alimentos **procesados** con hidratos de carbono de rápida absorción como el pan, las pastas, los caramelos, las bebidas azucaradas, los chocolates, los dulces y los frutos secos, que incrementan de manera rápida los niveles de glucosa sanguíneos. El chocolate es rico en azúcar y grasas, que son nocivos para los diabéticos.

La **miel** está formada a partes iguales de fructosa y glucosa, y produce bruscos aumentos en la glucemia sanguínea.

No beber **zumos** envasados, refrescos y colas.

Exceso de **frutas** y vegetales muy abundantes en **azúcares** como las uvas, los higos y los dátiles. No consumir más de 3 piezas de fruta al día.

Reducir el consumo de alimentos ricos en **grasas animales** o vegetales **saturadas** ya que elevan los niveles plasmáticos de colesterol y fomentan la obesidad. Entre estos se mencionan el consumo elevado de carne de cerdo, cordero, embutidos y carne grasa de ternera y aves. Es mejor consumir leche desnatada en lugar de leche entera.

Hay que evitar las mantequillas, margarinas, mantecas de cerdo y quesos curados.

Se recomienda impedir el consumo de marisco contaminado con virus y bacterias que provocan infecciones graves en los diabéticos, porque estos tienen las defensas más bajas.

Conviene disminuir el consumo de sal, que provoca en los diabéticos mayor propensión a la hipertensión.

Eludir los alimentos fritos y cocinarlos cocidos, a la plancha, asados o en ensalada.

Se deben realizar de 4-6 comidas al día.

OBESIDAD

El sobrepeso y la obesidad se definen como una acumulación excesiva de grasa que puede ser perjudicial para la salud.

Se identifica mediante el índice de masa corporal o IMC, indicador simple que mide la relación entre el peso y la talla. Se calcula dividiendo el peso de una persona en kilogramos por el cuadrado de su talla en metros (kg/m^2).

Un IMC igual o superior a 25% = sobrepeso.

Un IMC igual o superior al 30%= obesidad.

El IMC proporciona la medida más útil del sobrepeso y la obesidad en la población, puesto que es la misma para ambos sexos y para los adultos de todas las edades.

Un IMC alto es causa de enfermedades no transmisibles tales como:

- Enfermedades cardiovasculares. La cardiopatía isquémica y los accidentes cerebrovasculares fueron la principal causa de muerte en 2008.

- La diabetes.

- La osteoartritis discapacitante.

- Cánceres de endometrio, mama y colon.

- Hígado graso.

- Síndrome de la apnea obstructiva del sueño.

- Cuadros de depresión y ansiedad consecutivos al rechazo social.

Según la OMS, «el sobrepeso y obesidad son el quinto factor de riesgo de muerte en el mundo, y cada año fallecen por él 2,8 millones de personas adultas. Además predispone al 44% de diabetes adquirida, 23% de cardiopatías isquémicas y entre el 4 y 71% de los cánceres».

Las estimaciones de la OMS en el periodo anual 2008-2010 sobre el sobrepeso y la obesidad eran: 1400 millones de adultos de 20 o más años y 40 millones de niños y adolescentes menores de veinte años tenían sobrepeso.

La causa fundamental del sobrepeso y la obesidad es un desequilibrio energético entre las calorías consumidas y las gastadas. En el mundo se ha producido:

- Un aumento de la ingesta en alimentos hipercalóricos que son ricos en grasas saturadas, sal y azúcar, pero pobres en vitaminas, minerales y otros nutrientes.

- Un descenso de la actividad física como consecuencia de muchas formas sedentarias de trabajo, de los nuevos modos de trasporte y del exceso de comodidades en casa.

La obesidad infantil se asocia a un mayor riesgo de obesidad, muerte prematura y discapacidad en las edades adultas.

Determinadas enfermedades se acompañan de sobrepeso y obesidad, entre las que citamos: hipotiroidismo, enfermedad de Cushing, diabetes tipo 2, hiperinsulinismo, secundarios a medicamentos como corticoides, antidepresivos o antituberculosos. Enfermedades hereditarias como el síndrome de Turner y Down.

El sobrepeso y la obesidad, así como sus enfermedades asociadas, son en su mayor parte prevenibles. Los métodos preventivos más eficaces son una dieta baja en grasas saturadas, azúcares y calorías y el ejercicio físico periódico.

Las **recomendaciones alimentarias** son las mismas que para la población general, limitando principalmente la ingesta de grasas saturadas. Para ello, tendremos en cuenta la siguiente selección de alimentos:

- **Lácteos**. La leche y los yogures serán desnatados; los quesos magros. Se aconsejan 2-3 raciones al día para asegurar un aporte adecuado de calcio.

- **Carnes**: ternera magra, pollo y pavo sin piel, buey, perdiz, conejo, liebre, codorniz y caballo. Se seleccionarán cortes magros y se retirará la grasa visible antes de la cocción. En el caso de las aves, quitar toda la piel. Evitaremos alimentos ricos en grasa saturada, como los embutidos y el tocino. Se deben consumir 3 veces por semana. Evitar las carnes ricas en grasas saturadas como los embutidos y el tocino, cerdo, cordero y conservas de carnes.

- **Pescados blancos**: bacalao, besugo, gallos, dorada, lenguado, lubina, merluza, pescadilla, salmonete, mero, rape y rodaballo.

- **Pescados azules**: bonito del norte, melva, pez espada, salmón, sardina, boquerón, atún, caballa, jurel. Evitar pescados en conservas o escabeche.

- **Mariscos** y otros: berberechos, almejas, ostras, chirlas, calamar, pulpo, cangrejo, gamba, langosta, langostino, sepia y mejillón. Se recomienda consumir pescado al menos tres veces a la semana.

- **Huevos**. Es un alimento muy completo que presenta una proteína de alto valor biológico. Se incluirá preferentemente cocido o pasado por agua, y se evitará la fritura.

- **Cereales**, **legumbres** y **tubérculos**. Aportan principalmente hidratos de carbono complejos, muy útiles en el control del apetito porque aumentan la sensación de saciedad. De este grupo se restringirá la bollería (croissants, ensaimadas, magdalenas, donuts, etc.).

- **Verduras libres**: acelga, apio, berenjenas, berros, borraja, brócoli, calabaza, calabacín, cardos, cebolla, cebolleta, col, coliflor, champiñones, endivias, escarola, espárragos, espinacas, lechuga, nabos, pepino, pimientos, rábano, setas y tomate.

- **Verduras controladas**: alcachofas, coles de bruselas, judías verdes con grano, maíz, puerros, guisantes, remolacha y zanahorias.

- **Frutas**: 2 albaricoques, 1 tazón de cerezas, 3 ciruelas, 1 tazón de fresas, 1 granada, 1 higo chumbo, 2 mandarinas, 1 manzana, 1 melocotón, 2 rodajas de melón, sandía o piña natural en su jugo, 1 naranja, 3 nísperos, 1 papaya, 1 pera o pomelo. Elige frutas crudas de consistencia firme, evitando las piezas cocidas o los batidos, que aportan menor saciedad. Evitar el consumo de plátanos, higos, uvas, aguacates, chirimoyas, olivos y cocos. Se recomienda un alto consumo de verduras y hortalizas. Lo ideal es consumir al menos cinco raciones diarias entre frutas y verduras. No están permitidos ni los frutos secos ni las frutas en almíbar.

- **Grasa** y **aceites**. Se recomienda el uso de 2 cucharadas de aceite de oliva virgen extra. Utiliza métodos de cocción que precisen poca grasa (plancha, horno, papillote), reduciendo el uso de frituras, salsas grasas y rebozados.

- **Azúcar** y derivados. Restringir los alimentos con alta concentración de azúcares: azúcar, mermelada y refrescos. En su lugar, utiliza edulcorantes y refrescos dietéticos que no aporten calorías.

- Beber 2 litros de agua al día u 8 vasos de agua diarios.

- Condimentos: ajo, cebolla, comino, limón, granos de mostaza, pimentón, pimienta, sal, vinagre, laurel y orégano. Moderar el consumo de sal y no consumir mayonesa ni kétchup.

Es importante recordar que la actividad física regular resulta imprescindible en el tratamiento del sobrepeso, especialmente durante la etapa de mantenimiento, para evitar la recuperación del peso perdido.

Menú para adelgazar:

Desayuno: leche desnatada con café o té. Té rojo o verde solo. 1 zumo de naranja.

Tostadas de pan integral con queso fresco, tomate triturado, jamón york o pavo.

Almuerzo y **merienda**: 1 o 2 piezas de fruta o yogur desnatado.

Comida y **cena**: verdura cocida, al horno o plancha o ensalada. Caldos y purés de verduras. Carne roja o blanca asada a la plancha o cocida. Pescado blanco o azul asado, a la plancha o cocido. No tomar postre.

Bibliografía

Hipercolesterolemia. D.medicina. *http://www.dmedicina.com/enfermedades/enfermedades-vasculares-y-del-corazon/hipercolesterolemia.html*

Hipercolesterolemia. Causas, síntomas y tratamiento. Web consultas. *http://www.webconsultas.com/categoria/salud-al-dia/hipercolesterolemia*

Diabetes. D.medicina. *http://www.dmedicina.com/enfermedades/digestivas/diabetes.html*

Diabetes. Medline Plus. Enciclopedia Médica. *https://www.nlm.nih.gov/medlineplus/spanish/ency/article/001214.htm*

Diabetes. Fundación para la Diabetes. *www.fundaciondiabetes.org.*

Obesidad. OMS. Obesidad y sobrepeso. *http://www.who.int/mediacentre/factsheets/fs311/es/*

Obesidad, tratamientos y síntomas. D.medicina. *http://www.dmedicina.com/enfermedades/digestivas/obesidad.html*

Obesidad. Medline Plus. Enciclopedia Médica. *https://www.nlm.nih.gov/medlineplus/spanish/ency/article/007297.htm*

Enciclopedia de los alimentos y su poder curativo. Dr. J. Pamplona Roger. Ed. Safeliz.

La cocina que cura. Dra. Vidales. Libros cúpula.

El gran libro de la alimentación. Dra. Gillian Mc Keith. Ed. Planeta.

Capítulo 4

ENFERMEDADES DEL APARATO RESPIRATORIO

ASMA

El asma es una inflamación de los pulmones caracterizada por sensación de opresión de pecho, dificultad respiratoria con respiración entrecortada y tos. La tos del asmático es persistente durante la noche y aparece después del ejercicio físico, deporte o esfuerzo. Al expectorar expulsa un esputo blanquecino, viscoso en los casos de asma por enfriamiento y verdoso y amarillento en los casos de asma por calentamiento. Los asmáticos también presentan sudor, sopor y confusión mental.

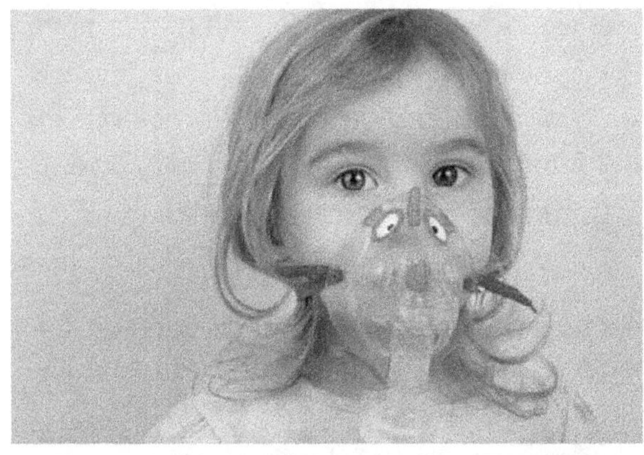

El síntoma más característico son las sibilancias, que es un pequeño ruido agudo que se oye al auscultar los pulmones.

Es frecuente el asma secundario a la alergia al polen y a los ácaros, caracterizado por espasmos e inflamación de los bronquios. La crisis asmática puede ser desencadenada por alimentos ricos en sal y alergizantes, el polvo doméstico, la contaminación ambiental y el estrés. Se producen espasmos bronquiales caracterizados de dificultad respiratoria con posterior recuperación.

Se diferencia de las bronquitis en que es un cuadro reversible, provocado por una contracción de los bronquios secundaria a la acción de sustancias nocivas para los bronquios con su posterior recuperación, sin embargo en las bronquitis la obstrucción bronquial es persistente.

El estado asmático es un estado que pone en peligro la vida del paciente, porque un broncoespasmo intenso causa insuficiencias respiratoria y cardiaca agudas.

Plan de alimentación para combatir el asma

- Consumir alimentos ricos en **vitamina C** y **magnesio**, que ayuda a prevenir los ataques asfixiantes de asma; **vitaminas B**, que reducen la sensibilidad bronquial exagerada frente a los factores físicos y químicos desencadenantes del asma; y vitaminas **antioxidantes** como la provitamina A y las vitaminas C y E.

- Consumir **verduras**: coles, brócoli, espinacas, pimiento rojo, tomate, ricas en vitamina C. Acelgas, alcachofas, espinacas, legumbres y frutos secos abundantes en magnesio. La cebolla es broncodilatadora y antiespasmódica porque relaja los músculos lisos de los bronquios, con lo cual alivia y previene los ataques de asma. El rábano descongestiona y fortalece los bronquios.

- Son buenas las **frutas** ricas en vitamina C como el kiwi, los arándanos, las cerezas, las ciruelas, las naranjas, las mandarinas, los limones, el maracuyá, las grosellas, las fresas, las frambuesas y los albaricoques, así como los higos, aguacates, dátiles, kiwi, plátanos y grosellas negras que contienen magnesio.

- Las **legumbres** de toda clase, siendo la soja la que tiene mayor proporción de magnesio.

- Los **cereales integrales** como el amaranto, la avena, la quinoa, el arroz integral y toda clase de panes integrales.

- **Pescados** blancos y azules. Carnes de pavo, ternera y pollo.

Reducir o eliminar:

- La **sal**: a mayor consumo de sal empeora la función respiratoria de los enfermos asmáticos y aumenta la frecuencia de los ataques asmáticos.

- Los **aditivos**: muchos de ellos son causa de alergia y crisis asmáticas, como el glutamato monosódico (potenciador del sabor), los sulfitos (conservantes en frutas desecadas), nitrito y nitrato sódico (carnes y embutidos) y colorantes artificiales como el E 102, E 104 y E 110.

- **Vino**: se le añaden sulfitos, que son los causantes del asma.

- **Cerveza**: se le añade levadura y aditivos que causan ataques de asma.

- **Pescado** y **mariscos**: la histamina de los pescados y mariscos favorece toda clase de manifestaciones alérgicas.

- **Lácteos** como leche de vaca, que algunas veces desencadena ataques de alergia en los niños o algunos quesos madurados (contienen histamina que desencadena ataques alérgicos).

BRONQUITIS

Es una inflamación aguda o crónica de los bronquios que desencadena tos, expectoración abundante de moco y ruidos respiratorios auscultables como roncus (ruido bajo y grave), sibilancias (ruido bajo y agudo) y estertores secos o húmedos (sonido similar al burbujeo).

La **bronquitis aguda** es secundaria a una infección bacteriana o vírica de las vías respiratorias y suele durar una semana.

La **bronquitis crónica** es consecutiva al tabaco y a agentes ambientales contaminantes y su duración es de 3 meses durante al menos 2 años. Tiene una mayor incidencia en las mujeres mayores de 45 años y se acompaña de tos, expectoración mucosa, dificultad para respirar y una ligera opresión en el pecho. El humo del tabaco es el causante del 80% de los casos de bronquitis crónicas. Los fumadores tienen más dificultad para recuperarse de las bronquitis agudas y otras infecciones respiratorias, y sus pulmones se vuelven más vulnerables a las infecciones.

Es necesario distinguir bien la bronquitis aguda de las neumonías. La neumonía produce fiebre alta y escalofríos, y se descarta mediante la visualización de sombras pulmonares en las radiografías de tórax. Es necesaria una oximetría o analítica de los niveles sanguíneos de oxígeno y monóxido de carbono para descartar una insuficiencia respiratoria, en la cual descienden los niveles de oxígeno y aumentan los niveles de monóxido de carbono.

ENFISEMA PULMONAR

Suele ser la consecuencia de bronquitis crónicas repetidas con destrucción de las paredes alveolares, sobredistensión permanente de los espacios aéreos y la pérdida de la elasticidad de los tejidos pulmonares. Las vías respiratorias quedan obstruidas, las paredes alveolares se colapsan y destruyen formando grandes bolsas de aire en el parénquima pulmonar.

Sus **síntomas** son:

- **Grave dificultad respiratoria**, sobre todo para expulsar el aire espirado. No suele haber tos ni esputos.

- El enfermo se **inclina** a menudo rodeando las rodillas con los brazos y así facilita la respiración.

- La **morfología** del tórax cambia a tórax en tonel debido al conjunto de aire atrapado en los pulmones y a la mayor distensión alveolar.

La **enfermedad pulmonar obstructiva crónica** (EPOC) se produce por una obstrucción de las vías respiratorias que dificulta la entrada y salida del aire de los pulmones. Las enfermedades más comunes de este grupo son las bronquitis crónicas y el enfisema pulmonar.

Sus causas más comunes son el tabaquismo, siendo la principal causa de enfermedad y muerte en los fumadores. Otros factores que predisponen a la EPOC son la contaminación ambiental, los gases y polvos irritantes de las industrias, algunos alérgenos y fármacos y el envejecimiento.

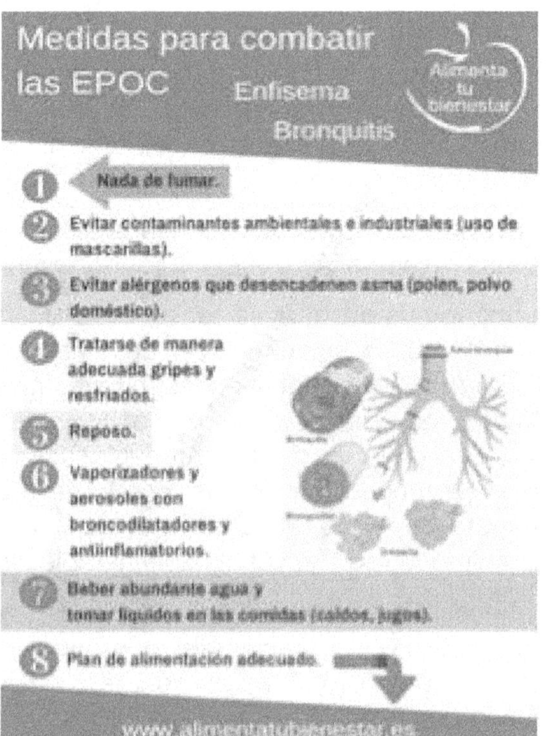

Tratamiento de las EPOC:

1. Dejar de fumar.

2. Evitar los contaminantes ambientales e industriales.

3. Evitar los alérgenos que desencadenen el asma como el polen y el polvo doméstico.

4. Tratarse de manera adecuada los resfriados y gripes.

5. Reposo.

6. Vaporizadores y aerosoles con broncodilatadores y antiinflamatorios.

7. Beber abundante agua y tomar líquidos en las comidas (caldos, jugos) para conseguir que la mucosidad sea más fluida y pueda eliminarse fácilmente.

8. Plan de alimentación adecuada, que incluya:

a. Dieta rica en ácidos grasos poliinsaturados u omega 3, con efectos antiinflamatorios. Consumir alimentos abundantes en vitaminas C y A con efectos antioxidantes, protectores y regeneradores de la mucosa respiratoria. Consumir fibra soluble presente en las legumbres y cereales integrales, pues absorben las sustancias nocivas secundarias a la inflamación.

b. Verduras. Las cebollas: cuyo aceite esencial es mucolítico, porque deshace la mucosidad, expectorante y antibiótico, siendo idóneo en casos de bronquitis aguda o crónica. El ajo, cuya esencia sulfurada es antibiótica y mucolítica, porque deshace la mucosidad y facilita la expulsión. El rábano, que contiene una esencia sulfurada de sabor picante que facilita la eliminación del exceso de la mucosidad bronquial. El puerro, que contiene una enzima mucolítica similar a la de la cebolla. Las borrajas contienen mucílagos suavizantes que benefician a los bronquios, se aconseja ingerir su caldo.

c. Frutas ricas en vitamina C con efectos antiinfecciosos y antiinflamatorios: naranjas, mandarinas, limones, kiwi, fresa, arándanos, grosellas, maracuyá, piña. Consumir zumos de fruta.

d. Comer más pescado azul, sus ácidos grasos omega 3 son antiinflamatorios.

e. Miel y propóleos con acciones sedantes, antitusígenos y suavizantes de las vías respiratorias. El propóleo protege y desinflama las vías respiratorias.

f. Beber más de 2 litros de agua al día para conseguir que la mucosidad sea más fluida y nuestro cuerpo pueda eliminarla más fácilmente.

Evitar y reducir:

- Productos **lácteos** que pueden producir más moco y alimentos azucarados ricos en sacarosa o fructosa, que provocan la supresión de la función inmunológica.

- **Sal**, el sodio retiene agua en los tejidos. Es conveniente reducirlo porque ello contribuye a la curación de la bronquitis.

- Bebidas **alcohólicas**: el alcohol retrasa o hace más difícil la curación de la bronquitis.

- El exceso de **grasas** saturadas debilita el sistema inmune y retrasa la curación de las bronquitis.

GRIPE Y RESFRIADOS

Son inflamaciones agudas bacterianas o víricas de las vías respiratorias superiores acompañadas algunas veces de bronquitis agudas. Los síntomas más comunes son cefaleas, congestión nasal, dolor de garganta, fiebre y tos seca (en algunos casos la tos es húmeda). En la gripe hay mayor afectación del estado general, con dolor de cabeza y de los músculos del cuerpo.

Se presentan epidemias de gripe durante el invierno. El invierno de 2009 España sufrió una fuerte epidemia de gripe A, causante de hospitalizaciones y fallecimientos en personas mayores de 64 años.

Principales diferencias entre catarro y gripe:

	GRIPE	CATARRO
Inicio	Paulatino	Súbito
Fiebre	Alta o muy alta	A veces febrícula
Dolores	Sí, muy molestos y frecuentes: musculares, articulares	No
Dolor de espalda	Sí	No
Dolor de oídos y ojos	A veces	Frecuente
Dolor de garganta	A veces	Frecuente
Secreción nasal	A veces	Sí, al principio acuosa y después más espesa.

Medidas preventivas

- La **vacuna**, indicada en la población con riesgo de contraer catarro y gripe, la que tiene el sistema inmunitario más débil, entre la que se encuentran las embarazadas, los niños entre 6 meses y 5 años de edad, las personas con enfermedades crónicas como cardiópatas, bronquíticos, diabéticos, personal sanitario y mayores de 50 años.

- **Ventilar** las habitaciones y las salas más llenas. Evitar corrientes de aire para no dispersar ni trasportar microorganismos

- Higiene personal:

    - Cubrirse adecuadamente la boca y nariz cuando se tose o estornuda.

    - Lavarse y desinfectarse adecuadamente las manos.

    - Lavar con agua caliente los utensilios de cocina: cubiertos, platos, etc.

- Lavar los alimentos frescos. Cocinar con calor intenso para destruir los gérmenes.

- Limpiar con agua caliente y lejía las superficies de la cocina y los baños.

• Alimentación: Ningún alimento cura el resfriado o la gripe, al igual que ningún antibiótico u otro medicamento. Es necesaria una alimentación que fortalezca el sistema inmunitario.

- Aumentar el consumo de alimentos ricos en vitaminas C y A, selenio y cinc.

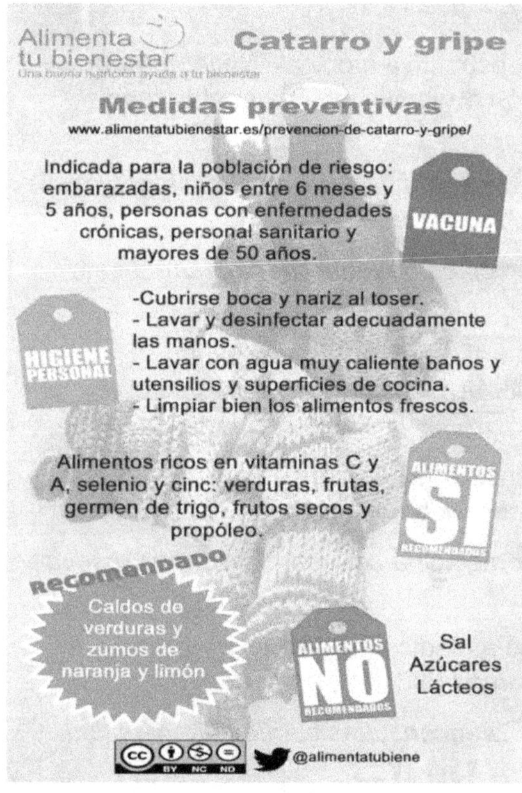

- **Verduras**: ajo, que es antibiótico y estimulante de las defensas y contiene selenio, con lo cual combate los virus y previene otras infecciones respiratorias. Otras verduras son apio, espinacas, acelgas, brócoli, coles, zanahorias, tomates, calabazas, puerros y espárragos por su riqueza en vitaminas C y A. Son aconsejables los caldos de verduras.

- **Frutas** ricas en vitamina C, como las naranjas, mandarinas, pomelo, piña, kiwi, fresas, frambuesas, arándanos y zarzamoras. Cuatro naranjas proporcionan ácidos orgánicos y flavonoides que potencian la acción de la vitamina C.

- El **germen de trigo** que es rico en selenio.

- **Frutos secos**: nueces, avellanas, almendras y nueces de Brasil, ricas en magnesio y zinc.

- **Propóleo** que es una sustancia natural fabricada por las abejas y tiene acción inmunoestimulante.

Reducir el consumo de:

• **Sal**, porque su exceso favorece la retención de líquidos en el organismo y provoca dolores de cabeza.

- **Azúcares**, ya que reducen la respuesta del organismo ante las infecciones. El consumo abundante de caramelos, dulces, chocolates, pasteles y otros productos refinados favorecen que se desencadenen infecciones.

- **Lácteos**, que favorecen la producción de mucosidad en las vías respiratorias (nariz, garganta, bronquios, senos nasales y oído medio).

Bibliografía

OMS. Enfermedad pulmonar obstructiva crónica *http://www.who.int/mediacentre/factsheets/fs315/es/*

¿Qué es la enfermedad pulmonar obstructiva crónica? National Heart Lung and Blood Institute. *http://www.nhlbi.nih.gov/health-spanish/health-topics/temas/copd*

Asma. Medline Plus. Enciclopedia Médica. *https://www.nlm.nih.gov/medlineplus/spanish/ency/article/000141.htm*

Asma. D.medicina. *http://www.dmedicina.com/enfermedades/respiratorias/asma.html*

Bronquitis crónica, descripción general. Family doctor.org. *http://es.familydoctor.org/familydoctor/es/diseases-conditions/chronic-bronchitis.html*

Bronquitis crónica. Medline Plus. Enciclopedia Médica. *https://www.nlm.nih.gov/medlineplus/spanish/chronicbronchitis.html*

Enfisema. D.medicina. *http://www.dmedicina.com/enfermedades/respiratorias/enfisema.html*

Enfisema. Medline Plus. Enciclopedia Médica. *https://www.nlm.nih.gov/medlineplus/spanish/emphysema.html*

Catarro. Web consultas. *http://www.webconsultas.com/categoria/salud-al-dia/catarro*

Gripe. Medline Plus. Enciclopedia Médica. *https://www.nlm.nih.gov/medlineplus/spanish/ency/article/000080.htm*

El gran libro de la alimentación. Gillian Mac Keith. Ed. Planeta.

Enciclopedia de los alimentos y su poder curativo. Dr. J. Pamplona Roger. Ed. Safeliz.

Capítulo 5

PREVENCIÓN DEL CÁNCER

El cáncer es todo tumor maligno que se caracteriza por un crecimiento desordenado de células, originado por una modificación genética de la célula normal, con la característica de invadir los tejidos adyacentes mediante las metástasis. La diseminación de las células cancerosas a otros tejidos u órganos se realiza por contigüidad, vía linfática y vía hemática.

Según la Sociedad Española de Oncología Médica (SEOM), esta enfermedad está considerada como la primera causa de muertes masculinas y la segunda causa de muertes femeninas en España, después de las enfermedades cardiovasculares. El número de fallecimientos registrados en el año 2012 fue de 103.000 personas. La incidencia o número de casos nuevos de cáncer diagnosticados en el año 2012 fue de 208.268 personas, siendo más frecuente en hombres, con 104.800 casos nuevos, frente a los 103.400 casos nuevos en mujeres. El cáncer más frecuente es el de colon, después le siguen por orden de frecuencia el de próstata, el de mama y el de pulmón. Los cánceres más letales con menor porcentaje de supervivencia a los cinco años de diagnosticados son el cáncer de páncreas, de hígado y de pulmón.

El cáncer es una enfermedad ocasionada por múltiples factores: genéticos, dietas desequilibradas, tabaco, exposiciones al sol, infecciones, contaminación ambiental, trabajo y radiaciones. La alimentación no saludable ocasiona el 35% de las muertes por cáncer. Ningún alimento puede prevenir el cáncer, pero se puede evitar el riesgo de contraerlo mediante el cambio de los hábitos alimenticios.

Los **factores** causantes del cáncer son:

* 35%: **alimentación**.
* 30%: **tabaco**.
* 11%: **otros**.
* 6%: **herencia**.
* 5%: **virus**.
* 4%: **ambiente laboral**.

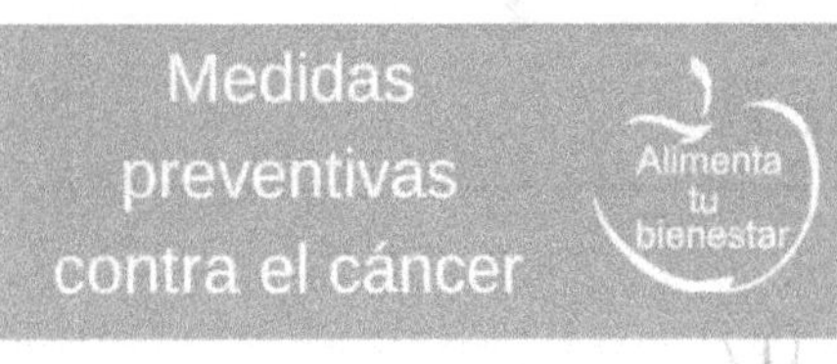

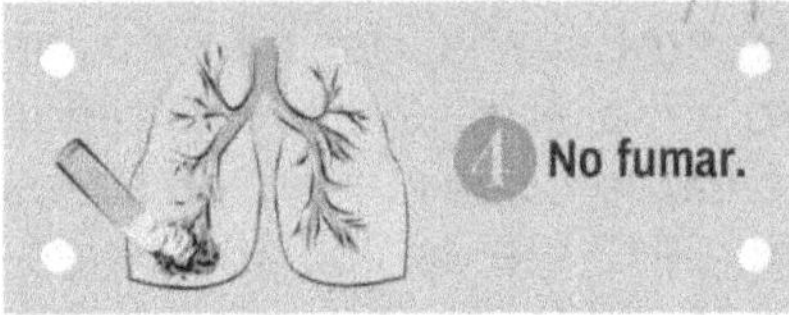

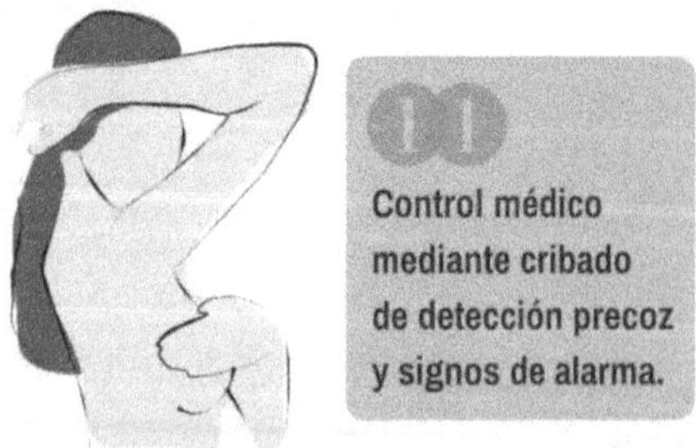

• 3%: **radiación solar**, **bebidas alcohólicas** y **contaminación ambiental**.

Las principales medidas para **prevenir** el cáncer son:

• No **fumar**: el tabaquismo es la causa de la mayor parte de los cánceres, sobre todo de pulmón, faringe, laringe, boca, esófago y vejiga. Los fumadores deberían abandonar el hábito de fumar.

• Combatir la **obesidad**: mediante un plan de lucha contra el sobrepeso con una dieta adecuada. Mantener los kilos a raya reduce el cáncer de mama, colon y estómago.

• Ejercicio físico regular y moderado que reduce el cáncer entre un 30-50%. Es necesaria una hora diaria de deporte y evitar el **sedentarismo**.

• **Alcohol** en pequeñas dosis: el alcoholismo ya sea debido a la ingesta de bebidas de alta graduación o por ingerir más de dos copas de vinos y cervezas es un factor de riesgo importante en el cáncer de hígado y páncreas.

• Tomar el **sol** con moderación y protegidos con crema fotoprotectora. El melanoma es producido por una exposición excesiva y continua de sol.

• Huir de la **contaminación ambiental**. La contaminación por amianto provoca mesoteliomas o tumores pleurales. La contaminación ambiental provoca cáncer de pulmón por contaminación del aire, uso de combustibles sólidos para cocinar y calentarse por tabaquismo pasivo.

- Combatir el **estrés**. El estrés es un aliado del cáncer porque provoca hábitos perjudiciales para la salud como el insomnio, comer, beber en exceso y bebidas alcohólicas.

- El **sexo** protege contra el cáncer de mama y próstata. Mantener relaciones sexuales 2-3 veces por semana estimula las secreciones seminal y prostática que protegen frente al cáncer de próstata. La dehidroepiandrosterona secretada durante el acto sexual confiere protección frente al cáncer de mama.

- Prevención del cáncer hepático mediante la **vacuna** de la hepatitis B y C.

- Cribado mediante **detección precoz**. La citología vaginal y la detección del papiloma predicen con antelación el cáncer de cuello uterino. Es conveniente vacunarse contra el papilomavirus para evitarlo. La detección precoz del cáncer de mama se realiza mediante autoexploración y mamografías, y la del cáncer de colon mediante la colonoscopia y la analítica de sangre oculta en heces.

- Atención a los signos de **alarma**. Consultar con el médico los signos de alarma como pérdida excesiva de peso, alteraciones del ritmo intestinal, lunares que cambian de forma y tamaño y dolores que no ceden o que van en aumento.

- La **alimentación** debe ser variada y rica en verduras y frutas antioxidantes.

Entre las recomendaciones de la OMS y la FAO destacan:

1. Mantener un IMC entre 18,5 y 25 Kg/m2, y evitar el incremento de peso en la edad adulta.

2. Aumentar el consumo de verduras y frutas, al menos 400 g/día. Las coles como el brócoli (alimento más anticanceroso), las coles de bruselas, la coliflor, el repollo y los berros contienen compuestos fitoquímicos como los flavonoides, glucosinolatos y sulforanos, que son sustancias antitumorales que bloquean el daño originado por los agentes carcinógenos. Verduras con propiedades antioxidantes tales como: berenjenas, ajo y cebolla que contienen alicina con propiedades antioxidantes y desintoxicantes, se unen a las toxinas neutralizando los efectos de las células.

Las verduras rojas como la remolacha roja contienen betaína, que es un potente regenerador de las células. El tomate, contiene licopeno, intenso antioxidante, y sustancias anticancerígenas. Las zanahorias contienen betacaroteno (provitamina A). Los pimientos son ricos en vitamina C y betacarotenos; también contienen capsaicina, sustancia que bloquea los compuestos precancerosos de la carne y pescados ahumados.

Las verduras de hoja verde (lechuga, espinacas, acelgas, escarolas, berros, canónigos, apio, borraja, alcachofas, espárragos, puerros y repollo) ejercen su acción anticancerosa por mediación de la clorofila.

Los hongos (maitakhe, shiitake y champiñones) son ricos en agua, fibra, selenio, vitamina E y proteínas. Se pueden consumir crudos o en ensaladas.

Conviene aumentar el consumo de alimentos ricos en fibra. Es necesario duplicar el consumo de fibra y para conseguirlo es conveniente ingerir diariamente frutas, verduras, legumbres, cereales, especialmente integrales y algas.

Se recomiendan **frutas** ricas en **vitamina C** como las naranjas, las mandarinas, el limón, el pomelo, la piña y el kiwi, que son antioxidantes. Debemos consumirlos enteros porque en zumo pierden la fibra. También

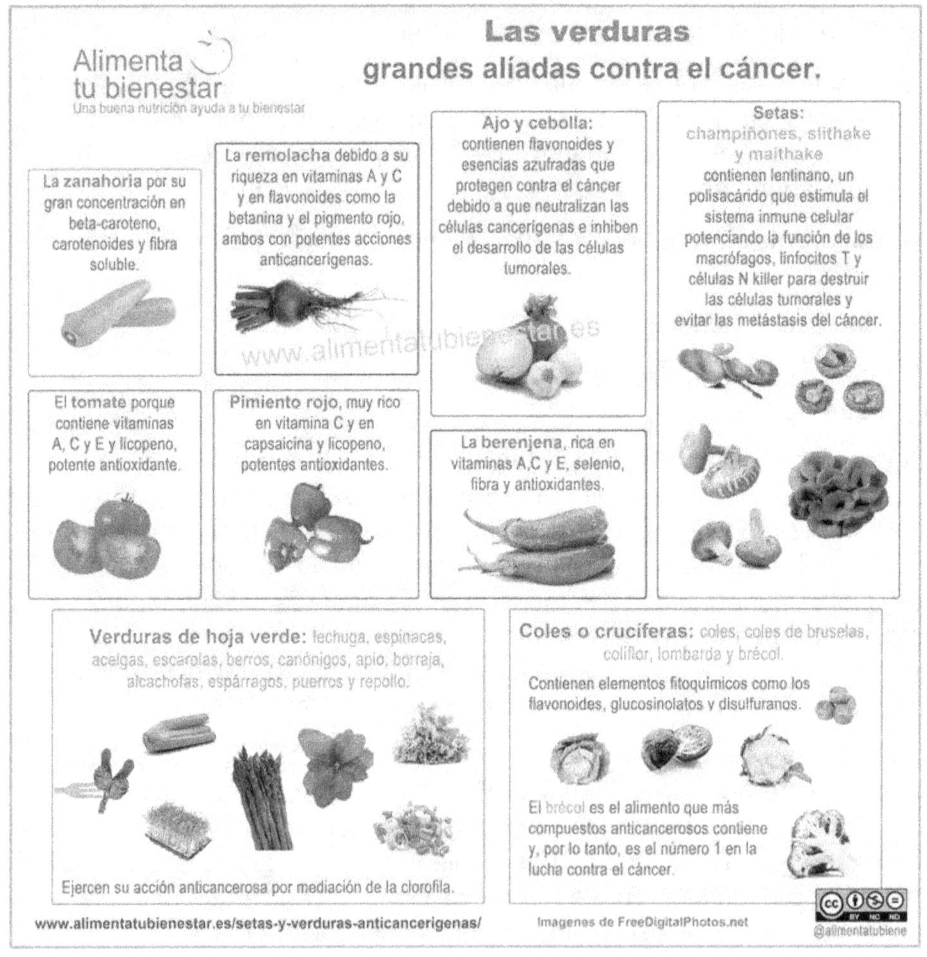

recomendadas las **frutas rojas** con efectos depurativos-desintoxicantes y antioxidantes como las moras, los arándanos, las fresas y las grose-llas; el **melón**, que contiene betacarotenos antioxidantes, la **sandía**, rica en licopeno, sustancia antioxidante, y las **manzanas**, ricas en ácidos clorogénico y elágico que evitan el cáncer.

Conviene **reducir** el consumo de:

- La **grasa**, que no debe sobrepasar el 30% del consumo total de ca-lorías, el 10% debe provenir de grasas saturadas, el 10% de grasas poliinsaturadas y el 80% de grasas monoinsaturadas. Se aconseja el consumo de aceite de oliva virgen y pescado azul (3veces/semana).

- El consumo de **embutidos** y **carne roja**. La carne roja de buey, vaca, ternera y cordero contienen nitrosaminas, sustancia cancerígena.

- Alimentos muy **condimentados**, **sal** y preparados de **conservas**.

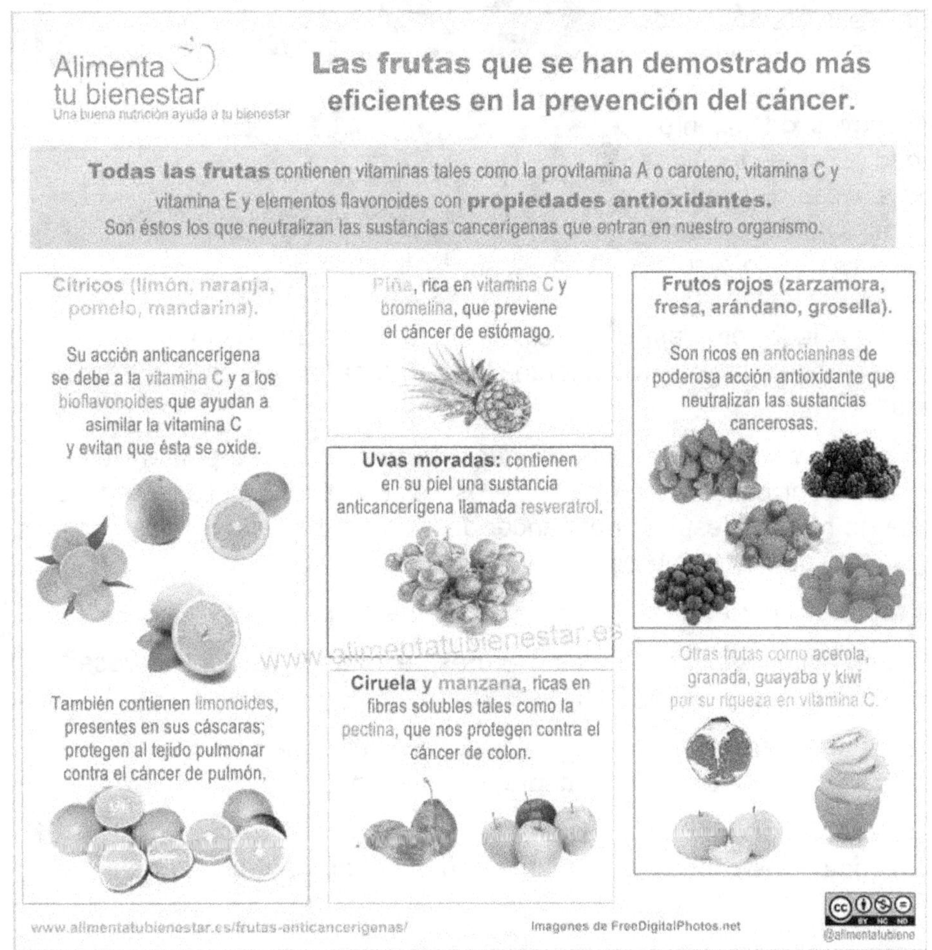

- Alimentos **ahumados**, muy tostados o **quemados** y **muy fritos**, porque producen sustancias cancerígenas.

- **Azúcares** o féculas como la bollería, los dulces y la repostería, porque el azúcar estimula el crecimiento de las células cancerosas.

- Bebidas ni alimentos **muy calientes**.

- **Alcohol**, y si se consume nunca más de 20 g al día (10 g equivalen a 1 vaso de cerveza o de vino).

LA PREVENCIÓN DEL CÁNCER DE MAMA

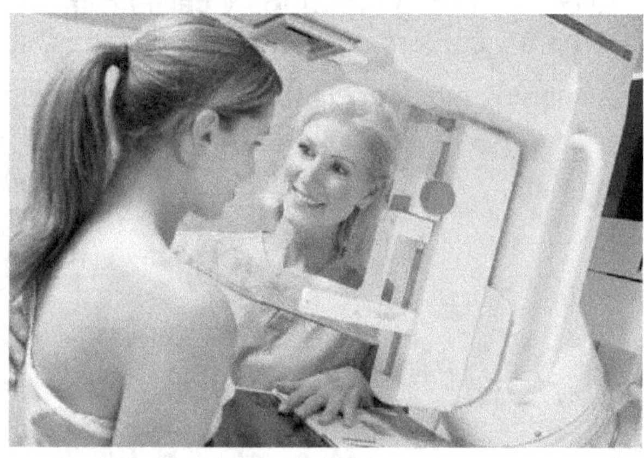

La prevención del cáncer de mama es el conjunto de medidas que actúan sobre sus factores de riesgo encaminadas a reducir el número de casos nuevos de la enfermedad. Estas medidas incluyen cambios en los hábitos saludables como alimentación, ejercicio físico, mantenimiento del peso adecuado, etc., así como evitar los factores de riesgo que desencadenen el cáncer y el tratamiento adecuado de las lesiones precancerosas.

En las mujeres hispanas es el cáncer más frecuente y la primera causa de muerte por cáncer, y en las mujeres estadounidenses es la segunda causa de muerte después del cáncer de pulmón. Es mucho más común en mujeres que en hombres.

Los **factores de riesgo del cáncer de mama** son:

- **Edad** avanzada, las mujeres mayores de 70 años tienen 100 veces más riesgo que las de 30 años.

- **Antecedentes familiares** de cáncer de mama si la padecen familiares de primer grado como madre, hermana o hija.

- **Herencia**, se producen cambios en los genes BRCA1 y BRCA2. El riesgo de los cánceres de mama causado por los factores genéticos hereditarios es mayor.

- **Mamas densas** en casos de patologías benignas de la mama como mastopatía fibroquística, adenomas, etc.

- **Alimentación no saludable** abundante en grasas saturadas, azúcares y sal y pobre en frutas y verduras antioxidantes.

- **Obesidad**, sobre todo en las mujeres postmenopáusicas que no se sometieron a terapia de reemplazo hormonal.

- **Sedentarismo** o falta de ejercicio físico.

- Consumo de **alcohol** abundante. A mayor consumo, mayor riesgo.

- Exposición a los **estrógenos naturales** del cuerpo durante un tiempo prolongado. Se incrementa en estos 3 casos:

  - menarquía prematura o antes de los 12 años,

  - menopausia tardía o posterior a los 52 años,

  - ausencia del embarazo y embarazo tardío después de los 35 años.

- Medicación con hormonas como las pastillas anticonceptivas, la terapia de reemplazo hormonal en las mujeres postmenopáusicas. La TRH/ TH combinada que estimula la producción de estrógenos y progesterona.

- Exposición a la **radiación**. La radioterapia del pecho para tratar el cáncer de mama aumenta a los 10 años de la radiación.

Los factores **protectores del cáncer de mama** son:

- Plan de **alimentación saludable** rico en frutas y verduras antioxidantes y con propiedades anticancerígenas: brócoli, coles, coliflor, lombarda, calabazas, zanahorias, etc.

- **Ejercicio físico**: las personas que hacen cuatro horas de ejercicio a la semana tienen un riesgo más bajo de padecer cáncer de mama.

- Mantener relaciones sexuales dos o tres veces por semana protege contra el cáncer de mama.

- Menor exposición a los **estrógenos** mediante:

  - Embarazo temprano: sus concentraciones de estrógenos son más bajas. Las mujeres con un embarazo a término antes de los 20 años tienen un riesgo más bajo de cáncer de mama que las que no han tenido hijos.

  - Lactancia, que disminuye las concentraciones de estrógenos mientras la mujer amamanta.

- ■ Menopausia temprana, porque son menos años de exposición de la mama a los estrógenos.

- ■ Menstruación tardía, si los periodos menstruales empiezan después de los 14 años disminuye el periodo de exposición de la mama a los estrógenos.

Medicamentos protectores:

- Inhibidores de los receptores de estrógenos: tamoxifeno y raloxifeno.

- Inhibidores o moduladores de la aromatasa : amastrozol, letrozol.

- Bifosfonatos, si se toman por vía oral durante más de un año disminuyen el riesgo de cáncer de mama. Se pueden administrar en mujeres postmenopáusicas, disminuyendo el riesgo de aparición de cáncer de mama.

- Ooforectomia profiláctica con extirpación de los ovarios en mujeres con genes BCRA1 y BCRA2.

- Mastectomía profiláctica o extirpación de las mamas en mujeres con alto riesgo.

Los síntomas de cáncer de mama son la aparición de un bulto en la mama que se nota por el tacto, la retracción del pezón, el dolor, el enrojecimiento de la piel, una parte del seno inflamado o una secreción por el pezón.

Es muy importante el **diagnóstico precoz** del cáncer de mama en sus estadios iniciales para evitar su posterior diseminación por el resto del cuerpo y la aparición de metástasis. Se efectúa con diversas técnicas como:

- **Autoexploración** de las mamas: se deben explorar al menos una vez al mes para detectar posibles bultos. Si tienes menstruación pálpate las mamas unas dos veces al día después de haber finalizado la regla. Las mujeres postmenopáusicas deberían fijar un día mensual para explorar sus mamas.

  Explorarse las mamas delante de un espejo con los brazos caídos a ambos lados del cuerpo comprobando la simetría de las mamas, que los pezones no estén retraídos y que estén libres de secreciones, si la piel de las mamas es lisa o rugosa. Se explora la mama con movimientos circulares desde la parte más externa hasta el pezón y desde el pezón hacia fuera, con movimientos en forma de S por toda la mama.

- Detectar **adenopatías** o ganglios en la axila que se observan como bultos al palparla.

- **Mamografía**: son radiografías de la mama efectuadas con rayos X de baja potencia. Las mujeres de más de 40 años deberán efectuarse cada año si tienen riesgo de contraerlo y las que no tienen posibilidades de padecerlo cada dos años.

- La **tomosíntesis** es una aplicación de la mamografía digital en la que el tubo de rayos X toma múltiples posiciones mientras se mueve y se ofrecen imágenes de la mama de alta resolución.

- **Ecografía**: se emplean ultrasonidos que son convertidos en imágenes.

- **Resonancia magnética nuclear**: mediante el empleo de campos magnéticos.

- **Tomografía axial computerizada**: es una técnica de rayos X con un haz giratorio.

- **Biopsia** de la mama mediante punción por aspiración con aguja fina, seleccionando un trozo de tejido para analizarlo.

Clasificación de los tumores malignos de la mama:

- Carcinoma ductal in situ: es un cáncer muy localizado que no se ha extendido a otras zonas ni ha producido metástasis.

- Carcinoma ductal infiltrante: corresponde al 80% de los tumores malignos de la mama, se inicia en el conducto mamario y se traspasa al tejido graso y a cualquier otra zona.

- Carcinoma lobular in situ: se inicia en los lobulillos mamarios y está localizado sin metástasis.

- Carcinoma lobular infiltrante: se inicia en los lobulillos mamarios y se infiltra al resto del cuerpo mediante metástasis.

Hay tratamiento mediante cirugía, radioterapia y quimioterapia. Se espera que en un futuro remitan los cánceres de mama mediante una técnica combinada de terapia génica y celular.

LA PREVENCIÓN DEL CÁNCER DE PRÓSTATA

El cáncer de próstata es un tumor maligno producido por la malignización de las células del tejido prostático, volviéndose anormales y creciendo en exceso, eo provoca su diseminación por el resto del organismo y su metástasis a otros órganos. Su frecuencia aumenta en personas mayores de 50 años.

En España se diagnostican cada año más de 25.000 casos de cáncer de próstata, lo que representa el 21% de los tumores entre los hombres, una incidencia similar al resto de países desarrollados. Pero, aunque se calcula que un 30% de los varones de más de 50 años presenta focos de tumor en la próstata, un 97% de ellos no fallecerá del tumor.

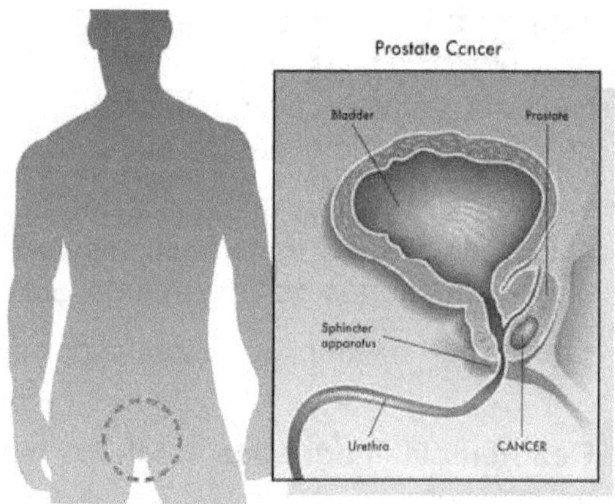

Los **factores de riesgo** son:

- La **edad**: los hombres mayores de 50 años tienen mayor riesgo de padecerlo.

- La **raza** negra es un factor de riesgo, ya que son más frecuentes los cánceres en personas de raza negra que blanca.

- Es más frecuente en América del Norte, Caribe, Australia y Noroeste de Europa.

- **Antecedentes familiares** y **genéticos**: el cáncer de próstata a menudo empieza cuando uno o más genes de las células mutan, provocando que las células se multipliquen sin control y que se vuelvan cancerosas. El cáncer de próstata familiar tiene genes y estilos de vida compartidos.

  Su frecuencia aumenta si existen tres o más pacientes del mismo grado con cáncer de próstata, casos de cáncer de próstata en tres generaciones del mismo lado de la familia, dos o más parientes cercanos del mismo lado de la familia diagnosticados de cáncer de próstata.

- Se descubrió que una mutación en los genes del cromosoma 17 y los genes HPC1, HPC2, HPCX y CABP incrementan el riesgo de cáncer de próstata tres veces.

- **Alimentación** abundante en grasas saturadas que favorece la aparición del cáncer de próstata. Una alimentación rica en frutas y verduras puede disminuir el riesgo de cáncer de próstata. El licopeno de los tomates puede prevenir el cáncer de próstata.

- Niveles elevados de **testosterona** que pueden acelerar o causar el cáncer de próstata.

- El **adenoma** de **próstata** por glándula hipertrofiada es un factor de riesgo porque se puede malignizar y conviene tratarlo adecuadamente. La padecen la mitad de los hombres mayores de 50 años cuyos síntomas son: aumento de las ganas de orinar durante el día y la noche, dificultad al comenzar a orinar, chorro entrecortado y flojo, necesidad urgente de ir al baño, escapes de orina, goteo al terminar de orinar, retención de orina y hematuria.

  El adenoma de próstata se puede tratar con medicamentos que reducen el tamaño de la próstata, rayos láser y cirugía mediante el resector que realiza el corte de la próstata, y en la próstata de gran tamaño se necesita cirugía a cielo abierto.

Los factores de **protección** son:

- Finasterida y dutasterida: son medicamentos que se usan para disminuir la cantidad de hormonas sexuales masculinas elaboradas por el cuerpo. Estos medicamentos impiden la conversión de testosterona en dihidrotetosterona. Tomar medicamentos como finasterida o dutasterida disminuyen el riesgo de cáncer de próstata pero no se sabe si estos medicamentos disminuyen el riesgo de muerte por cáncer de próstata.

- Alimentación rica en licopeno, que lo contienen el tomate y la sandía. Los alimentos abundantes en ácido fólico como el brócoli, las coles, la coliflor y las verduras de hojas verdes y el zumo de naranja protegen contra el cáncer de próstata. Los efectos antioxidantes del selenio presente en el pescado (sobre todo atún de lata), carnes rojas de ternera, cordero, cerdo y pollo, pan, cereales integrales, piñones y nueces. Alimentos que contienen vitamina E con efectos antioxidantes como aceites vegetales, aguacates, etc.

- El **ejercicio físico**, caminar a buen ritmo durante 3 horas a la semana ayuda a reducir el crecimiento del cáncer de próstata.

- **Relaciones sexuales** durante 2-3 veces por semana.

- Mantenerse en un peso saludable y **evitar** la **obesidad**.

Sus **síntomas** son: en etapas iniciales no provoca síntomas, y en las avanzadas provoca necesidad de orinar, sangre en la orina, flujo urinario lento o debilitado, dificultad para lograr una erección o impotencia, dolor en las caderas, la columna vertebral, las costillas y otras áreas debido a la propagación del cáncer a los huesos, debilidad de las piernas y los pies y pérdida del control de la vejiga urinaria.

Su **diagnóstico** precoz:

- Medición del **antígeno prostático específico** o PSA elevada, que es una proteína producida exclusivamente por la próstata. Cuando los niveles son superiores a 4 ng/ml se puede sospechar un adenoma de próstata o cáncer de próstata. A mayor cifra, mayor posibilidad de padecer cáncer de próstata.

- **Tacto rectal**: a través del orificio anal es factible la palpación de la próstata. El médico introduce un dedo protegido por un guante que contiene crema untada a través del ano y palpa la glándula y observa si es dolorosa, apreciando su forma, consistencia y bultos, si es que existen.

- **Ecografía** transrectal, mediante técnicas de ultrasonidos se visualiza la próstata y las vesículas seminales. Se introduce una sonda a través del ano que emite señales ultrasónicas a la próstata y las convierte en imágenes que nos permiten ver la forma, tamaño y aspecto de la próstata.

- **Biopsia** de próstata: se extrae con una aguja de aspiración un trozo de tejido prostático que se envía al laboratorio de anatomía patológica, en el cual el especialista lo analiza y elabora su correspondiente informe diagnóstico. Es la técnica diagnóstica más fiable.

- Estudios con **imágenes**: mediante el uso de ondas sonoras, rayos X, campos magnéticos o sustancias radioactivas que ofrecen imágenes de la glándula y sus alteraciones.

Los **tratamientos** del cáncer de próstata son:

- **Quirúrgico**: a través de la laparoscopia o llegando a la próstata desde el abdomen o desde el periné.

- **Radioterapia** externa: se utilizan radiaciones desde el exterior mediante aceleradores lineales. Interna, se emite la radiación dentro de la misma próstata.

- **Crioterapia**: mediante el empleo de gases radiactivos se produce la destrucción de la propia glándula por enfriamiento y destrucción de las células tumorales.

- **Hormonoterapia**: es un tratamiento paliativo para pacientes con metástasis que logra la mejoría de la enfermedad. Al reducirse los niveles hormonales se disminuye el tamaño de la glándula y su crecimiento.

- **Quimioterapia** con fármacos no hormonales capaces de detener la progresión de la enfermedad.

- **Vacunas** que refuerzan el sistema inmunológico para que ataque a las células cancerosas de la próstata.

LA PREVENCIÓN DEL CÁNCER DE PULMÓN

El cáncer de pulmón consiste en la invasión maligna de células cancerosas en los tejidos pulmonares. Es muy agresivo y si no se detecta muy precozmente produce metástasis en otros órganos como el cerebro, el hígado, las suprarrenales y los huesos.

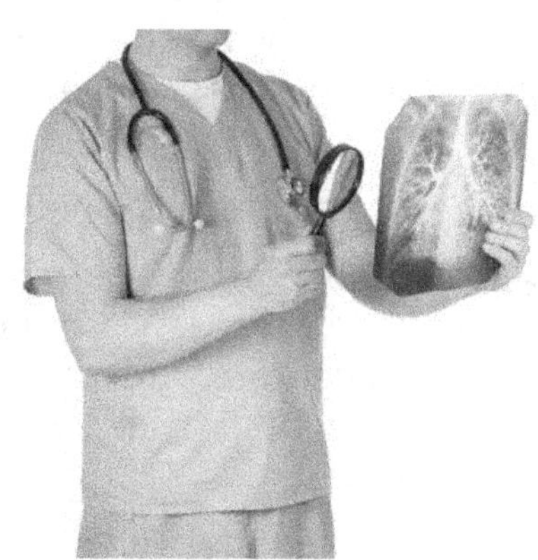

Estudios estadísticos de la SEOM nos muestran que a nivel mundial el cáncer con mayor incidencia o número de casos nuevos en un periodo determinado es el de pulmón (13%), el de mayor mortalidad el de pulmón (19,4%) y el de mayor prevalencia a 5 años el de mama (19,2%). La prevalencia a 5 años es el número de casos reales en 5 años.

A nivel nacional en los hombres presenta mayor incidencia el cáncer de próstata (21,7%), la mortalidad más elevada el de pulmón (27,4%) y la prevalencia a 5 años el cáncer de próstata es 31,4%.

En las mujeres españolas el cáncer que presenta mayor incidencia es el de mama (29%), mortalidad el de mama (15,5%) y prevalencia a los 5 años el de mama (40,8%).

Se conocen varios **tipos** de cáncer de pulmón:

- Cáncer de pulmón de **células no pequeñas** que se asocian al tabaco, a la exposición al radón y al resto de los factores de riesgo mencionados anteriormente. Es un carcinoma de las células epiteliales y mucosas de los pulmones y se conocen los siguientes tipos: carcinoma epidermoide, adenocarcinoma, carcinoma de células grandes y carcinoma escamoso.

- Cáncer de pulmón de **células pequeñas** se presenta en personas que fuman o dejaron de fumar cigarrillos y se halla localizado en las células neuroendocrinas del pulmón.

Sus factores de **riesgo** son:

- **Tabaco**: es la principal causa, ya que el humo del tabaco por su elevada concentración en carcinógenos va a producir un crecimiento anormal y cambios en las células pulmonares tanto en fumadores como en no fumadores. Los fumadores pasivos o personas que inhalan el humo del tabaco, aunque no fumen, tienen un riesgo elevado de contraer el cáncer de pulmón.

- **Marihuana**, los cigarrillos de marihuana tienen más alquitrán que los del tabaco, el humo se inhala profundamente y se retiene en los pulmones durante más tiempo.

- **Polvos** de **talco**, debido a su contenido en amianto, que provoca cáncer de pleura, y es frecuente en mineros y molineros de talco.

- Agentes profesionales causantes de cáncer en el **trabajo** como el arsénico, el cloruro de vinilo, los cromatos de níquel y los productos derivados del carbón, el gas mostaza y el asbesto, que es un cristal semejante al cabello que se halla en industrias de aislantes o materiales de construcción.

- Efectos del **radón**: es un gas radiactivo que se halla en las rocas y en el suelo, invisible e inodoro, y se mide con unos aparatos detectables de los niveles de radón que venden en las ferreterías.

- La **contaminación ambiental**, aunque ofrece menor riesgo que el del cáncer de pulmón.

- **Enfermedades** como las tuberculosis y neumonías y el sida cuando dejan como secuelas inflamaciones crónicas de los pulmones y cicatrices.

- Predisposición **genética**: se sabe que el cáncer de pulmón se produce por mutaciones del ADN que los hacen inactivos a los genes supresores de tumores. Algunas personas heredan genes mutados de sus padres.

- Alimentación **pobre** en **antioxidantes** contenidos principalmente en las frutas y verduras y rica en ácidos grasos saturados, azúcares y sal.

- **Sedentarismo** o falta de ejercicio físico.

Los factores de **protección** contra el cáncer de pulmón son los que aminoran los efectos perjudiciales de los factores de riesgo. Entre estos se citan:

- Evitación y cese del hábito de fumar tabaco: estudios de investigación epidemiológica demuestran que el tabaquismo es la causa del 85% de los casos de cáncer de pulmón. Se debería tratar a los fumadores con un tratamiento de deshabituación al tabaco mediante un entrenamiento piscológico-mental en el cual el paciente analice y tome conciencia de su problema y se decida a cambiar de hábitos con firmeza, control médico y tratamiento farmacológico contra la adicción a la nicotina mediante parches y algunos fármacos como la vareniclina y el bupropión.

También serían convenientes políticas contra el tabaquismo: elaboración de normas legislativas contra el consumo de tabaco, reducción del acceso de los menores a los productos del tabaco, campañas de publicidad en prensa, televisión, libros contra el consumo de tabaco y encarecimiento del tabaco.

Prohibición de fumar en centros públicos, laborales, hospitales, etc. como una medida eficaz para combatir la exposición pasiva al humo del tabaco que perjudica de manera considerable a nuestra salud.

- Prevención de la exposición ocupacional a los carcinógenos pulmonares: la exposición laboral a los minerales carcinógenos pulmonares favorece la aparición del cáncer de pulmón en los trabajadores expuestos. Se combate con medidas de protección individual como mascarillas o colectivas como filtros y depuradores del aire en los centros de trabajo que son aparatos que se encargan de eliminar las partículas dañinas del aire ambiental.

- Evitar la exposición continua a los ambientes contaminados por radón y a las localidades con altos índices de contaminación ambiental. Es preferible vivir en localidades que contengan abundantes zonas verdes porque ofrecen un aire más limpio y oxigenado.

- Plan de alimentación rico en verduras y frutas antioxidantes y anticancerígenas tales como el brócoli, las coles, la lombarda, la coliflor, los hongos y setas, los frutos rojos, los cítricos, la granada, la chirimoya, la manzana y las uvas moradas.

- Ejercicio físico constante y regular, y si paseamos por zonas verdes oxigenadas mediante senderismo o montar en bicicleta nos beneficia. Estudios de investigación demuestran que las personas que practican ejercicio físico con constancia tienen menos riesgo de contraer cáncer de pulmón.

Los **síntomas** principales son dolor en el tórax y tos expectorante de mucosidad y sangre. Otros síntomas son debilidad, fatiga, pérdida de peso y apetito, ronquera, hinchazón de cara y cuello, sensación de falta de aire o disnea y un silbido en la respiración. Infecciones pulmonares recurrentes.

Puede ser asintomático al principio, siendo necesario diagnosticarlo mediante pruebas de detección precoz.

Se **diagnostica** mediante:

- **Radiografía** simple de tórax, que es la primera prueba diagnóstica que pide el médico al paciente.

- **TAC** o tomografía axial computerizada. Se está demostrando que puede ser útil para su detección precoz y su diseminación al resto del cuerpo.

- **Endoscopia** bronquial o fibrobroncoscopia, que nos permite la posibilidad de tomar una muestra bronquial para su estudio anatomopatológico mediante biopsia.

- **Citología** de esputo para analizarlo y apreciar las células tumorales.

- **Biopsia** de una porción de tejido pulmonar sospechoso.

Se **trata** mediante:

- **Cirugía**, mediante la extirpación de un pulmón completo, un lóbulo o una porción pulmonar.

- **Radioterapia** y **quimioterapia,** como tratamientos complementarios a la cirugía para evitar metástasis y en los casos de carcinoma pulmonar con metástasis.

LA PREVENCIÓN DEL CÁNCER DE COLON

El cáncer de colon es un carcinoma donde se malignizan las células de la porción distal o intermedia del intestino grueso. Es un lugar donde se acumulan sustancias de desecho como las heces, que muchas veces contienen sustancias cancerígenas que favorecen el desarrollo del cáncer y

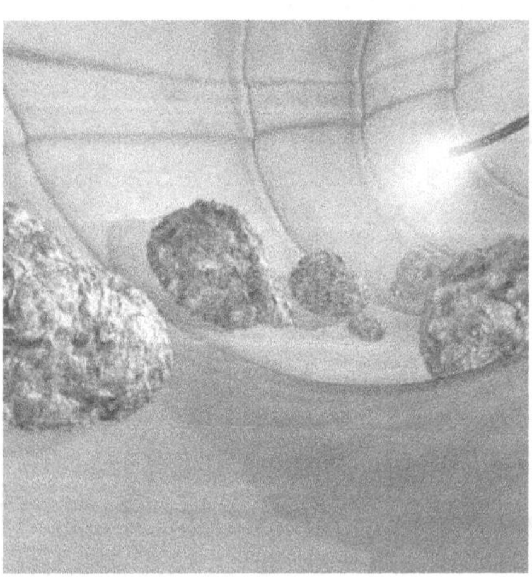

se aconseja como medida preventiva una rápida evacuación de las heces.

La incidencia del cáncer colorrectal o número de casos nuevos por año en España ocupa el tercer lugar en los varones, detrás del cáncer de pulmón y próstata, y en las mujeres ocupa el segundo lugar detrás del de mama. Su incidencia en la población española es del 15% anual (englobando el sexo masculino y femenino), aunque la mortalidad es mayor en el cáncer de pulmón.

Los **factores de riesgo** del cáncer de colon son:

- **Edad**: es más frecuente en personas mayores de 50 años.

- **Antecedentes familiares**: si alguno de los padres hermanos o hijos tiene riesgo de padecerlo duplica las posibilidades de padecerlo del resto de la población. El riesgo de cáncer de colon aumenta si se presentan genes relacionados con la poliposis adenomatosa familiar o cáncer de colon sin poliposis hereditario o síndrome de Lynch.

- **Antecedentes personales**: las personas que tienen mayor predisposición a padecer la enfermedad son las que tienen pólipos, colitis ulcerosas y cáncer de mama, útero y ovario.

- **Dieta**: la dieta rica en grasas saturadas con ingesta abundante de carnes rojas, embutidos, quesos curados y leche entera favorece el desarrollo del cáncer de colon. También perjudica la dieta pobre en fibra porque genera estreñimiento.

- **Estilo** de **vida** debido a la presencia de factores de riesgo como la **obesidad**, la vida **sedentaria**, el **alcoholismo** y el **tabaquismo**.

Los factores de **protección** del cáncer colorrectal dentro de un estilo de vida saludable son:

- **Ejercicio físico** frecuente.

- **Alimentación** rica en **antioxidantes** y **fibra** incluida en las frutas, verduras, legumbres y cereales integrales. Aumentar el consumo de pescado y carne de pollo.

- Evitar el consumo de **grasas** saturadas incluidas carnes rojas, embutidos y quesos curados.

- Control sano y adecuado del peso corporal e impedir la **obesidad**.

- Consumo de **Aspirina** durante al menos 5 años disminuye el riesgo.

- Terapia de **reemplazo hormonal combinado** que incluye tanto los estrógenos como la progestina, que reduce el riesgo invasivo del cáncer de colon en las mujeres postmenopáusicas.

- Dosis altas de **calcio** y **vitamina D**.

- Tratamiento adecuado de las **lesiones precancerosas** como pólipos, colitis ulcerosas y enfermedad de Crohn.

Colitis ulcerosa

Es una inflamación crónica de la mucosa del colon, originando una colitis inflamatoria y ulcerativa. Su causa es desconocida y se puede desencadenar por la alimentación refinada rica en carnes y grasas saturadas y pobres en frutas y hortalizas.

Se manifiesta con diarrea, dolor agudo abdominal, emisión ocasional de sangre con las heces, cansancio y pérdida de peso. Puede degenerar en cáncer de colon.

Enfermedad de Crohn

Es una inflamación crónica de los intestinos delgado y grueso que cursa con brotes agudos de dolor abdominal y diarreas. Se relaciona con la alimentación típica occidental pobre en fibra y productos vegetales y abundantes en productos refinados y procesados. No tiene curación y puede precisar una intervención quirúrgica.

Se puede malignizar a cáncer de colon.

Los **síntomas** de cáncer de colon son:

- **Cambios** en los **ritmos** intestinales: diarreas o estreñimientos.
- **Sangre** en las heces.
- **Cambios** de **consistencia** de las heces.
- **Pérdida** de **peso** y de apetito sin causa aparente.
- **Dolor** y molestias abdominales.
- **Vómitos**.
- **Cansancio** constante.

Etapas o estadios del cáncer de colon:

- **Etapa 0** o carcinoma in situ, localizado en la capa más superficial del colon.
- **Etapa 1**, el cáncer se ha diseminado a las capas 1 y 2 aunque no ha localizado la parte más profunda del intestino y mide menos de 2 cms.
- **Etapa 2**: el cáncer se ha diseminado a las capas más profundas del colon y mide más de 2 cms.
- **Etapa 3**: el cáncer se ha extendido a los ganglios linfáticos pero no a órganos.
- **Etapa 4**: el cáncer se ha extendido a otros órganos, principalmente el hígado y los pulmones.

Diagnóstico: es muy importante un diagnóstico precoz para coger la enfermedad en su etapa inicial, evitar las metástasis y facilitar su curación total.

- **Tacto rectal**: es la exploración física a través de la cual el médico introduce un dedo en el ano del paciente para detectar anomalías en el tubo digestivo como sangre, bultos anormales o dolor.

- Prueba de **SOH**: consiste en detectar la sangre oculta de las heces.

- **Colonoscopia**: es la introducción de un endoscopio a lo largo de todo el colon, lo cual posibilita visualizarlo a través de unas lentes y detectar pólipos, úlceras y todo tipo de lesiones. Ante una sospecha el médico mediante la aguja de aspiración extrae una porción del colon para su estudio anatomo-patológico.

- **Estudio genético**, en el caso de que se observen alteraciones en los genes en las personas con riesgo de padecer cáncer de colon hereditario.

Tratamiento:

- **Quirúrgico**, mediante la extirpación de la parte del colon afectada, parte de tejido sano y los ganglios afectados. Colostomía o apertura del colon hacia el exterior, donde la persona necesitará llevar una bolsa para evacuar las heces.

- **Radioterapia**, mediante la aplicación de los rayos de alta energía sobre la zona afectada para destruir las células cancerosas; puede aplicarse antes de la operación para reducir el tamaño del tumor y extirparlo o después de la operación para destruir las células cancerosas.

- **Quimioterapia**, que consiste en la aplicación de fármacos que destruyen las células cancerosas que se introducen en un catéter introducido en una vena mediante bombeo.

LA PREVENCIÓN DEL CÁNCER DE CUELLO UTERINO

El cuello uterino es la porción inferior del útero que lo comunica con la vagina. El cáncer del cuello uterino se presenta de manera muy lenta con el tiempo, y antes de que aparezca el cáncer las células del cuello uterino sufren displasias porque se transforman de normales en anormales. Dependiendo del número de células anormales la displasia puede desaparecer o transformarse en cancerosa.

El cáncer de cuello uterino representa el 6% de los cánceres en las mujeres más jóvenes y afecta a mujeres de edades comprendidas entre 35 y 55 años.

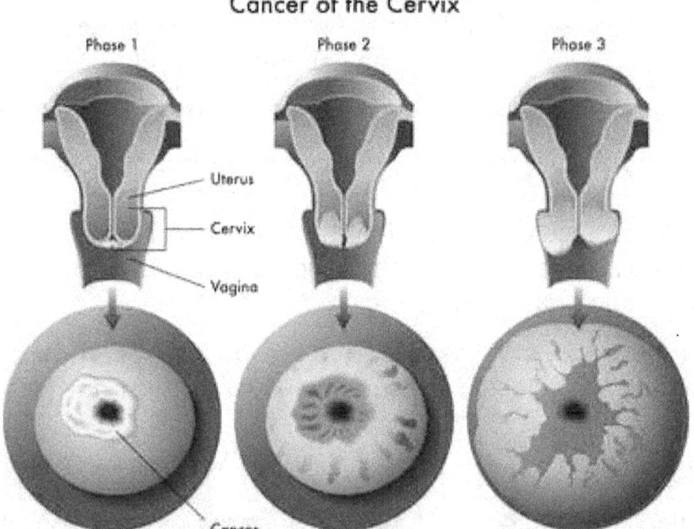

Las causas y **factores** de **riesgo** son:

- **Papilomavirus** humanos de los tipos 16 y 18

- **Promiscuidad** sexual.

- Edad **precoz** de inicio de relaciones sexuales.

- **Número** de **hijos** abundante.

- **Menopausia** después de los 52 años.

- Exposición frecuente a los **estrógenos**.

- **Tensión arterial** elevada.

- Consumo abundante de **tabaco**.

- **Diabetes**.

Para prevenirlo se recomiendan los exámenes de detección con las colposcopias mediante lámparas especiales que visualizan el cuello del útero y mediante las pruebas de papanicolav, que son citologías que deberían hacerse todas las mujeres de edad fértil.

Al principio las mujeres son asintomáticas, y posteriormente sangran por la vagina y aumentan las secreciones vaginales, que se hacen malolientes. El cáncer comienza con cambios lentos y progresivos de las células normales, que se convierten en anormales, y su malignización en cáncer.

El 35% de los cánceres son adenocarcinomas y el 85% son carcinomas escamosos.

El **diagnóstico** del cáncer de cuello uterino se realiza con:

- **Citologías** y prueba de **papanicolav,** que detecta con eficacia el 90% de los cánceres del cuello uterino incluso antes de que aparezcan síntomas. El número de muertes por esta enfermedad se ha reducido un 50% gracias a las revisiones periódicas ginecológicas y a la prueba de **papanicolav.**

- **Colposcopia**, consistente en una lámpara que nos permite visualizar el cuello uterino teñido con un contraste. Se mete un tubo para visualizarlo o colposcopio con el cual se examina el cuello interno del útero minuciosamente y se escoge el lugar idóneo para una biopsia. Se debe visualizar la existencia de úlceras, masas en el cuello uterino y anomalías de sus propias células. Permite la realización de biopsias uterinas.

- Se realizan 2 tipos de **biopsia**: la biopsia en sacabocados mediante conización y el legrado interno del cuello uterino. Ambos procedimientos son un poco dolorosos y producen una pequeña hemorragia, aunque suelen proporcionar suficiente tejido para que el patólogo establezca un diagnóstico.

- Determinación del estadio del cáncer mediante la realización de pruebas complementarias como citoscopia, sigmoidoscopia, pielografía intravenosa, radiografías de tórax para determinar la extensión del cáncer, radiografías de huesos e hígado y tomografía computarizada.

La **prevención** del cáncer de cuello uterino se realiza mediante:

- **Vacunación** contra el papilomavirus, para lo cual existen 2 tipos de vacunas: Gardasil y Cervarix. El Gardasil previene la aparición de displasias de alto grado, carcinomas cervicales, lesiones displásicas y vaginales de alto grado y verrugas genitales causadas por VPH 6, 11, 16 y 18. Estos 2 tipos de VPH causan el 80% de las muertes por este tumor. Esta vacuna se debe aplicar a mujeres jóvenes entre 9 y 26 años, y está contraindicada en personas con cardiopatías coronarias que padecen anginas e infartos de miocardio. Cervarix está indicado en la prevención de las lesiones premalignas del cuello uterino y del cáncer de cérvix relacionado con los tipos de VPH 16 y 18.

- **Relaciones sexuales seguras**: mediante el uso del preservativo y mediante medidas de seguridad sexual tales como mantener relaciones sexuales con una pareja conocida y libre do infecciones. No son muy aconsejables las relaciones sexuales con prostitutas ni con parejas que tengan actividades sexuales de alto riesgo.

- **No fumar**, ya que el tabaco incrementa el riesgo de cáncer de cuello uterino.

- **Alimentación** rica en frutas y verduras antioxidantes.

- **Ejercicio físico** continuo, evitar el sedentarismo.

- **Citologías** vaginales frecuentes. Cada año hasta los 30 años y con actividades sexuales frecuentes. Una revisión cada 2 años desde los 30 hasta los 70 años.

El **tratamiento** del cáncer de cuello uterino se realiza mediante cirugía, radioterapia y quimioterapia, dependiendo del estadio.

Si el cáncer es localizado o in situ mediante la conización o extirpación de un trozo del cuello uterino extrayendo un poco del cuello con un bisturí o mediante resección quirúrgica.

Si el estadío es más avanzado, tipo II o III, se puede extirpar todo el útero y sus estructuras adyacentes mediante una histerectomía, respetando los ovarios en casos de falta de afectación en mujeres jóvenes.

La radioterapia es efectiva para el caso de cánceres que se hayan extendido más allá de la región pélvica.

La quimioterapia se emplea en el caso de que el cáncer se haya extendido más allá de la pelvis.

Bibliografía

OMS. Prevención del cáncer. *http://www.who.int/cancer/prevention/es/*

Causas y prevención del cáncer. National Cancer Institute. *http://www.cancer.gov/espanol/cancer/causas-prevencion*

Cáncer de cuello uterino. D.medicina. *http://www.dmedicina.com/enfermedades/cancer/cancer-cuello-utero.html*

Cáncer de cuello uterino. National Cancer Institute. *http://www.cancer.gov/espanol/tipos/cuello-uterino/paciente/tratamiento-cuello-uterino-pdq#section/all*

Detección y prevención del cáncer de cuello uterino. Medline Plus. *https://www.nlm.nih.gov/medlineplus/spanish/ency/patientinstructions/000419.htm*

Incidencia del cáncer de colon. AECC. *https://www.aecc.es/SOBREELCANCER/CANCERPORLOCALIZACION/CANCERDECOLON/Paginas/incidencia.aspx*

Prevención del cáncer colorrectal. *http://www.cancer.gov/espanol/tipos/colorrectal/paciente/prevencion-colorrectal-pdq*

Cáncer de colon, ¿qué es? D.medicina. *http://www.dmedicina.com/enfermedades/cancer/cancer-de-colon.html*

Saber cuidarse. José Luis Gutiérrez Serantes. Mariló Montero. Ed. Temas de hoy.

Cáncer de pulmón. *https://www.aecc.es/SOBREELCANCER/CANCERPORLOCALIZACION/CANCERDEPULMON/Paginas/cancerdepulmon.aspx*

Prevención del cáncer de pulmón. Instituto Nacional del Cáncer. EEUU. *http://www.cancer.gov/espanol/tipos/pulmon/paciente/prevencion-pulmon-pdq*

Prevención del cáncer de mama. Instituto Nacional del Cáncer de Seno. EEUU. *http://www.cancer.gov/espanol/tipos/seno/paciente/prevencion-seno-pdq#section/all*

Prevención del cáncer de próstata. *http://www.cancer.gov/espanol/tipos/prostata/paciente/prevencion-prostata-pdq#section/all*

Cáncer de próstata. Factores de riesgo y prevención. *http://www.cancer.net/es/tipos-de-c%C3%A1ncer/c%C3%A1ncer-de-pr%C3%B3stata/ factores-de-riesgo-y-prevenci%C3%B3n*

El gran libro de la alimentación. Dra. Gillian Mac Keith. Ed. Planeta.

Enciclopedia de los alimentos y su poder curativo. Dr. J. Pamplona Roger.

La nueva dieta anticáncer. Cómo detener el gen del cáncer. Johannes F. Coy.

Anticáncer. Dr. David Servan Schreiber.

Capítulo 6

ALERGIAS, INFECCIONES E INFLAMACIONES

LAS ALERGIAS

Las alergias son una reacción de hipersensibilidad anómala del organismo ante una sustancia que considera extraña, cuando en realidad es normal. Es una reacción inmunitaria rápida, el organismo produce anticuerpos ante el contacto con el alérgeno.

Los **alérgenos** más comunes son el polen, los ácaros (arácnidos minúsculos contenidos en el polvo doméstico), las escamas de piel o pelos de animales, los medicamentos, algunos alimentos (leche, huevos, crustáceos, frutos secos y fresas) y los venenos de insectos. Las alergias se sufren durante todo el año, y en primavera suelen agravarse los síntomas de todas aquellas debidas al polen y a sustancias de origen vegetal.

- El **polen** es un grano microscópico que se halla en las flores de las plantas. Existen varias formas de pasar el polen de unas flores a otras: de manera directa y a través de los insectos que lo trasportan. Durante el otoño o el invierno hay menos polen ambiental y durante la primavera y el verano las plantas se polinizan más y sueltan más polen, lo cual incrementará los síntomas en las personas alérgicas; los días secos y soleados aumentan la concentración del polen. El horario también influye, ya que por la mañana las plantas emiten los granos de polen a la atmósfera y al anochecer se deposita el polen en el suelo al enfriarse el aire. Los síntomas son estornudos, picor de ojos y goteo nasal.

- Los **ácaros**. El polvo es la principal fuente de ácaros en el interior de las viviendas, compuesto de escamas de piel humana, fibras, esporas de hongos, bacterias, virus, pólenes, derivados de animales, ácaros, plantas de interior y restos de alimentos. La sensibilización de alérgenos al interior de la vivienda es importante para la sensibilización de alérgenos al exterior. Los animales domésticos son la principal fuente de ácaros. Los principales factores son la temperatura, entre 25 y 35°C, y la humedad relativa, entre el 50 y el 75%. Los síntomas de alergia a los ácaros son la rinitis y el asma.

- **Medicamentos**. Los medicamentos como penicilinas, antibióticos, anticonvulsivos e insulina desencadenan urticaria y asma.

- **Alimentos**. Los lácteos, el pescado, el trigo, el maíz, los huevos, la soja y los frutos secos pueden producir alergias. Sus síntomas son dolor abdominal, nauseas, vómitos y diarreas.

Las alergias se presentan con varias manifestaciones:

- **Respiratorias** como la rinitis alérgica o fiebre del heno y el asma. La rinitis alérgica causa rinorrea, escozor nasal y estornudos. Es muy frecuente en primavera como consecuencia de la alergia al polen y a los ácaros. El asma afecta al 2-5% de 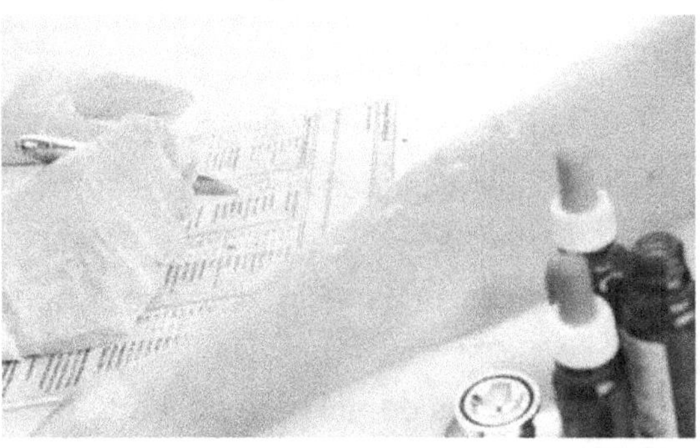 la población con edades comprendidas entre 5 y 15 años. Se caracteriza por crisis de dificultad respiratoria de gravedad anómala, debida a una reactivación anómala de las vías respiratorias (faringe, laringe, tráquea y fosas nasales) a los pólenes, polvo doméstico y mohos.

- **Cutáneas**, como las urticarias, el eczema alérgico y el edema de Quincke.

  - Las <u>urticarias</u> son unas ronchas rojizas en la piel con mucho picor o prurito. Están producidas por algunos medicamentos, picaduras de insectos o alimentos como las fresas o los crustáceos.

  - El <u>eczema de contacto</u> es causado por la exposición prolongada a sustancias como el níquel o el caucho.

  - El <u>eczema atópico</u> es causado por el polen, el polvo doméstico y algunos alimentos. Se presenta un enrojecimiento difuso de la piel acompañado de picazón.

  - <u>Dermatitis seborreicas</u>: enfermedad de la piel caracterizada por un enrojecimiento difuso acompañado de lesiones escamosas en el cuero cabelludo y en la cara.

  - <u>Edema de Quincke</u> que afecta a los tejidos subcutáneos y se caracteriza por la hinchazón de la lengua, faringe, laringo y párpados.

- El **shock anafiláctico** es la manifestación más grave de la alergia aguda y se desencadena minutos después de la toma de contacto con un alérgeno. Produce malestar acompañado de picores, escalofríos, palidez y sudores, seguido de un enrojecimiento difuso y una erupción tipo urticaria. Poco después el paciente experimenta una dificultad para respirar, la tensión arterial desciende y el pulso se vuelve imperceptible. El shock anafiláctico es grave y si no se trata requiere una hospitalización urgente.

Medidas de prevención de las alergias

Alergia al **polen**:

- Usar humidificadores y filtros antipolen con aire acondicionado.

- Evitar las actividades al aire libre entre las 5 y 10 de la mañana y las 7 y 10 de la tarde.

- Permanecer en espacios cerrados cuando el recuento de polen sea alto.

- Emplear gafas de sol para salir a la calle y evitar que el polen nos entre en los ojos.

- Mantener las ventanas cerradas en los viajes en coche.

- Ir de vacaciones a sitios donde haya baja concentración de polen.

- Evitar las actividades que pueden remover el polen como cortar el césped o barrer la terraza.

- No dormir cerca de árboles o plantas.

Alergia a los **ácaros**:

- Usar filtros de aire para retener los alérgenos de los ácaros.

- Eliminar del dormitorio las alfombras y todos los alérgenos que acumulen polvo.

- Utilizar fundas antiácaros para el colchón y las almohadas, que deben aspirarse durante 10 minutos.

- Realizar una limpieza periódica de sofás, moquetas y otras zonas de la casa.

- Mantener una humedad del 50% en el domicilio.

Las **pruebas de alergia** son necesarias para detectar la alergia a medicamentos y alimentos y evitar así el consumo de los mismos.

Dentro de un plan de **alimentación** para la alergia, se ha comprobado que la ingestión de alimentos ricos en vitaminas A, B, C y E y minerales como el zinc ayudan a curar o prevenir la alergia.

- **Vitamina C**. Alimentos ricos en vitamina C son los pimientos rojos, las coles de bruselas, las espinacas, las coliflores, las naranjas, los limones, el kiwi, los frutos rojos, los plátanos, las manzanas, las peras, los melones y las granadas.

- **Vitamina B**. Sus principales fuentes son la carne, los lácteos, el huevo. También la contienen en menor cantidad los cereales integrales como trigo, avena, cebada, los frutos secos como almendras, avellanas, nueces, las verduras como las coles, las coliflores, las espinacas, las endivias y las lechugas.

- **Vitamina E**. Presente en el germen de trigo, los frutos secos, la soja, los aceites de germen de trigo y maíz, los espárragos y en menor proporción en las verduras y hortalizas de color verde como la lechuga.

- **Vitamina A**. Se obtiene a partir de los carotenos o beta-carotenos que se encuentran en la zanahoria, la calabaza, el tomate, el berro, la albahaca y los espárragos.

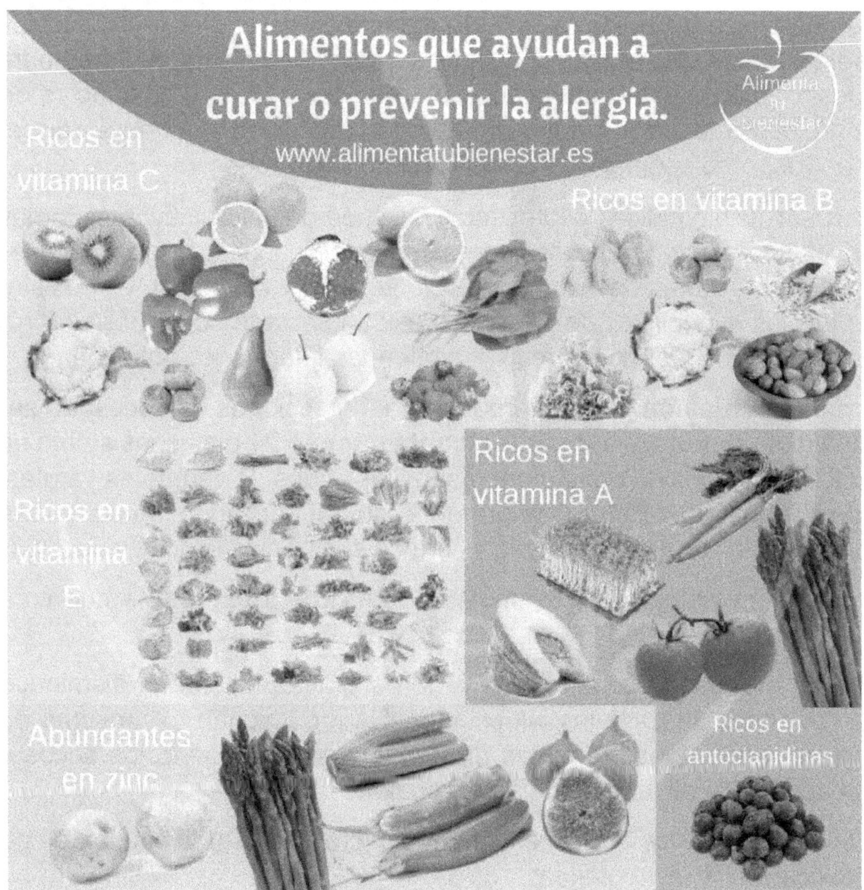

- Alimentos ricos en **antocianidinas** como los arándanos. Las antocianidinas neutralizan los efectos inflamatorios de las histaminas y prostaglandinas en los tejidos corporales.

- Alimentos abundantes en **zinc** como el apio, los espárragos, las borrajas, los higos, las patatas y las berenjenas, etc.

INFECCIONES

Se producen por la invasión de un microorganismo que puede ser bacteria, virus u hongo y parasita el organismo del ser humano. Las personas poseemos un conjunto de mecanismos de defensa ante los agresores como un sistema inmunológico (anticuerpos específicos y células fagocitarias), una barrera anatómica protectora como los revestimientos cutáneo y mucoso y una barrera fisiológica tales como la acidez gástrica, la flora intestinal y las secreciones mucosas. Las infecciones surgen cuando falla nuestro sistema inmunitario y la función protectora de nuestras barreras anatómica y fisiológica, siendo incapaces de captar y eliminar los microorganismos que atacan a nuestro cuerpo. También aparecen cuando nuestro cuerpo está demasiado saturado de toxinas y sustancias de desecho, convirtiendo al cuerpo en un caldo de cultivo ideal para gérmenes nocivos, predisponiéndolo a todo tipo de infecciones.

Pueden ser asintomáticas o presentar un cuadro clínico, cuyos síntomas generales son: fiebre, malestar general, dolor de cabeza, fatiga, en casos más graves presentan deshidratación, hipotensión y confusión, y otros síntomas locales específicos del órgano o tejido infectado como por ejemplo tos, expectoración y dificultad respiratoria en las infecciones pulmonares.

Plan de alimentación. Si el cuerpo contrae infecciones es necesario seguir una dieta **depurativa-desintoxicante** durante 21 días consistente en beber 2 litros diarios de agua, comer semillas, jugos de vegetales y frutas, así como legumbres. Esta dieta pretende que el intestino evacue lo más posible y que la sangre esté limpia y libre de sustancias tóxicas y nocivas.

El sistema inmunológico se estimula con una **dieta saludable** que contiene:

- **Pocas grasas**. El consumo elevado de grasas saturadas disminuye las defensas y facilita las infecciones. Se recomienda el consumo de grasas insaturadas presentes en el pescado azul, los frutos secos y los aceites de oliva, girasol, soja y linaza.

- **Yogur**, que facilita la resistencia a los microorganismos causantes de intoxicaciones alimentarias.

- **Vitamina C**, que aumenta la producción de interferón, proteína con acciones defensivas, y genera la formación de colágeno, que es un componente esencial de las membranas de las células. Se aconseja el consumo de pimientos rojos, coles de bruselas, espinacas, coliflores, naranjas, limones, kiwi, frutos rojos, plátanos, manzanas, peras, melones, granadas, etc.

- **Vitamina A**, que interviene en el mantenimiento de la integridad de las mucosas, protegiendo así al organismo contra las infecciones. Se obtiene a partir de los carotenos o beta-carotenos que se encuentran en la zanahoria, la calabaza, el tomate, el berro, la albahaca , el melón, el mango, melocotón y los albaricoques.

- **Vitamina E**, que aumenta la inmunidad. Esto se ha comprobado después de ingerir 200 mg de esta vitamina, presente en el aceite de germen de trigo, los frutos secos como almendras, avellanas y cacahuetes y algunas verduras y hortalizas de color verde y en los aceites de germen de trigo y de maíz.

- **Vitamina B**. La carencia de ácido fólico o vitamina B9 suprime la respuesta de los linfocitos. La deficiencia del resto de las vitaminas del grupo B puede generar una insuficiente producción de anticuerpos. Alimentos ricos en vitamina B9 son los cereales integrales como el trigo, la avena, la cebada, las legumbres (lentejas, habas y soja), las verduras de hojas verdes como las coles, las coliflores, las espinacas, las endivias y las lechugas, el hígado de ternera y pollo y los productos lácteos.

- **Hierro**. El déficit de hierro que afecta a jóvenes y embarazadas disminuye la proliferación celular y la respuesta inmunológica celular. Alimentos ricos en hierro son las almejas, los cereales integrales, las lentejas, la soja, verduras de hoja verde como las espinacas y acelgas, el hígado vacuno, las carnes de ternera, pollo, pavo y el pescado.

- **Zinc**. La carencia de zinc es relativamente frecuente en mujeres embarazadas, niños y ancianos que realizan una dieta baja en calorías, y afecta al sistema linfoide. Alimentos ricos en zinc son el salvado de avena, los lácteos, la carne roja, apio, los espárragos, las borrajas, los higos, las patatas y las berenjenas.

- **Selenio**. El déficit de selenio afecta a la inmunidad disminuyendo de este modo la respuesta bactericida. Alimentos ricos en selenio son los frutos secos como las nueces de brasil, almendras y nueces; cereales integrales como el germen de trigo, el salvado de trigo, el maíz y la avena; pescados y mariscos; verduras como los ajos, las judías secas y champiñones.

Bibliografía

Las alergias. D.medicina. *http://www.dmedicina.com/enfermedades/alergias/alergia.html*

Las alergias. Medline Plus. Enciclopedia Médica. *https://www.nlm.nih.gov/medlineplus/spanish/ency/article/000812.html*

Las alergias. Web Consultas. *http://www.webconsultas.com/categoria/salud-al-dia/alergia*

Generalidades de enfermedades infecciosas. Wikipedia. *https://es.wikipedia.org/wiki/Infecci%C3%B3n*

Botanical on line. Dietas para combatir la alergia y las infecciones. *www.botanical-online.com/*

Enciclopedia de los alimentos y su poder curativo. Dr. Pamplona Roger. Ed. Safeliz.

El gran libro de la alimentación. Dra. Gillian Mac Keith. Ed. Planeta.

Capítulo 7

ENFERMEDADES DEL APARATO DIGESTIVO

REFLUJO GASTROESOFÁGICO Y HERNIA DE HIATO

El reflujo gastroesofágico es una enfermedad que consiste en el paso del contenido del estómago al esófago debido a una insuficiencia del esfínter esofágico inferior, que le impide cerrarse bien. Otra causa es la hernia de hiato.

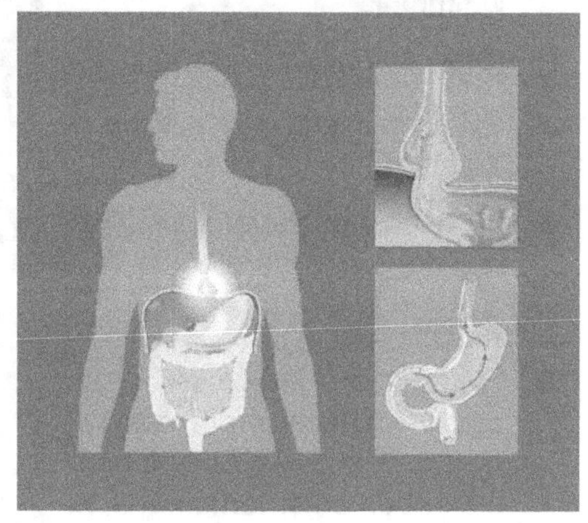

El 40% de la población mundial sufrirá un episodio de reflujo gastroesofágico a lo largo de su vida y el 16% de los españoles lo padece.

Los **síntomas** son:

- **Pirosis** o sensación de quemazón a nivel del esternón que aumenta tras las comidas abundantes y si el paciente se tumba.

- **Dolor** quemante localizado en la boca del estómago, no hay que confundirlo con el dolor del infarto de miocardio.

- **Acidez** y ardor de garganta, regurgitación de los alimentos durante la digestión.

- **Tos** y despertar nocturno con sensación de ahogo y opresión en el pecho. Muchas veces surgen complicaciones respiratorias como bronquitis, neumonías o asma.

Muchas veces el reflujo es asintomático porque no ha irritado la mucosa esofágica.

Su principal medio de diagnóstico es la gastroscopia o endoscopia del esófago y estómago.

Sus complicaciones son las esofagitis, úlceras esofágicas y hemorragias.

Medidas que **combaten** el reflujo gastroesofágico:

- Generales:

    - Elevar la cabecera de la cama de 8 a 10 cm inclinándola 45º respecto a la tabla.

    - Acostarse 2-3 horas después de comer.

    - No fumar.

    - Bajar de peso.

    - Evitar la ropa muy ceñida o apretada.

    - Se aconseja el ejercicio físico con deportes ligeros.

- Dietéticas:

    - Evitar comer en exceso y comer 4-5 veces al día con raciones pequeñas. Los alimentos deben estar templados, ni muy fríos ni muy calientes.

    - Eliminar de la dieta los alimentos que disminuyen la presión del esfínter esofágico inferior tales como el chocolate, café, té, bebidas alcohólicas y gaseosas.

    - Los alimentos perjudiciales son el ajo, la cebolla, el tomate, el pepino, los pimientos, el melón, los panes, los bollos y pasteles, los fritos, las grasas, los alimentos picantes, las salsas y los quesos fermentados o curados. Estos relajan el esfínter esofágico inferior y estimulan la producción de ácido en el estómago.

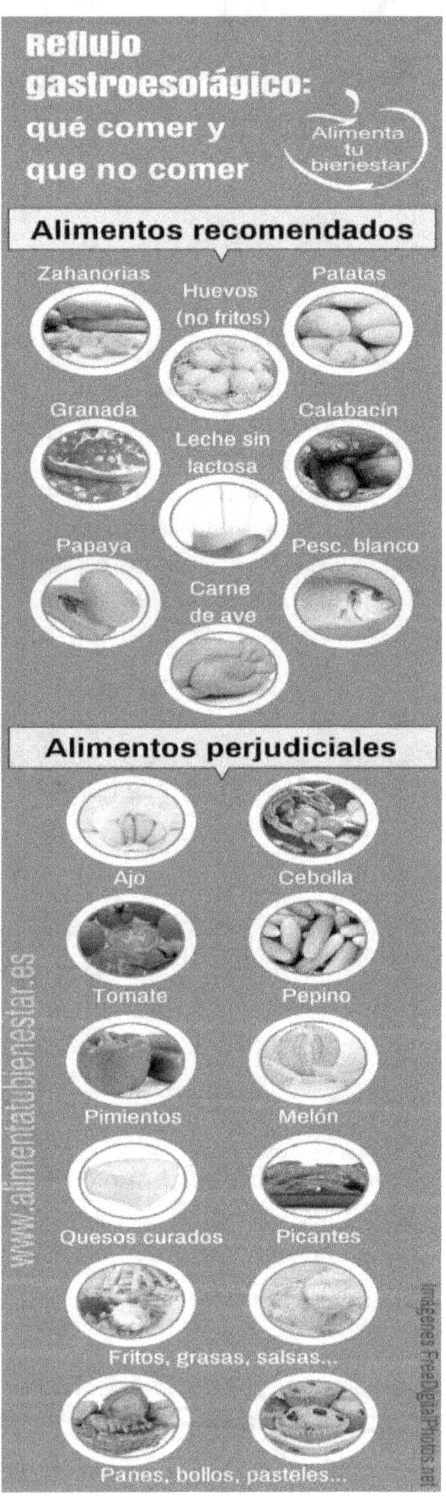

Los alimentos recomendados son:

- Las zanahorias, que por su contenido en provitamina A mejoran la función de la mucosa gástrica, normalizando la producción de jugo ácido que evita el reflujo ácido hacia el estómago.

- Las patatas y el calabacín, que neutralizan el exceso de ácido y reducen su producción, lo que frena el reflujo hacia el estómago.

- Las granadas, que por su acción astringente desinflaman la mucosa gástrica, reduciendo la producción de ácidos.

- La papaya.

- Carne de ave, porque se digiere mejor y se deberá cocinar ligeramente a la plancha o cocida, nunca frita ni guisada con salsas o condimentos.

- El pescado blanco y azul, pero nunca se deberá comer frito.

- Los huevos duros, cocidos y en tortilla, nunca fritos.

- La leche se debe consumir sin lactosa.

LA DISPEPSIA

La dispepsia o mala digestión es un trastorno digestivo caracterizado porque el proceso digestivo se vuelve difícil y doloroso y se manifiesta por eructos, sensación de plenitud gástrica o distensión abdominal y acidez.

Los **factores** que pueden provocar dispepsia gástrica son:

- **Masticación** insuficiente o comer deprisa.

- Irregularidad en el **horario** de las comidas.

- **Estrés** o tensión nerviosa.

- Alimentación rica en **fritos**, comidas **grasas**, embutidos y conservas en **vinagre**.

- Exceso de **refrescos** carbónicos, **cerveza** y **leche**.

La dispepsia es más común en las mujeres antes de los 40 años. Si se presenta en pacientes fumadores mayores de 45 años y pacientes que sufren dispepsia crónica acompañada de pérdida de peso necesitan un estudio médico más profundo.

Otros tipos de dispepsia orgánica conocida son la dispepsia ulcerosa secundaria a una úlcera gástrica o la secundaria al reflujo gastroesofágico.

Se combate con una **dieta** basada en:

- **Aumento** de la ingesta de:

    - Condimentos saludables como el limón, el ajo y ciertas plantas aromáticas de acción digestiva que favorecen la producción de jugos digestivos sin producir irritación o inflamación del estómago, a diferencia de las especias picantes, el café y el vino.

    - El pimiento rojo asado o crudo, que incrementa la secreción del ácido gástrico y tiene acciones antiinflamatorias.

    - La piña, que aumenta la producción de jugos sin producir irritación y contiene bromelina, que incrementa la producción de proteínas compensando la escasez del jugo gástrico.

    - Los germinados, que contienen enzimas que digieren los hidratos de carbono, grasas y proteínas.

    - Los cereales integrales como la cebada, arroz, centeno o trigo en forma de copos o papillas que son muy bien tolerados por los estómagos delicados.

    - Las ensaladas con hortalizas crudas bien masticadas y no difíciles de digerir que estimulan los procesos digestivos. Son abundantes en enzimas y fibra vegetal.

    - El bulbo de hinojo, que contiene aceite esencial rico en anetol, que tonifica los procesos digestivos y favorece la buena digestión.

    - La calabaza, que protege y suaviza la mucosa del estómago y neutraliza el exceso de acidez.

    - La papaya, de fácil digestión, que facilita la digestión de otros alimentos debido a su contenido en papaína.

- Reducir la ingesta de:

    - Fritos: el aceite recalentado de la fritura irrita la mucosa gástrica.

    - Especias: irritan la mucosa gástrica e incrementan la secreción de jugos gástricos.

    - Bebidas alcohólicas: el consumo de alcohol perjudica al estómago.

    - Café: su consumo habitual causa dispepsia.

    - Chocolate: contiene irritantes, grasas y azúcares que perjudican al estómago.

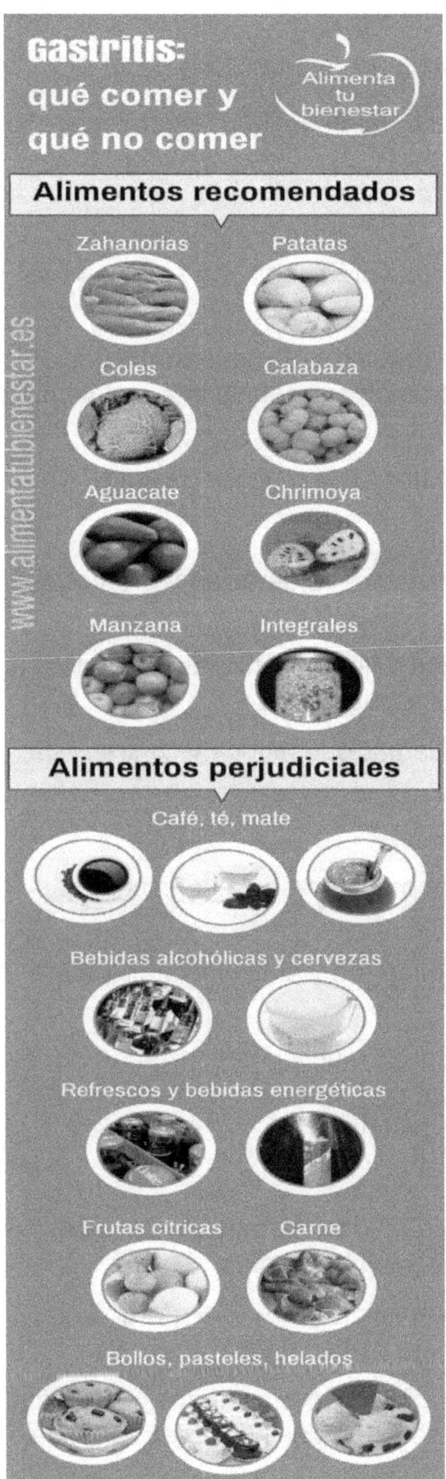

■ Leche: puede generar intolerancia a la lactosa. Se aconseja tomar leche sin azúcar. Se digiere peor la leche completa que la descremada.

■ Vinagre: agrava la pesadez, el ardor y el dolor gástrico.

■ Refrescos: diluyen los jugos gástricos y frenan la digestión, el azúcar y el gas carbónico irritan el jugo gástrico.

■ Mariscos: son alimentos poco digeribles porque las fibras colágenas que envuelven la carne del marisco son de difícil digestión.

GASTRITIS

Es una inflamación del revestimiento del estómago provocada por beber demasiado alcohol, comer alimentos demasiado fuertes o picantes, fumar, tomar medicamentos antiinflamatorios, infecciones por bacterias (*escherichia colli*, *helicobacter pilori*, *salmonella*), infección grave, cirugías y lesiones traumáticas que causa que el revestimiento se inflame y se irrite.

Los síntomas más comunes de la gastritis son el malestar o dolor de estómago, los eructos, las nauseas, los vómitos, las hemorragias intestinales, el ardor de estómago y la sangre en las heces.

Su **diagnóstico** incluye:

• **Gastroscopia**: que es un tubo endoooópico largo que visualiza el revestimiento del estómago y se pueden tomar muestras para biopsia.

- Exámenes de **sangre** para descartar anemias.

- Cultivo de **heces**: descartar la presencia de sangre y de bacterias.

Un **plan de alimentación** adecuado para tratar la gastritis recomienda:

- **Aumentar** el consumo de:

  - **Verduras**:

    - las <u>patatas</u> hervidas, asadas o en puré tienen una acción antiácida sobre la mucosa gástrica.

    - las <u>zanahorias</u> y la <u>calabaza</u>: regulan la producción de ácido gástrico y neutraliza el exceso de acidez debido a la provitamina A y a la fibra vegetal que contienen.

    - las <u>coles</u>, que protegen y desinflaman la mucosa gástrica.

  - **Frutas**:

    - <u>chirimoya</u>: su pulpa neutraliza el exceso de ácido y protege la pared del estómago.

    - <u>manzana</u>, que contiene pectinas o fibra soluble, así como taninos que desinflaman las mucosas digestivas.

    - <u>aguacate</u>, que disminuye la inflamación gástrica y contrarresta el exceso de ácido.

  - **Cereales integrales**:

    - <u>avena</u>, que contiene un mucílago que preserva la mucosa gástrica.

    - <u>arroz</u>, que ejerce un efecto astringente y antiinflamatorio sobre la gastritis.

    - <u>tapioca</u>, que es una harina rica en mucílagos con gran poder cuidador de la mucosa gástrica, cocinada con caldo de verduras alivia la inflamación de las gastritis.

- **Reducir** el consumo de:

  - **Bebidas alcohólicas** y cervezas, que irritan la mucosa gástrica y su consumo frecuente cronifica las gastritis agudas.

  - **Refrescos** que contienen **azúcar**, aditivos químicos y gas carbónico, que son sustancias irritantes para el estómago.

  - Bebidas estimulantes que por su contenido en **cafeína** (café, té, mate) incrementan la producción de ácido gástrico y perjudican la gastritis.

- **Dulces** como pasteles, bollos que contienen exceso de azúcar que irrita la mucosa gástrica y favorece la proliferación de bacterias como el *helicobacter pylori,* causante de la gastritis y la úlcera.

- **Helados**, cuyo frío intenso produce vasoconstricción y falta de riego sanguíneo en la mucosa del estómago.

- **Frutas cítricas** que por su acidez resultan indigestas y agresivas para la mucosa gástrica.

- **Carne**, cuyos nitritos y nitratos incrementan la producción de jugos digestivos e inflaman la mucosa gástrica.

Otras medidas eficaces a tener en cuenta son: **evitar** el **tabaco** y el consumo frecuente de **medicamentos antiinflamatorios**, o el tomarlos con protectores gástricos como el omeprazol.

ÚLCERA DE ESTOMAGO

La úlcera gástrica o duodenal es la erosión de la pared del estómago o duodeno producida por la bacteria *helycobacter pylori*, un alimento o un medicamento. Las úlceras empeoran con el estrés, el consumo de tabaco y alcohol y algunos patrones de alimentación inestables.

Los síntomas son dolor, que desaparece después de comer, náuseas, vómitos, malestar en la zona del estómago y sensación de estar lleno, vómitos de sangre y melenas.

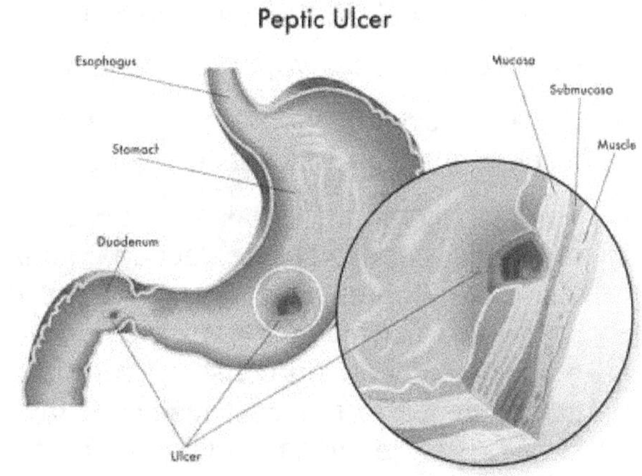

Se diagnostica mediante:

- **Gastroscopio**, que es un tubo endoscópico largo que visualiza el revestimiento del estómago y se pueden tomar muestras para biopsia.

- **Exámenes** de **sangre** para descartar anemias

- Cultivo de **heces**: descartar la presencia de sangre y de bacterias.

- **Radiografía** contrastada del estómago y duodeno.

Las medidas preventivas incluyen: evitar el tabaquismo, moderar el consumo de alcohol y medicamentos antiinflamatorios y analgésicos y combatir el estrés.

El **plan de alimentación** de la úlcera gastroduodenal:

- Alimentos beneficiosos:

  - Pan blanco, arroz cocido blanco y pasta normal cocida y en raciones moderadas.

  - Aceite de oliva virgen extra, debemos aumentar el consumo si el dolor es agudo.

  - Sal con moderación.

  - Leche semidesnatada o desnatada, yogures, queso fresco y leche de soja.

  - Legumbres: garbanzos, lentejas, soja y guisantes muy cocinados y triturados.

  - Huevo cocido, duro, tortillas (la tortilla de patatas se debe elaborar con patatas hervidas).

  - Pescado blanco y azul, latas de atún.

  - Carne blanca de pavo, pollo y conejo.

  - Fruta no ácida: plátano, higos, pera, manzanas, melón, sandía, níspero, melocotones, albaricoques, uvas y arándanos.

  - Verduras como zanahorias, calabaza, remolacha, calabacín, judía verde, cebolla cocida, lechuga, algas, puerros, coles, pimientos rojos y berenjenas. Las verduras ricas en fibra tales como brócoli, coliflor, coles de bruselas, alcachofas, cardos, espinacas y acelgas. Se deben consumir verduras ricas en vitamina A porque protegen la mucosa gástrica y favorecen la cicatrización de las úlceras y en vitamina C con efectos antihemorrágicos y cicatrizantes.

  - Bebidas: agua, infusiones tibias, café descafeinado, té, leche. Refrescos isotónicos sin gas, zumos no ácidos de melocotón, zanahoria, piña, etcétera.

  - Especias permitidas: cúrcuma, jengibre, cardamomo, mejorana, comino, estragón, albahaca, salvia, tomillo y clavo de olor.

- Alimentos perjudiciales. Se aconseja evitar o reducir mucho el consumo de:

- Pan integral, cereales integrales, arroz y pasta integrales, bollería y dulces.

- Aceites refinados, mantequilla, grandes raciones de frutos secos salados.

- Grandes raciones de leche, quesos cremosos de cabra, oveja, nata, leche cremosa, flanes, natillas.

- Alubias y habas secas.

- Vinagre y las salsas.

- Huevo frito, tortilla de patatas fritas, huevos estrellados.

- Carne roja y embutidos. Conservas de carne y pescado (salvo el atún). Mariscos.

- Fruta ácida y vasos de zumo de naranja enteros.

- Verduras tales como pimientos, tomate, cebolla y ajo crudos. Aceitunas, pepinillos y encurtidos. No consumir verdura frita.

- Bebidas como café, té, cola con gas y zumos muy ácidos. Bebidas alcohólicas.

- Especias tales como pimientas negra y blanca, azafrán, curry, chile y guindilla.

ESTREÑIMIENTO

Es un cuadro clínico caracterizado por la ausencia de defecación durante tres días consecutivos. Los síntomas son flatulencias, gases, dolor abdominal y retortijones. Es un problema bastante frecuente.

Se conocen varios **tipos** de estreñimiento:

- **Funcionales**, que se deben a una atonía o debilidad de la musculatura del intestino grueso o al colon irritable. Son frecuentes en ancianos.

- **Orgánicos**, debido a tumores y cáncer de colon a obstrucciones intestinales por bridas, cicatrices e inflamaciones crónicas y a la presencia de problemas anales como hemorroides y fisuras.

- **Reflejos**, por enfermedades adyacentes.

- Un régimen **alimentario** incorrecto con ingesta insuficiente de agua o de fibra. Ingesta de alimentos escibalosos.

- **Hábito** intestinal irregular debido a la tensión nerviosa o a las prisas que nos hacen desatender la defecación.

- Abuso de **laxantes** que inflaman la mucosa intestinal.

Se aconseja el consumo de **alimentos ricos** en **fibra**:

- **Cereales integrales**: aportan fibra insoluble que retiene agua en las heces y las ablanda, favoreciendo su tránsito por el intestino.

  - <u>Pan integral</u>, cuyo alto contenido en fibra produce un aumento del peristaltismo intestinal y una mayor facilidad en la evacuación de las heces.

  - La <u>avena</u>, por su gran contenido en fibras solubles y no solubles y su riqueza en sales minerales.

  - <u>Salvado de trigo</u>, que contiene gran cantidad de fibra insoluble que tonifica el intestino y combate el estreñimiento.

- Las **verduras** son ricas en fibra, sales minerales, vitaminas y agua. Su gran contenido en agua y fibra las hace ideales para aumentar el volumen de las heces y estimula la evacuación intestinal.

- Las **legumbres** tales como los guisantes, la soja, las habichuelas y las habas son ricas en fibra y proteínas.

- Las **frutas** tales como las peras, las manzanas, los nísperos, las uvas, las ciruelas, las fresas, los cítricos y los arándanos proporcionan mucha fibra. Entre las frutas destacan las uvas, ciruelas pasas y los higos, que son cinco veces más ricas en fibra que las normales.

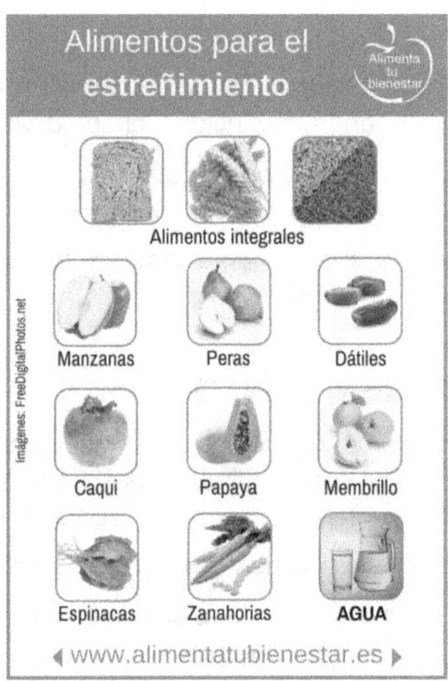

- Se recomienda la ingestión de un vaso de **agua** con **semillas** de lino o chía y nueces de macadamia (rica en ácidos grasos omega 9 que lubrican las paredes intestinales favoreciendo su evacuación).

Reducir o eliminar el consumo de productos que carecen de fibra como: bollería refinada y pan blanco, chocolate, pescado, marisco y carne.

SÍNDROME DEL INTESTINO IRRITABLE

Este trastorno doloroso y molesto es un síndrome funcional caracterizado por la alternancia entre estreñimiento y diarreas, dolores y distensión abdominal. La crisis se puede activar debido al estrés o a la ingesta de determinados alimentos como los productos lácteos, los picantes y edulcorantes. Algunas bebidas, tales como el té, el café y bebidas alcohólicas pueden tener un efecto irritante, así como la ingesta de medicamentos irritantes para la mucosa intestinal como los comprimidos de hierro y los antibióticos.

Los síntomas más característicos son el dolor abdominal y las alteraciones del ritmo intestinal. El dolor es difuso y localizado en el hemiabdomen inferior, de tipo cólico u opresivo, de intensidad leve o moderada, acompañado de un deseo urgente de defecar. Las alteraciones del ritmo intestinal pueden manifestarse en forma de estreñimiento o diarreas o ambas juntas.

Determinadas situaciones, alimentos y medicamentos irritan el colon, alterando su normal funcionamiento y provocando cuadros de diarreas o estreñimiento o ambos alternos.

Conviene **evitar**:

- Situaciones y circunstancias que provoquen estrés y ansiedad. Las personas que están ansiosas y/o estresadas deberán tomar medidas relajantes.

- Ingesta de algunos medicamentos: comprimidos de hierro y antibióticos.

- Consumo de algunos alimentos: productos lácteos, carnes grasas, embutidos, fritos, bollería, pastelería, dulces y alimentos picantes.

- Consumición de bebidas excitantes: café, té, colas y refrescos.

Cuando el colon irritable se manifiesta en cuadros de estreñimiento:

- Se debe **aumentar el consumo** de:

  - Alimentos ricos en **fibra**: pan integral, los cereales integrales tales como el salvado de avena repartido como 3 cucharadas en 3 vasos de zumos de fruta.

  - **Frutas**: las manzanas, las peras, los dátiles y los membrillos, que por su alto contenido en pectinas y mucílagos son buenos reguladores del tránsito intestinal.

  - **Verduras** tales como las espinacas, fácilmente digeribles y ricas en fibra, y las zanahorias, que son buenas reguladoras intestinales y evitan el estreñimiento.

- **Yogures** de tipo bio que aportan bacterias comensales beneficiosas y necesarias para el buen funcionamiento del intestino.

- Beber más de 2 litros de **agua** al día.

• Se aconseja **reducir** la ingesta de los siguientes alimentos:

- **Legumbres**, que ocasionan flatulencias, debiendo evitarse su consumo frecuente.

- **Salvado de trigo**, que es una fibra insoluble y genera irritación de la mucosa intestinal.

- **Leche**, que por su alto contenido en lactosa resulta difícil de digerir en los adultos y genera intolerancia y flatulencia. **Quesos madurados** que generan espasmos y flatulencia intestinal, debido a las sustancias irritantes que lo contienen.

- **Gluten**, que es la proteína que se encuentra en el trigo, la cebada y el centeno. Origina flatulencias y diarreas en las personas sensibles.

- **Carne**, pues su consumo resulta irritante para el intestino.

Si se manifiesta en forma de **diarreas**:

• Se aconseja comer arroz blanco hervido con un poco de aceite de oliva. Los plátanos, que contienen bastante potasio, las zanahorias, las manzanas y las peras.

• Se aconseja evitar el consumo de leche, yogures y quesos; se puede consumir leche de soja, avena, arroz o yogures desnatados probiótiocos. Tampoco conviene tomar alimentos ricos en grasas como las carnes, quesos curados, leche entera o fritos que contengan mucha grasa, ni dulces como el chocolate, los pasteles y los bollos, porque excitan el peristaltismo intestinal y provocan diarrea. Deben evitarse así mismo las bebidas alcohólicas, los refrescos con gas, el café, el té, las especias o las conservas, porque se agravan los síntomas.

DIARREAS Y GASTROENTERITIS

Enfermedad que consiste en un aumento del número de deposiciones al día, más de 3, acompañada de la emisión de heces blandas o líquidas. En ocasiones la diarrea puede contener sangre, moco, pus y alimentos no digeridos. La diarrea puede ser aguda, con una duración inferior a 3 semanas, o crónica, cuya duración es superior a las 4 semanas.

Las **causas** más frecuentes de diarreas son las agudas o microbianas, provocadas por **bacterias** que viven en el agua o los alimentos; las **víricas**, que producen síntomas más leves y son las más frecuentes en los niños; y las **parasitarias**, provocadas por algunos parásitos.

La **diarrea secundaria a intoxicación alimentaria** se provoca entre los 30 minutos y las 6 horas tras la ingesta de alimentos no refrigerados o en malas condiciones de conservación, como pastas, pastelería, helados, dulces de crema, mahonesas y carnes picadas. También es frecuente la diarrea del viajero.

Diarrea secundaria a algunas medicinas como antibióticos, quimioterápicos, intolerancia a la lactosa por problemas en la ingestión de ciertos alimentos, enfermedad celiaca, síndromes de malabsorción, síndrome del intestino irritable, enfermedad inflamatoria intestinal y cirugías previas.

Sus síntomas son el aumento de la frecuencia de las deposiciones y la consistencia más blanda de las heces, dolores tipo de retortijones, náuseas, vómitos y algunas veces fiebre. Muchas veces genera cuadros de deshidratación si son abundantes.

GASTROENTERITIS

Las gastroenteritis son inflamaciones agudas e infecciosas de la mucosa gástrica e intestinal cuyo síntoma principal es la diarrea, aunque también se observan dolores abdominales o retortijones, náuseas, vómitos o fiebre, con una incidencia mundial de 0,5 a 2 episodios por persona y año.

Estas se pueden originar por diversos motivos, aunque más del 90% tienen una causa infecciosa causada por microorganismos que se encuentran en el agua, en alimentos contaminados por las heces de las personas infectadas. La infección se puede transmitir de una persona a otra por vía oral, como llevarse las manos a la boca después de un contacto con la persona infectada.

Pueden ser víricas, bacterianas o parasitarias.

- **Víricas**: rotavirus, norovirus, astrovirus, coronavirus, adenovirus. En los lactantes y niños pequeños los rotavirus ocupan la primera causa de la gastroenteritis, seguidos de los norovirus. En los adultos los norovirus provocan la mitad de los casos. Son diarreas secretoras.

- **Bacterianas**: causan diarreas por 3 mecanismos patogénicos:

- Tipo secretor, porque las bacterias liberan una enterotoxina que altera la mucosa intestinal provocando una liberación de sodio y cloro, con la consiguiente expulsión de agua. Este tipo de diarrea es provocada por bacterias como *Escherichia Colli* y *Vibrio Cholerae*.

- Tipo invasivo: invaden el revestimiento de la mucosa intestinal provocando una lesión orgánica de la pared intestinal y eliminando agua, líquido, moco y sangre, conocidas como diarreas desenteriformes, cuyos microorganismos son *Shigella*, *Campylobacter*, *Escherichia Colli* enteroinvasiva y enterohemorrágica y *Clostridium difficile*.

- Tipo penetrante, en el cual las bacterias se unen a la pared intestinal inflamándola y provocando una infección intestinal producida por *Salmonellas* y *Yersinias*.

- En las **parasitarias**, los parásitos se adhieren al intestino provocando náuseas, vómitos, diarreas y malestar general. Estos parásitos son *Giardia Lamblia* y *Cristosporidium*.

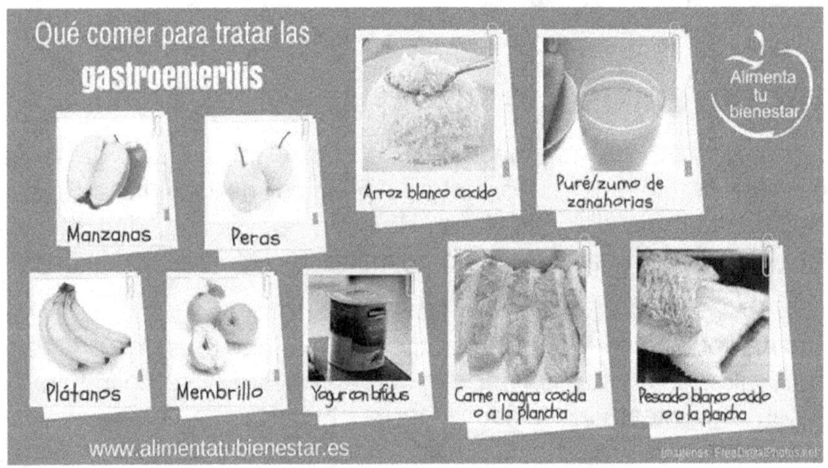

Deben acudir al médico las personas mayores de 65 años con cuadros de diarrea que no mejoran o empeoran en 48 horas, presentan más de 6 deposiciones al día con sangre, moco o pus, dolor abdominal importante y síntomas de deshidratación.

Los principales **grupos** de **riesgo** son:

- Los **viajeros**. La padecen el 40% de los turistas que vienen de América Latina, África y Asia, y es debida a la invasión por las bacterias locales.

- Las personas que consumen **alimentos mal conservados** como mayonesa, natas, huevos o mariscos.

- El personal de las **guarderías** y sus familiares. Personas que residen en centros de acogida y **hospitales**.

- Personas con **inmunodeficiencias**.

El diagnóstico se efectúa con una historia clínica detallada observando:

- Si se presentan complicaciones como sepsis, deshidratación, vómitos y heces con sangre.

- Interrogar al paciente sobre los alimentos consumidos.

- Consultar al sujeto si ha viajado al extranjero o ha sido víctima de un brote de gastroenteritis epidémico en guarderías, colegios, barcos de crucero, restaurantes, residencias de ancianos, etc.

- Analítica de sangre y orina y analítica microbiológica de las heces.

Para **combatirlas** de manera eficaz:

- Medidas de higiene en la manipulación y conservación de alimentos.

- Vacunas y medidas de control de alimentos en los viajes internacionales.

- Hidratarse bien con abundante agua y suero elaborado con limón alcalino con una pizca de sal, bicarbonato y azúcar.

- Cuidado con el consumo de algunos medicamentos que provocan diarreas. Los médicos deben recetar los fármacos necesarios (antibióticos, antidiarreicos) para tratarlas en algunos casos y no es aconsejable automedicarse.

- Si es secundaria a otras enfermedades intestinales es conveniente seguir el tratamiento adecuado a estas.

- Plan de alimentación eficaz con caldo de verduras depurativo.

- Sustituir la leche de vaca por la de soja en casos de alergias o intolerancia a la lactosa. Yogures ricos en bifidobacterias.

- Tomar abundantes infusiones como manzanilla, té, melisa, hinojo o hierbaluisa.

- Frutas: manzanas, con su adecuada proporción entre la pectina, que es un suavizante, elimina las toxinas del intestino y astringente; mom brillo, eficaz astringente y antiinflamatorio del tubo digestivo; caqui, que contiene taninos de acción astringente y mucílagos de acción protectora y suavizante sobre la mucosa; granada y níspero, buenos astringentes y antiinflamatorios del tubo digestivo; plátano, nutritivo y bien tolerado por la mucosa intestinal; arándano, astringente y antiséptico necesario para tratar las diarreas ocasionadas por la disbacteriosis intestinal.

- **Frutos secos** como almendra, con propiedades antidiarreicas, y chufa, cuyos tubérculos facilitan la digestión de los hidratos de carbono.

- **Verduras**: zanahoria, por su contenido en pectina absorbe las toxinas intestinales y protege la mucosa intestinal inflamada; patatas, consumirlas cocidas o en forma de purés; y ajo, que es un eficaz antibiótico.

- Conviene evitar el consumo abundante de fibra y moderar el consumo de cereales integrales y legumbres; leche, porque la lactosa de la leche no puede ser digerida y aumenta la inflamación intestinal; huevos, que pueden ser causantes de gastroenteritis provocadas por *salmonellas* y otras bacterias; pollo y carne, que están contaminados por *salmonellas* y otras bacterias; y marisco, que es de difícil digestión y su consumo agrava las infecciones intestinales.

COLITIS ULCEROSA

Es una inflamación crónica de la mucosa del colon originando una colitis inflamatoria y ulcerativa. Su causa es desconocida y se desencadena por la alimentación refinada rica en carnes y grasas saturadas y pobres en frutas y hortalizas.

Se manifiesta con diarrea, dolor agudo abdominal, emisión ocasional de sangre con las heces, cansancio y pérdida de peso. Puede degenerar en cáncer de colon.

Se recomienda la misma ingesta de alimentos que en la diarrea, además de coles, que cicatrizan las úlceras digestivas de estómago y colon; pescado azul, que remite la colitis ulcerosa debido a la acción de los ácidos omega 3 durante 4 meses con evolución favorable; y reducir el consumo de hamburguesas, embutidos y carne.

ENFERMEDAD DE CROHN

Es una inflamación crónica de los intestinos delgado y grueso que cursa con brotes agudos de dolor abdominal y diarreas. Se relaciona con la alimentación típica occidental pobre en fibra y productos vegetales y abundantes en productos refinados y procesados. No tiene curación y puede precisar una intervención quirúrgica.

Diferencias entre la enfermedad de Crohn y la colitis ulcerosa

ENFERMEDAD DE CROHN	COLITIS ULCEROSA:
Afecta a todo el tubo digestivo y fundamentalmente al ILEON.	Afecta al intestino grueso.
Afecta a las 3 capas.	Afecta solo a la mucosa.
Inflamación transmural.	Inflamación superficial con úlceras.
Granulomatosa.	Presenta pseudopólipos.
Diarreas no hemorrágicas.	Diarreas hemorrágicas.
Malabsorción.	No malabsorción.
Dolor abdominal frecuente.	Dolor abdominal.
Preservación rectal.	Afecta recto y ano.
Afectación sistémica en complicaciones.	Complicaciones sistémicas.

Se recomienda un consumo de los mismos alimentos de la diarrea:

- Arroz cocido, puré de patatas y zanahorias, frutas como manzanas, peras y plátanos.

- Verduras de hoja verde como coles, coliflor, brócoli, acelgas y espinacas ricas en folatos, que son deficientes en estos enfermos.

- Espirulina y sésamo para suplir las carencias de hierro originadas por las microhemorragias y los déficits en su absorción.

- Suplementos de aceite de pescado y aceites.

Es aconsejable reducir o eliminar: la ingesta abundante de azúcares, helados, bollería rápida o refinada, que quienes la consumen presentan un riesgo 3 veces superior de padecer la enfermedad de Crohn.

FLATULENCIAS

Después de comer, el aparato digestivo produce gases en la desintegración de los alimentos al mezclarse con los jugos y los movimientos del estómago e intestino, así como los producidos con las bacterias que residen en el intestino. La mayoría de los gases son producidos en la pared del intestino: 6,4 litros producidos por dióxido de carbono, hidrógeno y metano.

Las flatulencias son un exceso de gases intestinales que causan espasmos intestinales y distensión abdominal (se hincha el abdomen). Son más susceptibles a padecerlas unas personas que otras.

Sus **causas** son: comer deprisa, tragar demasiado aire mientras se come, una indigestión, un cambio brusco en la alimentación acompañado de un consumo de alimentos pobres en fibra y abundantes en hidratos de carbono, ingesta frecuente de alimentos flatulentos como las coles y las legumbres, y bebidas gaseosas o refrescos o ricas en levaduras como las cervezas, así como el empleo de antibióticos que desequilibran la flora intestinal.

Son secundarias a otras enfermedades como el estreñimiento crónico, la intolerancia a la lactosa, la gastritis, la úlcera gástrica y la enfermedad de Crohn.

Sus **síntomas** son molestias intestinales, distensión abdominal y dolores. Estos se alivian con la expulsión de los gases mediante la defecación.

Es importante tener un plan de alimentación saludable que aconseja comer de forma ordenada sin interferencias y respetando los horarios de un día para otro sin saltarse ninguno.

Los **alimentos aconsejados** son:

- La leche y los lácteos, como leche entera, semi o desnatada. El yogur es beneficioso porque contiene bacterias que tienden a equilibrar la flora del intestino.

- Carnes semigrasas, jamón y embutidos magros. Pescado blanco y azul y huevos.

- Cereales integrales y muesli. Consumir el pan integral.

- Legumbres guisadas con verduras y patatas y batidas en forma de purés.

- Frutas y verduras, es conveniente comer ensaladas. Evitar las verduras flatulentas.

- Bebidas: agua, caldos, infusiones suaves y zumos naturales.

Se aconseja evitar las comidas copiosas, muy condimentadas y grasas (alimentos fritos y rebozados, guisos grasos) y flatulentos (legumbres guisadas con embutidos y carnes grasas).

También es conveniente comer despacio y evitar las bebidas gaseosas y excitantes, que deberán ser sustituidas por infusiones.

HEPATOPATÍAS

Las enfermedades hepáticas más frecuentes son las hepatitis, seguidas de la cirrosis. Cada año mueren en el mundo cerca de 1,5 millones de personas por hepatitis y sus complicaciones como cirrosis y cáncer hepático.

Los síntomas más característicos de las hepatitis son dolor o distensión abdominal, molestias abdominales difusas debajo del reborde costal derecho, fatiga, inapetencia, náuseas, vómitos, pérdida de peso, ictericia, orina turbia, heces pálidas y prurito generalizado.

Las cirrosis suelen ser complicaciones de hepatitis B y C crónicas y hepatitis alcohólicas cuyos síntomas son similares a la hepatitis, además de la formación de arañas vasculares rojizas en la piel, palmas de las manos enrojecidas, edemas en las piernas y en el abdomen, tendencia a la formación de hematomas y sangrado anormal, aumentos del tamaño de las mamas en hombres y del hígado y confusión mental.

La alimentación juega un papel importante en la prevención de las enfermedades hepáticas, en la desintoxicación y en la regeneración hepática necesaria para los enfermos de hepatitis y cirrosis.

Las proteínas ayudan a la regeneración hepática y previenen la acumulación de grasa y su daño a las células hepáticas. Se recomienda reducir la ingesta de proteínas de origen animal y aumentar la ingesta de proteínas de origen vegetal como los cereales, las legumbres, la soja y la leche. Las personas con hepatopatías graves deben reducir el consumo de proteínas porque los productos residuales de la desintegración de las proteínas se acumulan y elevan los niveles de amoniaco en la sangre, que se depositan con posterioridad en el cerebro.

Los hidratos de carbono son necesarios, pues el cuerpo almacena carbohidratos en forma de glucógeno. Las personas con hepatopatías deberán aumentar el consumo de carbohidratos en forma de frutas y verduras, que son los alimentos más indicados para el hígado.

Los **vegetales** son ricos en vitaminas, minerales y antioxidantes que neutralizan los radicales libres que pueden mejorar la salud del hígado.

- La **alcachofa**, que contiene cinarina, protectora de enfermedades hepáticas.

- Los **cardos marianos**, que tienen una función reparadora de las células hepáticas.

- Las **zanahorias** y las remolachas, que son potentes antioxidantes y actúan eliminando radicales libres.

- El **chucrut**, que por su contenido en ácido láctico regenera la flora intestinal y favorece el metabolismo hepático

- La **cúrcuma**, antioxidante natural que expulsa la bilis y descongestiona el hígado.

- Los **ajos** y las **cebollas**, que son bactericidas y eliminan sustancias tóxicas del organismo.

Las **frutas**:

- Las **manzanas** que contienen metionina y fósforo, que es fundamental para el control del colesterol.

- Las **peras** son diuréticas por su alto contenido en potasio.

- Las **uvas** aportan azúcares naturales y vitaminas antioxidantes para el hígado y activa su función desintoxicadora.

- Las **ciruelas** evitan el estreñimiento y favorecen la eliminación de desechos orgánicos y son muy bajas en sodio, grasas y proteínas.

- La **cereza** es un buen antioxidante y depurativo de la sangre que favorece el funcionamiento del hígado.

- El **níspero** descongestiona el hígado.

- Los **zumos** de frutas son muy aconsejables.

Se recomienda la ingesta de alimentos ricos en **grasas insaturadas** frente a las grasas animales. Los aceites más apropiados son el **aceite de oliva virgen**, el de **cacahuete** y el de **soja**. Se aconseja la ingesta de **aguacate**, **nueces** y **semillas de sésamo**.

Se deben **evitar**:

- La **sal**, los **condimentos** y **especias**. Cuando el hígado no funciona bien se retiene sodio, agua y líquidos.

- Las bebidas **alcohólicas** que atacan a las células hepáticas y generan cirrosis.

- Las **comidas fritas** y **precocinadas**.

- Las **carnes** animales y la **leche** y los productos lácteos enteros ricos en grasas saturadas que sobrecargan el hígado.

- **Mantequilla**, que por su riqueza en grasa aumenta el trabajo del hígado y no facilita su curación.

- La **bollería**, la pastelería, los helados, **dulces** y **refrescos**.

COLELITIASIS

Enfermedad caracterizada por la presencia de cálculos o piedras de colesterol en la vesícula biliar. Se produce por exceso de colesterol, bilirrubina y porque la vesícula biliar no se vacía correctamente, pudiendo llegar a ser muy concentrada la bilis, lo que favorece la formación de cálculos biliares.

Es más frecuente en mujeres mayores de 60 años. Sus principales factores de riesgo son la obesidad, la diabetes, el embarazo, consumir una dieta rica en grasas, colesterol y baja en fibra, tener antecedentes familiares de cálculos biliares, consumo de medicamentos ricos en estrógenos para terapias hormonales femeninas y para reducir el colesterol.

Sus síntomas: muchas veces es asintomática. Cuando la enfermedad es sintomática se presentan fuertes dolores en la parte superior y derecha del abdomen, debajo del esternón, dolor entre los omóplatos y en el hombro derecho.

Si se presenta ictericia aparece coloración amarillenta de la piel y de los ojos.

El diagnóstico es mediante ecografía abdominal, resonancia magnética, TAC, el análisis de sangre y las radiografías contrastadas de la vesícula y sus vías biliares, la colangiopancreatografía retrógrada endoscópica para observar las vías biliares.

El tratamiento de elección es la cirugía con extirpación de la vesícula biliar. La vesícula no es indispensable para vivir, porque la bilis fluye desde el hígado al intestino, pero se pueden producir diarreas secundarias a la cirugía. Otro tratamiento son los medicamentos para disolver los cálculos biliares.

Para **prevenirla** se necesitan dos cosas:

- Mantenerse en su **peso ideal** de manera estable. Si su peso aumenta es necesaria una dieta para perder kilos.

- **Plan de alimentación** adecuado. Es conveniente aumentar la ingesta de fibra.

    - <u>Legumbres</u>. Su elevada proporción de fibra y su escasa proporción de grasas disminuyen el riesgo de colelitiasis.

    - <u>Frutas</u>. No contienen grasa y su consumo hace descansar la vesícula. La manzana fluidifica la bilis y reduce su tendencia a precipitar formando cálculos. Conviene consumir frutas ricas en vitamina C como las naranjas, las mandarinas, la guayaba, el kiwi y las frutas rojas.

    - <u>Verduras</u>. Las alcachofas contienen cinarina, que facilita el vaciamiento de la vesícula biliar y evita la formación de cálculos biliares. El rábano, cuyos sulfuros aumentan la producción de bilis y facilitan el funcionamiento de la vesícula biliar también es muy aconsejable.

- ■ Bebida de <u>leche de soja</u>, que reduce la tendencia a formarse cálculos biliares.

- ■ **Reducir** o eliminar:

  - La grasa total: cualquier tipo de grasa provoca la contracción de la vesícula biliar por un mecanismo reflejo hormonal, lo cual precipita o agrava un cólico biliar.

  - Los lácteos. La caseína favorece la formación de cálculos biliares y la leche completa o los lácteos como la nata y la mantequilla provocan la contracción de la vesícula biliar.

  - El consumo abundante de azucares beneficia la formación de cálculos biliares.

  - El exceso de proteínas de origen animal fomenta la formación de los cálculos biliares.

Bibliografía

El gran libro de la alimentación. Gillian Mac Keith. Ed. Planeta.

Enciclopedia de los alimentos y su poder curativo. Dr. J. Pamplona Roger. Ed. Safeliz.

La cocina que cura. Dra. Vidales. Libros Cúpula.

Botanical on line. Dietas para combatir el reflujo gastroesofágico, la dispepsia, el ulcus, gástrico, el estreñimiento diarrea y enfermedades hepáticas. *www.botanical-online.com/*

Reflujo gastroesofagico. Web consultas. *http://www.webconsultas.com/categoria/salud-al-dia/reflujo-gastroesofagico*

Enfermedad por reflujo gastroesofágico. *http://www.aegastro.es/enfermedad-por-reflujo-gastroesofagico-erge*

La dispepsia. Dr.Family.org. *http://www.aegastro.es/enfermedad-por-reflujo-gastroesofagico-erge*

¿Que es la gastritis? *http://www.geosalud.com/Digestivo/gastritis.htm*

Úlcera gastroduodenal, ¿qué es? *http://www.dmedicina.com/enfermedades/digestivas/ulcera-gastroduodenal.html*

Úlcera péptica. Medline Plus. Enciclopedia médica. *https://www.nlm.nih. gov/medlineplus/spanish/ency/article/000206.htm*

Gastroenteritis viral. Medline Plus. *https://www.nlm.nih.gov/medlineplus/ spanish/ency/article/000252.htm*

Gastroenteritis bacteriana. Medline Plus. *https://www.nlm.nih.gov/medli- neplus/spanish/ency/article/000254.htm*

Gastroenteritis. Definición causas y síntomas. *http://www.onmeda.es/en- fermedades/gastroenteritis.html*

Gastroenteritis. Causas, síntomas y tratamiento. *http://www.webconsul- tas.com/categoria/salud-al-dia/gastroenteritis*

Colon irritable. D.medicina. *http://www.dmedicina.com/enfermedades/ digestivas/colon-irritable.html*

Síndrome del intestino irritable. Medline Plus. Enciclopedia Médica. *https://www.nlm.nih.gov/medlineplus/spanish/ency/article/000246. htm*

La colitis ulcerosa y la enfermedad de Crohn. Geosalud. *http://www. geosalud.com/Digestivo/colitisulcerosa2.htm*

Concepto actual y aspectos clínicos de la colitis ulcerosa y enfermedad de Crohn. Monografías.com. *http://www.monografias.com/traba- jos905/crohn-colitis-ulcerosa/crohn-colitis-ulcerosa2.shtml*

Características comunes de las enfermedades hepáticas. The universi- ty of Chicago Medicine. *http://www.uchospitals.edu/online-library/ content=S03757*

Breve descripción de enfermedades del hígado. Owl. *http://www.owlme- tabolomics.com/enfermedades-hepaticas.aspx*

Cálculos biliares. Medline Plus. Enciclopedia médica. *https://www.nlm. nih.gov/medlineplus/spanish/ency/article/000273.htm*

La litiasis biliar. Web consultas. *http://www.webconsultas.com/categoria/ salud-al-dia/litiasis-biliar*

Capítulo 8

SISTEMA GENITOURINARIO

NEFROPATÍAS E INSUFICIENCIA RENAL

La insuficiencia renal es la incapacidad de los riñones para filtrar la orina; puede ser aguda, con una duración breve de tiempo, o crónica, donde el paciente precisará de un trasplante o una diálisis para que sus riñones puedan filtrar los desechos del organismo.

Las causas principales de insuficiencia renal son la diabetes, los cálculos renales, nefropatías agudas o crónicas, infecciones mal curadas, crisis hipertensivas, insuficiencia cardiaca, traumatismos como los golpes, las caídas, los accidentes laborales que producen insuficiencia renal aguda, la ingestión de medicamentos como analgésicos, antiinflamatorios y los productos tóxicos.

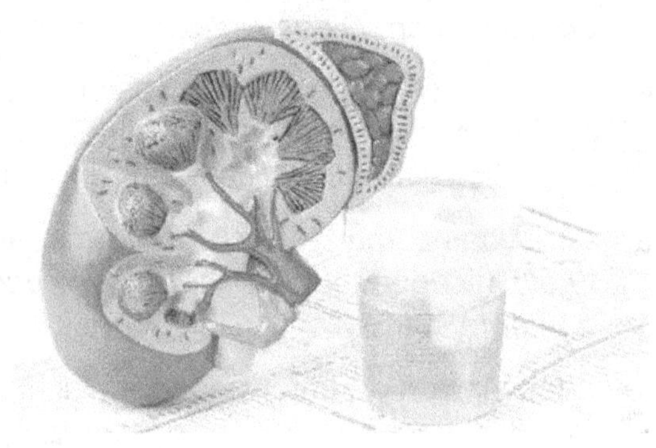

Los **factores de riesgo** son la obesidad, el sedentarismo, la diabetes y la hipertensión arterial.

Los **síntomas** son poca orina en la micción, picor en la piel, vómitos, cefaleas, tristeza, cansancio y debilidad.

Los **daños corporales** causados por la insuficiencia renal son: hinchazón ocular, insomnio, insuficiencia cardiaca, piel seca e irritada, hipertensión arterial, calambres nocturnos y pies y tobillos hinchados.

La **dieta recomendada** es la siguiente:

- Reducir el consumo de **carne** y **pescado** a 100 g de peso al día. Se prepara asada, a la plancha, a la parrilla o hervida al vapor.

- Productos **lácteos**: es conveniente ingerir 2 vasos de leche al día e ingerir yogur y queso fresco.

- **Pan**, **cereales** y **pastas**, que se deben consumir 1 vez al día y en cantidades moderadas en la cena. Se combinan 75 gr de pan con 4 cucharadas de arroz y pastas. Productos **integrales** como pan, pasta, arroz y galletas.

- **Grasas**, las más indicadas son las de origen vegetal y aceites de pescado. Deben evitarse las grasas animales (tocino, carnes, grasas, vísceras y embutidos).

- **Verduras** y **hortalizas**, se cortarán en crudo y se pondrán en remojo un mínimo de 2 horas. Cocidas se darán 1 o 2 hervores cambiando el agua. Las alcachofas aumentan la producción de orina y la eliminación de urea, que es una de las sustancias que se acumulan en la sangre en caso de insuficiencia renal. La calabaza, cuya pulpa es un diurético suave que favorece la función de los riñones, es muy apropiada para los casos de insuficiencia renal. La patata alcaliniza la sangre, neutraliza la acidez provocada por la insuficiencia renal y favorece la eliminación de las sustancias de desecho, aportando pocas proteínas, nada de fósforo ni de sodio.

- Conviene evitar las **legumbres** por su alto contenido en azúcares y proteínas.

- La castaña es un alimento alcalinizante que compensa la acidificación de la sangre en caso de insuficiencia renal. El dátil que aporta muy pocas proteínas en relación a su riqueza energética. El maíz que tiene un ligero efecto diurético y sus proteínas no sobrecargan a la función de los riñones.

- Conviene ingerir dos productos altamente **diuréticos** como el cerezo y el apio, que estimulan la eliminación de orina y disminuyen los edemas.

- Como **fruta** se recomienda la manzana por su alto contenido en ácido málico, cistina y arginina (aminoácidos que eliminan las toxinas del cuerpo).

- Ingerir abundante **agua**.

- **Evitar** el consumo de alimentos ricos en **sal**, para evitar la formación de edemas.

- Hay que ingerir **pocas cantidades de potasio** en la insuficiencia renal crónica para evitar problemas musculares y cardiacos. Para cumplir este requisito es necesario cocer durante 2-3 horas las verduras con abundante agua, que se cambiará a media cocción por agua nueva. No consumir productos integrales ni más de una pieza de fruta al día.

LITIASIS RENAL

Consiste en la formación de cálculos o piedras en el interior de los riñones o en la vejiga urinaria. Los cálculos se forman debido a que las sustancias disueltas en la orina dejan de estarlo y precipitan, dando lugar a un acumulo sólido. El orinar escaso y con poca frecuencia favorece la concentración de la orina y la formación de cálculos, razón que aconseja incrementar el consumo de agua.

Los cálculos renales son comunes, algunos son hereditarios y a menudo ocurren en bebés prematuros. La mayoría de los cálculos están formados por oxalato cálcico, que abunda en personas de 20-30 años. El calcio puede combinarse con otras sustancias como el oxalato, presente en ciertos alimentos como las espinacas, en enfermedades del intestino delgado y tras la ingesta de vitamina C, originando los cálculos de oxalato cálcico.

Otros tipos de cálculos renales son fosfato amónico magnésico, fosfato cálcico o uratos. Los cálculos de cistina se presentan en personas aquejadas de cistinuria y los de estruvita en mujeres con infección urinaria. Los cálculos de ácido úrico son más frecuentes en hombres que en mujeres, crecen mucho y obstruyen los uréteres y la vejiga. Los medicamentos también originan cálculos.

Los **síntomas** de los cálculos renales son:

- Dolor localizado en el área renal o en el costado que algunas veces irradia a la ingle o a los testículos.

- Sangre y color anormal de la orina.

- Náuseas, vómitos, escalofríos y fiebre.

Se **diagnostica** por tomografía computarizada o TAC, ecografía renal, resonancia magnética del abdomen y riñón, radiografía abdominal, pielografía intravenosa del abdomen o pielografía retrógrada.

Una vez que se elimina un cálculo y se logra analizar, el especialista puede prescribir una dieta más específica para evitar la formación de nuevos cálculos.

Es necesario **incrementar el consumo** de:

- **Agua**: quienes padecen de litiasis renal no forman nuevos cálculos si beben 2,5 litros de agua al día. No se ha demostrado que el consumo de agua dura sea más litogénico que el de agua blanda.

- Alimentos **diuréticos**: todos los alimentos recomendados en el caso de orina escasa contribuyen a reducir los cálculos renales.

- El **limón**, que se usa con éxito en la prevención y disolución de los cálculos renales. La efectividad del limón se debe a su contenido en ácido cítrico. Los citratos se eliminan por la orina y aumentan la solubilidad de las sales cálcicas.

- El **alquejenje**, que es una baya rica en ácido cítrico con acción preventiva de los cálculos urinarios.

- **Legumbres**, **cereales integrales**, **frutas** y **verduras** ricas en fibras, que colaboran en la prevención de los cálculos urinarios de tipo cálcicos. Los cereales integrales y frutos secos contienen magnesio, que relaja las vías urinarias.

- La **avellana**, cuyo consumo habitual se recomienda como preventivo de los cálculos de uratos.

Reducir o eliminar el consumo de:

- Productos **lácteos**, cuyo consumo abundante favorece la litiasis debido a su riqueza en calcio. El queso, que por su abundancia en proteínas, sal y calcio aumenta la eliminación urinaria de este metal.

- Las **carnes**: ricas en purinas que se trasforman en ácido úrico en el organismo y aumentan el riesgo de cálculos de uratos en la orina. Se debe cambiar el consumo de proteínas animales por proteínas vegetales.

- Las **bebidas alcohólicas**: el alcohol favorece la formación de cálculos renales, lo que constituye una razón para abstenerse de cualquier bebida alcohólica. La cerveza aumenta la concentración de la orina.

- El **café**, que aumenta la eliminación de calcio por la orina.

- Los **chocolates** y cacaos: son ricos en ácido oxálico y favorece la producción de cálculos de oxalato.

- **Verduras**. Se desaconsejan aquellas que contienen mucho ácido oxálico como la <u>espinaca</u>, la <u>acelga</u>, el <u>ruibarbo</u> y la <u>remolacha roja</u>.

INFECCIONES URINARIAS: CISTITIS Y PROSTATITIS

Las infecciones del aparato urinario como las cistitis son la invasión de las vías urinarias por microorganismos, siendo los más frecuentes la *Escherichia Colli*, el *proteus*, la *klebsiella*, los estafilococos, los enterococos, algunos hongos y algunos virus. Se puede infectar cualquier zona del tracto urinario como la uretra, la vejiga, la próstata, los uréteres y los riñones.

Causas y **colectivos** sensibles a infecciones urinarias:

* Cualquier obstrucción en las vías urinarias como cálculos, arenilla, próstata hipertrofiada.

* Alteraciones nerviosas con fallo del control de llenado y vaciado de la vejiga y de la emisión de orina.

* Bebés recién nacidos con deformaciones en el tracto urinario.

* Personas sondadas con tubos y catéteres. Diabéticos.

* Ancianos y personas con demencias.

* Mujeres embarazadas y postmenopáusicas y a consecuencia de las infecciones vaginales.

* En hombres mayores de 50 años a causa de la hipertrofia de próstata.

* Un 40% de mujeres padece infección urinaria a lo largo de su vida y un 60% desarrolla infecciones urinarias si no son tratadas.

Sus síntomas son intensos dolores quemantes durante la micción y durante las relaciones sexuales, picazón de la uretra, deseo frecuente de orinar, dificultad para orinar con expulsión de pequeñas cantidades de orina durante la micción.

En algunas ocasiones se presentan escalofríos y febrícula.

La orina tiene un color turbio, lechoso y anormal, con olor desagradable.

Son comunes las infecciones urinarias asintomáticas que se diagnostican por cultivo. Sin un adecuado tratamiento a tiempo evolucionan hacia una nefropatía crónica.

Se diagnostica mediante análisis de orina con presencia de bacteriuria, nitritos y leucocitos en el sedimento. El cultivo de orina indica infección urinaria si el recuento es igual o mayor a 10.000 microorganismos y piuria si es superior a 100.000 microorganismos.

Otros medios diagnósticos son la ecografía abdominal, la cistoscopia (que consiste en meter un tubo endoscópico en la uretra para ver la vejiga y la uretra) y la urografía, que es una radiografía contrastada del riñón y las vías urinarias.

La alimentación en caso de infección urinaria debe contemplar 3 criterios fundamentales que son:

* Alimentos ricos en vitaminas C y A, que ayudan al cuerpo a recuperarse.

- Alcalinizar el PH de la orina para impedir la proliferación bacteriana.

- Mejorar la flora intestinal.

Al beber más **agua**, la orina se hace más diluida y alcalina y favorece la eliminación de los microorganismos causantes de la infección. Se debe beber de 2 a 3 litros de agua para orinar con frecuencia y eliminar las bacterias de la vejiga.

Las frutas ricas en vitamina C combaten la infección. Los **arándanos rojos** son la fruta ideal para combatir la infección urinaria. Se aconseja tomar zumo de arándanos sin azúcar 2 o 3 veces al día, que ejerce una acción antiséptica y antibiótica sobre las vías urinarias. Las **cerezas** y los brotes de **alfalfa** también son antisépticos. Los **cítricos** alcalinizan la orina por la acción del ácido cítrico y otros ácidos orgánicos que se eliminan en forma de sales o citratos, además aportan **vitamina C**, que mejora la respuesta inmunitaria frente a las infecciones.

Los alimentos ricos en **vitamina A** ayudan a evitar los daños de la mucosa de las vías urinarias. La **calabaza** desinflama las vías urinarias y la próstata, mientras que la **cebolla** es diurética y alcalinizante.

Es preferible tomar **leche de soja** y de avena antes que de vaca, y consumir **yogur** natural rico en **bífidus** que contiene *lactobacillus acidofilus,* o actimel, que protege la flora intestinal y aumenta las defensas frente a las infecciones.

También ayuda la ingesta rica en **arroz integral** cocido, verduras de hoja verde como las **espinacas**, las **acelgas** y las **coles**, las **alubias** y el **pescado**.

Conviene **evitar** las grasas, condimentos, carne roja, chocolate, quesos, productos con harinas no refinadas, bebidas cafeinadas, alimentos calientes y jugos cítricos.

GINECOLOGÍA: CANDIDIASIS

Esta irritante infección por hongos (*candida albicans*) suele afectar a los genitales (vulva, vagina, cuello del útero). Se genera por una inmunodeficiencia causada por diabetes, enfermedades cancerosas, tratamiento antibiótico intenso y otras causas. Las cándidas proliferan y generan una infección llamada candidiasis o moniliasis que afecta a la vagina, al ano, a la boca o zonas de piel afectadas por la humedad o rozamiento.

Sus síntomas son picor y escozor en los genitales, enrojecimiento de la zona genital, estrías de erosión, exceso de flujo vaginal espeso con grumos y mal olor y molestias al orinar. La micción y las relaciones sexuales son dolorosas. Algunas veces son asintomáticas.

Se diagnostica analizando la muestra y observándola en un microscopio, también mediante la exploración física con observación de enrojecimiento en la zona por un ginecólogo.

Suele aliviarse el escozor frotando la zona con yogur o lavando los genitales en agua donde previamente se ha diluido vinagre.

Un **plan de alimentación** para combatir la infección producida por hongos incluiría alimentos ricos en vitamina B, zinc, hierro y yogures bífidus ricos en *lactobacillus*.

- Yogur con *lactobacilos* o **bífidus**. La flora vaginal es rica en *lactobacillus*, bacterias que restablecen el desarrollo inicial y ayudan a restablecerla, lo cual evita el desarrollo de los microorganismos perjudiciales.

- Alimentos ricos en **vitamina B**, que fortalece el sistema inmune y resulta adecuada para prevenir este tipo de infecciones y curarlas: cereales integrales (la avena, el arroz y el trigo), las legumbres, las nueces, los lácteos, la carne y los huevos.

- **Ajo**: impide el desarrollo de muchos microorganismos, entre ellos los hongos causantes de la candidiasis que ejercen sus efectos debido a la esencia sulfurada.

- Alimentos que contienen **zinc**, mineral que mejora el funcionamiento de nuestro sistema defensivo o inmunitario. Sus fuentes alimenticias son los lácteos, la carne roja, el huevo, las aves, los mariscos, las nueces, la soja y las alubias.

- Alimentos que incluyen **hierro**, cuya carencia predispone a las micosis o infecciones por hongos: almejas, pescado, ternera roja, hígado, legumbres, acelgas y espinacas.

Se aconseja **eliminar** las **levaduras** de la dieta, presentes en el extracto de levadura de los cubitos y caldos concentrados, levadura de cerveza que se vende en muchos complejos alimenticios, levadura del pan, hongos y setas, quesos con moho (camembert, brie, roquefort...) y **evitar** el consumo de **bebidas alcohólicas**.

SÍNDROME PREMENSTRUAL

El síndrome premenstrual son una serie de alteraciones físicas y psíquicas que se producen con mayor frecuencia en las mujeres de 20 a 40 años. El cuadro clínico se desencadena entre 7-10 días antes de la regla y termina desde horas a 1 día después de la regla.

La causa de este síndrome está relacionada con los niveles de estrógenos, progesterona, de un neurotransmisor llamado serotonina y de magnesio. Los estrógenos y la progesterona causan retención transitoria de líquidos, lo cual explica algunos síntomas de este síndrome. La serotonina influye en la sensación de bienestar de las personas y en el control del apetito. Su descenso ocasiona tristeza, irritabilidad y ganas de consumir dulces.

El síndrome premenstrual está relacionado con factores sociales, culturales, biológicos y psicológicos. 3 de cada 4 mujeres presentan síndrome premenstrual durante sus años fértiles, y ocurre con mayor frecuencia en mujeres entre 20-40 años de edad, las que tienen al menos un hijo, con antecedentes familiares o personales de depresión grave y postparto.

Sus **síntomas psíquicos** más comunes son irritabilidad, acompañada de comportamientos irritables de ira hacia sí misma y los demás, depresión, ansiedad, baja autoestima, sentimientos de culpa o aumento de los miedos, somnolencia o insomnio, pérdida del apetito sexual, dificultad de concentración y pérdida de memoria.

Los **síntomas físicos** son fatiga, cefaleas, mareos, vértigos, sensibilidad a los ruidos y olores, dolores de senos y vientre, hinchazón de piernas, retención de líquidos y molestias musculares varios días antes de la regla, que desaparecen cuando empieza. También presentan debilidad.

Otros síntomas son acné, hinchazón de las mamas, aumento o falta del apetito sexual, menor volumen de orina, retención de líquidos en rodillas, manos y cara, trastornos digestivos como diarrea y estreñimiento, y susceptibilidad a infecciones como resfriados.

Medidas para combatirlo:

- Beber abundante cantidad de **agua** y muchos líquidos que ayudan a reducir la distensión abdominal y la hinchazón.

- **Plan dietético** con comidas frecuentes y de poco volumen como desayuno, almuerzo, comida, merienda y cena. Dieta equilibrada con lácteos desnatado o semidesnatado, frutas, verduras, carnes magras, pescados, huevos, cereales integrales, legumbres y aceite de oliva.

- Alimentos ricos en **potasio** que ayudan a eliminar líquidos del cuerpo, evitando los edemas. Entre ellos se encuentran los cereales integrales, las patatas, los espárragos, las espinacas, el aguacate, el tomate, el apio, los plátanos, el melón y las naranjas.

- Alimentos que contienen **serotonina** como los plátanos y la piña.

- Alimentos exuberantes en **magnesio**, que contribuyen a relajar el sistema nervioso, como nueces, legumbres, espinacas y acelgas, cereales y pan integral.

- Alimentos abundantes en vitamina B6 o **piridoxina**, que ayudan a mantener el equilibrio entre sodio y potasio, lo cual facilita la eliminación de líquidos durante el periodo premenstrual y beneficia el funcionamiento del sistema nervioso central. Sus fuentes son el pescado azul, el pollo, pavo, las patatas, el melón y los plátanos.

- Alimentos ricos en **fibra** que ayudan a reducir el nivel de estrógenos. Entre estos se citan las frutas, las verduras, las legumbres y los cereales integrales.

LAS DISMENORREAS

Las dismenorreas son las menstruaciones dolorosas que padecen más de la mitad de las mujeres en edad fértil.

Sus **síntomas** son diversos, como calambres en las piernas, dolor pélvico y abdominal bajo, dolor en la parte inferior de la espalda o lumbagos, cefaleas. Algunas veces se expulsan con las reglas coágulos de sangre o moldes endometriales.

Tipos de dismenorreas:

- **Dismenorreas primarias**: son más frecuentes en las mujeres jóvenes que aparecen a los 6-12 meses después de la menarquía. Se debe al efecto hormonal de las prostaglandinas. Desaparecen con el embarazo, después de haber tenido hijos y a partir de los 30 años.

- **Dismenorreas secundarias**: suelen ser consecuencia de una enfermedad como los fibromas uterinos, la endometriosis y la salpingitis crónica, el empleo de dispositivo intrauterino (DIU), las cervicitis y las estenosis cervicales. Suelen aparecer una semana antes de la menstruación, el dolor a veces desaparece durante la menstruación y otras veces persiste.

	DISMENORREA PRIMARIA	DISMENORREA SECUNDARIA
Dolor	Agudo y espasmódico	Continuo y pesado
Duración	Empieza a las 28-48 horas antes del inicio de la menstruación y termina el primer día	Aparece una semana antes de la menstruación y persiste durante el ciclo
Edad	Frecuente en mujeres de 17 a 27 años	Poco habitual en edades posteriores a 30 años

Las **causas** más frecuentes de dismenorreas son:

- Las contracciones excesivas y frecuentes de la musculatura uterina.

- Hormonales, como el incremento de los niveles de prostaglandinas o desequilibrios hormonales entre los niveles de estrógenos y prostaglandinas.

- Problema de la vascularización sanguínea con el útero poco o nada irrigado que provocan problemas de insuficiente riego sanguíneo.

- Hereditarias, que se transmiten por herencia de las dismenorreas primarias.

- Problemas tiroideos, suprarrenales y obesidad.

- Problemas hepáticos con mala desintegración hormonal.

Ambos casos de dismenorreas deben ser estudiadas y tratadas por un ginecólogo. Para sus estudios se precisan pruebas hormonales, ecografías ginecológicas y en algunas ocasiones TAC, resonancias magnéticas y laparoscopias.

Muchos ginecólogos las tratan con fármacos analgésicos, antiinflamatorios y con anticonceptivos que tienen efectos hormonales eficaces.

Medidas eficaces que alivian el dolor en los problemas premenstruales:

- **Ejercicio físico**: un paseo diario lo alivia.

- Aplicación de **calor local** en la zona dolorosa con almohadillas, mantas eléctricas y bolsas de agua caliente.

- Técnicas de **relajación** y dormir bien.

- Mantener las **piernas en alto** mientras duermes.

- Ingesta abundante de **agua**.

- No fumar ni beber **bebidas alcohólicas** o ricas en **cafeína** como café o Coca Cola.

- No ingerir comidas **picantes**, ricas en sal y en grasas saturadas porque acentúan los dolores.

- Seguir un plan de **alimentación saludable** basado en:

  - Soja que regulariza los niveles de fitoestrógenos. Consumir tofú y leche de soja.

  - Alimentos diuréuticos que reducen la retención de líquidos: uva, pera, alcachofas, espárragos y puerros.

- <u>Fibra</u> que ayuda a evitar el dolor y las alteraciones menstruales: frutas, verduras, legumbres y cereales integrales.

- <u>Magnesio</u>: sal mineral necesaria para la relajación muscular presente en el salvado y germen de trigo y frutos secos como el anacardo .

- Frutas y verduras ricas en <u>vitamina B</u> como coliflor, brócoli y acelgas.

- Frutas abundantes en <u>flavonoides</u> como naranjas, mandarinas y frutas cítricas.

LA MENOPAUSIA

La menopausia significa la pérdida de la menstruación, que no desaparece bruscamente, sino que durante un cierto periodo de tiempo, llamado premenopausia, la mujer tiene fallos en su menstruación en unos cuantos meses, y posteriormente desaparece la regla. La premenopausia empieza en las mujeres a los 40 años, a los 50 años los niveles de estrógenos se reducen un 60% y desaparecen las menstruaciones y los embarazos.

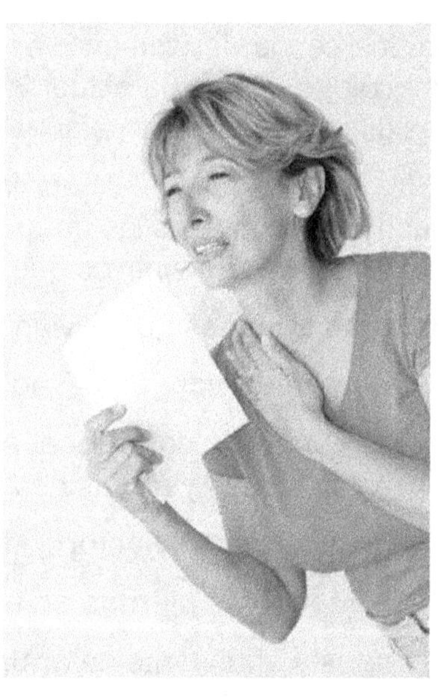

La duración del climaterio es de 10 a 15 años, y se divide en 2 fases: **premenopausia**, o etapa anterior a la desaparición de la regla, que dura de 3-5 años, y **posmenopausia**, o época que aparece después de la última regla y dura de 7 a 15 años.

Los niveles bajos de estrógenos desencadenan **síntomas** como:

- **Sofocos**, frecuentes durante el primer y segundo año, que son crisis de vasodilatación cutánea con sensación de calor que asciende desde el tórax al cuello y a la cara, acompañadas de sudores y enrojecimiento de la piel.

  Su frecuencia y duración son variables, durando desde unos segundos a una hora. Son más frecuentes durante la noche y se acompañan de una sensación de malestar determinada. Aparecen unos años antes de la menopausia y se prolongan hasta varios años después de la misma.

- Otros síntomas son: palpitaciones, cefaleas, dolores articulares, insomnio, cambios en el estado de ánimo, irritabilidad, depresión y ansiedad, escapes de orina, relaciones sexuales dolorosas e infecciones vaginales.

Los **signos locales** son:

- Los **ovarios** sufren una atrofia con disminución de su tamaño y su superficie se vuelve rugosa, su aspecto se vuelve fibroso, con presencia de formaciones foliculares.

- El **útero** disminuye su tamaño y se adelgaza el endometrio. Disminuye la secreción a nivel del cuello uterino.

- La **vagina** sufre una atrofia del epitelio vaginal con disminución de su secreción, lo cual favorece la predisposición a contraer infecciones vaginales y se puede acortar, lo cual predispone a la dispareunia o coito doloroso.

- La **vulva** se vuelve más delgada porque disminuye el grosor de su piel y aparece picor.

  Estos cambios pueden desencadenar prolapsos vaginales e incontinencia urinaria, debidos a la pérdida de fortaleza muscular.

- Los niveles bajos de estrógenos disminuyen la densidad ósea, lo cual origina **osteoporosis**. La densidad ósea alcanza su máximo a los 30-35 años y disminuye progresivamente un 1% cada año, y cuando llegamos a la menopausia disminuye un 3%. Los huesos se vuelven más frágiles y quebradizos. Los estrógenos tienen una acción vasodilatadora y antiaterogénica y al disminuir sus niveles sanguíneos se acumula grasa en el cuerpo y aumentan los niveles sanguíneos de colesterol, lo cual predispone a la cardiopatía isquémica, hipertensión arterial, demencias seniles de origen vascular y enfermedades cerebrovasculares.

- Alteraciones **psicológicas** con insomnio, irritabilidad, ansiedad, depresión y disminución de la libido.

- Alteraciones **cutáneas**, pues disminuye el grosor de la piel y su elasticidad.

El **diagnóstico** de la menopausia se basa en los síntomas clínicos como una amenorrea de un año de duración junto con los sofocos, palpitaciones, cefaleas y síntomas psicológicos.

Se puede diagnosticar también mediante pruebas hormonales como un nivel de estrógenos inferior a 20 µgr y FSH o gonadrotofina superior a 40 mu/ml.

Se recomienda una densitometría ósea para observar la densidad de nuestros huesos y de esta manera prevenir la osteoporosis.

El tratamiento de la menopausia puede ser hormonal con estrógenos en un corto periodo de tiempo, ya que los tratamientos prolongados de varios años de duración pueden desencadenar problemas tromboembólicos, cáncer de mama (por la proliferación del epitelio de la mama), de ovarios y o de endometrio.

Las principales medidas saludables exentas de todo tipo de riesgos son una dieta adecuada y la práctica continua de **ejercicio físico**.

La **dieta** deberá incluir:

- Alimentos ricos en **fitoestrógenos**, como la **soja**, pueden reducir la gravedad de los sofocos y evitar la sudoración nocturna que impide dormir. Se aconseja consumir leche de soja, brotes de soja, yogures, tofú y sus derivados (hamburguesas, albóndigas) y judías Mung.

- Alimentos abundantes en **calcio**, **vitaminas D** y **K** y **magnesio**, con el objetivo de proteger la salud de los huesos. Contienen calcio la leche, queso, yogures. Las fuentes de vitamina D son los pescados azules (atún sardina, arenques, salmón, caballa) y los baños solares. La vitamina K es necesaria para una correcta coagulación de la sangre y se encuentra en las hortalizas de hojas verdes como las lechugas, las espinacas, el brécol, los grelos, el té verde y las acelgas. El magnesio es importante para todos nuestros órganos, sobre todo el corazón, los músculos, los riñones, los huesos y los dientes, además de activar enzimas metabólicas. Sus fuentes son el tofú, las legumbres, los cereales integrales, las acelgas, las espinacas, los anacardos, las nueces y los piñones.

- Alimentos **proteicos**, tales como las legumbres, la carne magra, el pescado.

Conviene **reducir** el consumo de alimentos ricos en **grasas saturadas**.

Se recomienda aumentar la actividad física de manera periódica, pues nos protege contra la osteoporosis ósea y la pérdida de fortaleza muscular, mejora nuestra salud cardiovascular, ya que moviliza y quema el colesterol malo, relaja y mejora nuestro estado de ánimo.

Bibliografía

¿Qué es la insuficiencia renal? Freesnius medical care. *http://www.ultra-care-dialysis.com/es-ES/kidney-disease/kidney-failure.aspx*

Insuficiencia renal y nutrición. Revista de Actualización Clínica Investiga. *http://www.revistasbolivianas.org.bo/scielo.php?pid=S23043768201 4000300009&script=sci_arttext*

¿Qué es la insuficiencia renal? Rioja Salud. *http://www.riojasalud.es/ ciudadanos/catalogo-multimedia/nefrologia/que-es-la-insuficiencia- renal*

Litiasis renal. D.medicina. *http://www.dmedicina.com/enfermedades/uro- logicas/litiasis-renal.html*

Litiasis renal. Clínica Universitaria de Navarra. *http://www.cun.es/enfer- medades-tratamientos/enfermedades/litiasis-renal*

Infección urinaria o cistitis. D.medicina. *http://www.dmedicina.com/enfer- medades/ginecologicas/infeccion-urinaria.html*

Infección urinaria en adultos. Medline Plus. *http://www.dmedicina.com/ enfermedades/ginecologicas/infeccion-urinaria.html*

Cómo evitar y curar la infección de orina. *http://infecciondeorina.net/*

¿Qué es y cómo evitar las micosis vaginales? *http://www.medicina21. com/Articulos-V752-Que_es_y_como_evitar_la_micosis_vaginal. html*

Conocer el síndrome premenstrual ayuda a sobrellevarlo. *http://www. ausonia.es/informate/laregla/conocer_el_sindrome_premenstrual_ ayuda_a_sobrellevarlo/rg_5*

Dolor menstrual o dismenorrea. Onmeda. *http://www.onmeda.es/enfer- medades/dismenorrea-sintomas-1636-4.html*

¿Qué es la menopausia? *http://www.aeem.es/paralamujer/6.html*

Síntomas y diagnostico de la menopausia. Web consultas. *http://www. webconsultas.com/menopausia/sintomas-y-diagnostico-de-la-me- nopausia-624*

Dieta para la infección de orina, menopausia y cálculos renales. Botani- cal. *www.botanical-online.com/*

Enciclopedia de los alimentos y su poder curativo. Dr. J. Pamplona Ro- ger. Ed. Safeliz.

Capítulo 9

ENFERMEDADES DEL APARATO LOCOMOTOR

ARTRITIS REUMATOIDE

La artritis reumatoide es una enfermedad que padecen personas jóvenes. La artritis es una enfermedad inflamatoria y dolorosa a nivel articular que se manifiesta en manos, rodillas, caderas, espalda y cuello. Las enfermedades reumáticas forman un conjunto de enfermedades como la artritis reumatoidea, la espondilitis anquilosante, el lupus eritematoso, la esclerosis sistémica, la fibromialgia, la lumbalgia y la fatiga crónica.

Sus síntomas son dolor constante o recurrente, rigidez matutina que dura una hora y se manifiesta por la mañana temprano, dificultad para utilizar o mover bien una articulación por la deformidad de la misma, calor y enrojecimiento de la piel alrededor de la inflamación, aparición de bultos dolorosos bajo la piel, cansancio y debilidad, que se manifiestan desde las primeras horas del día.

Es frecuente en los enfermos de artritis reumatoide que se produzca anemia, úlcera de estómago, falta de proteínas y cierto grado de desnutrición. La enfermedad empeora con una dieta rica en carnes y agrava las manifestaciones inflamatorias en las articulaciones. La dieta que mejor resultado produce en las articulaciones es la rica en verduras y frutas.

Los enfermos que padecen artritis reumatoide presentan un índice elevado de anticuerpos frente a dos tipos de bacterias intestinales: *escherichia coli* y *proteus mirabilis*.

Para **prevenir** la artritis reumatoidea debemos:

- Mantener un peso corporal adecuado.

- Tratamiento precoz de la infección de garganta.

- Impedir las lesiones en las articulaciones.

- Ejercicio físico para fortalecer los músculos que rodean a las articulaciones y los huesos.

- Fisioterapia y masajes.

- Hidroterapia y calor o hielo en la zona afectada.

- Dormir bien durante 8-10 horas.

- Evitar permanecer en una posición fija durante mucho tiempo y movimientos que perjudiquen las articulaciones afectadas.

- Evitar el alcoholismo y tabaquismo en exceso.

Se aconseja una **dieta rica** en:

- **Frutas y verduras**: usar con prudencia los tomates, pimientos, patatas y berenjenas.

- **Legumbres**, que reducen la inflamación y mejoran la evolución de la artritis reumatoide, especialmente la soja, que proporciona ácidos omega 3 similares a los del pescado con acción antiinflamatoria.

- **Frutos secos**, que proporcionan ácidos grasos insaturados que reducen la inflamación de los enfermos con artritis, sobre todo la nuez, fuente vegetal de ácido linoleico perteneciente a la serie omega 3 y con acciones antiinflamatorias.

- **Cereales integrales**, que constituyen la base de la alimentación vegetariana que se recomienda seguir, junto con las legumbres, las hortalizas y los frutos secos.

- **Aceites vegetales** ricos en ácidos grasos poliinsaturados como los de soja, colza, pepita de uva y germen de trigo. Aceite de **pescado** que ejerce una ligera acción antiinflamatoria a partir de los 2 meses debido a la cantidad de ácidos grasos que contiene.

- **Yogur**: los yogures *bio* contienen lactobacilos vivos con buen resultado en la artritis reumatoide.

- **Grosellas negras**: las hojas y los frutos del grosellero frenan los procesos inflamatorios de las articulaciones y tienen una actividad antirreumática.

Conviene **reducir** o **eliminar**:

- **Carne**: la carne al contener una elevada proporción de ácido araquidónico agrava la artritis reumatoide. La más perjudicial es la de cerdo, lo cual aconseja a los enfermos con artritis reumatoide abstenerse de ella.

- **Huevos**: son el alimento más rico en ácido araquidónico después de la carne y el principal precursor de los eicosanoides.

- **Leche**, debido que los enfermos de artritis reumatoide presentan anticuerpos Ig A e Ig G contra la lactoalbúmina.

- **Aditivos**, que son causa de alergia alimentaria.

Es importante saber diferenciar bien la artritis de la artrosis, para lo cual adjuntamos el siguiente cuadro comparativo:

ARTRITIS	ARTROSIS
Ataca a la membrana sinovial.	Ataca al cartílago.
Su principal síntoma es la inflamación articular.	Su principal síntoma es la rigidez.
Puede aparecer a cualquier edad, pero la edad más frecuente es de los 20-40 años.	Aparece después de los 40 años y se asocia al envejecimiento.
Se presentan síntomas extraarticulares.	No se presentan síntomas extraarticulares.
El dolor empeora con el reposo.	El dolor empeora con el movimiento.
Rigidez poco duradera	Rigidez importante.
Enfermedad autoinmune.	Enfermedad no autoinmune.

LA ARTROSIS

Es una enfermedad degenerativa que desgasta el cartílago articular y es propia de personas ancianas. Se produce en las articulaciones como rodillas, tobillos, hombros, codos, muñecas y vértebras. Suele producir incapacidad funcional y en estadios avanzados provoca un cierto grado de invalidez para desempeñar las actividades cotidianas.

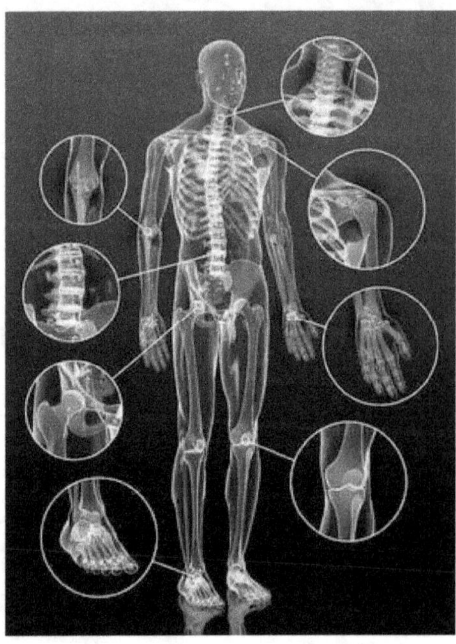

Sus principales causas son la edad avanzada por degeneración del cartílago y la alteración de las células cartilaginosas, a las cuales dificulta sintetizar colágeno y proteoglicanos.

El síntoma principal es el dolor, que al principio se manifiesta con los movimientos articulares y cede con el reposo. En estadios más avanzados el dolor se hace más constante, apareciendo en reposo y tras el ejercicio prolongado, y en últimas fases el dolor se hace permanente. El dolor desencadena de manera consecutiva atrofia muscular, originada por la falta de movilidad de las articulaciones, y rigidez articular, que dificulta los movimientos articulares.

Se diagnostica por radiografías, resonancia magnética y TAC.

La artrosis se puede **prevenir** con:

- Una alimentación equilibrada.

- Ingesta de abundante agua.

- Ejercicio físico moderado.

- Evitando la obesidad.

El plan de alimentación indicado para prevenir y combatir la artrosis comprende una **alimentación** rica en:

- **Pescado azul** (salmón, atún y arenque) es rico en ácidos grasos omega 3, con efectos antiinflamatorios y analgésicos.

- **Aceites vegetales** ricos en omega 3 como el aceite de linaza, canola, nuez, soja o el aceite de germen de trigo. El **aceite de oliva** es beneficioso debido a su riqueza en ácidos grasos monoinsaturados.

- **Verduras** y **hortalizas**:

  - <u>de hoja verde</u>: coles, coles de bruselas, acelgas, lechugas, apio, espárragos y brócoli, que contiene sulforano que es una sustancia capaz de bloquear la enzima activa que conlleva a la destrucción de las articulaciones. Todas estas son ricas en calcio, vitaminas C y D y ácido fólico. Es necesario evitar la carencia de calcio para que el tejido que rodea a las articulaciones esté mineralizado.

  - <u>zanahorias</u> y <u>calabaza</u>, que contienen betacarotenos que son antioxidantes.

  - <u>boniato</u> o batata, rica en antocianinas.

- **Frutas** tales como las manzanas, los plátanos, los melones, las sandías, las fresas, los arándanos, las grosellas, los cítricos, el kiwi, los melocotones, los mangos, las piñas, las granadas y las cerezas, ricas en vitamina C, que juega un papel importante en la producción de colágeno, manteniendo el correcto funcionamiento de los vasos sanguíneos.

- **Frutos secos**, que incluyen ácidos grasos omega 3 y 6, como las nueces.

- **Legumbres**: abundantes en calcio y minerales necesarios para el buen estado de los huesos.

- **Cereales integrales**, que aportan minerales como el selenio y vitaminas. Su uso combinado con frutas reduce la obesidad.

En las artrosis se recomienda ingerir alimentos ricos en **lisina**, proteína responsable de la formación del colágeno y de la absorción del calcio, con propiedades regenerativas de los cartílagos, los tendones y la piel. Entre estos alimentos se encuentran las legumbres, las carnes rojas, el bacalao, los huevos, la soja, los quesos, la levadura de cerveza y los frutos secos.

Se debe **evitar** consumir grasas saturadas presentes en la leche entera, mantequilla, embutidos, queso curado y carnes grasas de cerdo cordero y ternera.

También se deben evitar los dulces, bollería, pastelería y productos con harinas refinadas.

Otras medidas para **combatir** las artrosis son:

- Si hay dolor, use calor aplicado sobre la zona como bolsa de agua caliente, manta eléctrica o ducha con agua caliente.

- Use frío con aplicación local de hielo sobre la zona si hay inflamación.

- Duerma en cama dura y siéntese en sillas altas.

- Emplee calzado adecuado y cómodo de suela gruesa.

- Evite estar mucho tiempo de pie o mantener durante mucho tiempo la misma postura.

OSTEOPOROSIS

La osteoporosis es una enfermedad de los huesos caracterizada por la pérdida de masa ósea debido a la falta de calcio y vitamina D. Los huesos se debilitan y se quiebran, por lo que las personas que sufren esta enfermedad son más vulnerables a las fracturas, incluso a causa de accidentes menores. Las zonas de mayor riesgo son las caderas, las muñecas y la columna vertebral. Esta enfermedad es más frecuente en personas ancianas.

La osteoporosis al principio es asintomática, pero a largo plazo origina problemas como fracturas y deformidades de la columna vertebral. En España hay 2.000.000 de mujeres con osteoporosis, con una prevalencia en la población postmenopáusica del 25%. Se estima que la enfermedad es la causante de 25.000 fracturas al año. 1 de cada 3 mujeres y 1 de cada 5 hombres presentará fracturas osteoporóticas a lo largo de su vida.

Las causas son la menopausia, el envejecimiento, la mala alimentación, falta de ejercicio físico y algunos fármacos.

Los síntomas de la osteoporosis son deformidades en la columna que se dobla, dolor muscular, debilidad en los huesos y fracturas, dolor en el cuello y pérdida de peso y talla.

Se conocen varios **tipos** de osteoporosis:

- Osteoporosis **postmenopáusica**: cuya causa principal es una falta de estrógenos que desencadena síntomas en mujeres mayores de 51 años.

- Osteoporosis **senil**, que es resultado de una deficiencia de calcio relacionada con la edad y de un desequilibrio entre la velocidad de degradación y regeneración óseas.

- Osteoporosis **secundaria**, que es consecuencia de ciertas enfermedades como insuficiencia renal crónica y trastornos hormonales, secundaria a la ingesta de algunos medicamentos.

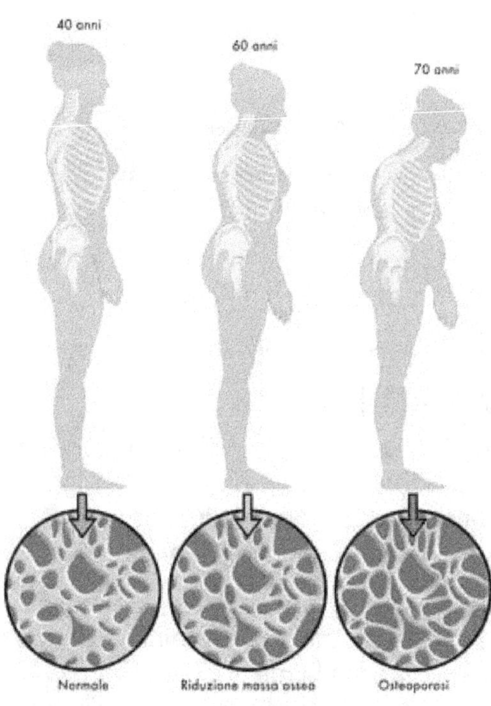

Varios factores influyen para frenar la pérdida de masa ósea, logrando **reducir** el riesgo de padecer osteoporosis:

• Ingesta suficiente de **calcio** en la época del **crecimiento**. Los niños que no ingieren suficiente calcio tienen más riesgo de padecer osteoporosis de adultos. Los adultos también necesitan una cantidad de calcio, pues los huesos se están formando y destruyendo durante toda la vida, se necesita como mínimo una ingesta de 500 mg de calcio.

• Reducción en la **eliminación de calcio**. El exceso de proteínas, sal y cafeína aumentan las pérdidas urinarias del calcio. La carne, pescado y marisco acidifican la sangre, provocando un empobrecimiento en calcio y favoreciendo la osteoporosis.

- Disminución de la producción de **hormonas** en la menopausia, lo que favorece la pérdida de calcio. La soja y sus derivados contienen fitoestrógenos que reducen el riesgo de padecer osteoporosis.

Medidas para **combatirla**:

1. **Tomar el sol**: el sol es necesario para que la piel sintetice vitamina D, que favorece que el calcio pase del intestino a la sangre. Se necesita tomar el sol de 10 a 15 minutos diarios.

2. **Ejercicio físico** frecuente: pasear, porque retine calcio e incrementa la fuerza muscular de los pacientes.

3. El plan de **alimentación** incluye:

- Una <u>ingesta rica en calcio</u> con los siguientes alimentos:
    - Leche, es mejor desnatada que entera.
    - Los frutos secos, tales como las almendras, las avellanas y las nueces de brasil.
    - Se indica consumir queso fresco y yogures desnatados.
    - Leche de almendras.
    - Los huevos también contienen mucho calcio.
    - Verduras como ajos, espinacas y coles, abundantes en calcio.
- Las acelgas, espinacas y alcachofas, que contienen <u>magnesio</u>, mineral que interviene en la formación de huesos y dientes.
- <u>Frutas</u> como las manzanas, las peras, los mangos, el melocotón, los plátanos y los aguacates, exuberantes en <u>calcio y magnesio</u>.
- <u>Cereales integrales</u> como el trigo y la avena en salvado.
- <u>Legumbres</u> como los guisantes y las lentejas.
- Alimentos abundantes en <u>vitamina D</u>, que son la leche, los huevos, la mantequilla y la margarina, los pescados grasos y el aceite de hígado de bacalao. La vitamina D fija el calcio en los huesos e impide que este se disuelva en la sangre y que vaya a los músculos y nervios.
- Ingesta de <u>proteínas</u>, necesarias para mantener el hueso y los músculos en buen estado. Se aconseja más la ingesta de proteínas vegetales incluidas en las legumbres, siendo la soja la más rica en proteínas. El consumo abundante de carne provoca descalcificación por eliminación del calcio.
- Ácidos grasos <u>omega 3</u> que previenen la osteoporosis por un doble mecanismo: impiden la eliminación del calcio por la orina y aumentan la absorción del mismo. Se aconseja el pescado azul, las nueces, las semillas de lino o cáñamo y el aceite de colza.

- Evitar: el café, la Coca Cola, el tabaco y las bebidas alcohólicas. Reducir el consumo de sal y de verduras abundantes en oxalatos como espinacas y remolacha, debido a que forman compuestos que atrapan el calcio y dificultan su absorción.

4. Adopte medidas encaminadas a **evitar caídas** como mejorar la iluminación de las viviendas, evitar alfombras, plantas y objetos que nos facilitan los tropiezos y reducir el uso de escaleras. Se recomienda el empleo de calzado cómodo y seguro que no genere pisadas resbaladizas.

5. Asegúrese de que su **visión** es buena y acuda al oculista para revisarse.

6. Evite el consumo excesivo de **tabaco** y **alcohol**.

RAQUITISMO Y OSTEOMALACIA

Ambas enfermedades consisten en un reblandecimiento y deformación de los huesos debido a que no contienen suficiente fósforo y calcio. El raquitismo se da en la edad infantil y la osteomalacia en edades adultas. En ambas enfermedades el hueso presenta suficiente masa ósea o matriz ósea formada por proteínas y sin embargo no tiene suficientes sales minerales. La causa común de ambas es la escasez de vitamina D debido a una ingesta insuficiente de esta vitamina y a la carencia de luz solar.

En los niños se presentan deformaciones óseas como prominencias en las diáfisis de los huesos, que suele comenzar en la muñeca de la mano y en el esternón, formando el *rosario raquítico*. También puede encontrarse en la tibia, el peroné y el fémur. Los niños presentan piernas en arco y abombamiento craneal si es lactante, retraso en el crecimiento y en la aparición de la dentición.

La osteomalacia de los adultos se caracteriza por dolor en la pelvis, parte baja de la espalda y las piernas.

Se trata con la administración de vitamina D: 3000 UI en los niños y 50.000 UI en los adultos.

El **plan de alimentación** incluirá:

- Lácteos: ricos en **vitamina D** como la leche, los yogures y el queso fresco.

- Pescado, aceites de pescado, huevos y mantequilla que contienen **vitamina D**.

- Abundantes en **calcio** como leche, yogur, queso, coliflor, lombarda, repollo, brócoli, coles de bruselas, espinacas y berzas.

- Tofú y almendras, que son buenas fuentes de calcio y **minerales** necesarios para los huesos.

Se recomienda **reducir** el consumo de: salvado de trigo, que contiene ácido fítico, que interviene en la absorción del calcio en el intestino. Los niños deben evitarlos y los adultos no sobrepasar los 30 gr diarios; las espinacas, acelgas y ruibarbos contienen ácido oxálico, que dificulta la absorción de calcio y vitamina D en los intestinos.

FATIGA CRÓNICA

El síndrome de fatiga crónica se presenta porque la persona sufre un cansancio general y una falta de energía que no mejoran con el reposo y no se produce como consecuencia de una enfermedad determinada. Si se duerme entre 7-8 horas diarias y se encuentra fatigado durante 6 meses con una fatiga muy intensa que impide participar en ciertas actividades es probable que se padezca.

Es necesario diferenciarla de la fatiga secundaria y otras enfermedades tales como cardiopatías, anemias, cáncer, diabetes, fibromialgia, infecciones corporales, falta de inmunidad, hipotiroidismo, problemas de los riñones, enfermedades del hígado, ansiedad, estrés, depresión e intoxicaciones medicamentosas.

Sus síntomas son fatiga de aparición momentánea sin causa aparente y que se prolonga durante 6 meses o más. El cuerpo se cansa con la mitad del esfuerzo del que se realizaba anteriormente y no mejora con el reposo en la cama.

- La fatiga se acompaña de debilidad muscular, dolores de los músculos, huesos, cabeza y /o garganta que a veces se ve enrojecida.

- Las zonas articulares no se observan rojas e hinchadas, aún cuando la causa sea una artritis o artrosis.

- Fiebre leve de 38° y escalofríos.

- Los ganglios linfáticos de las axilas o el cuello aparecen inflamados.

- Detrimento de la concentración mental y la memoria. Depresión y ansiedad.

- Parestesias e inestabilidad motora. Hipotensión arterial. Pérdida del apetito.

El **diagnóstico** es sintomático con la fatiga crónica de duración superior a 6 meses, acompañada de otros síntomas propios de la enfermedad. Deberá diferenciarse de las fatigas secundarias.

El **tratamiento** consiste en:

- Ejercicio físico, con gimnasia gradual para diversos pacientes 2-3 veces por semana.

- Terapia cognitiva conductual y técnicas de manejo del sueño.

- Alimentación adecuada.

- Masajes, terapia de relajación muscular y yoga.

- Meditación e hipnosis.

DIFERENCIAS ENTRE FIBROMIALGIA Y FATIGA CRÓNICA:

FIBROMIALGIA	FATIGA CRÓNICA
Enfermedad reumática con dolor.	Enfermedad no reumática con fatiga.
Musculoesquelético generalizado.	Física y mental.
El síntoma más importante es el dolor intenso.	El síntoma más importante es la presencia de un cansancio profundo.
Las edades de mayor frecuencia son entre 45 y 55 años.	Las edades de mayor frecuencia son entre 29 y 35 años.
No provoca fiebre.	Se produce fiebre consecutiva a los esfuerzos físicos.
No genera dolor de garganta.	Se siente dolor de garganta la mayor parte del tiempo.
El nivel de agotamiento varía en determinados días.	Se presenta agotamiento la mayor parte del tiempo y al hablar.
Provoca rigidez corporal al estar inmóvil mucho tiempo.	No provoca rigidez.

LA FIBROMIALGIA

Es un síndrome crónico caracterizado por dolores musculares y fatiga.

La causa de la fibromialgia es desconocida. Se piensa que tiene un componente genético que se transmite por la herencia y puede tener relación con otras enfermedades como accidentes, infecciones, malestares y dolencias. Esta se diagnostica con frecuencia en enfermos reumáticos (espondilitis anquilosante, artritis reumatoide y lupus sistémico).

Pueden tener relación con la fibromialgia el desequilibrio de los neurotransmisores del sistema nervioso, incremento de sustancias con sensibilidad al dolor como sustancia P, serotonina, triptófano y ácido glutámico, así como la alteración de la llegada al flujo sanguíneo de determinadas sustancias cerebrales.

La mayoría de los enfermos de fibromialgia son mujeres adultas. En Estados Unidos la padecen 5 millones de adultos y sus edades de aparición son de 20 a 40 años. Es la tercera enfermedad reumática más frecuente después de la artritis reumatoidea y la osteoartritis.

Sus **síntomas** son dolor musculo-esquelético generalizado y la reducción del umbral del dolor, con aumento a la sensibilidad dolorosa en determinados puntos del cuerpo. Las personas afectadas tienen puntos hipersensibles en el cuerpo localizados con preferencia en el cuello, los hombros, los brazos, la espalda, las caderas y las piernas, que duelen al presionarlos.

Otros síntomas presentes en las personas que la padecen son: cefaleas, mareos, dolor en mandíbulas, boca y ojos secos, dismenorreas o periodos menstruales dolorosos, sensación de hormigueo de las manos y pies, rigidez muscular y contracturas musculares de varios grupos.

Los síntomas psíquicos son falta de memoria, dificultad para concentrarse, ansiedad e insomnio.

Algunas veces la fibromialgia coexiste con otras patologías como la fatiga crónica, la endometriosis y la enfermedad intestinal inflamatoria.

El diagnóstico diferencial de la fibromialgia con la fatiga crónica:

Su diagnóstico se basa en la sintomatología caracterizada por un dolor musculoesquelético continuo con más de tres meses de duración.

La exploración de los puntos hipersensibles o *gatillo,* que son 18 puntos dolorosos, de los cuales 11 han de ser positivos, localizados en la zona occipital, cervical baja, región de los músculos trapecio y supraespinoso, segundo espacio intercostal, codo, glúteo, cadera y rodilla. El dolor se modifica con el estrés, el ejercicio físico y con los cambios atmosféricos.

Su **tratamiento** puede ser:

- **Medicamentoso**, con fármacos analgésicos o calmantes del dolor, relajantes musculares y antiinflamatorios.

- Tratamientos **alternativos**: fisioterapia con masajes, baños en aguas medicinales, aromaterapia y reiki.

- **Ejercicio físico**, con un programa de ejercicios gimnásticos generalizados durante 2-3 veces por semana, iniciados de manera gradual y evitando aquellos que provoquen dolor en una zona determinada.

- El **yoga** es una técnica muy apropiada.

- **Dormir bien** con la ayuda de técnicas de relajación creativa y respiración.

- **Terapia psicológica** cognitivo-conductual, concienciando al individuo de que su estrés exagera sus dolores y que le conviene relajarse.

Ambas enfermedades, fatiga crónica y fibromialgia, necesitan **dieta**.

Se puede mejorar incorporando en la dieta alimentos que potencien la inmunidad, incrementen la secreción de serotonina o mejoren el funcionamiento muscular.

Potencian la inmunidad los alimentos ricos en **vitamina C** y el **zinc**, por sus propiedades antimicrobianas y víricas.

- Contienen **vitamina C** las siguientes **verduras**: los pimientos rojos, las coles de bruselas, las espinacas, las coliflores abundantes en vitamina C, y **frutas** como las naranjas, los limones, el kiwi, los frutos rojos, los plátanos, las manzanas, las peras, los melones, las granadas, etc.

- Los alimentos ricos en **zinc** son los siguientes: el salvado de avena, los lácteos, la carne roja, el huevo, las aves, el marisco, las nueces y las alubias.

- La **vitamina B** posee propiedades antidepresivas. Los alimentos abundantes en esta vitamina resultan adecuados para las personas fatigadas o estresadas. La vitamina B1 ayuda a superar el estrés y la depresión, que son fuentes de fatiga. La vitamina B2 es necesaria para proveer energía a los alimentos y junto con la vitamina B6 y vitamina B9 contribuye al mantenimiento de las defensas. Los alimentos ricos en vitamina B son la carne, los lácteos, el huevo, los cereales integrales como el arroz, el trigo y la avena, las legumbres como la soja y los guisantes.

- La función del **magnesio** es crucial en el funcionamiento muscular. El magnesio interviene en la producción de energía a través del metabolismo de los hidratos de carbono. Conviene consumir alcachofas, espinacas, acelgas, pescado azul, mariscos y moluscos, carne de ternera y leche.

- Se recomienda la ingesta de alimentos abundantes en **ácidos grasos esenciales** (omega 3 y omega 6) como el pescado azul y las nueces para aliviar los síntomas de la fatiga crónica.

- Alimentos exuberantes en **serotonina**, que es necesaria para mantener un buen estado de ánimo. La serotonina se forma a partir del triptófano, siendo necesario el consumo de alimentos ricos en triptófano como la leche, el queso, el yogur, los pescados, el huevo, las carnes, las legumbres, los cereales y los frutos secos.

- Alimentos ricos en **hidratos de carbono complejos**, que estabilizan los niveles de glucosa sanguíneos y proporcionan una energía constante. Dentro de este grupo se hallan los cereales integrales y sus derivados, las legumbres y algunas verduras tales como las acelgas, las espinacas, las lechugas y los berros.

Bibliografía

Artritis. Medline Plus. Enciclopedia Médica. *https://www.nlm.nih.gov/medlineplus/spanish/ency/article/001243.htm*

Artrosis. Web consultas. *http://www.webconsultas.com/categoria/salud-al-dia/artrosis*

Tríptico. Tengo artrosis, ¿qué puedo hacer? Sociedad Española de Medicina de Familia.

http://www.semfyc.es/pfw_files/cma/destacados/campanyas/Triptico%20 ARTROSIS.pdf

Generalidades sobre la osteoporosis. Medline Plus. *https://www.nlm.nih. gov/medlineplus/spanish/ency/article/000360.htm*

Osteoporosis. D.medicina. *http://www.dmedicina.com/enfermedades/ musculos-y-huesos/osteoporosis.html*

¿Qué es la osteoporosis? Sociedad Española de Reumatología. *http:// www.ser.es/pacientes/enfermedades_reumaticas/osteoporosis.php*

Raquitismo y osteomalacia. Empowher. *http://www.empowher.com/media/reference/raquitismo-y-osteomalacia*

Fibromialgia. Web consultas. *http://www.webconsultas.com/categoria/ salud-al-dia/fibromialgia*

Fibromialgia. Sociedad Española de Reumatología. *http://www.ser.es/ pacientes/enfermedades_reumaticas/fibromialgia.php*

Síndrome de fatiga crónica. Instituto Ferrán de Reumatología. *http:// www.institutferran.org/fatiga_cronica.htm*

Síndrome de fatiga crónica. Fundación per la Fibromialgia y Síndrome de Fatiga Crónica. *http://www.fundacionfatiga.org/sfc.htm*

Enciclopedia de los alimentos y su poder curativo. Dr. J. Pamplona Roger. Ed. Safeliz.

Dietas para la artrosis, artritis, osteoporosis y fatiga crónica. Botanical on line. *www.botanical-online.com/*

Capítulo 10

ENFERMEDADES DEL SISTEMA NERVIOSO

LA DEMENCIA

La demencia es un síndrome caracterizado por la pérdida progresiva de las funciones cognitivas, causada por lesiones y desórdenes cerebrales. Es una pérdida progresiva de la memoria reciente y tardía, la orientación temporo-espacial, la concentración, las habilidades motoras para los actos cotidianos (vestir, comer...), el lenguaje, el cálculo, la lectura y la escritura. Algunas veces se acompaña de delirios, crisis de ansiedad, agresividad y depresiones. En estadios avanzados la persona es incapaz de valerse completamente por sí misma, necesitando la ayuda y cuidados de otra persona. Afecta fundamentalmente a personas de edad avanzada. Las demencias son patologías multifactoriales en las cuales intervienen factores no modificables (edad, sexo, coeficiente intelectual, mutaciones y polimorfismos genéticos) con factores ambientales y del estilo de vida (educación, tabaco, patologías de base, riesgo cardiovascular, dieta, actividad física, estado mental y social).

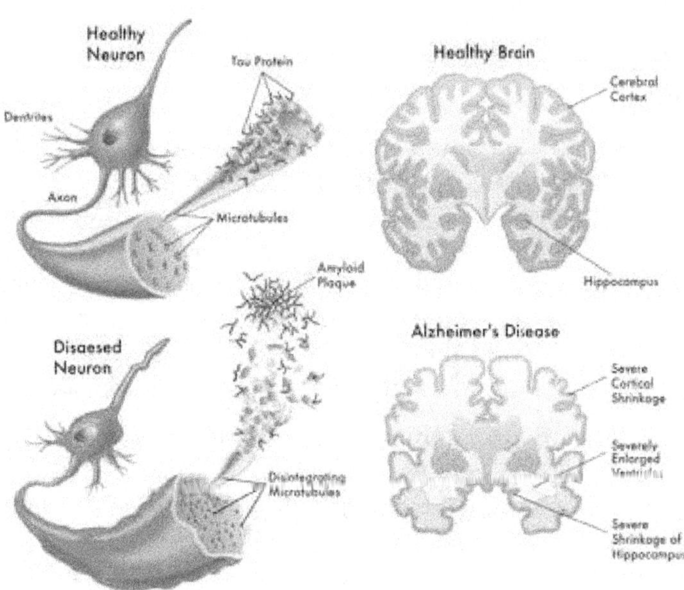

Es una enfermedad cuya incidencia y prevalencia aumenta con la edad, a partir de los 60 años, siendo un 25% en personas mayores de 85 años. Según datos de la OMS del año 2010, en el mundo la padecen 36,5 millones de habitantes, en Europa Occidental 6,98 millones, y en España hay 800.00 enfermos de demencias. Las modalidades más frecuentes en España son la enfermedad de Alzheimer, la demencia vascular y la demencia senil. Su incidencia o número de casos nuevos de la enfermedad aumenta progresivamente debido al envejecimiento de la población mundial. Hoy día en el mundo surgen 7,7 millones de nuevas personas enfermas al año.

Clasificación:

• **Degenerativas o primarias**. Debidas a procesos degenerativos cerebrales, como la enfermedad de Alzheimer y otras enfermedades.

• **Secundarias a enfermedades sistémicas** como:

  ■ <u>Demencia vascular</u>, originada por aterosclerosis o trombosis cerebrales.

  ■ <u>Cánceres</u> primarios del cerebro o metástasis de otros cánceres.

  ■ <u>Traumatismos craneoencefálicos.</u>

  ■ <u>Sida.</u>

  ■ <u>Deficiencia de vitaminas B-6 y B-12.</u>

  ■ <u>Deficiencia de hormona tiroidea.</u>

  ■ <u>Alcoholismo.</u>

  ■ <u>Enfermedad de Parkinson.</u>

  ■ <u>Infecciones.</u>

Entre ellas las dos más frecuentes son la Enfermedad de Alzheimer (60% de los casos) y la demencia vascular (20% de los casos).

Sus principales **síntomas**:

• **Pérdida de memoria**. Al principio pierden la memoria de palabras y hechos reales recientes como lo que acaban de decir o hacer. Más tarde pierden la memoria tardía, olvidan los hechos de varios años atrás y la incapacidad de reconocer a los seres más familiares.

• **Problemas de orientación témporo-espacial**. Se pierden con facilidad porque no saben dónde se encuentran. Al principio solo pueden desplazarse a lugares muy conocidos y posteriormente son incapaces de desplazarse. Estas personas presentan incapacidad para identificar el tiempo actual (mes, día y hora).

- **Problemas de lenguaje**. Incapacidad de comunicación, de mantener una línea lógica en el pensamiento, de comprensión lectora. Dificultad para la escritura. Problemas para expresar lo que piensan, utilizando repeticiones, tartamudeos y en la última fase gruñidos como medio de expresión.

- **Dificultad en la habilidad motora** para desempeñar las tareas cotidianas como dibujar, escribir, comer, vestirse y asearse. Presenta torpeza en los movimientos manuales y en el andar.

- **Pérdida de la gnosis** o capacidad de reconocer los objetos y hechos reales a través de los sentidos; identificar objetos, fotografías, animales y personas; interpretar conversaciones, sonidos musicales y ruidos; oler los objetos; saborear los alimentos y notar la consistencia de los objetos reales.

- **Problemas de lógica mental**. Incapacidad de compresión, atención, concentración, aprendizaje, cálculo, toma de decisiones, planificación y solución de problemas.

- **Trastornos psicológicos**. Abandono personal, síntomas de depresión, apatía hacia lo que le rodea, timidez, nerviosismo, delirios, ilusiones exageradas, comportamientos agresivos y conductas obsesivas (limpieza frecuente y repetitiva de las manos).

- **Problemas de sueño**. Insomnio nocturno y somnolencia diurna.

- **Trastornos físicos**. Los pacientes con demencia grave presentan incapacidad para controlar los esfínteres y necesitan llevar pañales. También se quedan inmovilizados en silla de ruedas y cama y presentan una gran dificultad para comer y beber.

La enfermedad evoluciona lenta y progresivamente hasta que llega un momento en que la persona se encuentra incapacitada para su vida laboral, social y normal, necesitando la atención y cuidado de otras personas.

Estadios de la demencia

Escalas clínico-evolutivas valorables de la demencia según el Global Deterioran-Scale:

- **GDS-1: Sin deterioro cognitivo**. No hay quejas subjetivas de pérdida de memoria y no se observa déficit de memoria en la entrevista clínica.

- **GDS-2: Deterioro cognitivo muy leve**. Se evidencian pérdidas subjetivas de memoria como el olvido de nombres familiares y del lugar donde han dejado los objetos. No hay déficit objetivo de memoria en la entrevista clínica, en el trabajo y en situaciones sociales.

- **GDS-3: Deterioro cognitivo leve**. Se suele perder cuando viaja a lugares desconocidos. Se evidencia pérdida de memoria con olvido de nombres y palabras. Retiene poco contenido cuando lee el párrafo de un texto. Extravía objetos de valor. Disminución de las capacidades de atención y concentración. Reducción de su rendimiento laboral. Dificultades en el lenguaje, no encuentra las palabras adecuadas cuando habla con interrupciones frecuentes o tartamudeo. Empieza a tener dificultades en su habilidad motora para dibujar y para tareas complejas.

- **GDS-4: Deterioro cognitivo moderado.** Pérdida considerable de la memoria reciente, siendo incapaces de recordar acontecimientos actuales y recientes. Disminución de su capacidad para recordar su historia personal. Déficit en la concentración que se hace evidente en tareas de cálculo. Disminución en la capacidad para viajar y manejar las finanzas. El lenguaje presenta defectos de verbalización evidentes para los familiares. Dificultad para calcular. La persona es capaz de orientarse bien en el tiempo, se puede desplazar a lugares muy conocidos y reconoce personas familiares (familia, parientes y amigos íntimos).

- **GDS-5: Deterioro cognitivo moderadamente grave.** El paciente no puede pasar sin ningún tipo de ayuda. Es incapaz de recordar detalles relevantes de su vida actual como su dirección, su número de teléfono que tiene desde hace años, los nombres de parientes cercanos, de compañeros de escuela, trabajo, etc. Presenta desorientación espacial y temporal. Manifiesta dificultad para el leguaje oral y escrito, la lectura y el cálculo. Comienza a tener impedimento para vestirse y necesita ayuda para comer y asearse. Saben su nombre, el de su esposa e hijos, y recuerdan hechos reales y aspectos importantes sobre sí mismos.

- **GDS-6: Deterioro cognitivo grave.** Puede olvidarse del nombre de su esposo e hijos, pero casi siempre recuerda su propio nombre. Distingue las personas conocidas de las desconocidas. No será consciente de acontecimientos y hechos recientes. Retiene recuerdos de su vida pasada, pero es poco preciso. No es consciente de su entorno ni en el tiempo ni en el espacio. Importante dificultad para el lenguaje y para contar. Requiere asistencia en las actividades de la vida diaria como comer, vestirse y asearse. Presenta incontinencia urinaria y necesita el uso de pañales.

- **GDS-7: Deterioro cognitivo muy grave.** En el curso de este estadio se perderán todas las habilidades verbales. Se verbalizarán palabras y frases muy concretas, manifestándose en gruñidos. Incontinencia urinaria. Requieren asistencia para el aseo y la alimentación. El cerebro no es capaz de decir al cuerpo lo que tiene que hacer.

¿Cómo se diagnostica?

1. Historia clínica detallada con todos los signos y síntomas del paciente.

2. Analítica de sangre determinando, glucosa, lípidos, iones, vitaminas y hormonas tiroideas.

3. Técnicas de imagen para observar las lesiones del cerebro, entre ellas se citan la tomografía axial computarizada (TAC) y la resonancia magnética.(RM)

Tratamiento

- **Tratamiento médico con fármacos**:

  - Inhibidores de la acetilcolinesterasa que potencian los efectos de la acetilcolina, estimulando la memoria y las facultades intelectuales. Entre ellos se citan la galantamina, memantina, donepelilo y rivastigmina.

  - Sintomático, para tratar los trastornos psicológicos. Se recomiendan antidepresivos y tranquilizantes.

- El tratamiento más importante es el **buen cuidado** del enfermo y el rehabilitador. Un plan preventivo eficaz contra las demencias incluye una alimentación saludable, una hora de ejercicio físico diaria para potenciar la movilidad corporal y varias horas de ejercicios mentales para potenciar las capacidades intelectuales como la memoria, el lenguaje hablado y escrito, el cálculo, etc.

El déficit subclínico de vitaminas del complejo B y de ácido fólico, unido a la concentración elevada de homocisteína y la grasa dietética, puede tener un papel importante en el deterioro cognitivo del envejecimiento, y se consideran factores de riesgo de las demencias. También se especula sobre el papel del estrés oxidativo en la aparición de enfermedad de Alzheimer, así las vitaminas con propiedades antioxidantes (vitaminas C y E) podrían utilizarse en la prevención o retraso de la evolución en dicha enfermedad.

Se recomienda seguir una dieta mediterránea rica en alimentos antioxidantes y en ácidos grasos esenciales. Esta debería promocionarse en la prevención de las demencias desde las edades medias de la vida.

- **Alimentos antioxidantes**, que impiden una degeneración neuronal y el envejecimiento del cerebro. Son alimentos ricos en vitaminas B6, ácido fólico, C y E. Se recomienda consumir frutas: naranjas, limones, mandarinas, kiwis, melón y frutos rojos (fresas, frambuesas, arándanos y zarzamoras que aumentan la potencia de las señales enviadas por nuestras neuronas).

• Las **verduras** como los aguacates, los tomates, el brócoli, la col lombarda, las berenjenas, las espinacas, las coles de bruselas, las coliflores y los pimientos. Los <u>aguacates</u> contienen grasa monoinsaturada, necesaria para prevenir la aterosclerosis de los vasos cerebrales y mejoran el riego sanguíneo cerebral. Los <u>tomates</u> incluyen licopeno, que evita el envejecimiento cerebral, mientras que el <u>brócoli</u> mejora las funciones cognitivas. La <u>col lombarda</u> está compuesta por polifeno, sustancia antioxidante. Las <u>berenjenas</u> contienen nausin, que mejora las comunicaciones interneuronales. Las <u>espinacas</u> evitan el envejecimiento del cerebro y mejoran las funciones de aprendizaje.

• Las <u>carnes magras y vísceras</u> como el hígado de ternera, muy rico en vitaminas C y B, las carnes de pollo, pavo, conejo y ternera blanca.

• Los <u>lácteos</u>: leche desnatada y semidesnatada, y el yogur, rico en calcio y tirosina, proteína que potencia la función nerviosa.

• Los <u>huevos</u> contienen colina, que ayuda a mejorar nuestra memoria, y luteína y zeaxantina, que son antioxidantes que actúan evitando el envejecimiento de nuestro cerebro.

• Los <u>cereales integrales</u> como la avena, el maíz, la cebada, el trigo y el pan integral, que es rico en ácido fólico y vitamina B6, que estimula la oxigenación y la circulación cerebral.

• Las <u>legumbres</u>: la soja, los garbanzos, las lentejas y las alubias.

• Alimentos ricos en <u>ácidos grasos esenciales</u>. Este tipo de grasas sería muy adecuado para la transmisión del impulso a las neuronas. Los aceites de soja, girasol, el pescado azul (salmón, trucha, sardinas, caballa, boquerones...) y los frutos secos (nueces, avellanas, almendras...) serían muy convenientes.

• Alimentos <u>tranquilizantes</u> ideales para combatir la depresión y el insomnio de estos enfermos. Se recomienda la ingestión de alimentos ricos en triptófano como los albaricoques, los aguacates, los plátanos, los coquitos de brasil, las legumbres, la clara de huevo, los mariscos, el pescado azul, el pulpo, la piña, los espárragos, las espinacas, los guisantes, el champiñón, las judías verdes, el kiwi, la leche y el arroz integral.

• Ingesta abundante de <u>agua</u> para hidratar el cuerpo, mejorar el metabolismo y depurar la sangre de sustancias nocivas para el cerebro. El <u>té verde</u> contiene catequinas que mejoran la memoria.

DESAYUNO: Café o té con leche semidesnatada y una tostada de pan integral con queso fresco o tomate natural triturado.

MEDIA MAÑANA Y MERIENDAS: Fruta, se recomiendan los frutos rojos (fresas, moras, arándanos y frambuesas), kiwi y cítricos (naranja, mandarina y pomelo); yogur natural (se puede añadir nueces, almendras y anacardos) o una tostada de pan integral con tomate, queso fresco o jamón de york.

COMIDAS Y CENAS:

<u>1º plato:</u> Verduras: ensalada variada con tomates, lechuga, aguacates, maíz y atún, brócoli cocido o asado, berenjenas cocidas, asadas y a la plancha, col lombarda guisada, y espinacas cocidas y guisadas.

<u>2º plato:</u>

- Pescado azul (salmón, trucha, sardinas, caballas, boquerones, atún y bonito) a la plancha, cocido o guisado con verduras o tomate (4 veces por semana).

- Huevos: Tortillas, huevos rellenos, huevos cocidos y duros (3-4 veces por semana).

- Carnes magras: Pollo, pavo, conejo y ternera blanca a la plancha, asadas o guisadas con verduras (3-4 veces por semana).

- Postre: Fruta y yogur natural (es aconsejable añadir frutos secos)

Se recomienda beber de 6 a 8 vasos de agua al día.

Se aconseja disminuir el consumo de bebidas alcohólicas porque el alcohol destruye las células nerviosas y favorece la aparición de esta enfermedad. También hay que aminorar el consumo de quesos madurados, que son fuentes ricas de aluminio, cuyo consumo favorece la aparición de la enfermedad de Alzheimer.

La **rehabilitación intelectual** del paciente consiste en conservar y recuperar las facultades intelectuales perdidas o deterioradas. Entre ellas están la memoria, orientación temporo-espacial, la concentración-atención, el lenguaje oral y escrito, la lectura, el cálculo, la gnosis y la praxia.

• **Rehabilitación de la memoria** en sus 3 tipos: inmediata, reciente y remota.

- La <u>memoria inmediata</u> retiene elementos y tiene una duración temporal limitada. Para potenciar la memoria inmediata se recomiendan ejercicios de repetición de listas numéricas y de palabras.

- La <u>memoria reciente</u> es la memoria que nos permite retener información nueva de hechos y objetos actuales. Se estimula con ejercicios de memorización de palabras, frases y grupos de palabras. Evocación de familiares y objetos con fotografías. Juegos tipo *Memory*. Recordar acontecimientos cotidianos, así como los nombres de familiares y amigos próximos al paciente, la comida del día anterior o las actividades del último fin de semana.

- La <u>memoria remota</u> es el recuerdo de todas nuestras experiencias vividas y conocidas a lo largo de toda nuestra vida. En ella se encuadra:

    - la *memoria biográfica*, resultado de todos los hechos reales vividos.

    - la *memoria semántica*, que es el conjunto de todos los conocimientos adquiridos a lo largo de toda nuestra vida.

    - la *memoria de habilidades sensoriomotrices,* como por ejemplo conducir un coche o pintar un cuadro, etc.

    Se rehabilita mediante ejercicios de memoria biográfica, recordar datos personales de familiares y amigos conocidos en el pasado, de objetos y palabras vistos y oídos en el pasado.

- Terapia de **orientación temporal, espacial y personal**.

    - Orientación <u>temporal</u> que se potencia preguntando al paciente sobre datos temporales como en qué año estamos, en qué mes estamos, qué día del mes es, qué día de la semana es, en qué estación del año estamos, qué hora es o en qué momento del día estamos.

    - Orientación <u>espacial</u> que se estimula preguntando al paciente sobre su localización: ¿Dónde estamos? ¿En qué nación estamos? ¿En qué provincia estamos? ¿En qué ciudad estamos? ¿En qué barrio estamos? ¿En qué calle estamos? ¿En qué sitio estamos?

    - Orientación <u>personal</u> que se recapacita preguntando al paciente sobre sus datos personales: ¿Cómo se llama? ¿Qué edad tiene? ¿Está casado? ¿Cómo se llaman su esposo e hijos? ¿Qué edades tienen los miembros familiares? ¿En qué calle viven? ¿Cual es su número de teléfono?

- **Estimulación del lenguaje** oral y escrito:

  - El lenguaje <u>oral</u> se mejora con técnicas de comprensión, articulación y fluidez verbal: efjercicios de potenciación de palabras y frases, de descripción de imágenes, láminas, situaciones y hechos reales; tareas de producción verbal automática (evocación de los meses del año, días de la semana, series numéricas, etc), ejercicios de lectura para potenciar la comprensión del texto, la correcta articulación de las palabras y la fluidez verbal.

  - El lenguaje <u>escrito</u> prospera con ejercicios de dictado, copia, redacción y descripción de objetos y hechos reales. El juego de fuga de letras y de completar palabras es muy eficaz.

- **Potenciación de las gnosis**. Gnosis es el conocimiento de los objetos y hechos reales a través de la percepción sensitiva (visual, auditiva, gustativa, olfativa y táctil).

  - Las gnosis <u>visuales</u> mejoran con técnicas de reconocimiento de imágenes gráficas y fotografías: el paciente describe el color, la forma y el fondo de la imagen que ve. Identificación de caras de familiares y amigos conocidos. Procedimientos de organización visual de espacios con caminos, laberintos, planos y mapas. Copiar dibujos en una cuadrícula. Técnicas de localización de las partes del cuerpo, con prácticas de diferenciar dos imágenes personales distintas. Ejercicios de localización geográfica de países, ciudades y pueblos.

  - Las gnosis <u>auditivas</u> se estimulan con el reconocimiento y repetición de palabras oídas y sonidos.

  - Las gnosis <u>táctiles</u> se desarrollan con el reconocimiento táctil de objetos cotidianos y de letras y números en relieve.

- **Restablecer las praxis**. Praxis es el conjunto de habilidades manuales adquiridas para el desempeño de los actos cotidianos (escribir, dibujar, comer, asearse y vestirse). Optimizar la motricidad manual fina con ejercicios de escritura y dibujo. Favorecer la producción de actos motores voluntarios y efectuar ejercicios repetitivos de actividades habituales, como por ejemplo coger un peine para peinarse, secarse con la toalla, lavarse, vestirse y coger los cubiertos para comer. Aprovechar los gustos personales del paciente para crearle una afición (dibujo, costura, escritura, etc.)

- **Adquirir habilidades en el cálculo**. Mediante la ejecución de tareas como contar series de números en orden ascendente y descendente.

Ejercicios de cálculo como suma, resta, multiplicación y división. Resolución de problemas matemáticos y financieros. Establecer relaciones entre números. Juegos de bingo y cálculo.

ENFERMEDAD DE PARKINSON

Es una enfermedad que degenera las neuronas (localizadas en los ganglios basales del cerebro) responsables de la producción de dopamina, neurotransmisor responsable de la coordinación y control de los movimientos. La enfermedad de Parkinson afecta a más de 100.000 personas en España, su incidencia aumenta a partir de los 60 años y es común en ambos sexos, pero es más frecuente en hombres. También se han observado casos de Parkinson en personas jóvenes.

Sus causas son desconocidas, se conocen causas genéticas porque la enfermedad se transmite a las generaciones familiares posteriores (padres-hijos-nietos). Otras causas son determinados medicamentos, toxinas y una mala alimentación que favorece el depósito de radicales libres en las células degenerándolas.

Sus **síntomas** son:

- **Temblor**, consistente en un movimiento rítmico de un miembro hacia delante o detrás, generalmente al principio son las manos. Se agudiza en reposo y desaparece con el sueño.

- **Rigidez**, que es una falta de flexibilidad muscular. Los grupos musculares actúan de manera que al contraerse unos músculos otros se relajan. Si este mecanismo falla los músculos se tensan demasiado originado rigidez.

- **Bradicinesia**, es un movimiento muy lento acompañado de pérdida de movimiento espontáneo y automático. Se lentifican mucho los movimientos en estos enfermos.

- **Inestabilidad postural**: se caen con facilidad la cabeza y los hombros hacia delante, y la forma de andar empeora, el enfermo da pasos cortos y rápidos para mantener el equilibrio y se para a la mitad del camino.

- **Cara de máscara** por la rigidez y pérdida de expresividad.

- **Dificultades para tragar, masticar, hablar...** favoreciendo la acumulación de saliva y alimentos en la boca. Afasia o dificultades para hablar.

- **Incontinencia** o dificultades para orinar de algunos enfermos debido a deficiencias del sistema nervioso que regula la actividad muscular de la vejiga.

- **Estreñimiento** causado por enlentecimiento del ritmo intestinal.

- **Trastornos del sueño** como somnolencia y pesadillas. **Depresiones**. Demencia en estadios avanzados.

Diagnóstico: basado en la sintomatología y exploración de los temblores y movimientos del paciente. Se confirma mediante TAC craneal observando las lesiones en la región mesencefálica del cerebro.

Tratamiento:

- **Medicamentos**: levodopa, anticolinérgicos, bromocriptina y amantidina.

- **Plan de alimentación**: se aconseja una dieta rica en alimentos antioxidantes, vitaminas del grupo B1, que reducen la producción de dopamina, niacina o B3, que son necesarias para el metabolismo de las neuronas; vitamina E, con acciones antioxidantes y preventivas, y fibra para combatir el estreñimiento.

  - Los alimentos <u>antioxidantes</u> reducen la influencia negativa de los radicales libres sobre las células del cerebro, evitando su degeneración, lo cual mejora la memoria, la motilidad y ayuda a reducir los temblores. Entre estos alimentos se aconsejan frutas y verduras abundantes en vitaminas A y C, tales como los ajos, las cebollas, las zanahorias, los tomates, la calabaza, el brócoli, las espinacas, los espárragos, los pimientos rojos, las coles, las patatas, el kiwi, las naranjas, las mandarinas, los limones, el pomelo, la fresa, la frambuesa, los arándanos, las moras y las uvas negras. Los cereales integrales compuestos por vitaminas B1 y niacina, E y fibra. Los aceites de oliva, soja, maíz y girasol. Los pescados blanco y azul, las carnes magras, las nueces y la soja.

  - Los <u>alimentos ricos en fibra</u> como los panes integrales, los cereales integrales, las frutas y las verduras. Las frutas: manzana, pera, ciruelas, fresas, frambuesas, zarzamoras, nectarinas, naranjas, limones, pomelos. Las verduras: espinacas, acelgas, brócoli, pimientos, tomates, remolachas, alcachofas, espárragos, calabazas, patatas, pepinos.

- **Rehabilitación física** basada en ejercicios de gimnasia que ayuden a mejorar las funciones musculares y el tono de los músculos afectados. Se deben repetir varias veces al día.

- **Hombros**: ejercicios de subir y bajar hombros y hacer movimientos circulares de delante-atrás.

- **Codos**: flexionar el codo y extenderlo varias veces. Flexionar el codo acercando la mano al hombro y a la espalda.

- **Muñecas**: mover las muñecas describiendo un círculo hacia un lado u otro lado.

- **Cuello**: flexionar la cabeza hacia delante y atrás. Mover el cuello hacia ambos lados.

- **Piernas**: sentado en una silla efectuar el movimiento de pedaleo de bicicleta con ambas piernas. Flexionar y extender las rodillas y los tobillos varias veces.

- La **comida** debe trocearse en **trocitos muy pequeños** o batirse en forma de **purés** para facilitar su masticación y deglución por parte del paciente. La ropa debe ser con **cierre en cremalleras**, pues los botones son muy complicados para estos pacientes. Los zapatos deben ser fáciles de poner y sin cordones.

- **Prevención de las caídas**: evitar las alfombras resbaladizas y los objetos más accesibles para estos enfermos. Instalar manillas en las paredes de los baños y asientos elevados en las bañeras y lavabos.

DOLOR DE CABEZA Y MIGRAÑA

La migraña es un dolor de cabeza muy intenso acompañado de náuseas, vómitos y fotofobia, que se puede paliar con medidas preventivas y un plan de alimentación.

Esta enfermedad la padece el 12% de la población, con edades comprendidas entre 18 y 65 años (cerca de cinco millones de personas), y tiene un componente hereditario- genético (más de la mitad de las personas con migraña tiene familiares que también la padecen).

La migraña es una enfermedad que evoluciona en varias fases sintomáticas. La enfermedad cursa con periodos de dolor agudo, intercalados entre largos periodos asintomáticos. La intensidad de la crisis es muy variable, presentándose entre 1 y 4 episodios al mes que duran entre 4 y 72 horas. El ataque de migraña tiene varias fases:

1. Los **pródromos** se presentan en el 80% de los pacientes mediante diferentes síntomas que se inician varias horas o días antes del dolor, sensación de euforia, depresión, irritabilidad, bostezos continuos, falta de atención y deseo compulsivo de ingerir alimentos dulces.

2. El **aura** se presenta en el 20% de los pacientes y dura de 20 a 60 minutos, cuyos síntomas más característicos son los visuales: zona ciega del campo visual con destellos luminosos, dolor ocular, visión borrosa, ver estrellas o líneas en zigzag y visión en túnel. Otros síntomas son sensación de hormigueo en la mitad de la cara y brazos del mismo lado del dolor, bostezar, dificultad para concentrarse y para encontrar las palabras adecuadas al hablar.

3. La **fase dolorosa** se caracteriza por un dolor leve que aumenta poco a poco de intensidad hasta convertirse en severo; suele afectar a la mitad derecha o izquierda de la cabeza, aunque puede ser bilateral. Es un dolor pulsátil con martilleo rítmico doloroso acompañado de náuseas, vómitos, una mala tolerancia a la luz y a los ruidos. El paciente se retira a una habitación oscura a descansar.

4. La fase de **resolución**, en la que el dolor disminuye progresivamente hasta desaparecer, dura varias horas (4-72). Después de la crisis la mayoría de los pacientes tienen malestar y presentan somnolencia, fatiga y falta de concentración.

La migraña es una enfermedad infratratada e infradiagnosticada por la deficiente utilización de tratamientos específicos y de terapias preventivas, que solo la emplean un 13% de los pacientes diagnosticados. Numerosos pacientes acuden a la consulta del médico de familia y se les diagnostica como cefaleas, tratándose con analgésicos y antinflamatorios, cuando su tratamiento eficaz serían los fármacos específicos y las medidas preventivas.

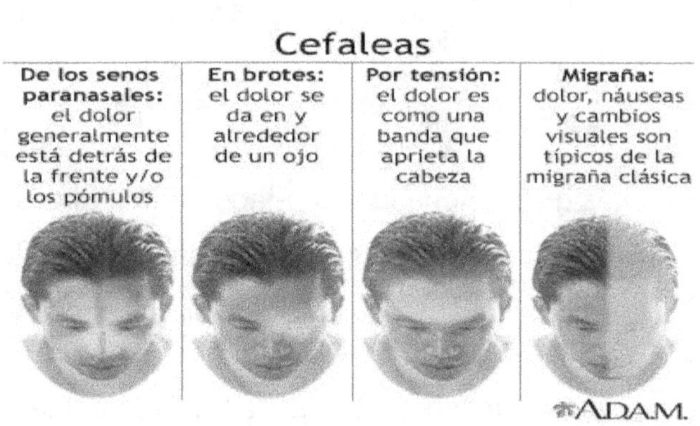

Es importante **diferenciar con claridad las jaquecas de otros dolores de cabeza**:

- **Cefaleas tensionales**: son dolores de cabeza continuo y opresivo que no se acompañan de otros síntomas (son consecuencia de la fatiga y el estrés).

- **Cefaleas en racimo**: son cefaleas muy intensas, localizadas en la zona ocular, y se acompañan de lagrimeo, ojo rojo y congestión nasal. Se desencadenan durante el sueño nocturno.

- **Cefaleas secundarias** a otras enfermedades (traumatismos craneoencefálicos, infecciones, tumores cerebrales y accidentes cerebrovasculares). Son dolores de cabeza muy intensos que se acompañan de otros síntomas (rigidez de la nuca, vómitos, hipertensión arterial, etc.).

La migraña es causada por una actividad cerebral anormal que se desencadena por el estímulo de numerosos factores de riesgo. Los factores de riesgo son: estrés, ejercicio físico intenso, cambios de tiempo, excesivas altitudes de montañas o edificios, ciertos olores o perfumes, ruido intenso, luces deslumbrantes o fluorescentes, alcoholismo, tabaquismo, cambios en los patrones del sueño, cambios hormonales (menstruación, ovulación y ingestión de anticonceptivos orales, cervicalgias, exposición prolongada a pantallas de ordenadores y televisión y consumo de algunos alimentos).

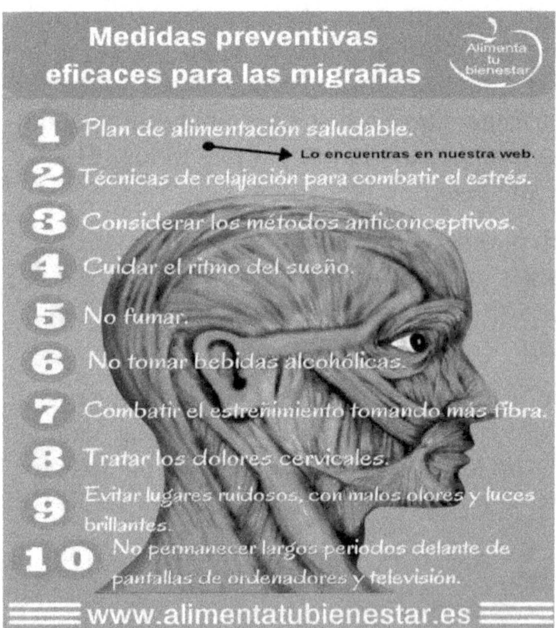

Alimentos que desencadenan ataques de migrañas:

- **Aminas biógenas**: histamina, tiramina, feniletilamina y serotonina.

  - Embutidos crudos curados: salami, chorizo, salchichón, fuet y sobrasada.

  - Quesos maduros: parmesano, Emmenthal, Gouda, Roquefort, Camembert y Manchego.

  - Vegetales fermentados (chucrut y soja).

  - Pescados en conservas (atún, sardinas y anchoas); pescados ahumados (salmón, trucha, etc.).

  - Frutas: plátano, aguacate y chocolate.

  - Bebidas alcohólicas.

- **Compuestos fenólicos**: chocolate, té y café.

- **Glutamato monosódico**:

  - Comida china, caldos y sopas deshidratados.

  - Conservas y semiconservas de pescado.

  - Salsas, precocinados (pizza, canelones, etc.).

- Aspartamo (edulcorante).

- Confitería: caramelos, chicles, panadería, bollería, y galletería.

- Bebidas refrescantes y zumos.

Una dieta saludable para las jaquecas sería una dieta mediterránea que incluya alimentos ricos en vitamina C, con propiedades analgésicas para inhibir la producción de prostaglandinas, que son las responsables del dolor (los tomates, los cítricos, el kiwi, los frutos rojos, la guayaba, etc.); en vitamina B2, que es calmante natural del dolor (la leche y deriva-dos, las carnes y los cereales integrales.); en ácidos grasos insaturados, como el pescado azul (salmón, sardinas, truchas, etc.), los frutos secos (nueces y almendras) y los aceites de semilla de girasol, maíz y soja; y en fibra (el pan integral, el arroz integral, los cereales integrales, las frutas y las verduras) para evitar el estreñimiento. Se aconseja tener un ritmo regular de comidas y evitar estar más de tres horas sin comer.

Menú para evitar las migrañas:

Desayuno: Café descafeinado con leche desnatada o semidesnatada. Una tostada de pan integral con tomate, aceite de oliva o queso fresco. Fruta (excepto plátanos).

Almuerzo y meriendas: Fruta, infusión de poleo-menta y tostada de pan integral con queso fresco o jamón york.

Comidas y cenas:

1º plato. Verduras variadas: ensalada, verduras cocidas, a la plancha o asadas, sopas de verduras caseras (nunca consumir sopas de sobre o elaboradas).

2º plato: Pescado blanco o azul (más aconsejable el azul), carnes de ter-nera blanca, pollo, pavo o conejo asados, a la plancha, o guisados sin añadir salsas elaboradas (mahonesa, kétchup, etc.) y huevos.

Postre. Yogur natural o fruta.

También son aconsejables el **ejercicio físico**, técnicas de **relajación** para combatir el estrés, cuidar el **ritmo del sueño**, **no fumar**, **no beber bebidas alcohólicas**, consultar con el ginecólogo los métodos **anticonceptivos**, tratarse los **dolores cervicales**, evitar la permanencia en lugares ruidosos con malos olores y con luces brillantes, no permanecer en largos periodos de tiempo delante de pantallas de **televisión** y **ordenadores** y consumir **fibra** para evitar el estreñimiento.

Se trata con fármacos específicos y con acupuntura.

NEURALGIA

Las neuralgias son irritaciones o inflamaciones de uno o varios nervios que desencadenan un dolor repentino, punzante e intenso en el trayecto nervioso.

Se conocen numerosas neuralgias, aunque las más frecuentes son las neuralgias del nervio trigémino, glosofaríngeo y las ciáticas. Son más comunes en personas de edad avanzada.

Sus **causas** son numerosas, citando entre ellas la diabetes, la insuficiencia renal crónica, la irritación por químicos, las infecciones por herpes zóster, el VIH, la enfermedad de Lyme, diversos medicamentos como cisplatino, paclitaxel o vincristina, compresión de los nervios por hernias, osteofitos de las artrosis o artritis, traumatismos y cirugía.

Sus **síntomas** son un dolor repentino, agudo y punzante de la trayectoria de un nervio, por ejemplo la ciática es el dolor de todo el trayecto del nervio ciático. La característica del dolor es que puede ser constante o alterno, apareciendo con fases dolorosas y desapareciendo con fases indoloras, y que puede empeorar con los movimientos de la zona afecta.

Otros síntomas son debilidad o parálisis completa de los músculos inervados por el mismo nervio, así como un aumento de la sensibilidad de la piel a lo largo de la ruta del nervio dañado.

La **neuralgia del trigémino** se produce cuando se afecta el nervio trigémino por compresión a causa de un tumor o vaso sanguíneo inflamado. La mayoría de las veces se desencadena en adultos mayores de 40 años por causa desconocida.

El nervio trigémino lleva las sensaciones de tacto y dolor desde la cara, los ojos, los senos paranasales y la boca hasta el cerebro. Su neuralgia provoca un dolor muy intenso en un lado de la cara (derecho o izquierdo), con frecuencia es más intenso alrededor del ojo, las mejillas y la zona inferior de la cara. El dolor, conocido como «el peor de todos los dolores», se presenta en forma de pulsaciones eléctricas que duran segundos o minutos, pero que pueden volverse constantes.

El dolor se puede desencadenar por contacto y actividades como peinarse, lavarse la cara, comer, beber, cepillarse los dientes y afeitarse.

Neuralgia glosofaríngea: provocada por irritación del nervio glosofaríngeo o IX par craneal, caracterizada por dolores repetitivos intensos localizados en la lengua, la garganta y el oído.

Estos dolores son más frecuentes en personas mayores de 40 años, muchas veces por causa desconocida y otras veces provocados por infecciones de la garganta y boca, tumores y neoplasias de la base del cráneo, que ejercen presión sobre el nervio y vasos sanguíneos dilatados que comprimen el nervio glosofaríngeo.

Los síntomas son: dolor intenso en la parte posterior de la nariz y garganta, de la lengua, oído, garganta, región amigdalina y laringe. Se puede desencadenar por actividades como masticar, toser, reír, hablar y deglutir.

Ciáticas: generadas por afectación del nervio ciático, que inicia en la región lumbar y controla los músculos de la parte posterior de la rodilla y la región inferior de la pierna, proporcionando sensibilidad a la parte posterior del muslo, a la parte inferior de la pierna y a la planta del pie.

Es secundaria a otros problemas de salud como hernia de disco en las vértebras lumbares, estenosis raquídea, lesión o fractura de la pelvis y compresiones del nervio por los osteofitos de las artrosis lumbares y pélvicas. Es más frecuente en adultos mayores de 50 años.

Es un dolor de intensidad variable, desde hormigueos leves hasta intensas sensaciones punzantes. Suele comenzar de manera lenta y empeora después de pararse o sentarse, al doblarse hacia atrás o caminar varios metros, al toser, estornudar o reír.

En la exploración se observa debilidad para flexionar la rodilla o mover el pie, dificultad para doblar el pie hacia adentro o abajo, impedimento para agacharse hacia adelante o atrás, reflejos anormales o débiles y pérdida de sensibilidad.

Diagnóstico:

• Exploración física y síntomas.

• Análisis de sangre para determinar los niveles de glucosa, la función renal y otras posibles causas de glucemia.

• Resonancia magnética y TAC de la zona afecta; en las ciáticas serían las vértebras lumbares y en las neuralgias del trigémino y glosofaríngeas el cráneo y la cara.

• Ecografías de la zona afecta.

- Electromiografía para estudiar la conducción nerviosa.

Tratamiento y medidas para combatirlas:

- **Médico**, con calmantes para el dolor tipo analgésico o narcótico en casos de dolor intenso, fármacos antidepresivos y relajantes musculares. Inyecciones de anestesia y otros medicamentos en el nervio.

- **Fisioterapia** y quiropráctico, masajes. Los masajes son buenos para los casos de ciática y si padece de hernia de disco o deformación de la columna lumbar un quiropráctico le puede alinear las vértebras.

- Tratamiento local con **balneoterapia** con baños calientes relajantes. Aplicaciones locales de frío y calor. Empezar aplicando frío con una banda de hielo las primeras 48-72 horas y luego calor local sobre la zona con bolsas de agua caliente.

- En los casos de ciática se aconsejan una serie de medidas para cuidar de la espalda en casa como **reducir la actividad** los dos primeros días y luego empezar la actividad lentamente, y no se aconseja el reposo en cama. **Evitar levantar pesos** pesados y doblar la espalda las 6 primeras semanas o hasta que se resuelva el ataque de ciática. Los pacientes afectos de neuralgia del trigémino **evitarán contactos** en su cara y reducirán sus actividades (comer, peinarse, lavarse) durante un breve periodo de tiempo hasta que aminore el dolor.

- **Plan de alimentación** adecuado. Se aconseja consumir:

  - <u>Alimentos depurativos</u>: apio, cebolla, pera, piña, pomelo, papaya, espárragos, puerros, alcachofas. El caldo depurativo beneficia mucho.

  - <u>Alimentos ricos en vitamina B1, B2</u>: carnes magras, lácteos, cereales integrales, legumbres y algunos frutos secos. Actúa sedando los nervios irritados o inflamados.

  - <u>Alimentos ricos en magnesio</u>: leche, legumbres, cereales integrales y algunas verduras (espinacas, espárragos, berros, pepinos y calabaza) con acción relajante de los nervios afectados.

  - <u>Evitar los alimentos ricos en grasas saturadas y azúcares.</u>

- **Ejercicio físico**. Ejercicios de gimnasia aeróbica basados en el fortalecimiento de los músculos del abdomen y de la zona lumbar de la espalda y estiramientos de los músculos isquiotibiales, que son los músculos de la cara posterior del muslo que cuando están muy tensos aumentan la presión sobre la parte inferior de la espalda y agudizan el dolor.

- **Cirugía**:

  - En las neuralgias del trigémino se trata con la extirpación del tumor o descompresión del vaso sanguíneo si estos son la causa de la afección.

  - Cortar o destruir parte del nervio trigémino con bisturí o con una inyección de glicerol o ablación por radiofrecuencia.

  - En las ciáticas la cirugía está destinada a resolver el problema que la provoca como la extirpación de la hernia discal, de los tumores o la compresión de los grandes vasos sobre el nervio ciático. Extirpación de pinzamientos artrósicos sobre el nervio y solución de estenosis raquídeas.

TRASTORNOS DEL SUEÑO

El insomnio

Es un trastorno del sueño que consiste en la dificultad para conciliarlo y mantenerlo. Se duerme mal durante la noche, con varios despertares, acortamiento de la modorra por despertarse antes de la hora o una dormida muy ligera de mala calidad. Las personas insomnes no disfrutan de un sueño reparador y tienen la sensación de no haber descansado durante la noche.

En el momento actual en España padecen insomnio la mitad de los españoles, siendo más frecuente en ancianos, mujeres y enfermos.

El insomnio se puede **clasificar** según varios criterios:

En función del momento de la noche en que se presenta:

- **Insomnio de conciliación**. Los pacientes tienen dificultades para conciliar el sueño, la mayoría son jóvenes con problemas de estrés y ansiedad y con enfermedades orgánicas.

- **Insomnio de mantenimiento**. Los sujetos presentan problemas para mantener el sueño, ya que aparecen frecuentes interrupciones o periodos de vigilia durante el mismo. Aparece con más frecuencia en ancianos con problemas psíquicos y orgánicos.

- **Despertar precoz**, que se produce dos horas antes de la hora habitual.

Según su duración:

- Insomnio **transitorio**: es aquel que tiene una duración inferior a una semana.

- Insomnio **agudo**: dura entre una y cuatro semanas y se relaciona con factores estresantes.

- Insomnio **crónico**: dura cuatro semanas o más y se origina por enfermedades orgánicas y psiquiátricas.

Este problema se desencadena por varias **causas**: estrés excesivo, crisis de ansiedad, depresiones, hábitos irregulares de sueño, consumo de algunos medicamentos, consumo de excitantes (café, Coca Cola, etc.), enfermedades neurodegenerativas como Parkinson y Alzheimer, enfermedades pulmonares como asma, bronquitis crónicas e insuficiencia respiratoria, exceso de dolor en algunas enfermedades orgánicas, tales como reumatismos, y tras intervenciones quirúrgicas.

Las **consecuencias** del problema sobre nuestro estado de salud son nefastas: la persona está más cansada, disminuye su capacidad de atención, concentración y su apetito sexual, y si no se soluciona el problema a corto plazo desencadena la aparición de enfermedades orgánicas, tales como:

- **Cardiovasculares**: aumenta los niveles hormonales relacionados con el estrés y la hipertensión arterial; ambos son factores de riesgo para las cardiopatías coronarias y el infarto de miocardio.

- La **piel** se **deshidrata** y se **arruga**.

- **Disminuye** la secreción de **melatonina**, hormona anticancerígena.

- **Visión borrosa** porque los ojos no descansan y, a largo plazo, pérdida de la agudeza visual.

- La **fatiga mental**, y la falta de regeneración de las neuronas cerebrales durante el sueño dan lugar a disminución de la capacidad de atención, concentración, se habla mal, disminuye la memoria y la capacidad para aprender.

Tratamiento del insomnio: es eficaz la terapia conductual, potenciando una serie de hábitos saludables que mejoran la conciliación del sueño. Si es crónico y difícil de controlar es necesario consultar con un especialista (psiquiatra o neurólogo).

Dieta *contra el insomnio:*

El tipo de alimentos que se ingiere influye en la capacidad para conciliar el sueño y es muy importante el momento en el que se toman.

- Las **cenas copiosas** pueden alterar el sueño. Para facilitar la digestión y el sueño se debe evitar tomar alimentos 2-3 horas antes de irse a la cama.

- Una alimentación rica en **hidratos de carbono** favorece la síntesis de triptófano, aminoácido que se trasforma en serotonina en el cerebro. Es necesario consumir alimentos ricos en triptófano, que nos ayuda a relajarnos porque produce serotonina, que se trasforma en melatonina y es una hormona que regula los ciclos del sueño. Sus fuentes alimentarias son los cereales integrales, la carne, la leche, los huevos y el pescado.

- La **avena** aporta hidratos de carbono, ácidos grasos esenciales y vitaminas B necesarias para el buen funcionamiento del sistema nervioso y contiene una sustancia llamada avenina, de acción sedante. Se puede tomar para la cena en forma de copos hervidos con leche o en caldo de verduras.

- La **lechuga**: una ensalada a base de lechuga favorece el sueño.

- Las **infusiones**: malta, tila, valeriana, pasiflora y el lúpulo, con acción relajante y sedante, acompañadas de miel. Los comprimidos de melatonina.

Reducir o eliminar la ingesta de **bebidas estimulantes** como café, té y chocolate. La **carne** también contiene una sustancia estimulante que es rica en proteínas y no favorece el sueño. Los **quesos maduros** contienen aminas, de acción hipertensora, y estimulantes del sistema nervioso. Los refrescos carbónicos dificultan el sueño.

Técnicas de respiración para facilitar el sueño:

1. Tenderse boca arriba en posición de relajación. Cabeza a la altura del cuerpo o más baja.

2. Cerrar los ojos.

3. Inspirar suavemente. No hinchar excesivamente los pulmones y espirar todo el aire. Repetir el ejercicio 3 veces. En la tercera respiración soltar todo el aire y mantenerse sin inspirar el tiempo que sea necesario. Para contener la respiración y aguantar el tiempo necesario debemos concentrarnos en una imagen visual placentera y agradable. Una vez que se ha repetido de 5 a 8 veces el ciclo con 3 inspiraciones y espiraciones seguidas de un periodo de contención de la respiración después de una inspiración máxima.

Si el insomnio es crónico y difícil de controlar es necesario consultar con un especialista (psiquiatra o neurólogo). En numerosas ocasiones se necesita un tratamiento farmacológico.

Somnolencia

Es un estado que se caracteriza por exceso de sueño diurno. Las personas que la padecen se quedan dormidas durante el día en cualquier sitio. Este problema les dificulta el desempeño de la vida normal, tienen dificultad para moverse, oyen ruidos y ven cosas extrañas. Predispone a un bajo rendimiento laboral y accidentes de tráfico. La padece un 20% de la población adulta.

Es necesario conocer la causa para un correcto tratamiento médico.

Las **causas** son:

- **Primaria** o narcolepsia e hipersomnia idiopática, que solo la padecen del 0,5% al 1% de la población.

- Algunas enfermedades que cursan con **dolor crónico** (reumatismo, migrañas, etc.).

- **Enfermedades metabólicas** como la diabetes, hipercalciemia o cifras muy altas de calcio en sangre, hiponatremia e hipernatremia (cifras altas o bajas de sodio en sangre), así como hipotiroidismo.

- El **trabajo nocturno** o en jornadas continuas (guardias de los médicos).

- **Trastornos del sueño** (apnea del sueño, narcolepsia, no dormir el tiempo suficiente) y **causas psíquicas** como la ansiedad y el estrés.

- El consumo de determinados **medicamentos**: tranquilizantes, antidepresivos, anticonvulsivos, antidiarreicos, antiespasmódicos, betabloqueantes, relajantes de la musculatura lisa, somníferos y antihistamínicos.

Tratamiento: consumo de cafeína y/o medicamentos estimulantes, como por ejemplo las anfetaminas.

Apnea del sueño

Es una interrupción breve de la respiración que se presenta durante el sueño nocturno asociada a ronquidos. Cada vez que esto sucede el paciente se despierta una o varias veces durante la noche. Como consecuencia, se siente fatigado y presenta somnolencia diurna. Afecta a un 2-4% de la población adulta, sobre todo varones. Es una causa frecuente de muerte súbita nocturna.

El síndrome de apnea obstructiva o del sueño se produce por un colapso o cierre de la vía aérea superior a la altura del paladar y de la base de la lengua, que produce una ausencia (apnea) o disminución de la respiración de forma transitoria. Las causas de la apnea del sueño son mandíbula o maxilar pequeños, obstrucciones nasofaríngeas, el paladar muy grande o flácido, base de la lengua muy ancha, obesidad e hipotiroidismo. Más del 60% de las personas que padecen este transtorno son muy obesas.

Es un problema grave porque cuando se presenta a menudo predispone a un cuadro de arritmias cardiacas severas, hipertensión arterial, infarto de miocardio y accidentes cerebrovasculares.

Tratamiento: se recomienda a las personas que lo padecen que acudan a la consulta del especialista. Se conocen varias **modalidades**:

- **CAP**, o aparato de transmisión de presión continúa en la vía aérea, con una mascarilla nasal adaptada a la cara del paciente y fijada con unos arneses. El CAP corrige las detenciones de la respiración nocturna y la somnolencia diurna. Es el tratamiento de elección más empleado.

- **Dispositivo de avance mandibular** que se introduce en la boca y modifica la posición de la mandíbula, lengua y otras estructuras de soporte de la vía aérea superior.

- **Cirugía**, en la que se emplean varias técnicas:

  - Reducción de la faringe, laringe, nariz hipertrofiadas.

  - Avance bimaxilar, indicada en personas con mandíbulas o maxilares pequeños; trata de adelantar el maxilar superior, la mandíbula y la musculatura de la base de la lengua. El objetivo de esta técnica es dejar suficiente espacio por detrás para evitar la obstrucción cuando el paciente está dormido.

  - La uvulopalatofaringoplastia, técnica que consiste en la eliminación del paladar blando, de la úvula, muy gruesa en algunos pacientes, y de la base de la lengua.

Bibliografía

L. Tárraga y M. Tabeada. Volver a empezar. Ejercicios de estimulación cognitiva para enfermos de Alzheimer. *http://www.fundacioace.com/wp-content/uploads/Volver_a_empezar.pdf*

Wikipedia. Enciclopedia libre. Las demencias. *https://es.wikipedia.org/wiki/Demencia*

Jensen Cilag. Las demencias. *http://www.janssen.es/salud/neurociencia/demencia*

Parkinson. Asociación de Parkinson de Madrid. *http://www.parkinsonma-drid.org/el-parkinson/el-parkinson-definicion/*

Parkinson. D.medicina. *http://www.dmedicina.com/enfermedades/neuro-logicas/parkinson.html*

Migraña. D.medicina. *http://www.dmedicina.com/enfermedades/neurolo-gicas/migranas.html*

Migraña. Medline Plus. Enciclopedia Médica. *https://www.nlm.nih.gov/medlineplus/spanish/ency/article/000709.htm*

Dietas a la medida. Evita los dolores de cabeza. *http://dietasalamedida.com/portal/articulos/articulosInd/31.asp*

Neuralgia. Medline Plus. Enciclopedia Médica. *https://www.nlm.nih.gov/medlineplus/spanish/ency/article/001407.htm*

Neuralgia, rdnatural. *http://www.rdnattural.es/enfermedades/afecciones-diversas/neuralgia/*

Neuralgia del trigémino. Medline Plus. Enciclopedia Médica. *https://www.nlm.nih.gov/medlineplus/spanish/ency/article/000742.htm*

Neuralgia del trigémino. National Institute of Neurological Disorders. *http://espanol.ninds.nih.gov/trastornos/la_neuralgia_del_trigemino.htm*

Ciática. Medline Plus. Enciclopedia Médica. *https://www.nlm.nih.gov/me-dlineplus/spanish/ency/article/000686.htm*

Dietas para las demencias y migrañas de Botanical on line. *www.botani-cal-online.com/*

Enciclopedia de los alimentos y su poder curativo. Dr. J. Pamplona Ro-ger. Ed. Safeliz.

El gran libro de la alimentación. Dra. Gillian Mac Keith. Ed. Planeta.

Insomnio y somnolencia. D.medicina. *www.dmedicina.com/enfermeda-des/neurologicas/insomnio*

Somnolencia. *www.nlm.nih.gov/medlineplus/spanish/ency/article/003208.htm*

Apnea del sueño. Web consultas. *www.webconsultas.com/categoria/salud-al-dia/apnea-del-sueno*

Apnea del sueño. *www.dmedicina.com/enfermedades/respiratorias/ap-nea*

Libro medicina del sueño. Instituto del Sueño. Doctor Walter Avdalof. Ed. Mediterráneo.

Insomnio. Cómo evitarlo. Javier Cotelo Villa. Ed. Océano Ámbar.

Capítulo 11

ENFERMEDADES MENTALES

CONCEPTO Y EPIDEMIOLOGIA DE LAS ENFERMEDADES MENTALES

Enfermedad de tipo mental es aquella que se produce a raíz de una alteración que repercute sobre los procedimientos afectivos y cognitivos del desarrollo, la cual se traduce en dificultades para razonar, alteraciones del comportamiento, obstáculos para comprender la realidad y para adaptarse a diversas situaciones.

Según la OMS, las enfermedades mentales representan el 13% del total mundial y afectan a 700 millones de personas en el mundo. Se estima que 350 millones de personas en el mundo padecen depresión y 90 millones conviven con un desorden de abuso de sustancias.

En España, el 19% de la población tiene algún trastorno mental a lo largo de su vida, cifra que aumentará en el futuro. Los trastornos mentales más frecuentes son el trastorno depresivo (27% de la población), seguido de los trastornos de ansiedad (17%). La prevalencia de la esquizofrenia es un 1%.

En la depresión mayor el riesgo de suicidio se multiplica por 21, en los trastornos de alimentación por 33 y en las toxicomanías por 86.

Más de la mitad de las personas que necesitan tratamiento no lo reciben, y las que lo reciben no reciben el adecuado. Sufren una discriminación laboral, ya que solo el 5% de los enfermos mentales tiene empleo estable.

Las enfermedades mentales provocan un 3-4% de pérdida del producto interior bruto mundial, lo cual representa más de 2.500 millones de dólares.

LA DEPRESIÓN

La depresión es el hecho de sentirse triste, abatido o derrumbado. Es la principal causa de discapacidad y afecta más a la mujer que al hombre.

La depresión clínica es un estado de tristeza o abatimiento prolongado en el cual el estado de ánimo interfiere con el normal desempeño de las actividades diarias.

Se conocen dos tipos de depresión: la **reactiva**, que se produce como consecuencia de un problema —la muerte de un ser querido, la ruptura matrimonial, la pérdida de empleo—, y la depresión **endógena**, que no tiene una causa clara, donde el paciente siente un estado de ánimo pesimista y depresivo.

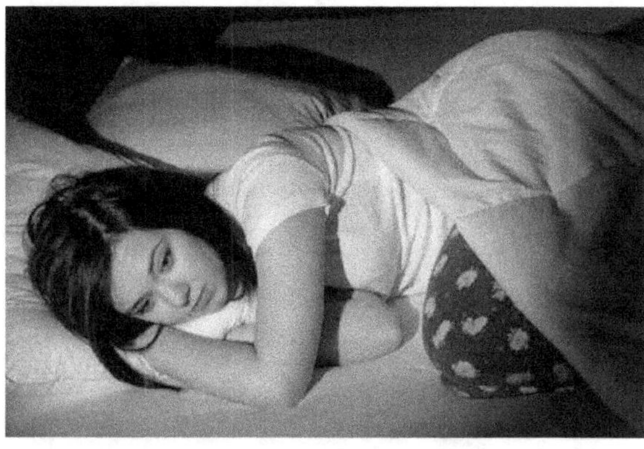

Los **síntomas** de la depresión son: sentimientos de tristeza, pesadumbre y desesperanza. Pesimismo, exageración de los problemas y temor al futuro. Se manifiesta con crisis de llanto, irritabilidad, falta de autoestima, apatía, indiferencia y falta de ganas. También se produce una inactividad o retraimiento de las actividades usuales: cansancio, insomnio, pérdida del apetito, disminución del deseo sexual, pérdida de memoria y falta de concentración. Suelen darse ideas reiteradas de muerte o suicidio, sensación de inferioridad y sentimiento de culpa por las molestias que causan a los demás.

Si la tristeza, la apatía y la desidia persisten durante más de dos semanas, deberíamos consultar con el médico.

La depresión puede ser secundaria a una enfermedad y al consumo de medicamentos.

Consejos para **superar la depresión**:

• Práctica de ejercicio físico diaria.

• Alimentación equilibrada y adecuada al problema.

• Conseguir ritmos de sueño saludables.

• Tratamiento de psicoterapia por un psicólogo o psiquiatra.

• Apoyo y comprensión por parte de la familia y amigos.

• Practicar la relajación creativa durante 10-20 minutos diarios.

• Activarse en el desempeño de tareas que agraden.

• Positivar los pensamientos, viendo el lado bueno de las cosas.

• Mejorar la autoestima, aceptándose tal y como se es, sin necesidad de cambiar más.

- Desarrollar la inteligencia emocional, aceptando las emociones y controlándolas en las situaciones necesarias.

- Potenciar la asertividad, mejorar las relaciones personales y defender los derechos e intereses propios.

- Afrontar las situaciones conflictivas y desagradables superándolas.

- Establecer objetivos en la vida y caminar hacia ellos.

- Aprender a solucionar los propios problemas, mejorando la capacidad de discernimiento y la toma de decisiones.

Un **plan de alimentación** para combatir la depresión incluye:

• Consumo de **proteínas**, que son necesarias para nuestra salud psíquica porque contienen los aminoácidos esenciales necesarios para la producción de neurotransmisores. Los alimentos que contienen más proteínas son los de origen animal: la carne, el pescado y los huevos, también las incluyen las legumbres, entre las cuales la soja es la más rica, junto con los cereales integrales como la avena y el trigo. El triptófano, que es un aminoácido considerado como relajante natural y es el precursor de la serotonina (neurotransmisor o sustancias que envían señales a las neuronas y posibilitan la transmisión del impulso nervioso) lo contienen los frutos secos como las nueces y las almendras, el ajo, la cebolla, la avena, la col, los anacardos, el tomate, el higo, las habas y el mango.

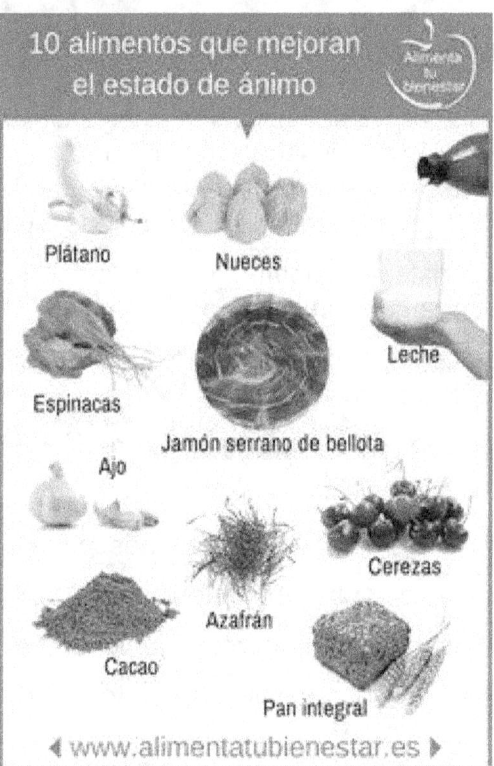

• Ingerir más alimentos abundantes en **vitamina C**, como cítricos (naranjas, limones, pomelos), ajos, cebollas, borrajas, fresas, piñas, anacardos, papayas, pimientos rojos, tomates, coles, brócoli, espárragos y coles de bruselas.

- Aumentar el consumo de alimentos exuberantes en **ácido fólico** como los anacardos, los espárragos, la avena, los pimientos, las naranjas, las lechugas, los tomates, las zanahorias, las coles, las peras, las manzanas y las almendras.

- Tomar alimentos que contienen **vitamina B**, tales como los cereales integrales, las carnes magras, la leche desnatada, los huevos, las legumbres y los frutos secos, que intervienen en la síntesis de neurotransmisores y posibilitan el buen humor.

- Consumir alimentos que incluyen **calcio** como los lácteos (leche, queso, yogur), las espinacas, los ajos, las cebollas, las nueces, las almendras, el tofú y los garbanzos.

- Incrementar la ingesta de alimentos ricos en **magnesio** como las legumbres, los cereales integrales, las alcachofas, las espinacas, las acelgas y los frutos secos.

EL ESTRÉS

El estrés es un estado de fatiga psíquica y física del individuo provocado por el exceso de trabajo, desórdenes emocionales o cuadros de ansiedad. La persona se siente agobiada y no sabe cómo solucionar sus problemas. Frente al estrés, el organismo reacciona tanto en el aspecto físico como en el psicológico.

El estrés se entiende como un síndrome general de adaptación que incluye la fase de alarma y la de resistencia o de adaptación al organismo.

La **fase de alarma** se caracteriza porque la persona reacciona frente a la agresión o problema real estimulando la secreción de adrenalina, hormona que surte efectos durante unos minutos y cuyo resultado es preparar al organismo para una acción rápida. Sus síntomas son respiración entrecortada y acelerada, aceleración del ritmo cardiaco, aumento de la tensión arterial, sensación de tener un nudo en la garganta o en el estómago y finalmente ansiedad.

La **fase de resistencia**, del proceso de adaptación al estrés, es donde se compensan los gastos de energía ocasionados por el estrés que impiden el agotamiento del organismo. Se secretan glucocorticoides, hormonas que elevan los niveles de glucosa para el buen funcionamiento del cerebro, los músculos y el corazón.

La **fase de agotamiento** se presenta ante un cuadro constante y severo de estrés que ocasiona que el organismo pierda su capacidad de respuesta y se agote. Se genera un estrés tan intenso que impide que la persona afectada afronte las agresiones. Se pueden desarrollar patologías que provoquen que el organismo pierda su capacidad de activación.

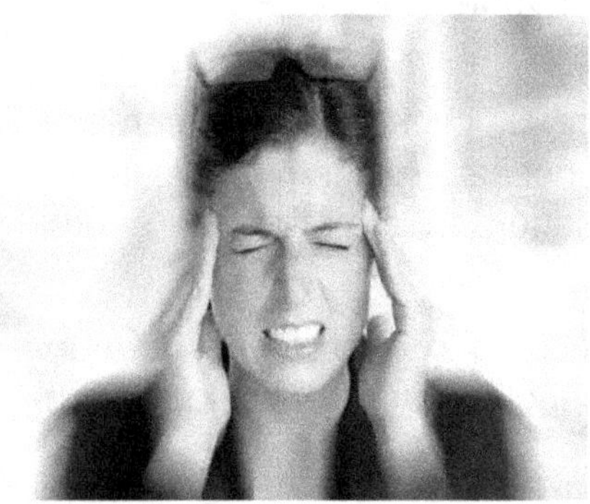

Las personas estresadas tienen malestar físico y presentan ciertos síntomas como contracturas musculares en la espalda, nuca y hombros, agotamiento, alteraciones del apetito, trastornos digestivos, insomnio, taquicardia, preocupación y tristeza, crisis de ira y llanto, despistes y olvidos.

Las **consecuencias físicas** son:

- **Cardiacas**: taquicardia, hipertensión, angina de pecho e infarto de miocardio.

- **Metabólicos**: hipercolesterolemia, hiperglucemia.

- **Respiratorio**: asma bronquial o síndrome de hiperventilación.

- **Gastrointestinales**: náuseas, vómitos, úlcera péptica y colon irritable.

- **Infecciones** debidas a la disminución de las defensas.

- **Endocrinas**: hipertiroidismo e hipotiroidismo.

- **Dermatológicas**: prurito, sudoración excesiva, dermatitis atípica y psoriasis.

- **Musculares**: temblores y contracturas musculares dolorosas.

Las **consecuencias psicológicas** son:

- Incapacidad en la toma de decisiones.

- Dificultades de concentración y atención.

- Despistes y olvidos.

Medidas para **controlar** el **estrés**:

1. Ser positivos. Podemos y sabemos controlar los problemas reales.

2. Olvidarnos de las preocupaciones y disfrutar de los pequeños placeres.

3. Apuntarse a un *hobby*: pintura, literatura, música…

4. Disfrutar de las relaciones amistosas y de los viajes.

5. Practicar deporte: el ejercicio físico es una poderosa arma para combatir el estrés.

6. Potenciar las relaciones sexuales y disfrutarlas.

7. Habituarse a técnicas de relajación creativa.

8. Acudir a sesiones continuas de reiki.

9. Baños de aromaterapia y balneoterapia.

10. Yoga y meditación.

11. Una alimentación saludable y adecuada al problema. El **plan de alimentación** incluiría una dieta rica en vitamina B, sobre todo B12, triptófano y sales minerales tales como magnesio, calcio y potasio, así como una ingesta copiosa en frutas y vegetales ricos en vitaminas A, C, y E, con efectos antioxidantes que neutralizan los radicales libres.

    a. La <u>vitamina B</u> se obtiene con los cereales integrales (el trigo, la avena y la cebada), los frutos secos (las nueces, las almendras y las avellanas), frutas (las frambuesas y las grosellas), verduras (las coles, las espinacas, las coliflores, los rábanos, las endivias y las lechugas), el maíz, muy rico en vitamina B1. La vitamina B12 se obtiene de las almejas, las vísceras (hígado, riñones o cerebro), la leche y productos lácteos y los huevos.

    b. La <u>vitamina C</u> se encuentra en las frutas (los cítricos como la naranja, la mandarina, el pomelo y los

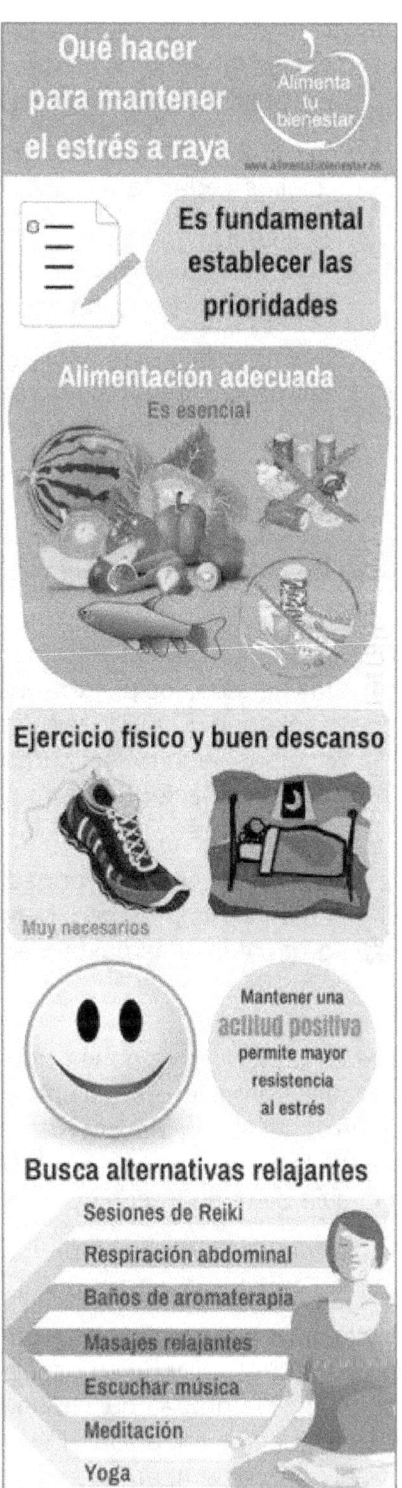

limones; el kiwi, la piña, las fresas y frutas del bosque, el melón y la sandía) y verduras (los pimientos rojos, la col, el brócoli, las coles de bruselas, la coliflor, el tomate, las espinacas, el apio y los ajos).

c. La <u>vitamina E</u> se halla en los frutos secos, el germen de trigo y aceites vegetales.

d. El <u>triptófano</u>, aminoácido esencial que estimula la secreción de neurotransmisores, se encuentra en los plátanos, los dátiles, las lentejas y los cacahuetes.

e. Los <u>carbohidratos complejos</u> alimentan el cerebro y lo relajan. Están presentes en los cereales integrales (el trigo, la avena, el centeno, ya se presenten como pan integral o sus derivados en forma de pastas y arroz), las legumbres (las alubias, las lentejas, los garbanzos, los guisantes y la soja), las hortalizas (las patatas, las cebollas, las espinacas y la zanahoria) y las frutas (las manzanas, las peras, las ciruelas y los melocotones).

f. Sales minerales como el potasio, calcio y magnesio fomentan la relajación. Son alimentos ricos en <u>potasio</u> los cereales integrales, las patatas, los espárragos, el aguacate, las espinacas, el tomate y el plátano. El <u>magnesio</u> se encuentra en las alcachofas, espinacas, acelgas, legumbres, carnes rojas y frutos secos. El <u>calcio</u> se localiza en los lácteos y es muy relajante beber un vaso de leche antes de acostarse.

Conviene **evitar** el consumo de alimentos perjudiciales como los estimulantes (el café, el té y la Coca Cola) y los azúcares simples presentes en la pastelería, la bollería, los helados y los dulces.

Reiki

Reiki es un término japonés que significa *energía universal*. Es una técnica que armoniza o equilibra la energía de nuestro cuerpo. Dentro de nuestro cuerpo circula energía de la misma manera que la sangre por nuestras arterias y venas. Si en alguna zona de nuestro cuerpo la energía no circula bien, aparecen dolores o malestares físicos.

Es una terapia que se complementa con cualquier otra, ya sean terapias con medicamentos, homeopatía o reflexología.

Se indica en la fibromialgia, depresiones, desánimo y en personas con estrés. Está muy indicada en casos de adicciones: tabaquismo, alcoholismo y consumo de drogas de abuso. Se aplica en enfermos cancerosos que reciben quimioterapia, dándoles ánimos para sobreponerse, y prepara para el parto en embarazadas.

En cada sesión de reiki, de una hora de duración, el terapeuta coloca las manos sobre diferentes puntos de nuestro cuerpo para distribuir y canalizar la energía. Los *chakras* son centros energéticos que tenemos las personas y animales. Tenemos siete chakras distribuidos por nuestro cuerpo, y cada uno corresponde a una glándula endocrina.

Meditación

La meditación es un estado de atención focalizada sobre un objeto externo determinado, un pensamiento o la propia conciencia. Al focalizar nuestra atención sobre un objeto o idea determinada liberamos nuestra mente de otras ideas o percepciones. Se genera un estado de relajación mental total y se aconseja en la terapia contra el estrés, la ansiedad y la depresión.

Se puede practicar sola o acompañada de posturas de yoga.

Los beneficios de la meditación son numerosos y constantes. Practicar meditación dos veces al día conlleva múltiples **beneficios**:

- Cardiovasculares: efectos antihipertensivos, evita las arritmias y las cardiopatías coronarias.

- Neurológicos: reduce la depresión, ansiedad, estrés, despistes, mejora la atención y concentración en el estudio y mejora el rendimiento intelectual en los estudios y trabajos.

- Desconecta el área cerebral relacionada con algunos desórdenes como el autismo y la esquizofrenia, así como alivia las migrañas.

- Mejora la coordinación neuronal y modifica los circuitos cerebrales alterados generando una actitud positiva; disminuye la actividad metabólica neuronal e incrementa la inmunidad.

- Protege contra el envejecimiento del cerebro y la formación de placas beta amiloides, productoras de la enfermedad de Alzheimer.

- Inmunológicos: la relajación que produce la meditación estimula la producción de linfocitos y anticuerpos, que protegen frente a infecciones, alergias y tumores malignos y aminora la producción de autoanticuerpos, productores de enfermedades autoinmunes.

- Digestivos: las gastritis y las úlceras están relacionadas con el estrés porque reduce el flujo sanguíneo del sistema digestivo y lo dirige a los músculos.

Masajes antiestrés

El estrés provoca contracturas musculares dolorosas al atirantarse los músculos de nuca, espalda, cabeza, brazos, hombros, piernas y tórax.

Los músculos que se tensan con mayor fuerza son los de la nuca y la espalda. Realizar masajes en la zona afectada reduce el estrés y provoca un estado de relajación que nos ayuda a dormir por la noche. Los masajes se realizan de 30 a 60 minutos con aceites herbales y movimientos rítmicos y suaves sobre los músculos tensos para relajarlos.

Baños con aromaterapia

Indicados en todas las personas que padecen estrés y ansiedad, los cuales generan enfermedades desencadenadas por la somatización del estrés como cardiopatías, hipertensión arterial y colon irritable.

El agua caliente relaja los músculos y la mente al mismo tiempo.

Los aceites esenciales de las plantas desencadenan una reacción en el cerebro liberando neuroquímicos que actúan sobre nuestro sistema nervioso ejerciendo una acción relajante que permite superar el estrés crónico y la ansiedad, evitando la aparición de enfermedades secundarias.

Se prepara un baño con 8 gotas de la colonia aromática que deseemos añadir al baño y se deja reposar 15 minutos en la bañera.

- La **lavanda** es un aceite balsámico que combate el estrés, la ansiedad, el insomnio, las migrañas y la depresión.

- El aceite esencial de **mejorana** reduce la ansiedad y alivia el dolor y la rigidez.

- El aceite esencial de **jazmín** tiene un aroma floral y dulce ideal para combatir la depresión acompañada de cuadros de estrés y ansiedad.

- La **salvia**: aroma floral indicado en depresión, estrés y ansiedad.

- El **sándalo**: aceite esencial dulce que es relajante, antidepresivo y afrodisíaco.

- **Ylang-ylang**: aceite floral indicado en depresión, ansiedad y estrés crónico.

- **Tomillo**: infusión indicada en personas con insomnio y estrés.

- **Manzanilla**: infusión indicada para conciliar el sueño y combatir el estrés y la ansiedad.

Balneoterapia

Es un tratamiento que consiste en la inmersión de cuerpo en una piscina con aguas termales o minerales para el tratamiento de distintos tipos de enfermedades. Incluye tratamientos con diferentes tipos de aguas y engloba saunas, baños de vapor, baños de chorros, mascarillas y baños de barro, ejercicio físico y masajes. Ideales para el estrés son los baños de chorros o burbujas.

LA ANSIEDAD

En España el 20% de la población presenta trastornos de ansiedad, siendo las mujeres las más afectadas. El 50-90% de los enfermos depresivos presenta síntomas de ansiedad.

El estrés es un estado de tensión nerviosa producida como consecuencia a cualquier situación o pensamiento que le haga a uno sentirse furioso, frustrado y ansioso. Ejemplo: exceso de trabajo que no puede abarcar la persona, ruina económica por exceso de deudas, etc.

La ansiedad es una preocupación excesiva ante situaciones de la vida cotidiana (familia, responsabilidades laborales y económicas, la salud, los pequeños fracasos de los hijos, las labores domésticas y el miedo a tener un accidente). Es un sentimiento de miedo, desasosiego o preocupación ante una amenaza por un peligro externo o interno. Ejemplos: miedo a perder el empleo en situaciones de crisis económica, miedo a perder la pareja, temor de que los síntomas molestos o dolorosos de una enfermedad sean un problema grave y miedo a que suceda alguna desgracia en el futuro.

Es conveniente saber diferenciar entre el miedo en el que el sujeto conoce la amenaza y se prepara para responder y la ansiedad, en la que el sujeto desconoce el riesgo que corre, siendo difícil la amenaza interna y la elaboración de la respuesta.

Las **causas** de la ansiedad pueden ser varias y de diversa índole, ya sea por causas desconocidas o por una crisis de ansiedad generalizada o provocada por miedos y traumas psicológicos. También puede venir provocada por enfermedades físicas o psíquicas (cáncer, depresiones, traumatismos, etc.), así como consecuencia de sustancias ingeridas (medicamentos, alimentos…).

Los **síntomas** más frecuentes de una ansiedad son fatiga, insomnio, inquietud, malestar físico generalizado y tensión muscular.

Los **síntomas de una ansiedad exagerada** son:

- **Cardiovasculares**: taquicardia, hipertensión arterial, palpitaciones y dolor opresivo en el pecho.

- **Respiratorios**: sensación de ahogo, hiperventilación con ritmo respiratorio acelerado y superficial.

- **Digestivos**: náuseas, vómitos, diarreas, flatulencia, aerofagia o tragar aire, sensación de ardor o pesadez abdominal y pérdida de peso.

- **Genitourinarios**: amenorrea, menstruaciones pequeñas, micciones frecuentes y micción urgente, disminución del deseo sexual y eyaculación precoz o impotencia.

- **Otros** síntomas: midriasis (dilatación de la pupila), sudoración excesiva, temblores en las extremidades, sensación de pérdida del control o del conocimiento, hipersensibilidad a los ruidos y olores, mareos, contracturas y rigidez muscular e insomnio.

- Síntomas **mentales** y **psíquicos**: dificultad para la concentración y atención, falta de memoria, pensamiento acelerado. Angustia frente a los temores o miedos, que cuando son muy intensos pueden llegar al pánico. Inseguridad, irritabilidad, preocupación, incapacidad de afrontar diferentes situaciones.

Diferencias entre la ansiedad normal y la patológica:

- La **ansiedad normal** se presenta en episodios poco frecuentes con intensidad leve o media, de duración limitada ante estímulos previsibles con escaso sufrimiento y limitación en la vida cotidiana.

- La **ansiedad patológica** se caracteriza por episodios reiterativos de intensidad alta, duración excesiva, provocando gran sufrimiento y notable repercusión en la vida diaria.

Cuadros clínicos con ansiedad:

1. **Crisis de angustia o ataque de pánico**: son periodos en los que el individuo sufre durante unos minutos un intenso miedo o temor, con una duración variable de varios minutos. Aparecen de repente y suelen durar 10 minutos. Estos ataques de pánico se desencadenan por una situación de la cual el individuo desea escapar, por ejemplo una guerra. Se producen por una súbita aparición de un elevado nivel de ansiedad y son una terrible experiencia en la cual la persona que sufre ataques de pánico se siente excesivamente aterrorizada para sí misma y para los demás y restringe su conducta. Durante los ataques de pánico se producen síntomas muy diversos como taquicardia, dificultad para respirar, hipertensión arterial súbita, temblores, mareos, sudoración, nauseas o vómitos y miedo a salir de casa.

2. **Trastorno obsesivo compulsivo**: caracterizado por la presencia de pensamientos, ideas e imágenes voluntarias e intercurrentes que producen un intenso estado de ansiedad. Las compulsiones son conductas voluntarias en forma de ritual que reducen la ansiedad que las

genera. Ejemplos de estas conductas son: lavado frecuente de manos, repetición de acciones para evitar que suceda algo malo, verificar las cosas una y otra vez (me tengo que asegurar de tener colocadas mis cosas en el lugar correcto…). Los pensamientos obsesivos más frecuentes son: «Temo que mis pensamientos catastróficos se hagan realidad», «Temo perder el control y actuar de forma agresiva», «Dudo constantemente en cosas simples de la vida cotidiana», «Me preocupo por los gérmenes y las enfermedades», «Temo haber hecho algo mal» y «Los malos pensamientos me impiden centrarme en algo bueno».

Datos epidemiológicos: 1 de cada 3 casos de trastornos obsesivos compulsivos de adultos comienza en la infancia. Afecta al 2% de la población mundial. Se trata con psicoterapia y terapia de conducta.

3. **Fobias**: son un miedo generalizado muy intenso ante una situación específica o la presencia de un objeto desagradable. Las personas que padecen este trastorno evitan enfrentarse a la situación temida. Las fobias más frecuentes son al dentista, a los perros, a volar en los aviones, a las tormentas, a las alturas, a la oscuridad, a la gente (niños y jóvenes), a los espacios cerrados, a los bichos y a las serpientes, y a algunas actividades como bañarse, comer y trabajar. Se tratan con psicoterapia individual y terapia cognitiva conductual.

4. **Trastorno por estrés postraumático**: se genera un gran estado de ansiedad en la persona expuesta a un gran acontecimiento traumático caracterizado por muertes o amenazas para su integridad física o la de los demás. La persona ha respondido con temor, horror intenso y desesperanza. En los niños desencadena pensamientos agitados. El evento traumático es revivido con frecuencia de diversas maneras, como recuerdos de acontecimientos ya vividos, mediante imágenes, pensamientos o percepciones que provocan malestar y sueños recurrentes sobre el acontecimiento. En los niños se manifiesta por juegos repetitivos sobre temas del trauma. El individuo tiene la sensación de que el acontecimiento traumático está ocurriendo con la sensación de revivir los hechos. Se produce un malestar psicológico intenso y respuestas físicas (taquicardia, etc.) al exponerse a estímulos internos y externos que simbolizan o recuerdan un aspecto del suceso traumático. La adaptación al mundo real es difícil. Se manifiesta mediante síntomas como insomnio, fatiga, dificultad para concentración, irritabilidad, aumento de la ansiedad después del trauma y síntomas físicos como taquicardia, sudoración, hipertensión arterial, etc. Dura un mes. Se trata con tranquilizantes, psicoterapia individual y terapia cognitivo, conductual.

5. **Trastornos de adaptación a situaciones vitales adversas**: suelen ser secundarios a casos de estrés crónico generados por enfermedades, muertes o separaciones de seres queridos, paro, pérdida de amistad y dificultades económicas.

Medidas para **combatir la ansiedad***:*

1. Ejercicio físico que nos ayuda a liberar serotonina y nos relaja.

2. Masajes o baños con plantas relajantes (hidroterapia).

3. Práctica diaria de la relajación creativa.

4. Adoptar una actitud muy diferente con respecto al estilo de vida: si la falta de éxito personal ha sido la causa del estrés, debemos considerar que hay cosas más importantes que el obtener este éxito personal.

5. Alimentación similar a la del estrés, rica en alimentos naturales antioxidantes.

6. Tratamientos de psicoterapia con psicólogos, si el paciente padece alto grado de ansiedad.

ANOREXIA Y BULIMIA

Una epidemia está amenazando a nuestra juventud: la anorexia y la bulimia. La cultura occidental está dando mucha importancia a la imagen física y muchas personas se sienten descontentas con su imagen. Los medios de comunicación muchas veces asocian el éxito profesional y social a la belleza física.

La solución del problema consiste en la revalorización de otras cualidades como ingenio, integridad, talento, inteligencia y sentido del humor a la hora de evaluar la valía de estas personas. Los adolescentes son más vulnerables a padecer anorexia y bulimia porque son personas inmaduras, inseguras de sí mismas y sensibles a la opinión de los demás.

La solución a la insatisfacción de nuestra imagen corporal pasa por una serie de consejos: cuando te mires al espejo trata de percibir qué es lo que te gusta de tu apariencia y recuérdatelo. No debemos comparar nuestro aspecto físico con el de los demás. Huye de los medios de comunicación que te crean malestar con tu cuerpo.

Anorexia nerviosa

Es un trastorno alimenticio y psicológico a la vez. Son personas insatisfechas con su imagen corporal y se ven gordas, así que inician un régimen alimenticio para perder peso, hasta que esto se convierte en un símbolo de poder y control. El individuo llega al borde de la inanición de una manera obsesiva y constante con el objetivo de controlar su propio cuerpo.

En el momento actual se presentan cuatro casos nuevos de anorexia por cada mil personas. Es más frecuente en mujeres, con un 95% de los casos frente al 5% de los hombres, y la edad de máxima incidencia son los 16-18 años de edad. 10 de cada 100 mujeres la padecen y 5 mueren.

Los síntomas son la distorsión de la imagen corporal, sin reconocerse el proceso de delgadez, y el sentimiento de ineficacia por parte del individuo. Las adolescentes se ponen a régimen ante un fracaso e influidas por los medios de comunicación o los malos consejos de amigos. Su dieta consiste en suprimir comidas y alimentos necesarios. Desarrollan hábitos alimentarios particulares ya que solo comen determinados alimentos. Aunque tengan hambre beben grandes cantidades de agua, ingieren laxantes y se provocan vómitos. La gente les dice que están muy flacas y les encanta oírlos. Su cuerpo empieza a debilitarse y la inanición les debilita el organismo, siendo más vulnerables a infecciones, hipotermia y problemas intestinales. Se pierde la menstruación, baja la tensión arterial, la piel se seca y pierde calor y el pelo se cae. Se desnutren y deshidratan, generando anemias, pérdida de masa ósea y problemas cardiacos.

A nivel psicológico aparece una distorsión de la imagen corporal porque se siguen viendo gordas a pesar de estar escuálidas, acompañada de ansiedad, depresión e insatisfacción personal. Niegan el problema, no son capaces de reconocerlo.

Se conocen dos **tipos** de anorexia: la restrictiva y la purgativa.

- La **restrictiva** se caracteriza por un intento de disminución de peso con dieta y ejercicio físico sin provocar vómitos ni ingerir medicamentos diuréticos y laxantes.

- La **purgativa**, además de dieta y ejercicio físico, va acompañada de vómitos y de consumo de medicamentos diuréticos y laxantes para disminuir peso.

El **diagnóstico** de la anorexia nerviosa es difícil debido a que estas personas niegan su condición de enfermas. Son característicos de este proceso: la negación del individuo a mantener el peso cercano a su ideal según su estatura y edad y un miedo intenso a engordar aunque su peso sea inferior a lo normal. Las mujeres presentan una alta probabilidad de amenorrea.

El **tratamiento** es médico y psiquiátrico. El tratamiento médico en casos graves aconseja el ingreso hospitalario del paciente para realimentarlo, hidratarlo y observarlo hasta que mejore su salud y se normalice su peso corporal. Los casos más leves deben ser controlados por un médico con una dieta de realimentación, cuyo objetivo fundamental es recuperar todos los nutrientes que se han perdido durante la enfermedad y el peso hasta normalizarlos.

Es aconsejable no ingerir grandes cantidades de comidas sino hacer varias comidas al día espaciadas por 2-3 horas para nutrir y saciar a la persona. No se deben dar dietas hipercalóricas con comidas grasas y muchos dulces.

El objetivo principal es aportar nutrientes a la persona tales como hidratos de carbono, lípidos, proteínas, vitaminas y sales minerales que aporten un equilibrio nutritivo. Se aconsejan el huevo, la leche, los yogures y los derivados lácteos fermentados. Los aceites vegetales o los frutos secos proporcionan las grasas además de vitaminas y sales minerales. La dieta debe tener abundante ingesta de frutas, verduras y legumbres.

Se deben ingerir 10 vasos de agua al día para combatir la deshidratación.

Todas las anoréxicas necesitan tratamiento psiquiátrico y psicoterapéutico que las ayude a cambiar su mentalidad, fomente su autoestima y las motive para cambiar.

Bulimia

Es un desorden alimenticio y psiquiátrico caracterizado por episodios secretos de una ingesta excesiva de alimentos, seguidos de métodos excesivos e inapropiados para controlar el peso como el vómito autoinducido, el abuso de laxantes o diuréticos y la realización de ejercicios demasiado exigentes para el cuerpo. En un 70% de los casos se acompaña de bulimarexia y un 30% de los casos es una bulimia pura.

El acceso de bulimia o atracón se inicia con una sensación de hambre incontenible, con preferencia por los dulces y otros alimentos de alto valor calórico. La frecuencia de los atracones es muy variada y en los enfermos puede darse varias veces en el mismo día durante días seguidos.

Sus síntomas son la pérdida del control sobre la cantidad de alimentos que consumen, algunos síntomas son atracones frecuentes con sentimientos de tristeza, culpa y vómitos posteriores a un atracón, esconder alimentos y comer ocultos. Se observan fluctuaciones importantes de peso, vómitos frecuentes e ingesta de medicamentos laxantes y diuréticos. La menstruación se halla ausente o disminuida.

Sus complicaciones son deshidratación, deterioro mental, rupturas en el estómago y esófago provocadas por los vómitos y fallos renales.

Las personas tienen un grado de insatisfacción con su imagen corporal. El individuo se considerará con sobrepeso aunque la realidad sea otra. El problema se centra en una baja autoestima y la presión que siente el individuo por parte de la sociedad por ser atractivo y delgado. Estas personas son conscientes de su problema alimentario. El trastorno es consecutivo a acontecimientos traumáticos como la pérdida de un ser querido, la separación o divorcio y la negativa para estudiar una carrera.

Se **diagnostica** por cinco criterios básicos que son:

1. Frecuentes episodios de ingesta abusiva de alimentos. El paciente se da atracones cada 2 horas.

2. El paciente es consciente de su problema y tiene un sentimiento de falta de control en su episodio.

3. Comportamiento compensatorio inadecuado para evitar el aumento de peso como los vómitos inducidos o la ingesta excesiva de medicamentos.

4. El comportamiento está influenciado por la imagen corporal.

5. El tratamiento médico para resolver los problemas de salud, y hospitalario con observación cuando el caso es grave, requiere apoyo psicológico dedicado a fomentar la autoestima y mejorar los valores de la persona mediante psicoterapia de ayuda. La finalidad es la eliminación del ciclo de purgas y atracones.

Diferencias entre anorexia y bulimia

ANOREXIA	BULIMIA
Alteración de la imagen corporal. Rechazo por mantener un peso mínimo normal.	Episodios de apetito voraz con conductas que tienden a contrarrestar el exceso de comidas.
Temor exagerado a estar obesos. Muy delgados.	Oscilaciones de peso.
Falta de conciencia de la enfermedad.	Conciencia de anormalidad en la alimentación.
Caída del cabello.	Vómito inducido y purgas.
Pérdida de la menstruación.	Menstruación ausente o disminuida.
Intolerancia al frío.	Sus principales complicaciones son la ruptura del esófago y fallos renales.
Hipotensión arterial.	Desnutrición.

Bibliografía

La depresión. Web consultas. Causas, síntomas y tratamiento. *http:// www.webconsultas.com/categoria/salud-al-dia/depresion*

La depresión. D.medicina. *www.dmedicina.com*

El estrés y la ansiedad. D.medicina. *www.dmedicina.com*

El estrés y la ansiedad. Medline Plus. Enciclopedia Médica. *https://www. nlm.nih.gov/medlineplus/spanish/ency/article/003211.htm*

Trastorno de ansiedad. Medline Plus. Enciclopedia Médica. *https://www. nlm.nih.gov/medlineplus/spanish/ency/article/000917.htm*

Documento PDF sobre estrés y ansiedad. Sociedad Española del Estrés y la Ansiedad. *www.ansiedadyestres.org.*

Aliviar el estrés y la ansiedad con baños de aromaterapia. *http://web. archive.org/web/20140718160851/http://www.davidmsc.com/aliviar-el-estres-y-la-ansiedad-con-banos-de-aromaterapia.html*

Balneoterapia. *http://www.masajesyspa.com/spa-balneoterapia.html*

Tratamientos de balneoterapia. En buenas manos. *http://www.enbuenas-manos.com/tratamientos-de-balneoterapia*

Cinco etapas del proceso de meditación. Swami Jhanesvara Bharati.

El gran libro de la meditación. Ramiro A. Calle

Dietas de botanical on line. *www.botanical-online.com*

El gran libro de la alimentación. Gillian Mac Keith. Ed. Planeta.

FEACAB. Trastornos del comportamiento alimentario. *http://www.feacab. org/trastornos-del-comportamiento-alimentario/*

Aulanet. Nutrición. Anorexia y bulimia. *http://www.aula21.net/nutricion/ anorexia.htm*

Capítulo 12

ENFERMEDADES SEXUALES. DISFUNCIONES Y ETS

Los problemas o disfunciones sexuales aparecen en las personas cuando la relación sexual no reúne los requisitos para ser sana y placentera.

Las disfunciones sexuales más frecuentes de las **mujeres** son:

- Falta de deseo sexual.

- Incapacidad de lograr excitación.

- Falta de clímax u orgasmo.

- Relaciones sexuales dolorosas.

Las disfunciones sexuales de los **hombres** incluyen:

- La disfunción eréctil.

- La reducción o pérdida de interés sexual.

- Los problemas de eyaculación.

- La insuficiencia de los testículos para producir la cantidad normal de hormonas sexuales masculinas.

DISFUNCIONES SEXUALES EN LAS MUJERES

Trastorno o deseo sexual hipoactivo

Es la falta de interés en iniciar o mantener una relación sexual activa. Se considera el problema sexual más frecuente en las mujeres y es crónico y persistente. Es normal que algunas mujeres noten disminución de la libido o deseo sexual en determinados momentos de su vida tales como el embarazo, el parto, la lactancia y la menopausia.

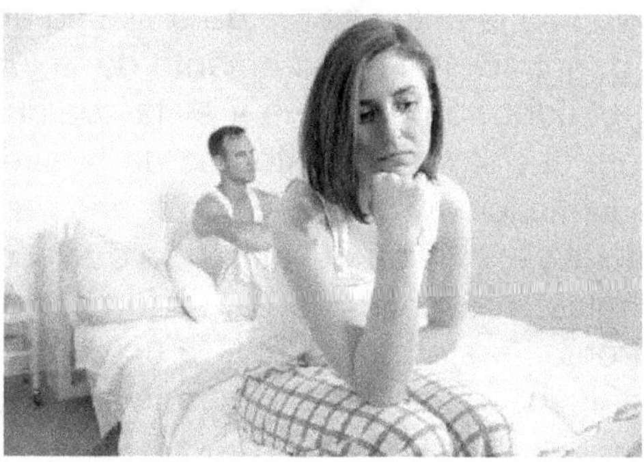

Sus causas pueden ser enfermedades como la diabetes, las cardiopatías, las intervenciones quirúrgicas, los desarreglos hormonales, la esclerosis múltiple y la enfermedad de Parkinson. Otras causas son los cambios en los métodos anticonceptivos, el cansancio, el estrés, los cambios de humor, la relación sexual y afectiva traumática con la pareja y el consumo elevado de alcohol y drogas.

No existe ningún tratamiento válido y efectivo para todas las mujeres, es necesario un buen conocimiento de la naturaleza del problema para tratarlo. Se necesita una historia clínica detallada, la toma de la tensión arterial, un análisis de sangre con determinación de los niveles plasmáticos de testosterona, hormona responsable del deseo sexual, y un análisis de orina.

Las posibilidades terapéuticas son dos: terapia sexual tipo cognitivo-conductual individual mediante psicoterapia y terapia de pareja mediante técnicas de comunicación asertiva y ejercicios de estimulación sexual.

La técnica de placereado tipo I es una práctica sexual que consiste en hacerse caricias por todo el cuerpo acompañadas de la renuncia de la pareja a mantener relaciones sexuales durante varios días. El procedimiento de placereado tipo II consiste en estimular y excitar los genitales.

También se puede recurrir a la terapia farmacológica con testosterona mediante parches 300 mg/ 24 horas /2 veces por semana. Otras vías eficaces son el implante subcutáneo y los geles trasdérmicos.

La flibanserina es un antidepresivo que actúa selectivamente sobre las vías de neurotransmisores que intervienen en el deseo sexual. Se observó que la flibanserina 100 mg al día condujo a una mejora significativa del deseo sexual.

Trastorno de excitación sexual

Durante la excitación sexual se dan una serie de cambios físicos: el clítoris se agranda debido a la entrada de sangre, la estructura interna de la vagina también se alarga e hincha en su parte superior para acomodar la penetración y el incremento de la lubricación de la vagina, que facilita la introducción del pene y evita cualquier sensación de incomodidad durante el coito. Los trastornos de la excitación en las mujeres son la falta de lubricación y dilatación de la vagina, la reducción de la sensibilidad del clítoris y los labios y la ausencia de vasocongestión pelviana. En resumen, la mujer presenta una carencia de excitación y de sensación de placer durante la relación sexual. El problema dificulta las relaciones sexuales y, en algunas ocasiones, son molestas o dolorosas.

Las **causas** de este trastorno son los problemas **físicos** tales como: infecciones de la vejiga y vagina; una anatomía anormal de la vagina a consecuencia del cáncer, cirugía o radioterapia; una lesión o pinzamiento de las fibras nerviosas de la zona genital o de los nervios espinales que interfieren con los mensajes que van desde las zonas genitales al cerebro; los cambios hormonales después de dar a luz o la deficiencia de estrógenos debida a la menopausia o a la extracción quirúrgica de los ovarios.

Las **causas psicológicas**: faltas de interés sexual de la persona, de atracción entre los miembros de la pareja, de motivación de la pareja, ansiedad, fobia al fracaso sexual, déficit de comunicación en la pareja y desconocimiento de las técnicas de excitación sexual.

El tratamiento de este trastorno puede ser médico cuando la causa sea una enfermedad. Los casos cuya causa sea psicológica deberán tratarse con terapia sexual. Se indican las maniobras de Kegel, que consisten en ejercitar los músculos del suelo pélvico de la mujer para que aumente la sensación de placer.

Incapacidad de conseguir el orgasmo

El orgasmo es el momento de máxima excitación de los órganos genitales, acompañado de un placer intenso y seguido de una relajación.

- Disfunciones orgásmicas primarias: la mujer nunca ha tenido un orgasmo. Es más común en mujeres jóvenes.

- Disfunciones orgásmicas secundarias: la mujer ha alcanzado el orgasmo en situaciones anteriores, pero en el momento actual es incapaz de tenerlo. Las alteraciones del orgasmo se acompañan de relaciones sexuales dificultosas y molestas.

Los factores psicológicos son una mala comunicación sexual, escasa estimulación sexual, miedo, ignorancia, experiencias traumáticas en el pasado, estrés y ansiedad. Los factores físicos son enfermedades como la diabetes, el alcoholismo, la falta de suficiente riego sanguíneo, los trastornos neurológicos y los hormonales.

El tratamiento es la estimulación sexual con técnicas de placereado por focalización sensorial I y II y la estimulación del clítoris previa a las relaciones sexuales.

Dispareunia o dolor vaginal asociado al coito

Se conocen 2 tipos de dispareunia: la profunda y la leve.

La **dispareunia profunda** puede venir provocada por la cirugía ginecológica de la pelvis, enfermedades inflamatorias de la pelvis, radioterapia para tumores ginecológicos, tumores uterinos o vaginales y fibroides, endometriosis o engrosamiento de la pared de la matriz, infecciones urinarias, quistes ováricos, alguna infección de transmisión sexual y falta de lubricación.

La **dispareunia leve** es común y tiene muchas causas. La zona está inflamada o irritada y presenta dolor. El dolor se siente durante el coito y al correr o montar en bicicleta. Es frecuente en casos de problemas dermatológicos que ocurren alrededor de la vagina como eczema, verrugas, psoriasis, herpes, verrugas vaginales, la intolerancia a los condones y jabones espermicidas.

El **vaginismo** es un espasmo involuntario doloroso del tercio inferior de la vagina que impide la penetración y el coito. Se presenta como una respuesta condicionada al dolor o temor a la penetración, pudiendo presentarse en mujeres que no han tenido relación coital previa (vaginismo primario) o desencadenarse en unas actividades sexuales y no en otras, o tras un periodo de actividad sexual normal (vaginismo secundario).

Las causas pueden ser orgánicas, secundarias a otras patologías pélvicas o genitales que conlleven una penetración dolorosa y causas psicológicas relacionadas con los procesos de aprendizaje y experiencias negativas como ignorancia o falta de información, educación sexual restrictiva, efectos secundarios a un trauma sexual y conflictos psicológicos relacionados con la situación de la pareja como ansiedad, inseguridad y conflictos relacionales.

La terapia sexual ha demostrado eficacia en los casos de vaginismo. Los entrenadores o dilatadores vaginales y con cuatro tamaños graduados son cilindros huecos con terminaciones redondeadas que llevan a cabo el tratamiento de forma suave y progresiva. Se comienza con el más pequeño y se va aumentando progresivamente de tamaño hasta que se consigue introducir el más grande fácil y cómodamente. Muchas mujeres no se sienten cómodas y utilizan los dedos para esta terapia.

También es beneficiosa una educación sexual con tratamiento psicológico del vaginismo como técnicas de relajamiento, uso de imágenes visuales, ejercicios pélvicos y terapia cognitiva-conductual.

DISFUNCIONES SEXUALES MASCULINAS

Las disfunciones sexuales masculinas son alteraciones que padecen algunos hombres e impiden que sus relaciones coitales que involucran una erección, penetración y eyaculación sean satisfactorias y/o placenteras.

Pueden deberse a factores orgánicos, psicológicos, o como efecto de alguna enfermedad, entre las cuales están la impotencia o disfunción eréctil, la eyaculación precoz, la eyaculación retardada, la falta de deseo o líbido, la anorgasmia o falta de orgasmo y la dispareunia masculina o dolor.

Las disfunciones sexuales masculinas se pueden clasificar en varias:

Trastornos del deseo

El problema se refiere a la falta o exceso del deseo de mantener relaciones sexuales y a una aversión al sexo.

- El **deseo sexual hipoactivo** se caracteriza por la pérdida de apetito sexual, disminución de pensamientos sexuales y de la frecuencia de relaciones sexuales. La pérdida de la libido puede estar causada por muchos factores tales como el estrés, los problemas psicológicos, el envejecimiento y una caída en los niveles hormonales, consumo de ciertos medicamentos y uso de drogas ilegales.

- **Anafrodisia** o deseo sexual inhibido: es un problema producido por la inhibición persistente que bloquea el anhelo sexual y como consecuencia desaparecen o disminuyen las relaciones sexuales.

- **Evitación sexual fóbica**: trastorno en el cual muchos hombres padecen de intenso malestar, miedo y angustia al tener relaciones y experimentan síntomas como dolor de cabeza, malestar, miedo y cansancio excesivo cuando tienen relaciones sexuales, incluso a pesar de desear y amar a la pareja.

- **Deseo sexual hiperactivo**: la persona tiene ganas de mantener relaciones sexuales todo el tiempo, a cualquier hora del día y en cualquier lugar, sin importarle el abandono de actividades laborales, escolares, personales y familiares. Utilizan la constante masturbación al no poder controlar su deseo sexual. El tratamiento es psicoterapia para tratar los problemas psicológicos de las personas (ansiedad, fobias, estrés, sentimientos de culpa, depresiones). Hay varias técnicas que pueden ayudar a mejorar el problema como técnicas de comunicación asertiva con la pareja para planificar la estrategia que solucionará el problema, técnicas de estimulación sexual como la focalización sensorial tipo I o acariciar el cuerpo y la focalización sensorial tipo II o incitar los genitales. Se puede intentar primero una masturbación placentera.

Trastornos de la excitación

Los pacientes no se sienten excitados por ningún estímulo. También se dan trastornos de la erección como la disfunción eréctil.

La **disfunción eréctil** es la incapacidad de lograr una erección suficientemente firme y duradera para mantener una relación sexual satisfactoria. Es la disfunción sexual más frecuente en los hombres. La incidencia aumenta con la edad, desde un 5% de los hombres menores de 40 años a un 15% en hombres mayores de 65 años.

La erección del pene se produce como consecuencia de una serie de mecanismos fisiológicos que incluyen la acción de los músculos del pene, el flujo de sus vasos sanguíneos y los nervios que envían sus impulsos al cerebro.

Las causas orgánicas de la disfunción eréctil son cualquier lesión de las estructuras mencionadas anteriormente como insuficiencia vascular o aterosclerosis de las arterias, traumatismos o lesiones musculares, esclerosis múltiple y traumatismos nerviosos consecutivos a la cirugía del pene. También pueden influir enfermedades como la diabetes, el alcoholismo crónico y patologías renales, así como el uso de ciertos medicamentos tales como antihistamínicos, antidepresivos, tranquilizantes, cimetidina y supresores del apetito. Estas constituyen el 70% de los casos de disfunción eréctil. Del mismo modo, factores psicológicos tales como el estrés, la ansiedad, la depresión y la culpa son causa del 20% de los casos.

Tratamiento:

- Cambiar los hábitos de vida como dejar de fumar, de ingerir bebidas alcohólicas y comidas grasas.

- Cambiar los medicamentos que producen disfunción eréctil como antidepresivos antihipertensivos y betabloqueantes.

- Psicoterapia en los problemas de causa psicológica para aliviar la ansiedad, el estrés, las fobias y los sentimientos de culpabilidad.

- Terapia sexual con técnicas tales como el apretón, que consiste en apretar el pene justo debajo del glande para perder la erección y así retrasar la llegada de la eyaculación. Otra terapia es la técnica de parada-arranque de Semans, que consiste en apretar con los dedos donde la zona del frenillo, con lo cual eliminamos la urgencia eyaculatoria, y después, cuando el pene está flácido, estimularlo para que se vuelva erecto.

- Terapia transuretral, que consiste en inyectar medicamentos como la fentolamina, aprostadina o aprostadil en el tejido eréctil del pene para relajar los músculos lisos del pene y permitir la erección. Las sustancias vasoactivas son eficaces porque producen una erección que facilita la relación sexual. Se pueden inyectar en los cuerpos cavernosos 1-2 veces por semana.

- Terapia medicamentosa con pastillas sublinguales de apomorfina que aumenta el deseo sexual y facilita la erección.

Disfunciones o trastornos del orgasmo como:

- La **eyaculación precoz** ocurre en hombres jóvenes y es secundaria a la poca experiencia sexual. El hombre no controla voluntariamente el momento de la eyaculación, que se produce de manera rápida e inevitable, inhibe la excitación y no da la oportunidad a la mujer de alcanzar su orgasmo.

- La **eyaculación retrasada** es aquella en la cual el hombre no puede o le resulta difícil eyacular y la relación se vuelve demasiado tardía o cansada, aun con múltiples esfuerzos para ello. Sucede debido a cirugía prostática, diabetes mellitus o medicamentos para la presión arterial.

- La **anorgasmia** es una disfunción en la que la respuesta eyaculadora está inhibida parcialmente y en la fase de emisión del semen se produce un goteo sin sensaciones placenteras, es secundaria a relaciones sexuales traumáticas y problemas psicológicos.

- La insensibilidad sexual es un problema que consiste en la ausencia de las experiencias placenteras del orgasmo por el hombre a pesar de haber eyaculado.

Disfunciones y trastornos por dolor como:

- La **dispareunia** es una sensación dolorosa que experimenta el hombre antes, durante o después de las relaciones sexuales. Se puede deber a una sensibilidad extrema del glande debida a alguna lesión, fimosis, estrechez uretral, problemas con el prepucio, infecciones, deformaciones del pene o problemas psicológicos.

- El priapismo es una erección sostenida y dolorosa que dura más de 4 horas y ocurre aún en ausencia de estímulos sexuales. Se produce cuando se acumula una gran cantidad de sangre en el pene quedando atrapada y sin posibilidad de ser evacuada. Si no se trata de forma inmediata se producen cicatrices y una disfunción eréctil permanente. Se conocen dos tipos de priapismo:

  - de flujo bajo, que es el resultado de un atrapamiento de sangre en las cámaras de erección del pene y en los cuerpos cavernosos, afectando a los pacientes con anemia falciforme, leucemia y malaria;

  - de flujo alto, que es el más raro y menos doloroso; se debe a la ruptura de una arteria por una lesión en el pene o perineo.

Las causas del priapismo son una lesión traumática, insuficiencia nerviosa, mala circulación, alcoholismo y drogadicción, anestesia y uso de algunos medicamentos como antidepresivos, anticoagulantes y hormonas sintéticas.

Se conocen varias posibilidades terapéuticas: si el paciente recibe tratamiento durante las primeras 4 horas puede reducir la erección con medicamentos descongestionantes. Una bolsa de hielo sobre el pene puede reducir la inflamación mediante los efectos del frío. Una inyección intravenosa con fármacos alfa agonistas dilata las venas estrechadas en el priapismo de flujo bajo. Otra solución puede ser la cirugía con ligadura de las arterias rotas en el priapismo de flujo alto o la inserción quirúrgica de una derivación en el flujo venoso del pene para devolverlo a la normalidad en el priapismo de flujo bajo.

LA TERAPIA SEXUAL

Es el conjunto de técnicas empleadas para solucionar o mejorar la vida sexual.

Los problemas más habituales de terapia sexual son: eyaculación precoz, eyaculación retardada, problemas de erección, falta de deseo, excitación baja, anorgasmia, dispareunia y vaginismo.

Las sesiones comienzan con una evaluación que recoge información sobre la vida sexual de la persona desde la pubertad hasta el momento actual, la relación de pareja a nivel sexual, el estilo de vida y los datos de salud del paciente.

Al principio las sesiones son individuales, con psicoterapia para tratar los problemas psicológicos de las personas tales como ansiedad, estrés, fobias, aversión al sexo, apatía, depresiones, etc. Posteriormente se realiza la terapia de pareja, con entrenamiento en habilidades de comunicación de la pareja, efectuando un análisis conjunto de los problemas y estableciendo estrategias comunes para solucionarlos con la práctica de una serie de ejercicios sexuales.

Las técnicas que se utilizan son psicológicas, como control y modificación de pensamientos, de desensibilización sistemática, de relajación y de concentración sensorial. También se emplean técnicas sexuales: focalización del placer, reaprendizaje en masturbación, técnicas específicas asociadas a cada problema, erotización personal y búsqueda de estímulos eróticos.

Los profesionales que trabajan con terapia sexual son los psicólogos y psiquiatras, durante un periodo de tiempo que oscila entre 4 y 9 meses. Al principio del tratamiento realizan una sesión semanal en la consulta, cuya duración es de 50 o 60 minutos, y trascurrido este periodo se efectúa una sesión mensual de mantenimiento. La terapia debe finalizar cuando el terapeuta lo indique.

Una **dieta** para ayudar a corregir las disfunciones o impotencia sexual recomienda:

- Ser rica en alimentos **antioxidantes** que evitan la aterosclerosis y mejoran el riego sanguíneo en las arterias que irrigan los cuerpos cavernosos del pene. Se deben consumir alimentos ricos en **provitaminas A, C y E** que son los que tienen mayor poder antioxidante como las frutas, las verduras y los cereales integrales. El **zinc** es necesario para el funcionamiento de los órganos genitales, el alimento más rico en zinc son las ostras.

- **Reducir** o eliminar el consumo de:

  - <u>Bebidas alcohólicas</u>, porque el alcohol interfiere en la transmisión de los impulsos nerviosos debilitándolos, y bajo su efecto se reduce la erección masculina.

  - Bebidas <u>estimulantes</u> como la cafeína del café, que provoca vasoconstricción de las arterias y disminuye el flujo sanguíneo del pene.

- **Reducir** el **colesterol**, el cual provoca aterosclerosis vascular que degenera las arterias, haciendo que llegue menos sangre al pene y dificultando la erección. Conviene suprimir las grasas saturadas contenidas en la leche entera, quesos curados, carnes grasas y embutidos.

ENFERMEDADES DE TRANSMISIÓN SEXUAL O ETS

Las ETS son el conjunto de enfermedades infecto contagiosas que se transmiten de persona a persona a través del contacto sexual. Incluye todas las modalidades de relaciones sexuales (oral, anal, vaginal), así como las transmisiones por vía placentaria de la madre al feto durante el embarazo y por vía parenteral por el uso de jeringas contaminadas.

Según la OMS, cada año se producen 448 millones de ITS o infecciones de transmisión sexual curables como sífilis, gonorrea, clamidiasis y triconomiasis en adultos de 15 a 50 años. Algunas ITS son asintomáticas y son la principal causa prevenible de infertilidad en la mujer. La sífilis temprana no tratada en mujeres embarazadas desencadena la muerte fetal en el 25% de los embarazos y la muerte neonatal en el 14% de los embarazos.

Las ITS son enfermedades infectocontagiosas causadas por bacterias, virus, hongos y parásitos. Citamos los microorganismos más frecuentes y las enfermedades que causan a continuación:

Bacterias*:*

- *Neisseria gonorrhoeae* (gonorrea o infección gonocócica);

- *Chlamydia trachomatis* (clamidiasis);

- *Treponema pallidum* (sífilis);

- *Haemophilus ducreyi* (chancroide);

- *Klebsiella granulomatis,* antes llamada *Calymmatobacterium granulomatis*, (granuloma inguinal o donovanosis).

Virus*:*

- Virus de la inmunodeficiencia humana (sida);

- Virus del herpes simple de tipo 2 (herpes genital);

- Papilomavirus humanos (verrugas genitales y, en el caso de algunos tipos de estos virus, cáncer del cuello del útero en la mujer);

- Virus de la hepatitis B (hepatitis que en los casos crónicos puede ocasionar cáncer de hígado);

- Citomegalovirus (inflamación de diferentes órganos, como el cerebro, los ojos y los intestinos).

Parásitos *y* hongos*:*

- *Trichomonas vaginalis* (tricomoniasis vaginal);

- *Candida albicans* (vulvovaginitis en la mujer y balanopostitis, o inflamación del glande y el prepucio, en el hombre).

Las infecciones de transmisión sexual son asintomáticas en el 70% de las mujeres y una proporción de hombres con infecciones clamidiales o gonocócicas. Se deben tratar y prevenir las infecciones de transmisión sexual asintomáticas y sintomáticas para evitar complicaciones en mujeres, recién nacidos y hombres. Las infecciones de transmisión sexual más frecuentes en mujeres adolescentes sexualmente activas son: 10-25% de clamidiasis, seguidas de de tricomoniasis vaginales, gonorreas, virus del herpes simple y de sífilis. En muchachos adolescentes sin síntomas de uretritis las más abundantes son 9-11% de *clamydia trachomatis* y de gonorreas.

La **clamidiasis** es una infección de transmisión sexual causada por una bacteria denominada *clamidia trachomatis*. Se transmite a través del contacto genital vaginal, oral o anal con la persona afectada. Al principio es asintomática, los síntomas aparecen unas tres semanas después de haber contraído la enfermedad. La sintomatología en las mujeres presenta: flujo vaginal poco común, dolor al orinar, irritación en el recto, conjuntivitis, dolor en la zona inferior del abdomen, relaciones sexuales dolorosas y sangrantes y hemorragias fuera de la menstruación. Si no se trata las consecuencias pueden ser serias, pues aparecen complicaciones que en la mujer pueden ser infertilidad, esterilidad y enfermedad pélvica inflamatoria. En los hombres se produce inflamación de la uretra, la próstata y los testículos, cuyos síntomas son ardor y picazón en la apertura del pene y secreciones acuosas que fluyen a través del pene. Se tratará con antibióticos durante 7 días. Se aconseja un antibiograma para recetar el fármaco más sensible al germen.

La **tricomoniasis** es una infección causada por el parásito *Trichomona Vaginalis*, cuya incubación puede ser de días a semanas. En la mujer produce flujo vaginal maloliente de color verde-amarillento, que se acompaña de molestias para orinar, ardor y escozor vaginal. En el hombre se produce una secreción de color blanco aguanoso que sale del pene, ardor y escozor. Se trata con metronidazol en dosis única de 2 gr o 500 mgr/2 veces al día durante una semana.

La **gonorrea** es una enfermedad infectocontagiosa producida por la bacteria *Neisseria Gonorreae*. En la mujer produce secreción vaginal amarillenta y maloliente, sangrado vaginal inusual y dolor en la zona inferior del abdomen. Puede ser asintomática o presentar ligeras molestias al orinar. El hombre presenta dolor al orinar o gotas de pus que fluyen a través del pene. La gonorrea cuando no es tratada provoca complicaciones tales como esterilidad en la mujer, y en las embarazadas se transmite la infección al feto y le provocan ceguera.

La **sífilis** es una infección de transmisión sexual ocasionada por la bacteria *Treponema Pallidum*, que tiene afinidad por la humedad de las mucosas genital, oral y anal. La sintomatología de la sífilis es diferente en cada una de sus etapas: primaria, secundaria, latente y terciaria.

1. La etapa primaria presenta como síntoma el chancro sifilítico, que es una llaga indolora en la zona del cuerpo (vaginal, pene, oral o anal) que tuvo contacto con la bacteria. Si no se trata a tiempo se contagia la enfermedad a otras personas en esta etapa.

2. La etapa secundaria surge de 3 a 6 semanas después de que aparece la llaga, y aparece una erupción rojiza por todo el cuerpo en las palmas de las manos, las plantas de los pies o en alguna otra zona. Los síntomas son fiebre leve, ganglios linfáticos inflamados y pérdida del cabello.

3. La etapa latente carece de síntomas notables y se produce cuando la sífilis no ha sido diagnosticada ni tratada durante mucho tiempo. La tercera parte de los enfermos de esta etapa empeoran y pasan a la etapa terciaria.

4. La etapa terciaria causa trastornos mentales, neurológicos, ceguera y cardiacos. En esta etapa la persona no puede contagiar la enfermedad y su evolución es el empeoramiento hasta llegar a morir. Se trata con penicilina a altas dosis por vía parenteral.

El **papiloma humano** es un virus responsable de las verrugas genitales y de casos de cáncer cervical y genital. La persona infectada presentará las verrugas tres meses después del contagio. Pueden aparecer tres verrugas, igual que una sola, que si no se tratan adquieren un aspecto carnoso en forma de coliflor. En algunos casos las verrugas desaparecen, pero la persona continúa infectada. Son muy contagiosas. Las verrugas genitales se extirpan mediante la congelación, técnica que quema; las verrugas grandes se quitan con cirugía o con rayos laser. Se pueden producir recaídas, en las que vuelven a aparecer las verrugas extirpadas.

El **herpes genital** es una infección de transmisión sexual causada por el virus del herpes tipo II que produce llagas en el área genital, oral y anal. Se contagia a través del contacto sexual con la persona que tiene llagas visibles. Sus síntomas son ampollas pequeñas y dolorosas que se forman alrededor de la vagina, el ano, el pene, los muslos y los glúteos. Las ampollas pueden reventarse y secarse formando costras. El tratamiento consiste en la cura local de las ampollas y úlceras genitales.

El virus de la inmunodeficiencia humana (**VIH**) o sida es un retrovirus que ataca a los linfocitos T4 y causa una depresión del sistema inmune, necesario para combatir las infecciones. Como consecuencia, se contraen infecciones oportunistas originadas por bacterias, virus, hongos y parásitos. Son muy frecuentes las neumonías por *Pneumocystis Carinii*, que son una de las causas de mortalidad.

El sida tiene un periodo de incubación de 10 años y se contagia por vía sexual, parenteral (por agujas contaminadas entre drogadictos, por ejemplo), sangre (trasfusiones) y de la madre al niño durante el embarazo y la lactancia.

Prevención

El modo más eficaz de evitar las ITS consiste en no tener relaciones sexuales (sean orales, vaginales o anales) o tenerlas únicamente en el ámbito de una pareja a largo plazo no infectada y mutuamente monógama. Se reduce considerablemente el riesgo de infección siempre que se utilicen, sistemática y correctamente, los preservativos masculinos de látex, muy eficaces para reducir la transmisión del VIH y de otras ITS tales como la gonorrea, la clamidiasis y la tricomoniasis.

Bibliografía

Manual ilustrado de terapia sexual. Helen S. Kaplan. Editorial Dbolsillo.

Disfunciones sexuales. *http://www.amssac.org/biblioteca/disfunciones-sexuales/*

Enfermedades venéreas. Monografías.com. *www.monografias.com/.../enfermedades-venereas/enfermedades-venereas.*

Enfermedades de transmisión sexual. Web consultas. *www.webconsultas.com/...al.../enfermedades-de-transmisión-sexual*

Capítulo 13

ENFERMEDADES ENDOCRINAS Y DESHIDRATACIÓN

El tiroides es una glándula situada en la zona anterior del cuello, debajo de la nuez de Adán y delante de la tráquea, abrazándola, y tiene una forma de alas de mariposa. Su principal función es regular el metabolismo del cuerpo a través de las hormonas tiroideas T3 y T4, que intervienen en el crecimiento y regeneración de los tejidos.

Las hormonas tiroideas T3 y T4 son proteínas necesarias para el correcto crecimiento y desarrollo, activan el metabolismo corporal, oxigenan las células, regulan la temperatura corporal, son necesarias para del desarrollo del sistema nervioso central y periférico y controlan el funcionamiento del corazón, intestinos y otros órganos corporales.

HIPOTIROIDISMO

El hipotiroidismo es la insuficiencia de la glándula tiroides, y es más frecuente en mujeres mayores de 50 años.

Las causas más comunes son la tiroiditis, producida por autoanticuerpos, resfriados y embarazos, medicamentos como el litio y la amiodarona, la extirpación quirúrgica del tiroides, anomalías congénitas y terapias de irradiación al cuello.

Se caracteriza por obesidad, rostro hinchado, palidez o piel reseca, uñas y pelos frágiles y quebradizos, debilidad, tristeza o depresión, fatiga, dolor articular y muscular, estreñimiento, aumento de la sensibilidad al frío y periodos menstruales abundantes. También produce somnolencia, pérdida de memoria y de concentración mental.

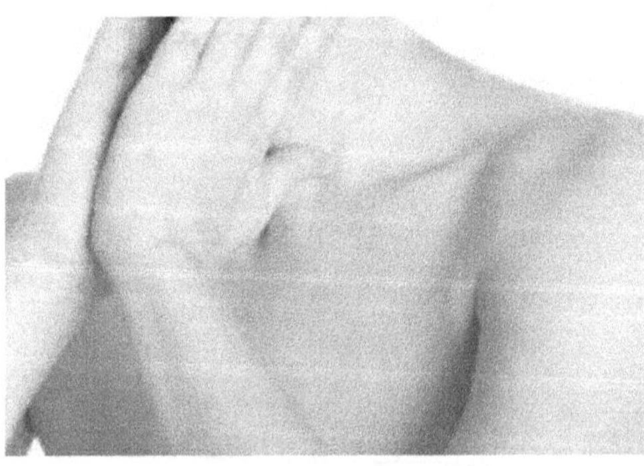

Se **diagnostica** con un análisis de sangre que nos determine los niveles de TSH, que puede estar alta, de T3 y T4. Lo normal en el hipotiroidismo es que la T4 esté baja y la T3 normal. La gammagrafía tiroidea nos muestra imágenes de baja captación del contraste por la glándula tiroides.

Su **tratamiento** indicado es administrar tiroxina una vez al día en ayunas, pero a su vez es necesario controlar los niveles de TSH y T3, T4 con frecuencia.

Se aconseja una alimentación rica en alimentos que estimulen la producción de tiroxina, como los alimentos ricos en yodo: el ajo, la avellana, la almendra, los anacardos, las nueces de brasil, los pistachos, las piñas, los albaricoques, las espinacas, los guisantes, las habas, el maíz y los mariscos, así como las hierbas o especias que estimulen el tiroides (hinojo, hisopo, hiedra, canela, ginseng).

Conviene perder peso en casos de obesidad y realizar ejercicio físico periódico que ayude a adelgazar y a estimular la actividad de la glándula tiroides. Se aconsejan las actividades aeróbicas como correr, gimnasia, natación, montar en bicicleta, tenis, baloncesto, squash, etc.

Diferencias entre hipertiroidismo e hipotiroidismo

HIPOTIROIDISMO	HIPERTIROIDISMO
Insuficiencia de hormonas tiroideas.	Exceso de hormonas tiroideas.
Cabello seco y grueso. Cejas insuficientes y con escaso pelo.	Cabello y cejas normales.
Ojos hinchados.	Ojos abultados.
Tendencia a la obesidad y a engordar.	Tendencia a la pérdida de peso y delgadez.
Cara hinchada y bocio.	Bocio.
Latidos del corazón lentos.	Latidos del corazón acelerados.
Intolerancia al frío.	Intolerancia al calor.
Aumentan las menstruaciones.	Disminuyen las menstruaciones.
Estreñimiento.	Diarreas.
Depresión.	Nerviosismo e irritabilidad.
Somnolencia.	Insomnio.
Fatiga.	Debilidad muscular.
Piel seca.	Piel sudorosa.

HIPERTIROIDISMO

Enfermedad que produce la liberación de elevadas cantidades de hormona tiroidea por la glándula tiroides, que puede ser aguda, en un corto periodo de tiempo, o crónica, en un largo periodo de tiempo.

Entre sus causas están el recibir cantidades de yodo durante largos periodos de tiempo, la enfermedad de Graves-Basedow, tumores no cancerosos de la glándula tiroides, tumores de los testículos y ovarios e ingerir grandes cantidades de hormonas tiroideas.

La causa más común del hipertiroidismo es la enfermedad de Graves-Basedow, autoinmune, caracterizada porque un mal funcionamiento del sistema inmunitario produce exceso de hormonas tiroideas en la glándula tiroides. Es más frecuente en mujeres jóvenes. Sus signos físicos son: globos oculares que se salen de las órbitas, conjuntivitis y lagrimeo, visión doble, bocio por aumento de tamaño del cuello y palpitaciones y arritmias.

Los síntomas del hipertiroidismo son dificultad para concentrarse, fatiga, insomnio, nerviosismo, inquietud, sudoración excesiva, aumento del apetito, pérdida de peso aun comiendo en exceso, diarreas, irregularidades en la menstruación de las mujeres, palpitaciones, cuello aumentado de tamaño con bocio y ojos saltones.

El diagnóstico se basa en un análisis de sangre que determine niveles de TSH bajos, y T3 y T4 altos. Para diagnosticar la enfermedad de Graves-Basedow se determinan anticuerpos antitiroglobulina, antimicrosomales y TSI. Se necesita una gammagrafía y ecografía tiroideas que demuestren mayor captación tiroidea.

El tratamiento se realiza con fármacos antitiroideos, cuya acción es inhibir la producción de hormonas tiroideas. Habría que recurrir a tratamiento quirúrgico de la enfermedad de Graves-Basedow si no responde a fármacos y dieta.

La alimentación que se recomienda es aquella que disminuya la producción de tiroxina:

- Alimentos ricos en **proteínas** para compensar el ritmo acelerado con que se destruyen, causando adelgazamiento; se indican legumbres, frutos secos, carnes magras, lácteos y pescados.

- Alimentos que contengan **hidratos de carbono** porque aumentan las necesidades de calorías.

- Alimentos ricos en **vitaminas B**, necesarias para hidrolizar los hidratos de carbono y transformarlos en energía: los cereales, las legumbres, el germen de trigo y la levadura de cerveza son buenas fuentes.

- Alimentos exuberantes en **ácidos cafeico** y **clorogénico** como las coles, los rábanos, las coles de bruselas, las legumbres y los cacahuetes.

- Alimentos que contengan **ácido cafeico** como el apio, las naranjas, los limones, las calabazas, los higos y las lechugas.

- Verduras y frutas ricas en **ácido clorogénico** como los pimientos, los pepinos, las berenjenas, las zanahorias, los aguacates, las ciruelas, los melocotones o el trigo.

- Las plantas abundantes en **ácido elágico** como frutos carnosos (la granada y la uva) y frutos secos como las castañas y las nueces.

- La borraja rica en **ácido rosmarínico**.

- Plantas compuestas por **litio** como las cebollas, los espárragos, las endivias, los melones, el perejil y las uvas.

Se recomienda disminuir la ingesta de bebidas estimulantes como la cafeína, que produce una excitación que se añade a la propia de las hormonas tiroideas producidas en exceso por la glándula tiroides.

LA DESHIDRATACIÓN

La deshidratación es un problema clínico que ocurre cuando se pierde más líquido del que se ingiere y el cuerpo no tiene suficiente agua o líquidos para llevar a cabo sus funciones normales. Todos los días perdemos agua en forma de vapor en el aire que exhalamos, el sudor, la orina y las heces, y junto al agua también se pierden sales minerales. Se genera deshidratación cuando perdemos demasiada agua.

Causas de deshidratación:

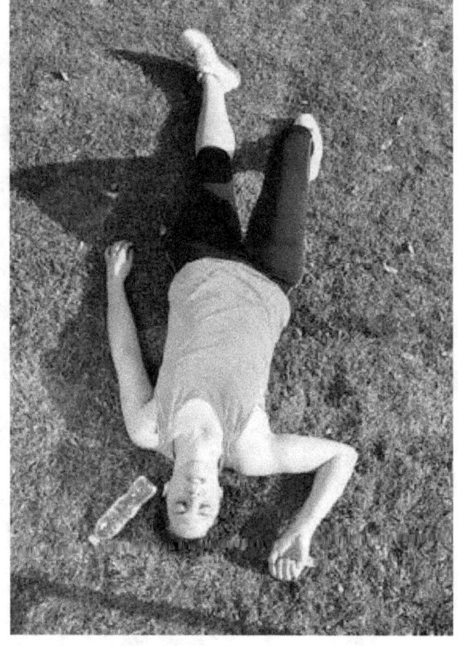

- La **diarrea** severa o aguda, que provoca gran pérdida de agua y electrolitos en un corto periodo de tiempo. Si se acompaña de vómitos abundantes se pierde aún más líquido y se empeora el pronóstico.

- **Fiebre**, que genera gran pérdida de líquidos en relación directa con la temperatura, es decir, a mayor temperatura corporal se elimina más agua.

- **Poliuria** o micciones frecuentes y abundantes, típicas de la diabetes insípida y la diabetes mellitus. También producen poliuria medicamentos como antidepresivos, alcohol, antihipertensivos, diuréticos y antihistamínicos.

- **Sudoración** excesiva por ejercicio físico y altas temperaturas. Los deportistas deberán beber agua antes y después del ejercicio físico y a una cantidad de 3 litros de agua. También se aconseja beber más agua durante el verano debido a que las altas temperaturas incrementan la sudoración.

- Ingesta insuficiente de agua.

Los **síntomas** de la pérdida corporal de agua varían en proporción a la cantidad de agua perdida. El pronóstico empeora a mayores cantidades de aguas perdidas.

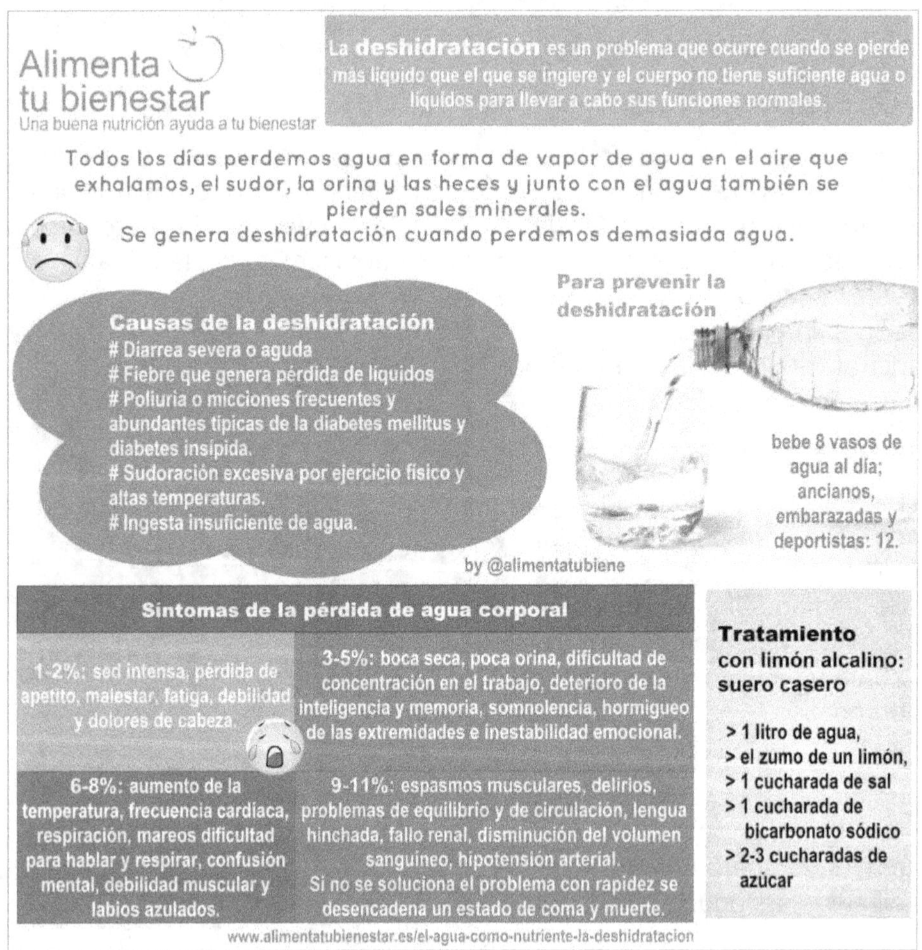

- 1-2%: sed intensa, pérdida de apetito, malestar, fatiga, debilidad y dolores de cabeza.

- 3-5%: boca seca, poca orina, dificultad de concentración en el trabajo, deterioro de la inteligencia y memoria, somnolencia, hormigueo de las extremidades e inestabilidad emocional.

- 6-8%: aumento de la temperatura, frecuencia cardiaca y respiración acelerada, dificultad para hablar y respirar, mareos, confusión mental, debilidad y labios azulados.

- 9-11%: espasmos musculares, delirios, problemas de circulación, lengua hinchada, fallo renal, disminución del volumen sanguíneo, hipotensión arterial. Si no se soluciona el problema se desencadena un estado de coma y muerte.

El tratamiento aconsejable ante las pérdidas de un 6% de agua es ingerir más de 12 vasos de agua al día. También son aconsejables los sueros, el limón alcalino o suero preparado con 1 litro de agua, el zumo de un limón, 1 cucharada de bicarbonato sódico y sal y 2-3 cucharadas de azúcar, siendo eficaz en las gastroenteritis acompañadas de vómitos y diarreas. Si se generan pérdidas de agua superiores al 8% se deberá ingresar al sujeto en un hospital para su estudio, observación e hidratación.

La prevención de la deshidratación consiste en beber 8 vasos de agua diarios. Los ancianos, lactantes, embarazadas y deportistas deberán beber 12 vasos de agua al día. Los ancianos necesitan ingerir más agua porque su cuerpo contiene menos agua, los riñones pierden funcionalidad con la edad y presentan una alteración del mecanismo que regula la sed. Las embarazadas necesitan beber más agua para aumentar su volumen sanguíneo, que suministra sangre al feto, y mantener el líquido amniótico que la rodea. Los deportistas deberán hidratarse antes y después del ejercicio para recuperar la cantidad de agua perdida.

Bibliografía

Enfermedades de la tiroides. Narcesano. *http://nacersano.marchofdimes. org/embarazo/enfermedades-de-la-tiroides.aspx*

Hipertiroidismo. Medline Plus. Enciclopedia Médica. *https://www.nlm.nih. gov/medlineplus/spanish/ency/articlo/000356.htm*

El hipertiroidismo. Clínica Universitaria de Navarra. *http://www.cun.es/ enfermedades-tratamientos/enfermedades/hipertiroidismo*

Hipotiroidismo. Medline Plus. Enciclopedia Médica. *https://www.nlm.nih.gov/medlineplus/spanish/ency/article/000353.htm*

Hipotiroidismo. Clínica Universitaria de Navarra. *http://www.cun.es/enfermedades-tratamientos/enfermedades/hipotiroidismo*

La deshidratación. Wikipedia, la enciclopedia médica. *https://es.wikipedia.org/wiki/Deshidrataci%C3%B3n*

La deshidratación, tipos causas y consecuencias. Rosa M. Ortega. *http://www.nutricion.org/publicaciones/pdf/Deshidrataci%C3%B3n%20Tipos%20Causas%20y%20Consecuencias_Rosa%20Mar%C3%ADa%20Ortega.pdf*

Enciclopedia de los alimentos y su poder curativo. Dr. J. Pamplona Roger. Ed. Safeliz.

Dietas para combatir el hipertiroidismo e hipotiroidismo. *www.botanical-online.com*

Capítulo 14

ENFERMEDADES DE LA PIEL

La piel es el órgano más extenso del cuerpo. Pesa entre 2,5 y 4 kg y de superficie tiene aproximadamente 1,67 m². La piel ejerce importantes funciones en el cuerpo: nos separa del mundo exterior, protege el cuerpo contra las bacterias o virus que causan las infecciones, regula la temperatura del cuerpo y lo ayuda a percibir frío o calor del mundo exterior.

Las enfermedades que irritan, obstruyen o inflaman la piel causan enrojecimiento, inflamación, ardor o picor. Las alergias, la constitución genética y algunas enfermedades del sistema inmunológico causan ronchas, dermatitis, acné y otras alteraciones de la piel. Las afecciones más frecuentes de la piel son dermatitis, alergias cutáneas, acné y psoriasis.

La **dieta** a seguir para tratar las enfermedades de la piel es:

* Alimentos ricos en **vitamina A**, que forma y mantiene la piel en buen estado y puede ser útil en el tratamiento del eczema, acné, psoriasis, piel seca, herpes, cortes, heridas y quemaduras. La vitamina A aparece como caroteno o provitamina A en los siguientes alimentos vegetales: las acelgas, las espinacas, las zanahorias, la calabaza, el tomate, los berros, el brócoli, los espárragos, los pimientos, las coles de bruselas, la sandía, la naranja, los melones, los plátanos, las manzanas, los mangos, los melocotones, los albaricoques y las ciruelas.

* Alimentos abundantes en **vitamina C**, poderoso antioxidante con acciones regeneradoras de la piel y cicatrizante. Es eficaz en algunas enfermedades de la piel como la psoriasis y el eczema. Incluye a los cítricos como las naranjas, las mandarinas, los limones, el pomelo; y otras frutas como el kiwi, los plátanos, las manzanas, los melones, las sandías, las piñas, las peras, las papayas, las uvas, las fresas, las moras, los arándanos, las granadas y las chirimoyas, además de algunas verduras como el pimiento rojo y verde, el brócoli, las coliflores, los rábanos, las espinacas, las coles de bruselas, los tomates, los ajos y el repollo.

* Alimentos exuberantes en **vitamina B1** y **ácido fólico** o vitamina B9 son muy positivos para la salud de la piel. La vitamina B1 contribuye al crecimiento y mantenimiento de la piel y se encuentra en carnes de

vacuno y cerdo, hígado, lácteos, cereales integrales, legumbres, guisantes, espinacas y frutos secos. El ácido fólico regenera la piel porque interviene en la síntesis de proteínas y ADN. Son ricos en ácido fólico las carnes, el hígado, las legumbres, las espinacas y los espárragos, las coles, el brócoli, la coliflor, el maíz, las naranjas y el germen de trigo o pan integral.

- Alimentos que contengan **vitamina E**, presente en los aceites de germen de trigo, oliva, soja y maíz; en frutos secos como avellanas, almendras y nueces, y también en aguacates, soja y semillas de girasol. La vitamina E es un poderoso antioxidante que previene o mejora las enfermedades de la piel.

- El **selenio**, mineral importante para la salud de la piel, que mantiene la elasticidad de la misma y previene los efectos negativos de la oxidación de la misma por los radicales libres, se encuentra en el arroz integral, el germen de trigo, el pan de harina integral de trigo, aves, pescado (sobre todo el atún), mariscos y nueces.

- El **zinc**, mineral que ayuda a mantener la piel en buen estado, está presente en alimentos como el salvado de avena, los productos lácteos, la carne roja, las aves, el huevo, los mariscos, las nueces, las alubias y la soja.

- Los ácidos grasos omega 3 ejercen una acción positiva en el mantenimiento de la salud de la piel. Sus efectos se deben a sus propiedades antiinflamatorias. El pescado azul es un alimento rico en omega 3.

DERMATITIS

La dermatitis de contacto es una enfermedad caracterizada por un enrojecimiento generalizado de la piel después del contacto directo con una sustancia. Se conocen dos tipos de dermatitis de contacto: irritante y alérgica. El 15% de la población la padece y el 90% de los afectados son niños.

La **dermatitis irritante** es la más común, ocasionada por el contacto directo de la piel con una sustancia que la irrita mucho; la piel se enrojece y se asemeja a una quemadura. Está causada por el contacto con ácidos, materiales alcalinos, jabones y detergentes, suavizantes de telas y disolventes, tintes de cabello, champús, guantes de caucho y exposición prolongada a pañales húmedos.

La **dermatitis de contacto alérgica** se produce por el contacto con una sustancia o material a la que somos muy sensibles o alérgicos. Los alérgenos comunes abarcan adhesivos como los utilizados para pestañas

514

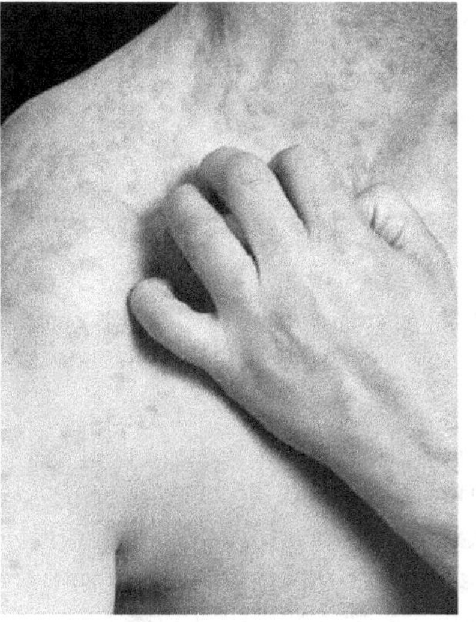

o peluquines postizos, antibióticos, bálsamo de perú, telas y prendas de vestir, guantes o zapatos de caucho o látex, jabones, colonias y cremas, níquel y otros metales (joyas, correas de relojes, cremalleras metálicas, ganchos de sostenes, etc).

Sus **síntomas** son enrojecimiento de la piel, picazón intensa, aparición de ampollas que se pueden infectar, piel seca y pigmentación oscura de la piel en las zonas lesionadas.

Su **diagnóstico** es sintomático, observando las lesiones.

Las dermatitis de contacto alérgicas se diagnostican mediante las pruebas alérgicas.

Tratamiento:

- Ingesta de **frutas** y **verduras** depurativas y desintoxicantes que ayudan a eliminar toxinas e impurezas de la sangre que pueden favorecer la aparición de dermatitis. Entre ellas se encuentra la alcachofa, el espárrago, el puerro, el pepino.

- **Niacina** o vitamina B3, cuya carencia grave ocasiona dermatitis o pelagra, con piel seca, oscura y descamada que pica cuando le da el sol. Sus fuentes son vísceras, lácteos, pescados, huevos, pescado azul, cereales integrales, legumbres y frutos secos.

- **Vitamina B6**, cuya deficiencia origina piel seborreica con escamas, se localiza en las carnes de pollo y pavo, los pescados azules, patatas, melón y plátanos.

- **Vitamina E**, presente en los aceites de semilla de girasol, germen de trigo y oliva, que es necesaria para la elasticidad de la piel.

- **Suero acidificado**, que es suero de leche hidrolizado y acidificado con lactobacilos que mejora la alergia de los lactantes.

- **Vitaminas A**. Las frutas y verduras ricas en vitamina A como las zanahorias, calabaza, tomate, melocotón, albaricoque, papaya mantienen sana la piel.

- **Hidratar** la piel con baños de agua templada mezclada con **polvos de avena** o fórmulas con **alquitranes suaves**.

- Compresas húmedas con **permanganato potásico** o suero fisiológico.

- Tratamiento psicológico con **tranquilizantes**.

- Evitar el contacto con sustancias irritantes de la piel y con alérgenos (alimentos, polvo, pelos de animales, medicamentos, etc.) que provoquen dermatitis.

ACNÉ

Es una erupción de granos rojizos sebáceos repartidos por toda la piel del rostro, espalda, pechos, hombros, nalgas, piernas y cuello. Se produce por cambios en las glándulas sebáceas de la piel, que generan demasiada grasa sebácea. El acné se presenta cuando se taponan los diminutos orificios de la piel, llamados poros, porque se acumula mucha grasa producida por las glándulas sebáceas, suciedad, bacterias y células que obstruyen los poros,

- El tapón o **comedón** es la lesión esencial y típica del acné, y se ve un poro obstruido junto con grasa o suciedad.

- **Acné miliar** es el comedón cuya parte superior es blanca.

- **Espinilla negra** o comedón cuya parte superior es negra.

- Los **parches rojizos** de la piel son lesiones que aparecen cuando el tapón se rompe y aparecen protuberancias en la piel.

El acné tiende a ser hereditario y se desencadena por diferentes **causas**:

- **Hormonales**. Es más frecuente en personas jóvenes y adolescentes, está relacionado con la pubertad, los periodos menstruales, el embarazo, el estrés y las píldoras anticonceptivas.

- Ciertos **fármacos**: esteroides, testosterona y estrógenos.

- Niveles altos de **humedad** y sudoración.

- Dietas ricas en **azúcares refinados**.

Su **tratamiento** consiste en:

- **Lavar diariamente la piel** con un jabón suave que no cause sequedad (Dove o Neutrógena). Es necesario retirar toda la suciedad o maquillaje lavándose varias veces al día. Lavar el cabello diariamente con champús suaves.

- Empleo de **cremas que no sean grasientas** y que sean adecuadas para mejorar el acné (Normaderm, Vichy, Clearasil, Neutrógena Healty Skin Actiacné y Neutrógena On The Shop Tratamiento Antiacné).

- **Evitar el consumo de anticonceptivos orales** y ciertos medicamentos.

- **Plan de alimentación** adecuado basado en:

  - La ingesta de una dieta rica en <u>frutas y verduras depurativas</u> para eliminar toxinas y desechos y de esta manera disminuir las impurezas que se acumulan en la piel. Es recomendable que sean ricas en vitamina A para mantener la piel en buen estado y regenerarla, como calabaza, zanahorias, albaricoques, melocotones, mango, papaya, etc.

  - Incremento del consumo de cereales integrales, legumbres, ciertas frutas y verduras por su contenido en <u>fibra</u>.

  - Es muy recomendable la soja por su contenido en <u>fitoestrógenos</u>, que contribuyen al equilibrio hormonal para evitar la progresión del acné.

  - La <u>vitamina E</u>, contenida en el germen de trigo, los frutos secos, el aguacate y los aceites vegetales.

  - <u>Evitar los azúcares refinados</u> y la bollería, la <u>grasa saturada</u> presente en los embutidos, la leche y el chocolate.

PSORIASIS

Es una afección cutánea no contagiosa en la que se observan placas de color rojizo bien delimitadas y cubiertas por escamas de color nacarado que se localizan en codos, rodillas y cuero cabelludo. El signo principal de la psoriasis son parches de piel irritados, rojos y descamativos.

Las células por lo general crecen en lo profundo de la piel y suben hacia la superficie una vez al mes. En el caso de la psoriasis las células pasan de la capa superior a la inferior de la piel en un periodo de 3 a 5 días.

El 70% de los pacientes presenta lesiones permanentes y un 30%

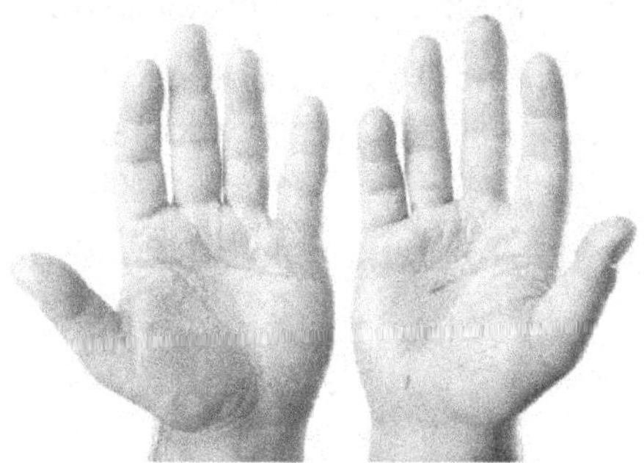

restante tiene lesiones esporádicas con periodos de exacerbación y remisión.

La psoriasis es más frecuente en personas de 15-35 años de edad. Se transmite de padres a hijos, siendo más frecuente en personas de 30 a 40 años de edad. Un 1-3% de la población padece la enfermedad, con frecuencia similar en hombres y mujeres.

Las **causas** que desencadenan un ataque de psoriasis son infecciones bacterianas o virales, aire o piel seca, lesiones en la piel como cortaduras, quemaduras y picaduras de insectos, medicamentos, situaciones de estrés emocional, muy poca o demasiada luz solar, consumo de alcohol y fármacos como sales de litio, antiinflamatorios no esteroideos y corticoides.

Los **síntomas** son picores de la piel, piel levantada y gruesa de color rojo cubierta por escamas. Otros síntomas son cambios en las uñas, que se vuelven gruesas de color amarillo y marrón, lesiones genitales en los hombres, dolores articulares y abundante caspa en el cuero cabelludo.

Su diagnóstico se basa en la prueba con una cucharilla, que aprecia los tres signos claros de la psoriasis:

1. Se desprende una gran cantidad de escamas, siendo parecido a si raspáramos una vela.

2. Si se sigue raspando se desprende una película trasparente de la epidermis.

3. Bajo esta membrana se aprecia una zona enrojecida brillante salpicada de un fino punteado hemorrágico.

Su **tratamiento** está dirigido a paliar los síntomas, que por desgracia hasta que no prospere la terapia regenerativa de la piel con células madre en el momento actual no se cura:

- **Medicamentos tópicos**, que se aplican directamente sobre la piel y son queratolíticos como vaselina, ditranol y corticoides.

- **Medicamentos biológicos**, que actúan sobre los mecanismos desencadenantes de los síntomas de la enfermedad como el etanercept, efalizumab y el infiximab, que es el más eficaz.

Un **plan de alimentación** adecuado recomendaría:

- Aumentar la ingesta de frutas y verduras ricas en **psoralenos**, que aumentan la sensibilidad de la piel a la luz. El apio y la lechuga son plantas ricas en psoralenos y si tomamos el sol después de ingerirlas contribuye a mejorar la psoriasis.

- Consumir más pescado azul, que contiene ácidos grasos **omega 3** como el atún, el salmón y la sardina.

- Tomar frutas y verduras ricas en **vitamina A** como zanahorias, calabaza, tomates, melocotones, albaricoques o papaya.

- Comer carnes, pescados y lácteos ricos en **vitamina D**, que se ha demostrado que alivia la psoriasis.

- Consumir alimentos ricos en **vitamina E**, con efectos **antioxidantes**, cuyas mejores fuentes son los aceites de germen de trigo, oliva y girasol y los frutos secos.

- **Evitar la grasa saturada** de la leche, la carne, las bebidas alcohólicas y las especias, porque pueden irritar la piel y desencadenar brotes de psoriasis.

- Terapias de **relajación** y práctica de *hobbies* para combatir el estrés.

- **Evitar** el contacto excesivo a la **luz solar** y las **lesiones de la piel** como heridas, quemaduras, etc., que son factores desencadenantes de la psoriasis.

LESIONES PRECANCEROSAS DE LA PIEL

El cáncer de piel es un crecimiento incontrolado de células de la piel con la capacidad de invadir tejidos causando metástasis. Se distinguen tres tipos:

- **Carcinoma espinocelular** de las células del estrato espinoso o superior de la piel.

- **Carcinoma basocelular** de las células del estrato basal o inferior de la piel.

- **Melanoma** procedente de los melanocitos.

Se conocen una serie de **lesiones precancerosas** de la piel que son unos cambios displásicos de sus células que pueden degenerar en cáncer. Las más frecuentes son:

- **Queratosis actínica**. Es la lesión precancerosa más frecuente y predomina en varones de 50-70 años de edad. Se produce por acción persistente de la luz solar con efectos acumulativos y con la luz ultravioleta inmunosupresora. Se localiza en la cara y en el dorso de las manos, con placas de 1mm a 2cm de diámetro, escamosas, hiperqueratósicas, costrosas amarillentas o eritematopigmentadas de superficie áspera, que le da la sensación de rugosidad y consistencia dura.

Se pueden presentar de 5 maneras:

- ■ <u>Hiperqueratósica</u>, que son pápulas o placas de color blanquecino o amarillento y de base eritematosa y se pueden localizar en la cara, tronco y dorso de manos.

- ■ <u>Pigmentadas</u>, que asemejan un lunar y a veces son rugosas.

- ■ <u>Liquenoide</u>, lesión rojiza e inflamada que produce prurito y dolor.

- ■ <u>Atrófica</u>, es una queratosis actínica con atrofia epidérmica.

- ■ <u>Queilitis actínica</u>, que afecta a los labios, viéndose rojizos, inflamados y agrietados.

Se tratan por un dermatólogo con curetaje, láser y electrodesecación.

- **Queratosis arsenicales**: son neoformaciones queratósicas visibles en las palmas de las manos, las plantas de los pies o de regiones descubiertas cuyo grosor varía de 1mm a 2cm, pudiendo evolucionar a carcinoma espinocelulares o basocelulares. Se provoca alopecia con pelo fino y reseco. Son causadas por contacto continuo con arsénico.

  Se pueden curar con criocirugía, láser CO_2, electrodesecación y curetaje por un dermatólogo.

- **Enfermedad de Bowen** o carcinoma espinocelular *in situ.* Es un verdadero cáncer *in situ* de la piel que se presenta en personas mayores de 50 años y rara vez antes de los 30 años, debido a la exposición crónica al arsénico en algunos trabajos, exposición continuada a la luz solar, radioterapia e inmunosupresión.

  Se presenta como una placa rojiza con escamas adheridas en su superficie cuya distribución más común es en el tronco, siendo rara en las extremidades y en la cara.

  Sus tratamientos eficaces son la electrodesecación y la criocirugía.

- **Leucoplasia**: lesión predominantemente blanquecina localizada en la mucosa del suelo de la boca o debajo de la lengua, producida fundamentalmente en personas que consumen tabaco y alcohol.

  Se pueden presentar en personas con patrón homogéneo, cuyas lesiones son uniformes y regulares. También pueden tener un patrón heterógeno, que son leucoplasias que llevan asociadas un componente nodular, erosivo, verrucoso o exofítico.

  Se trata con láser con CO_2, crioterapia y preparados retinoides.

- **Eritroplasia de Queyrat**. Es un carcinoma escamoso localizado en la zona genital masculina como placa rojiza aterciopelada de crecimiento centrífugo y de bordes muy delimitados. Su aparición se relaciona con la no circuncisión, mala higiene, traumatismos e infecciones venéreas por virus herpes simple y papilomavirus. Se trata con láser CO_2, cirugía y 5-fluouracilo tópico.

- **Cuerno dérmico**, localizado en áreas expuestas de la cara y dorso de las manos. Es una neoformación saliente blanco-amarillenta curva o recta. Se trata con cirugía.

- **Nevus**: son manchas como lentejas de color pardo claro u oscuro que aparecen en zonas descubiertas de la piel o mucosas.

- El **lentigo solar** o senil es una mácula de color amarillo claro, marrón claro u oscuro, de 1-3cm de diámetro, que evoluciona al crecimiento y en confluencia con otras lesiones. Los lentigos solares son un factor de riesgo para el desarrollo de melanomas. Su tratamiento es evitar la exposición solar, la criocirugía y el láser CO_2.

- **Nevus sebáceo**. Placa amarillenta, rugosa, de superficie pilosebácea. Lesión única, bien delimitada y definida que se localiza en el cuero cabelludo, cara, cuello y tronco. Se recomienda la extirpación temprana, la fotodermia y el láser con CO_2.

  - Electrodesecación: es la técnica quirúrgica más eficaz. Consiste en la destrucción de la zona precancerosa de la piel quemándola mediante corrientes eléctricas.

  - Incisión con bisturí de la zona más superficial y sospechosa de cáncer.

  - Curetaje: el cirujano extirpa el cáncer raspándolo con un instrumento largo y delgado que tiene una cureta o un borde afilado en forma de círculo, y se trata el área afectada con una aguja eléctrica que lo destruye.

  - Crioterapia: es un método consistente en la congelación de la piel con el fin de destruirla. Se emplea un hisopo de algodón o una cánula que contiene nitrógeno líquido, el cual se aplica en la zona precancerosa.

  - Láser con CO_2: una cánula del aparato de rayos láser quema y destruye la lesión precancerosa de la piel.

Prevención del cáncer de piel

1. Evitar la exposición prolongada a las radiaciones solares desde las 11 de la mañana a las 4 de la tarde.

2. Usar filtros solares durante temporadas de playa.

3. Protección frente a riesgos cancerígenos en diversos trabajos.

4. Evitar el consumo de tabaco y alcohol.

5. Plan de alimentación saludable basado en el consumo de frutas y verduras antioxidantes. Evitar el consumo abundante de grasas saturadas, azúcares y sal.

6. Combatir la obesidad.

7. Extirpación quirúrgica de las lesiones precancerosas de la piel, cicatrices, úlceras sospechosas, atrofia de la piel e infección por papilomavirus.

8. Extirpación quirúrgica de los nevus que presentan los siguientes cambios: aumento rápido de tamaño, cambio de coloración, irregularidades de los bordes, alteraciones en la superficie o forma, signos de irritación o inflamación, sangrado, ulceración, prurito o dolor y adenopatías satélites.

Bibliografía

Saber cuidarse. J. Luis Gutiérrez Serantes. Mariló Montero. Ed. Temas de hoy.

Dermatitis atópica. Medline Plus. Enciclopedia Médica. *https://www.nlm.nih.gov/medlineplus/spanish/ency/article/000853.htm*

Dermatitis de contacto. Medline Plus. Enciclopedia Médica. *https://www.nlm.nih.gov/medlineplus/spanish/ency/article/000869.htm*

Documentos de la Sociedad Española de Dermatología y Venereología.

Psoriasis. Medline Plus. Enciclopedia Médica. *https://www.nlm.nih.gov/medlineplus/spanish/ency/article/000434.htm*

¿Qué es la psoriasis? Dermatología. Categ. *http://www.dermatologia.cat/es/psoriasi.html*

Psoriasis. D.medicina. *http://www.dmedicina.com/enfermedades/dermatologicas/psoriasis.html*

Acné. Medline Plus. Enciclopedia Médica. *https://www.nlm.nih.gov/medlineplus/spanish/ency/article/000873.htm*

Acné. Web consultas. *http://www.webconsultas.com/categoria/salud-al-dia/acne*

Elementos para la prevención del cáncer de piel. Dr. Rubén José Larrondo Muguercía, Dr. Ernesto Miyares Díaz y Aymée Rosa González Angulo. *http://bvs.sld.cu/revistas/fdc/vol6_1_12/fdc05112.htm*

Lesiones premalignas dermatológicas. Monografías.com *http://www.monografias.com/trabajos82/lesiones-premalignas-dermatologicas/lesiones-premalignas-dermatologicas.shtml*

Lesiones precancerosas en la piel de la mujer. Aurora Guerra. *http://www.auroraguerra.com/index.php?page=2&liar=137*

Enciclopedia de los alimentos y su poder curativo. Dr. J. Pamplona Roger. Ed. Safeliz.

El gran libro de la alimentación. Gillian Mac Keith. Ed. Planeta.

Capítulo 15

ENFERMEDADES DE LOS OJOS

Los ojos son un órgano muy importante porque albergan el sentido de la vista. Los problemas de los ojos pueden ser superficiales, con fácil tratamiento y cura, o incurables y tratables solo con remedios paliativos. Las causas más comunes de enfermedades de los ojos son: problemas mecánicos, lesiones minúsculas en la parte del ojo, infecciones bacterianas y víricas y degenerativos por la edad.

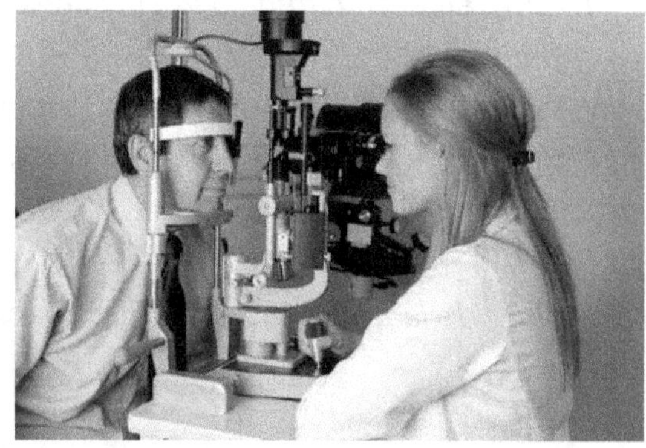

La **dieta** para potenciar la salud de los ojos incluye:

*   Alimentos ricos en **vitamina A**, necesaria para la visión nocturna. Se obtiene a través de los betacarotenos que se encuentran en muchos vegetales rojizos o de color naranja como la zanahoria, la calabaza, el tomate, los nísperos, los melocotones y los albaricoques, además de las espinacas.

*   Alimentos abundantes en **vitamina C**, necesaria para la absorción de las vitaminas A y E. Su deficiencia provoca una debilidad en los capilares. Además de sus propiedades antioxidantes, es necesaria para la absorción del hierro, del calcio y de otros aminoácidos. También ayuda en la curación de las heridas. Entre ellos tenemos los pimientos rojos, los cítricos como las naranjas, las mandarinas, el pomelo, los limones y el kiwi.

*   Alimentos exuberantes en **vitamina E**, que protege las membranas celulares de la oxidación de los ácidos grasos que originan cambios degenerativos en las células del organismo. Previene la aparición de las cataratas al neutralizar la acción de los radicales libres. Sus fuentes son los frutos secos (nueces, avellanas, almendras, cacahuetes, pistachos), la soja, los aceites vegetales, el germen de trigo o las semillas de girasol.

- Alimentos ricos en **antocianidinas**, flavonoides que intervienen en la reparación de la retina, en la mayor producción de rodopsina (proteína encargada de captar la luz), aumento del caudal sanguíneo que aporta mayores nutrientes al ojo y en la protección del colágeno. Se encuentran en los arándanos, las frambuesas, las moras, las cerezas, las manzanas, las ciruelas y las berenjenas.

- Ácidos grasos esenciales (**vitamina F**), que previenen contra la degeneración macular y ayudan a la formación de vitamina A a partir de los carotenos. Son los ácidos linoleico (omega 6) y alfalinoleico (omega 3). El primero se puede obtener de los aceites de girasol, soja, maíz y germen de trigo, y de los frutos secos como nueces, avellanas y almendras. El ácido graso omega 3 se obtiene del pescado azul, nueces, aguacates y semillas de calabaza, cáñamo y lino.

- Alimentos que contengan **zinc**, tales como el salvado de avena, productos lácteos, carne roja, mariscos, legumbres y nueces.

Una alimentación deficitaria en vitaminas A y B predispone a la sequedad de la conjuntiva y favorece la conjuntivitis. Una dieta escasa en provitaminas A, C y E de acción antioxidante como las hortalizas, frutas y verduras predispone a las cataratas y a la pérdida de agudeza visual por degeneración de la retina. La alimentación influye sobre la presión intraocular y mejora o agrava el glaucoma. La carencia de vitamina A predispone a la degeneración macular y uno de sus primeros síntomas es el retraso o falta total de adaptación para ver en la oscuridad.

Las enfermedades más comunes de los ojos son:

Trastornos de la agudeza visual, que pueden ser debidos a cataratas, lesiones y tumores cerebrales, aterosclerosis y diabetes, que producen estrechamiento de las arterias.

- Trastornos de refracción:

  - <u>Miopía</u> o dificultad para enfocar los objetos desde lejos.

  - <u>Presbiopía</u> o dificultad para enfocar desde cerca.

  - <u>Astigmatismo</u>, producido por diferencia de refracción entre los dos meridianos oculares, que impide un enfoque claro de los objetos.

Se recomienda ingerir zanahoria, calabaza, espinaca y albaricoque, abundantes en vitamina A, y arándanos y frutos rojos, ricos en antocianidinas.

- La **ceguera nocturna** producida por la falta total de adaptación a la oscuridad. Se puede producir por miopía, cataratas, ciertos fármacos, deficiencia de vitamina A, anomalías congénitas y secundarias al consumo de ciertos fármacos.

Se aconseja consumir alimentos ricos en vitamina A como zanahoria, calabaza, melocotón, albaricoque y mango.

- **Degeneración macular**. El fondo del ojo puede deteriorarse con la edad y es la causa más frecuente de ceguera después de los 65 años. La mácula es la parte más central y sensible de la retina, donde se concentra la mayor parte de la agudeza visual. Si degenera la mácula se pierde la visión central, lo cual dificulta la lectura y la visualización de detalles finos.

Favorecen el deterioro de la mácula la exposición prolongada a la luz intensa, los radicales libres producidos por nuestro propio organismo y la falta de antioxidantes capaces de neutralizar los radicales libres, la obesidad y ser fumador.

La degeneración macular aguda produce visión borrosa, ver un punto negro en el centro del campo visual, percepción de líneas rectas como si fueran onduladas, mayor sensibilidad a la luz y dificultad para calcular las distancias y alturas.

Se conocen dos tipos de degeneración macular:

- <u>Seca</u>: sucede cuando los vasos sanguíneos se vuelven delgados y frágiles. Es la más común.

- <u>Húmeda</u>: se caracteriza por el crecimiento de nuevos vasos sanguíneos bajo la mácula que permiten la salida de líquido que origina un edema que provoca pérdida de visión.

Diagnóstico:

- Test de Amsler: se trata de una cuartilla cuadriculada que debemos observar. Si en lugar de observar las cuadrículas bien formadas parecen ondulaciones estamos ante los primeros síntomas de DMAE.

- Fondo de ojo que nos permite apreciar la retina y la mácula.

- Tomografía de coherencia óptica que nos permite obtener imágenes de cortes de retina similares a un scanner.

Esta enfermedad evoluciona hacia la ceguera total y en el momento actual no existe un tratamiento eficaz salvo el láser y la termoterapia transpupilar, que puede mejorarla. Se espera que en un futuro la terapia con células madre lo solucione.

Se puede **prevenir** adoptando varias medidas:

- Abandonar el tabaco.

- Realizar ejercicio físico frecuente.

- Evitar la obesidad.

- Controlar la hipertensión.

- Gafas de sol para proteger nuestra retina

- Mediante un plan de alimentación basado en:

  - Espinacas y coles, ricas en zeaxantina y luteína.

  - Naranja, que ejerce acciones protectoras sobre la retina.

  - El zinc es el elementos más abundante en el ojo y se piensa que frena la degeneración macular de la retina. Buenas fuentes de zinc son los mariscos, huevos, leche, pan integral , legumbres y nueces.

- Las **cataratas** son una opacificación del cristalino relacionada con el envejecimiento que provoca pérdida de la visión. Pueden ser secundarias a diabetes, medicamentos, exposición a rayos X y traumáticas.

  Según pasan los años, el cristalino va perdiendo su trasparencia y facilidad de acomodación, y 3 de cada 4 personas padecen cataratas.

  Sus **síntomas** son: problemas con la visión lejana, mientras nota mejoría con la visión cercana. El paciente ve una nube delante de sus ojos, imagen distorsionada, viendo doble con un solo ojo. Pérdida de la percepción de la intensidad de los colores. Molestias con la luz del sol o con la luz muy intensa, viendo halos alrededor de los objetos que vemos.

  Su **diagnóstico** se hace con la lámpara de hendidura.

  Su **tratamiento** es quirúrgico, utilizando la técnica de la facoestimulación, que es una pequeña incisión corneal de 3 mm para introducir posteriormente una sonda de agua presurizada o de ultrasonidos que fragmenta la catarata en pequeños trocitos y luego los aspira.

  Su **prevención** y mejoría conlleva un **plan** de **alimentación** con:

  - Ingesta de alimentos que contengan <u>vitamina A</u>, recomendada la calabaza, zanahorias, espinacas, melocotón y albaricoques.

  - Alimentos ricos en <u>vitamina C</u> como el kiwi, los cítricos, el pimiento rojo y los tomates.

- Alimentos abundantes en <u>vitamina E</u>, que son antioxidantes como los aceites vegetales, los frutos secos, etc.

- La **conjuntivitis** es una inflamación de la conjuntiva consecutiva a infecciones bacterianas y víricas y a problemas alérgicos. Debemos acudir al oculista en cuanto se nos presenten algunos de los siguientes **síntomas**: dolor y enrojecimiento ocular, sensación de pérdida o estrechamiento de la periferia del campo visual, sensación de una bruma en la vista constante y en aumento, visión doble, visión borrosa de cerca o de lejos, inflamación de la conjuntiva y de los tejidos circundantes del ojo.

  Se trata con colirios antibióticos y antiinflamatorios, y para su prevención se recomiendan una ingesta rica en frutas y verduras que contengan vitamina A y alimentos ricos en vitamina B que evitan la sequedad de la conjuntiva.

- El **glaucoma** es un aumento de le presión intraocular que atrofia la retina y el nervio óptico, pudiendo causar gran pérdida de la visión y, si no se trata bien y a tiempo, hasta ceguera. La presión ocular normal es de 10 a 20 mm Hg y a partir de 21 mm Hg ya puede hacer daño en las fibras nerviosas.

  Sus **síntomas** son: la enfermedad al principio es asintomática, necesitando tomarse la presión intraocular para detectarla, pero más avanzada pueden aparecer complicaciones para ver por la noche, sensibilidad a la luz y al brillo y dificultad para diferenciar los diversos tonos de luz.

  - El <u>glaucoma de ángulo abierto</u>: lo padecen el 96% de los pacientes y es asintomático al principio.

  - El <u>glaucoma de ángulo cerrado</u>: el paciente nota como si se le estuviera clavando una aguja en el ojo. Cursa con dolor agudo, intenso y lacerante, náuseas, vómitos y visión borrosa.

  Se **diagnostica** mediante la toma de la tensión ocular con el tonómetro.

  Se **trata** con colirios adecuados para reducir la presión intraocular, trabeculoplastia con láser y ciclofotocoagulación con láser en casos avanzados.

  Para **prevenirlo** se recomienda la ingesta de vitamina B1, A (zanahorias, calabaza, tomates) y naranja por su contenido en flavonoides y vitamina C, que disminuye la presión intraocular. También se recomienda evitar la obesidad y caminar rápido durante 45 minutos diarios.

Bibliografía

Saber cuidarse. J. Luis Gutiérrez Serantes. Mariló Montero. Ed. Temas de hoy.

Cuidados de los ojos. Fisterra. *http://www.fisterra.com/salud/1infoConse/ojosYvisionCuidados.asp*

Degeneración macular. Medline Plus. Enciclopedia Médica. *https://www.nlm.nih.gov/medlineplus/spanish/ency/article/001000.htm*

Degeneración macular. Clínica Barraquer. *http://www.barraquer.com/patologias-oculares-y-tratamientos/46-degeneracion-macular.html*

Las cataratas. D.medicina. *http://www.dmedicina.com/enfermedades/oftalmologicas/cataratas.html*

Las cataratas. National Eye Institute. *https://nei.nih.gov/health/espanol/cataratas_paciente*

El glaucoma. D.medicina. *http://www.dmedicina.com/enfermedades/oftalmologicas/glaucoma.html*

El glaucoma. National Eye Institute. *https://nei.nih.gov/health/espanol/glaucoma/glaucoma_paciente*

Alimentos para la vista. Botanical. *http://www.botanicalonline.com/medicinalsojosalimentacion.htm*

Enciclopedia de los alimentos y su poder curativo. Dr. J. Pamplona Roger. Ed. Safeliz.

ENFERMEDADES DE LOS OIDOS

Las enfermedades más frecuentes de los oídos son la otitis, la sordera y el vértigo.

LA OTITIS

Es una inflamación del oído que se presenta con frecuencia en niños pequeños y es la causa más frecuente de consultas con el otorrinolaringólogo.

La **otitis media** es una inflamación de la mucosa que recubre el oído medio, zona comprendida por la caja timpánica que se separa del oído externo por la membrana timpánica, y contiene también la cadena de huesecillos como el martillo, el yunque y el estribo, cuya principal función es transmitir el sonido, finalidad a la que se unen las ventanas y la trompa de Eustaquio.

Las otitis medias se pueden clasificar en:

- **Agudas**, que duran menos de 3 semanas y son debidas a infecciones catarrales, gripales, estafilococos, estreptococos, etc.

- **Crónicas**, que duran 12 semanas.

Las causas son procesos alérgicos, resfriados e infecciones de los senos, exceso de saliva, infección o alteración anatómica de las amígdalas o vegetaciones, o irritantes como el humo y el tabaco.

Según el líquido que colonizan en el oído medio se clasifican en:

- Seroso, como si fuera agua.

- Mucoso, con moco.

- Purulento, a modo de pus.

Los **síntomas** son dolor intenso, que desaparece cuando se perfora el tímpano, fiebre, vómito, irritabilidad y, si se ha perforado el tímpano, aparece una supuración en el oído externo.

Se **diagnostica** con otoscopia, que es la visualización del tímpano inflamado a través de un otoscopio.

El **tratamiento curativo** incluye:

- **Medicación** con antibióticos y antiinflamatorios.

- **Drenajes** del tímpano y limpieza de la supuración.

El **tratamiento preventivo**:

- **Limpieza** correcta del conducto auditivo externo.

- **Tapones** auditivos para bañarse en las piscinas.

- **Evitar las alergias, catarros e infecciones**.

- **Dieta** adecuada con:

  - Sustitución de grasas saturadas por grasas insaturadas presentes en el pescado azul y nueces.

  - Frutas y verduras ricas en vitaminas A1: las espinacas, las zanahorias, el berro, la borraja, la alhabaca, la calabaza, el tomate, los espárragos, y las coles de bruselas.

  - Alimentos ricos en vitaminas B1: las legumbres, carnes, lácteos, yema de huevo, los cereales integrales, los espárragos, los guisantes, las endivias y las espinacas.

  - Alimentos ricos en magnesio: elemento relajante y regenerativo en las otitis. Lo contienen los quesos, leche, la soja, las judías, las espinacas, el maíz, espárragos, calabazas, pepinos y los cereales integrales

  - Alimentos ricos en zinc: incrementa nuestras defensas para combatir la otitis. Se localiza en los mariscos, gambas, nueces, leche, pan integral y carnes magras.

  - Alimentos ricos en potasio, que elimina los líquidos y secreciones infectadas. Sus fuentes son los plátanos, las espinacas, el tomate, el aguacate, las legumbres, las carnes, pescados y productos lácteos.

LA SORDERA

La presbiacusia o sordera de los ancianos es el tercer problema más frecuente de los ancianos después de las artrosis y los problemas cardiovasculares. La padecen el 30% de la población en edad avanzada. Es la disminución de la capacidad auditiva ligada al envejecimiento y se debe a un déficit del sistema de integración cerebral, a otosclerosis de los huesecillos del oído medio, demencia senil o enfermedad cerebrovascular, traumatismos agudos por exposición al ruido de forma continuada y medicamentos tóxicos para el oído.

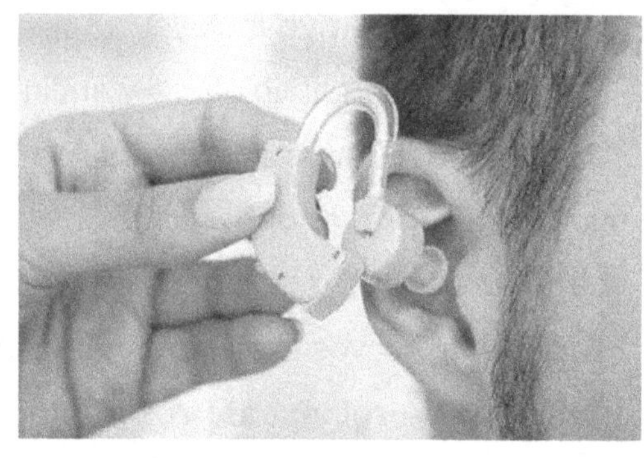

Sus síntomas son hipoacusia para los sonidos agudos y algo para los graves, sordera y aislamiento social debido a las dificultades de la comunicación. Presentan dificultad de compresión en ambientes ruidosos y en conversaciones muy rápidas. Entorpecimiento de la localización de la fuente sonora en los ambientes ruidosos. Se aíslan y deprimen.

Clasificación de las sorderas:

- **Sordera de transmisión**: impide la correcta transmisión del sonido a través del oído externo y medio. Puede deberse a:

    - Tapón de cera.

    - Malformaciones congénitas del oído externo o medio: ausencia de tímpano, huesecillos, oreja.

    - Infecciones o inflamaciones del conducto auditivo externo.

    - Infecciones o inflamaciones del conducto auditivo medio: timpanitis, otitis, afecciones de los huesecillos del oído.

- **Sordera de percepción**: se produce por la imposibilidad de las vías nerviosas para transmitir el sonido desde el oído al cerebro. Se produce por alteraciones de los receptores neuro-sensoriales del órgano de Corti y del nervio auditivo.

Las **deficiencias auditivas** pueden ser:

- **Leves**: umbral de 20 a 40 decibelios.

- **Media**: umbral entre 40 y 70 decibelios.

- **Severa**: umbral entre 70 y 90 decibelios.

- **Profunda**: umbral superior a 90 decibelios.

Se diagnostica con otoscopio, audiometría y logoaudiometria.

Sus **medidas preventivas** son:

- Reducir los ambientes ruidosos y controlar el volumen de la música.

- Practicar ejercicio físico.

- No ingerir medicamentos dañinos para el oído.

- No consumir tabaco ni alcohol.

- **Dieta** para prevenir la sordera con el consumo de alimentos ricos en:

  - <u>Vitamina A</u>: espinacas, zanahoria, berro, calabaza, borraja, naranjas, etc.

  - <u>Vitamina B1</u>: judías, guisantes, carnes, lácteos, cereales, legumbres y algunos frutos secos.

  - <u>Potasio</u>, cuyas fuentes son los plátanos, el melón, las naranjas, las espinacas, el tomate, el aguacate, las legumbres, las carnes y los productos lácteos.

  - <u>Magnesio</u>, presente en la leche, los cereales integrales, las legumbres, los frutos secos y algunas verduras.

  - <u>Zinc</u> como mariscos, gambas, nueces, leche, pan integral y carnes magras.

La sordera se soluciona mediante el empleo de audífonos. Otros tratamientos son el consumo de fármacos antiinflamatorios y antibióticos para tratar las otitis, y la cirugía en algunas patologías como las congénitas, perforación del tímpano, drenaje de pus, etc.

EL VÉRTIGO

Es una sensación extraña de giro del paciente alrededor de las cosas o de las cosas alrededor de él. El paciente nota una sensación similar a precipitarse al vacío y al mismo tiempo siente náuseas, vómitos y mareos.

- El **vértigo central** tiene una sensación de pérdida de equilibrio continua, que no se acompaña de náuseas, vómitos y mareos, y puede estar producido por causas variadas como el síndrome vertebro-basilar por mala circulación, dolor de cabeza tipo migraña, procesos tumorales del encéfalo y enfermedades neurológicas como la epilepsia o esclerosis múltiple.

  Se **diagnostica** mediante la exploración neurológica y pruebas de imagen como la resonancia magnética o el TAC.

- **Vértigo periférico** es de inicio súbito y puede durar desde minutos hasta horas, y sus síntomas son sensaciones vertiginosas, vómitos, nauseas, sudoración excesiva, pérdida de audición y zumbidos en los oídos.

El **vértigo posicional** benigno es la causa más frecuente de los vértigos periféricos y se produce una aparición súbita de vértigo de corta duración ante determinados movimientos del paciente. Se acompaña de movimientos rápidos de los ojos.

La causa más frecuente es el depósito de cristales de calcio flotantes en los canales semicirculares del oído interno que están en movimiento.

La maniobra de Dix-Hallpike provoca una crisis de vértigo con un movimiento de la cabeza. Se sienta al paciente en una camilla y se le hace girar la cabeza 45° hacia la derecha o izquierda y después lo tumbamos hacia atrás.

La enfermedad de Meniére consiste en una dilatación de los conductos auditivos internos que provoca que se acumule un exceso de líquido. Sus **síntomas** son vértigos, ruidos en el oído afectado y pérdida de presión. Puede durar desde varios minutos a un día. Se **diagnostica** mediante la exploración física, la audiometría, craneocorpografía para valorar la posición del cuerpo y la electronistagmografía, que nos muestra los movimientos oculares en respuesta a diferentes objetos.

Es importante saber diferenciar el vértigo de los mareos.

En los mareos el paciente tiene una sensación de desvanecimiento acompañada de pérdida del conocimiento. En el vértigo el paciente se siente como si el mundo girase alrededor de él.

	MAREOS	VÉRTIGOS
Sensación de desvanecimiento	Posible	NO
Sensación de giro de objetos	NO	SÍ
Maniobras de provocación	Valsalva	Rotación rápida en silla giratoria con suspensión de movimientos
Nistagmo	NO	SÍ
Inestabilidad y ataxia de la marcha	NO	Posible

La curación se hará mediante **tratamiento** con fármacos antieméticos, diuréticos y vasodilatadores, que provocan un alivio sintomático. La cirugía emplea técnicas como la neurectomia vestibular, laberintectomia o el shunt vestibular.

Prevención de los vértigos:

- Evitar los cambios bruscos de posición. Reposar durante los episodios severos.

- Evitar luces brillantes, ver la televisión o leer durante las crisis.

- Rehabilitación para mejorar la musculatura cervical.

- Dieta preventiva: rica en potasio, con consumo de espárragos, patatas, tomates, aguacates, espinacas, melón, naranjas, peras, plátanos, carne y lácteos. La deficiencia en potasio causa vértigos. Una alimentación rica en frutas y verduras antioxidantes ayuda a combatir la enfermedad.

Bibliografía

Saber cuidarse. J. Luis Gutiérrez Serantes. Mariló Montero. Ed. Temas de hoy.

Otitis. D.medicina. *http://www.dmedicina.com/enfermedades/infecciosas/otitis.html*

Otitis. Web consultas. *http://www.webconsultas.com/categoria/salud-al-dia/otitis*

Hipoacusia. Web consultas. *http://www.webconsultas.com/hipoacusia/hipoacusia-761*

Presbiacusia. Dr. Adolfo Toledano Muñoz. *http://www.netdoctor.es/articulo/sorderaedad-o-presbiacusia*

Vértigo. D.Medicina. *http://www.dmedicina.com/enfermedades/neurologicas/vertigo.html*

Vértigo. Medline Plus. Enciclopedia Médica. *https://www.nlm.nih.gov/medlineplus/spanish/ency/article/001432.htm*

Dietas para la otitis, sordera y vértigo. Botanical on line. *www.botanical-online.com*

Capítulo 17

SALUD BUCODENTAL

Los adultos poseemos 32 piezas dentales en nuestra boca.

Un diente está formado por varias estructuras, unas duras como el esmalte, la dentina y el cemento, y otras blandas, que son la pulpa y el ligamento periodontal, que unen las piezas con el hueso. El esmalte está formado por 96% de hidroxiapatita, que es el mineral más duro del cuerpo humano. La dentina es un tejido con cierta elasticidad situado debajo del esmalte, de color blancoamarillento, y compuesto en un 70% por hidroxiapatita y el resto de materia inorgánica y agua. El cemento es un tejido duro de composición muy parecida al hueso y rodea a la superficie externa de la raíz. La pulpa es un tejido dentario muy vascularizado y con terminaciones nerviosas y es muy sensible.

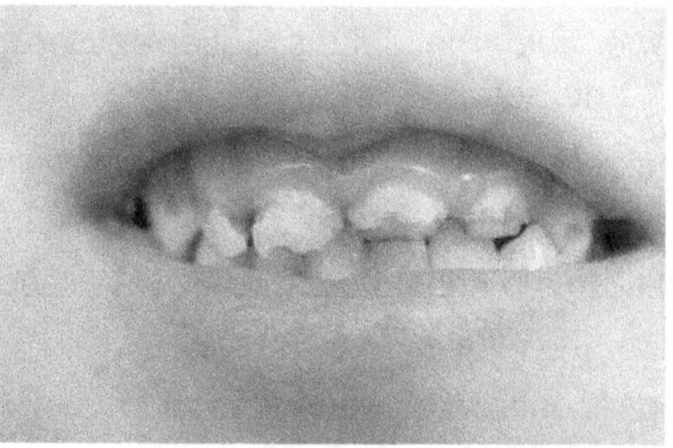

En la figura de arriba se observa un cuadro de caries y gingivitis.

LA CARIES

La caries es una enfermedad infecciosa causada por bacterias que afectan a los tejidos duros del diente, que desmineralizan el esmalte dando lugar a una cavidad llamada caries dental.

Existe una predisposición genética a padecer caries por defecto en la formación del hueso. Los niños por tener un esmalte inmaduro o blando y los ancianos por tener un esmalte demasiado maduro o desgastado presentan mayor predisposición a padecer caries.

La causa adquirida de la caries es el consumo de productos azucarados porque disminuyen el PH de la boca.

Las personas con caries tienen como síntomas el cambio en la coloración de los dientes, aparición de cavidad en la pieza dental, dolor que se puede presentar de forma espontánea al ingerir azúcar o al masticar con los cambios de temperatura entre frío o calor y mal aliento.

La caries bucal se diagnostica con la exploración visual sobre dientes limpios y secos, que se realiza con visualización directa mediante espejos. Las caries incipientes o de difícil visualización se deben visualizar mediante radiografías digitales integrales.

La **prevención** de la caries se basa en:

- Acudir a la consulta del **dentista** una vez al año.

- **Limpieza** y **cepillado** de los dientes después de cada comida mediante un cepillado con movimientos suaves y rotatorios en todas las áreas dentales, incidiendo en la unión del diente con la encía. Aplicación de flúor en forma de pasta o geles. Cepillado lingual para eliminar todas las bacterias almacenadas en la base lingual.

- Plan de **alimentación** adecuado con:

  - Reducción de alimentos y bebidas azucaradas, que se consideran responsables de la formación de las caries.

  - Reducción de zumos ácidos como el pomelo, el limón o la naranja, que contienen elevado nivel de acidez y azúcares simples que deterioran el diente.

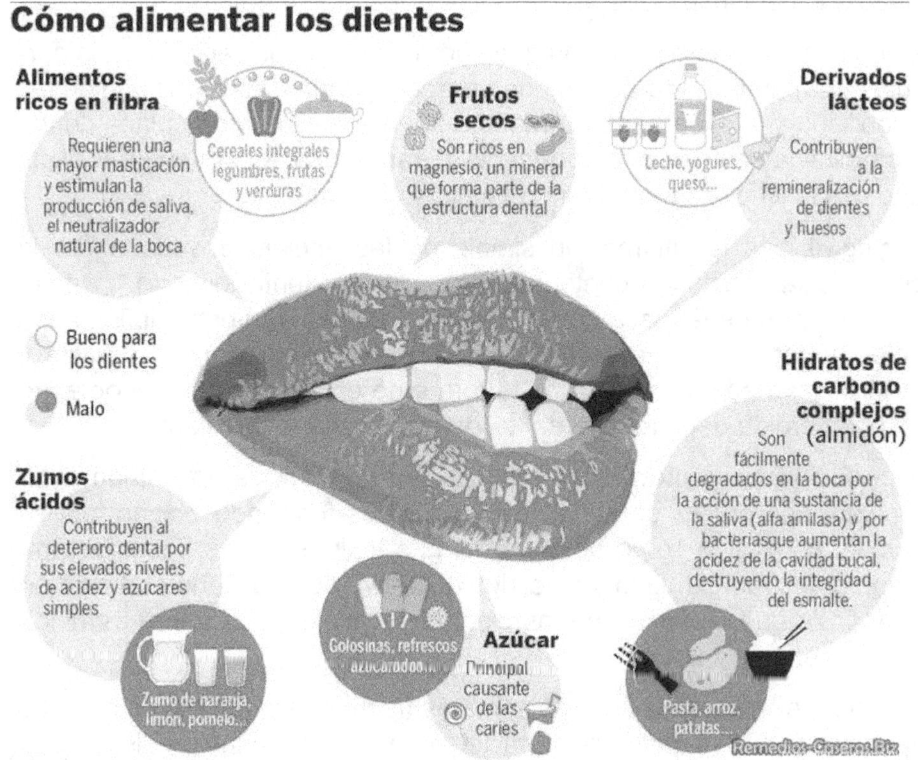

- Reducción de <u>hidratos de carbono complejos</u> como el almidón, la pasta y las patatas, que son degradados con facilidad por las bacterias y la saliva y afectan al esmalte dental.

- Ingesta de alimentos ricos en <u>flúor</u>, <u>calcio</u> y <u>magnesio</u>, que fortalecen el esmalte dental. Contienen flúor: sardinas, salmón, bacalao, mariscos, pollo, cereales integrales, espinacas y lechuga. Los productos lácteos son ricos en calcio. Fuentes alimentarias de magnesio son los frutos secos, legumbres, leche, cereales integrales, alcachofas, espinacas y acelgas.

- Ingesta de alimentos ricos en <u>fibra</u> como cereales integrales, frutas y verduras.

- Recomendado el consumo de zanahorias, manzana o apio, que contienen sustancias que favorecen la limpieza de los dientes.

GINGIVITIS O ENFERMEDAD PERIODONTAL

Es una inflamación de las encías que puede ser simple o progresar a la piorrea, que es una afectación grave del tejido periodontal que provoca caída de los dientes.

La boca está llena de bacterias que, junto a las mucosidades y otras partículas, forman la placa dental que se deposita alrededor de los dientes. El cepillado y la seda dental eliminan esta placa. Cuando la placa dental no se elimina se endurece, formando el **sarro**, que solo puede ser eliminado con la limpieza dental de un dentista.

La gingivitis es la inflamación simple de las encías provocada por la acción de las bacterias contenidas en la placa dental o sarro. La falta de eliminación de la placa dental o sarro a su debido tiempo inflama las encías, y esta patología se trata con limpieza dental por un dentista y por el usuario con frecuencia. Esta forma de enfermedad periodontal no provoca pérdida del hueso ni del tejido que sostiene los dientes.

La **periodontitis** o **piorrea** se provoca por la gingivitis no tratada debidamente. Las encías se alejan de los dientes formando bolsas que se infectan, conocidas como *postemillas*. Las toxinas de las bacterias empiezan a destruir el hueso y el tejido conjuntivo que sostiene el diente en su lugar, lo que provoca que los dientes se aflojen, muevan y terminen cayéndose.

Las enfermedades de las encías son más frecuentes en hombres entre 30 y 50 años, y existen una serie de factores de riesgo que las predisponen, como predisposición genética de la persona a padecer gingivitis o periodontitis, hábito de fumar, diabetes, cambios hormonales en las niñas y mujeres, sida o tratamientos anticancerosos y medicamentos.

Los **síntomas** de la enfermedad periodontal son: mal aliento constante, encías rojas o muy inflamadas y sangrantes, dolor al masticar, dientes flojos y sensibles y encías muy retraídas.

La periodontitis es factor de riesgo de enfermedades del aparato digestivo, respiratorias y cardiacas, incrementando el riesgo de infarto en las personas que la padecen.

Se **tratan** con limpieza de boca por un dentista, limpieza profunda o raspado cuando aparecen bolsas, y en casos avanzados que presenten destrucción del hueso con cirugía, colgajos de encías y regeneración del hueso.

La **prevención** consiste en:

- **Limpieza** adecuada y frecuente de las encías por parte del sujeto.

- Visita periódica al **dentista**.

- Plan de **alimentación** con:

  - <u>Té verde</u>, que es rico en catequinas que son sustancias que barren las bacterias dañinas de la mucosa dental. Tomarlo fortalece la dentadura porque las catequinas ayudan a evitar las gingivitis.

  - <u>Kiwi</u> y <u>cítricos</u>, su riqueza en vitamina C refuerza las mucosas de la boca y su carencia provoca que la persona sea más propensa a padecer gingivitis y otras enfermedades y alteraciones dentales.

  - <u>Apio</u> y <u>zanahorias</u>, que al moldearlos masajea las encías y evita que se metan restos de comida entre los dientes.

  - <u>Manzanas</u>, que ayudan a fortalecer las encías; pueden no ser tan efectivas como el apio y las zanahorias.

Bibliografía

Saber cuidarse. Luis Gutiérrez Serantes. Mariló Montero. Ed. Temas de hoy.

Caries dental. Medlineplus. Enciclopedia médica. *https://www.nlm.nih.gov/medlineplus/spanish/ency/article/001055.htm*

Caries. Dentaid. *http://www.dentaid.es/es/caries*

Periodontitis. Wikipedia. *https://es.wikipedia.org/wiki/Periodontitis*

Enfermedades periodontales, prevención. Sociedad española de Periodoncia y Osteointegración. *https://www.sepa.es/es/pacientes/enf-periodontales/prevencion.html*

Dieta y la salud bucodental. American healt asotiation. *http://www.mouthhealthy.org/es-MX/az-topics/d/diet-and-dental-health*

Dieta para la caries dental. Botanical on line. *www.botanical-online.com*

Tratamiento natural de la gingivitis o encías sangrantes. Mejor con salud. *http://mejorconsalud.com/tratamiento-natural-de-la-gingivitis-o-encias-sangrantes/*

Capítulo 18

PREVENCIÓN DE ACCIDENTES DOMÉSTICOS

La seguridad en nuestro hogar incluye una serie de medidas necesarias para prevenir accidentes domésticos. Las lesiones más frecuentes en estos eventos son las caídas, aunque también se producen intoxicaciones, quemaduras, alergias, incendios, electrocuciones, asfixia respiratoria, golpes, atrapamientos y heridas. La mayoría de los accidentes del hogar suceden por falta de educación, información, por malos hábitos, despistes y por ausencia de medidas preventivas.

El ministerio de Sanidad y Consumo publicó un estudio sobre la incidencia de accidentes domésticos en el año 2003, y concluyó que cerca de 2 millones de personas sufren accidentes en el hogar y en el ocio o paseo. Constituyen más de la mitad del total de accidentes en España, siendo su frecuencia superior a la de los accidentes de tráfico y trabajo. En el año 2003 se produjeron 981.644 accidentes domésticos, y solo hubo 100.000 accidentes de tráfico. Aunque los accidentes de tráfico sean más graves que los accidentes domésticos, estos son más frecuentes, lo cual demuestra que los peligros caseros son mayores.

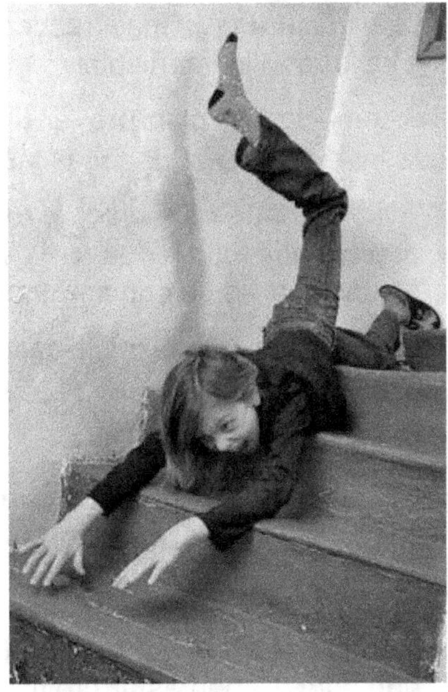

Los ancianos y los niños son las personas que más lo padecen. El envejecimiento reduce nuestras capacidades físicas, sentidos y reflejos, lo cual aumenta la probabilidad de sufrir accidentes domésticos. Las mujeres sufren más accidentes que los hombres, en la preparación de la comida un 75% de los casos y un 81% si se trata de las labores de limpieza. Los hombres accidentados se dedican al bricolaje o la jardinería.

Los lugares más peligrosos y donde más se producen los accidentes en una vivienda son la cocina, los baños y las escaleras. La cocina es una habitación especialmente peligrosa porque hay cuchillos que cortan, ollas y sartenes que pueden hervir y quemarnos con la comida, se pueden producir escapes de gas, fuegos que se prenden en las mangas de una camisa o bata, etc.

Hay que tener especial cuidado con los líquidos hirvientes, que nos pueden ocasionar quemaduras por contacto, y con la droguería, conveniendo evitar las salpicaduras de lejía y otros tóxicos. Los alimentos se deben de guardar en la nevera y debemos tirar los que presenten mal estado de conservación.

Los baños causan accidentes por suelos resbaladizos y húmedos.

Las escaleras provocan caídas por pérdida de equilibrio y tropezones.

Esto justifica que debamos incrementar la seguridad de nuestro hogar para evitar lesiones y muertes en las familias o amigos que convivan con nosotros. Nunca hay que confiarse, sino ser precavidos.

CAÍDAS

Los accidentes más frecuentes son las caídas, y las personas más vulnerables son los ancianos y niños menores de 5 años. La osteoporosis es una enfermedad asociada con la vejez, los huesos se vuelven más frágiles y las fracturas son más frecuentes. Otra enfermedad es la artrosis, que dificulta la movilidad articular.

Se recomienda un plan **preventivo** con medidas eficaces para evitar las caídas y la reducción de todas las situaciones de riesgo posibles.

- Evitar los **suelos** mojados, recién encerados, resbaladizos y con pequeños objetos tirados. Se puede producir una caída por resbalón y algunas veces se originan traumatismos.

- Las **alfombras** hay que fijarlas al suelo y no deben resbalar.

- **Iluminación** adecuada que ofrezca una visión clara ante posibles obstáculos.

- El **calzado** debe ser seguro, estable y de buen agarre.

- Poner alfombras antideslizantes y asideros en las **bañeras**, **duchas** y **lavabos**.

- Especial atención a las **escaleras** y **bordillos**, señalándolos adecuadamente. Deben estar provistas de barandillas de altura inferior a 90 cm y de pasamanos en todos sus tramos. Los peldaños se deben encontrar en buenas condiciones. Es conveniente subir y bajar los escalones con cuidado.

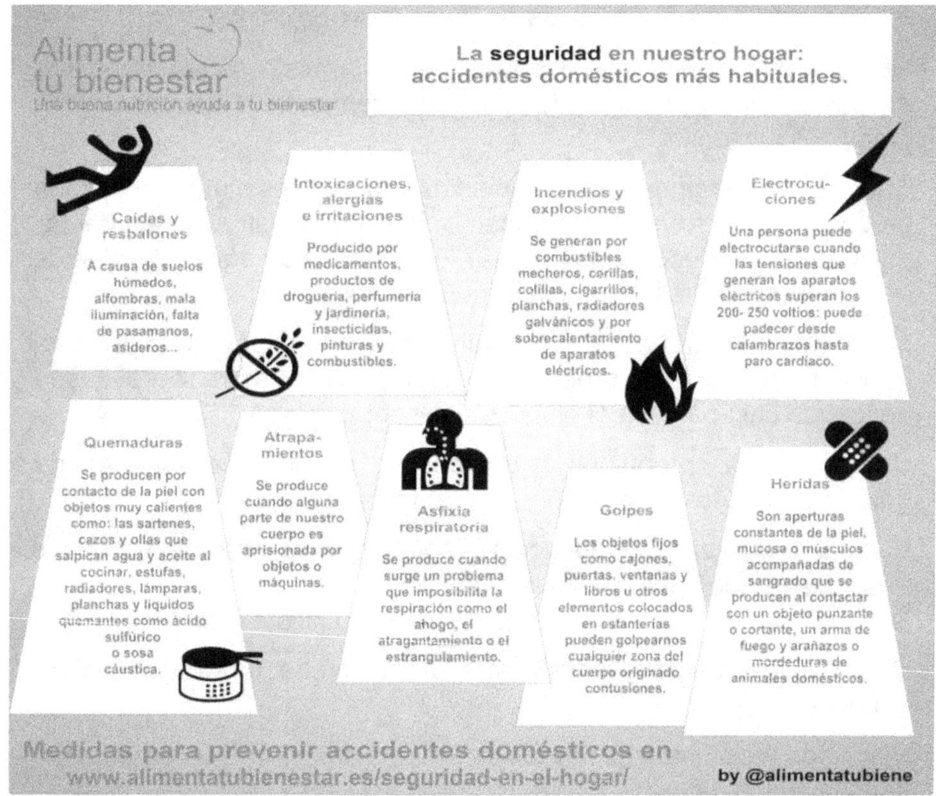

- Proteja las **ventanas** que se encuentren a menos de 1 m del suelo mediante barandillas y rejas que impidan la caída de las personas. Los barrotes deben estar colocados verticalmente.

- Es conveniente tener al alcance de la mano los objetos de uso frecuente.

- Evitar **movimientos bruscos** para evitar mareos, al levantarse de la cama, uno debe incorporarse lentamente. Vistiéndonos sentados evitaremos pérdidas de equilibrio y caídas.

INTOXICACIONES, ALERGIAS E IRRITACIONES

Las causas principales de estos accidentes suelen ser medicamentos, productos de limpieza, insecticidas y productos de jardinería, pinturas, combustibles, productos de perfumería y bebidas alcohólicas.

Los accidentes causados por estos productos son consecuencia de su ingestión por vía digestiva y de su inhalación o contacto con la piel.

Para **prevenir** las intoxicaciones debemos:

- Almacenar los **medicamentos** en un botiquín bajo llave.

- Guardar los elementos de **droguería** en un armario cerrado. Los elementos deben estar separados y no almacenarse conjuntamente con productos alimenticios.

- **Etiquetar** debidamente los recipientes y a ser posible mantener los productos en sus envases originales. Seguir las instrucciones del fabricante del producto. Evitar utilizar los envases de agua y productos alimenticios para rellenarlos de productos tóxicos.

- No permanecer en habitaciones pulverizadas con **insecticidas** hasta transcurrido un tiempo prudencial, ni tampoco en las recién pintadas hasta que desaparezca el olor del disolvente.

- **Combustibles** y productos de combustión: no situar calentadores de gas en los cuartos de baño ni situarlos mal ventilados.

- Especial atención a las habitaciones con **braseros**, **estufas**, etc., pues en cualquier momento provocan intoxicaciones e incendios. Controlar la buena combustión de braseros de carbón, cisco o picón.

- Cerrar la llave de paso al finalizar la utilización del **gas** y siempre por la noche.

- Vigilar los recipientes con **líquidos** sobre el fuego que al **hervir** rebosen y apaguen la llama.

QUEMADURAS

Ocasionadas por el contacto de la piel del cuerpo con líquidos u objetos muy calientes como sartenes, cazos y ollas que salpican aceite al cocinar, estufas, radiadores, planchas y líquidos quemantes como ácido sulfúrico o sosa cáustica.

Medidas **preventivas** y protectoras contra las quemaduras:

- Las sartenes, cazos y ollas deberán emplear **agarraderas** o emplear guantes aislantes al cogerlas. Utilizar **tapaderas** para cocinar en sartenes y cazos para impedir salpicaduras mientras se cocinen los alimentos.

- Alejar a los **niños** de la cocina y de la zona de planchar. Impedir que los niños jueguen con cerillas, mecheros y petardos.

- Manipular con cuidado **productos químicos** como ácido sulfúrico, presente en las baterías de los coches o sosa cáustica.

INCENDIOS Y EXPLOSIONES

Para que se inicie un incendio hace falta que se unan 3 elementos que están en el hogar: aire, combustible y foco de calor.

Los incendios se generan por combustibles como gas, mecheros, cerillas, colillas, cigarrillos, planchas, radiadores galvánicos y por sobrecalentamiento de aparatos eléctricos.

Los **combustibles** según su peligrosidad pueden ser:

- **Muy peligrosos**: mecheros, cerillas, llamas de gas, colillas y cigarrillos.

- **Peligrosos**: planchas eléctricas, radiadores de calefacción eléctrica, sobrecalentamientos en los aparatos eléctricos.

- **Poco peligrosos**: chispas en los cebadores de tubos fluorescentes o interruptores eléctricos, contactos o piezas móviles eléctricas.

Normas de **prevención**:

- Revisión periódica del **gas** por un inspector de la compañía. Cerrar bien la llave del gas después de utilizarlo. También deben revisarse la caldera de la calefacción y la chimenea.

- Apague las **cerillas** y colillas de **cigarrillos** y no fume en la cama.

- Evitar sobrecargar los **enchufes** con demasiados aparatos.

- Tener cuidado con el **contacto** con los radiadores, lavavajillas, lavadoras y planchas. Revisar el tubo flexible de **conexión eléctrica** de sus aparatos.

- Los **líquidos inflamables** y los **espráis** se almacenarán en lugares adecuados.

- Vigile periódicamente la comida que tenemos **cocinando** y los **electrodomésticos**. Limpie periódicamente los filtros de la campana extractora de la cocina.

- Evite almacenar **combustibles** innecesarios en su casa.

- Instalación de **teléfono** de **emergencia** sanitaria y de bomberos por si hubiera un incendio.

- La vivienda debe tener un **extintor** de incendios.

ELECTROCUCIONES

Una persona puede electrocutarse cuando las tensiones que alimentan los aparatos eléctricos son muy altas, de 200 a 250 voltios. La persona que se electrocuta puede padecer desde calambrazos hasta la muerte por paro cardiaco. Los peligros son mayores cuando se tocan aparatos que poseen una alta tensión o nos ponemos en contacto con ellos mojados o descalzos. Esta amenaza se da en la cocina, el cuarto de baño, el lavadero o cualquier lugar después de fregar el suelo y regar.

Se producen electrocuciones en las siguientes situaciones:

- Cuando se tocan elementos eléctricos que poseen una **alta tensión**.

- Existencia de **cables** pelados y defectuosos sin aislante protector.

- Cambio de **fusibles** o tratar de **desmontar** un **aparato** sin haberlo desconectado.

- **Manejo** de aparatos desprovistos de tapas protectoras y que tienen partes eléctricas accesibles.

- Al tocar la superficie exterior de **grandes electrodomésticos** tales como neveras, lavadoras, tostadores, televisores, vídeos, etc. que se han puesto en contacto con una alta tensión como consecuencia de una deficiencia de aislamientos interiores.

La electrocución se **previene**:

- No tocar ni usar aparatos eléctricos si se tienen los **pies descalzos** y zonas corporales **mojadas**.

- Usar **enchufes** giratorios y de enclavamiento profundos.

- El cuarto de **baño** debe estar desprovisto de estufas y aparatos eléctricos.

- Desconectar el **interruptor general** ante cualquier reparación o manipulación de la corriente eléctrica.

- Provisión doméstica de un **interruptor eléctrico general** de 30 MA que corta la corriente de toda la casa y que salta en caso de defecto a tierra o derivación. Se desconectará en caso de reparación de avería eléctrica.

ASFIXIA RESPIRATORIA

Se produce cuando hay un problema que imposibilita la respiración como: el ahogo al bañarse en las piscinas, mares, bañeras, el atragantamiento al ingerir alimentos y objetos pequeños que obstruyen las vías respiratorias y el estrangulamiento por llevar pañuelos y bufandas muy largas. También lo causan los calentadores y estufas que generan falta de oxígeno en los baños.

El oxígeno no puede llegar a los pulmones cuando las vías respiratorias están obstruidas. La obstrucción de las vías respiratorias puede ser:

-   externa, producida por taponamiento de la nariz y la boca, o por imposibilidad de mover la caja torácica;

-   interna, producida por objetos sólidos que proceden del exterior de forma accidental tales como alimentos y líquidos (asfixia por ahogamiento).

Las **causas** de la asfixia son:

*   La falta de **oxígeno** en los baños debido a la presencia de quemadores y estufas de gas.

*   Introducción por la nariz y boca de objetos de tamaño superior al de las vías respiratorias. **Taponamiento** de **vías respiratorias** por el vestido de ropa o cama.

*   **Sofocación** por cuerpo humano adulto durante el sueño.

*   Bañeras, cubos y otros **recipientes** llenos de **agua**.

La **prevención** de la asfixia contempla una serie de medidas tales como:

*   No instalar **calentadores** ni **estufas** de **gas** en el interior de los baños ni en las habitaciones mal ventiladas.

*   Evitar que los niños pequeños jueguen o manipulen con **objetos pequeños**.

*   Enseñanza precoz de la **natación** a los **niños**. No dejar recipientes con agua cerca de los niños. Vigilar a los niños en las piscinas, lagos y playas.

*   Protección por cierre **vallado** de los accesos a las piscinas, estanques, pozos, cisternas, lavaderos y cursos de agua.

*   No dejar a los niños solos en la bañera.

*   Evitar el uso de bufandas largas, cuellos de camisas apretados y ropas de cama muy largas que puedan provocar asfixia por **estrangulamiento**.

GOLPES, ATRAPAMIENTOS Y HERIDAS

Atrapamientos: situación que se produce cuando una parte de nuestro cuerpo es aprisionada por objetos o por mecanismos de las máquinas. Las **causas** más frecuentes de atrapamientos son:

- Desmontaje y reparación de aparatos con partes móviles en funcionamiento.

- Existencia de objetos cortantes que puedan golpear al descubierto.

- Cristaleras o puertas de cristal que puedan advertir de su frecuencia.

La **prevención** de los atrapamientos incluye:

- Cuando se reparen aparatos eléctricos, es conveniente desenchufarlos para evitar que nos enganchen sus piezas.

- Evitar que los niños pongan o tengan sus manos en las juntas de ventanas, puertas de casa o ascensores.

- Cubrir mediante protección las partes móviles que puedan golpear o cortar.

Golpes: los golpes se producen con objetos fijos como muebles, escaleras, ventanas, puertas y libros colocados en estanterías que pueden golpearnos cualquier zona del cuerpo originando contusiones.

Para **prevenir** los golpes hay que realizar una serie de acciones:

- No dejar armarios ni cajones abiertos.

- Asegurar los cajones con topes en su interior para que no se caigan encima del que los abra.

- Procurar que los muebles tengan cantos redondeados.

- Utilizar puertas de comunicación con cristales trasparentes o traslúcidos.

- Ilumine adecuadamente las zonas de circulación como las de trabajo.

- Sitúe objetos colgantes de forma estable y a la altura necesaria.

Heridas: apertura continua de la piel, mucosas y o músculos acompañada de sangrado, que se produce tras el contacto con un objeto cortante, punzante, un arma de fuego o arañazos y mordeduras de animales domésticos.

Se **originan** por:

- Dejar objetos cortantes o punzantes al alcance de los niños.
- No guardar los objetos cortantes y punzantes una vez que hayan sido utilizados.
- No utilizar una protección que impida el contacto con el elemento de corte.
- No desechar objetos que con el uso se convierten en cortantes.
- Rotura de cristales de ventanas, espejos, platos y vasos.

Los mecanismos preventivos son:

- Proteger, alejar o eliminar en lo posible el alcance de los niños de objetos que presenten en sus superficies aristas vivas (cuchillos, tijeras, trituradoras). Guardar los elementos cortantes en los cajones con las puntas hacia adentro.
- Revisar y eliminar platos y vasos rotos y descantillados.
- Sustituir los cristales y espejos rotos por otros nuevos.
- Tratar adecuadamente a los animales para evitar mordeduras y arañazos.
- Las armas de fuego deben guardarse descargadas en cajones.

Bibliografía

Prevención de accidentes domésticos. SOS emergencias. *www.almagro. es/.../pdf/prevenciondeaccidentesdomesticos*

Libro de Salud del Hospital Clinic de Barcelona. «La salud en el hogar y los accidentes domésticos». Dr. Salvador Sitjar, médico especialista en Medicina Familiar y Comunitaria. Capítulo 13.

Programa de detección de lesiones y de accidentes domésticos y de ocio 2011. *https://www.msssi.gob.es/.../pdf/Progr280113105936211*

ACCIDENTES DE TRÁFICO. GENERALIDADES Y PREVENCIÓN

El accidente de tráfico es un suceso eventual producido como consecuencia o con ocasión del tráfico, acompañado de ausencia de voluntariedad de producción. Como consecuencia se producen muertes, lesiones y daños en las personas y los objetos víctimas del accidente.

La OMS establece que los accidentes de tránsito son uno de los problemas más importantes de salud pública del siglo XXI. Se estima que cada año mueren en el mundo 1,2 millones de personas por accidentes de tráfico y 50 millones de personas resultan heridas. Las previsiones indican que estas cifras aumentarán al 65% en los próximos 20 años si no se aplican métodos preventivos, pero estos trágicos datos tienen poca repercusión en los medios de comunicación. Son la principal causa de muerte mundial en las personas de edades comprendidas entre 15 y 44 años, y en España son la primera causa de muerte en personas menores de 40 años. Los accidentes de tráfico se han convertido en una epidemia mortal entre los jóvenes, provocando la muerte de 1.000 conductores menores de 30 años cada año. El 17% de los conductores son menores de 25 años.

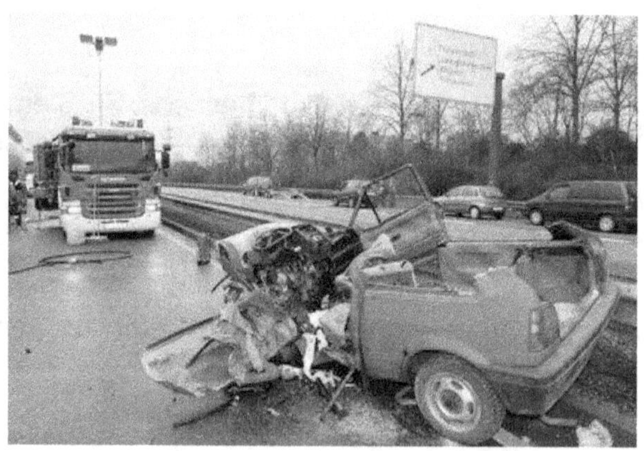

La cifra de accidentes de tráfico y viales disminuye de manera progresiva en España y Europa, según un informe de la Dirección General de Tráfico. Así, se ha pasado de la cifra de 170 muertos por millón de habitantes en 1970 a 67,8 en 2008. En España la tasa ha descendido de 5.776 en el año 2000 a 3.100 en el año 2008.

El impacto social y sanitario de los accidentes de tráfico es mayor del esperado, y se estima que son causa de más de la mitad de lesiones craneoencefálicas graves y del 70% de lesiones medulares. Su impacto económico se calcula en un 2% del PIB en los países desarrollados, y en España se estima que es superior a 12.000 millones de euros, mientras que en EEUU asciende a 150.000 millones de dólares.

En los accidentes de tráfico intervienen 3 elementos: humano, vehículo y medio o vía de tránsito. Estos están considerados como eslabones principales de los factores de riesgo que desencadenan el accidente. En la elaboración de medidas preventivas eficaces debemos actuar contra los factores de riesgo.

Las **causas** de los accidentes la mayoría de las veces no son únicas, sino que se observan varias causas interrelacionadas entre sí:

- Las causas **humanas** son infracciones de normas de variado cumplimiento que pueden ser múltiples: alteración de la capacidad psicofísica del conductor por ingesta de alcohol, drogas y algunos medicamentos, defectos físicos y psíquicos de los conductores que aparecen durante la conducción y/ o la imprudencia de los conductores.

- Las causas **ambientales** son debidas a reacciones anormales de los vehículos por lluvias, nieve, etc.

- Las causas **mecánicas** son debidas a averías y problemas de los vehículos.

- Las causas **físicas** son debidas al mal estado de las carreteras (carreteras fragmentadas, sin asfaltar, etc.) y de las vías públicas.

Según un estudio sobre los factores de riesgo de los accidentes de tráfico, los accidentes de tráfico se producen por varias causas. Existe una compleja red multifactorial que engloba a los factores de riesgo humanos, del vehículo y de las vías de tránsito, pero siempre uno de ellos es el factor de riesgo determinante del accidente.

Tras observar más de 5.000 casos durante un periodo de 5 años, se llegó a la conclusión de que el factor humano se encuentra implicado en el 70-93% de los casos: consumo elevado de alcohol, drogas, algunos medicamentos psicotrópicos, despistes, infracciones de reglas de tráfico (conducir con velocidad acelerada, no respetar los semáforos y señales de tráfico, etc.). El diseño de las vías con sus factores ambientales, tales como trazados en obras, señalización deficiente, niebla, lluvia, oscuridad, etc., se halla en el 12-34% de los casos. Las causas debidas a fallos del vehículo como las averías mecánicas o por problemas de mantenimiento frecuentes del vehículo, como mal estado de los frenos, ruedas o suspensión, corresponden al 3,5-14% de los casos.

Medidas* preventivas *de los accidentes de tráfico:

1. Una conducción segura necesita un estado de atención total. Se deben **evitar las distracciones** como llamadas telefónicas, conversaciones con los pasajeros, escuchar la música de la radio, mirar mapas y desvío de la atención por sueño, fatiga y reflexiones.

    La distracción es un estado de dispersión mental que impide a la persona prestar la debida atención a la conducción del vehículo y al peatón la atención sobre el adecuado cruce de la vía de circulación. Los peatones deberán tener cuidado al cruzar la calle, cerciorándose previamente de que no haya vehículos en marcha, cruzar prestando atención y evitando distraerse con lecturas y juegos.

2. Evitar el consumo de **bebidas alcohólicas**. Son probablemente el factor de riesgo más importante en los accidentes de tráfico. Se estima

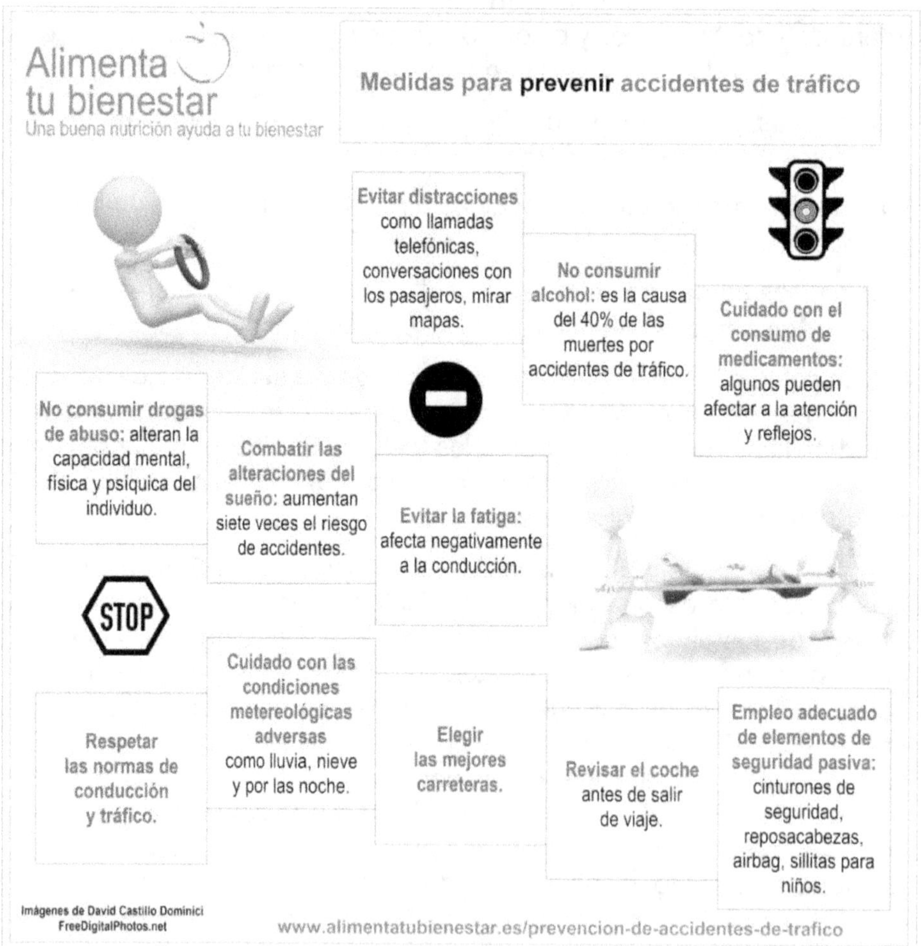

que el 40% de los fallecidos por accidentes de tráfico en España están relacionados con el consumo de alcohol. Los conductores con niveles de alcohol en sangre de 80 mg/100 ml son en su mayoría jóvenes con edades comprendidas entre 15 y 19 años.

Los efectos del alcohol en la conducción según la alcoholemia son:

a. Inicio de la zona de <u>riesgo</u> con niveles de alcohol de 0,3 gr-0,5 gr/l. Los conductores presentan disminución de la capacidad mental y de juicio, deterioro de los movimientos oculares, excitabilidad emocional y posteriormente relajación.

b. Zona de <u>alarma</u> con niveles de alcohol de 0,5 gr-0,8 gr/l. El conductor presenta un inicio del desgaste motriz y su enlentecimiento. Se vuelve agresivo e impulsivo al volante.

c. Conducción <u>peligrosa</u> con niveles de alcohol de 0,8 gr-1,5 gr/l. El conductor presenta estado de embriaguez importante con los reflejos lentos y perturbados y pierde el control de los movimientos y su coordinación. Disminución notable de la percepción del riesgo y de la vigilancia.

d. Conducción <u>altamente peligrosa</u> con niveles de alcohol de 1,5 gr-2,5 gr/l. Los conductores presentan una conducción altamente peligrosa con efectos narcóticos, una notable confusión mental, visión doble y actitud vacilante.

e. Conducción <u>imposible</u> con niveles de alcohol superiores a 3 gr/l. Los conductores presentan embriaguez profunda, progresiva inconsciencia, estupor con analgesia, abolición de los reflejos, hipotermia y parálisis. Pueden acabar falleciendo.

Las nuevas tasas de alcoholemia son:

- 0,5 gr/l en conductores de turismo.

- 0,3 gr/l en conductores noveles y profesionales.

3. Cuidado con el consumo de **medicamentos**: un estudio de investigación concluyó que el 10% de los conductores fallecidos en accidentes de tráfico había tomado medicamentos psicoactivos.

Los <u>psicofármacos</u> son los medicamentos más perjudiciales para los conductores. Se pueden distinguir los que tienen una acción depresora del sistema nervioso central como los tranquilizantes, que disminuyen la actividad psíquica y calman la ansiedad. Estos influyen de manera negativa en la conducción del vehículo porque producen somnolencia, disminuyen la capacidad de atención y el tiempo de reacción, enlentecen los reflejos y movimientos y la visión se vuelve borrosa. Los estimulantes son fármacos que aumentan el tono vital y psicológico, y los antidepresivos, medicamentos que combaten la depresión.

Los <u>antihistamínicos</u> generan somnolencia, sedación y disminución de reflejos.

Los <u>antihipertensivos</u> producen al inicio del tratamiento somnolencia, mareos, vértigos, cefaleas e hipotensión.

Los <u>colirios</u> oftálmicos provocan visión borrosa.

La reacción del organismo al medicamento es peor los primeros días de consumo de medicamento y después mejora. Siga las instrucciones del medicamento en lo referente a las dosis y al tiempo de duración del tratamiento. Si necesita conducir y sigue un tratamiento médico con fármacos debería consultar con su médico sobre la influencia en la conducción de los efectos e interacciones de los medicamentos que consume.

4. No consumir **drogas** de abuso: las drogas pueden producir sobre la conducción efectos similares a los medicamentos. Son sustancias que alteran la capacidad mental, psíquica y física del individuo, lo cual dificulta la conducción del vehículo y además generan dependencia psicofísica. Se distinguen varios tipos:

   a. Drogas <u>depresoras</u>, entre las cuales se incluyen el cannabis, los opiáceos (heroína, morfina y metadona), los tranquilizantes (ansiolíticos, hipnóticos) y el éxtasis líquido. Su acción es inhibir la actividad neuronal, cuyas consecuencias son disminuir la capacidad de concentración del individuo, la capacidad de reacción y los reflejos.

   b. Drogas <u>estimulantes</u>, como la cocaína, las anfetaminas y el éxtasis. Aumentan la actividad neuronal y generan disminución del sueño, falsa sensación de control, con descoordinación de movimientos al conducir, reflejos minimizados y problemas visuales y auditivos.

   c. <u>Alucinógenos</u>, que afectan de forma notable a la percepción del individuo, como hongos, LSD y ketaminas, que producen alucionaciones visuales o visiones imaginarias que dependen mucho del estado de ánimo de la persona que la consume.

5. Evitar la **fatiga**, que es causa de muchos accidentes de carretera.

La fatiga en la conducción es provocada por la conducción continua sin los debidos descansos, por la monotomía y por la incomodidad del trayecto. También se produce por conducir con el vehículo en mal estado, mal ventilado y con diseño poco ergonómico, por circular por la vía muy transitada, poco conocida, con iluminación deficiente y por la climatología adversa.

La fatiga afecta negativamente al conductor porque se alteran las sensaciones, percepciones, los movimientos, cambia el comportamiento, dificulta la captación de la información del entorno y perjudica la toma de decisiones al conducir. Se acompaña de pesadez de ojos, parpadeo constante, zumbidos de los oídos, sensación de brazos y pies dormidos. Avisan a la persona de la dificultad de la conducción del vehículo porque no puede mantener un estado de máxima alerta a las incidencias que se nos presentan en la carretera.

Se puede prevenir la fatiga descansando antes de viajar durante media hora o cada 2-3 horas durante el viaje.

6. Combatir las **alteraciones** del **sueño** como: insomnio, somnolencias y apnea del sueño. Estas personas tienen un riesgo siete veces superior de sufrir un accidente de tráfico. La somnolencia está detrás del 30% de los accidentes de tráfico y es más común en conductores profesionales. Las horas con mayor incidencia de somnolencia son de madrugada y al inicio de la tarde, después de comer. Se puede aliviar con consumo de café y Coca Cola.

   Se puede prevenir tratándose el trastorno del sueño con un especialista.

7. Condiciones no aptas de salud psicofísica del conductor, tales como problemas de vista, oído, epilépticos, depresiones, crisis de ansiedad perjudican seriamente la conducción segura del vehículo y los conductores afectados deberían abstenerse.

   El **estrés** es una situación psicológica de nerviosismo que no permite dar la respuesta a situaciones problemáticas en las cuales no hay una respuesta clara. El estrés es cada vez más frecuente en nuestras vidas, de manera que el ritmo de vida acelerado de nuestra sociedad con las prisas, las exigencias profesionales y sociales, la sobrecarga de trabajo y la elevada intensidad del tráfico son factores que incrementan el estrés de los ciudadanos.

   El estrés afecta de manera negativa a la conducción del vehículo porque causa agresividad, hostilidad, competividad, menor prudencia, conductas temerarias y menor respeto a las normas de circulación.

8. **Inexperiencia** del conductor al volante. El conductor novel,suele ser una persona joven y con muy poca experiencia de la vida, cosa que se traduce en una aceptación del riesgo importante.

   Estudios estadísticos de accidentes de tráfico indican que es precisamente en los adolescentes donde se producen los mayores índices de accidentes mortales. Los mismos estudios muestran que dichos accidentes se producen a las salidas de discotecas en fines de semana, por ingestión de alcohol o drogas, por establecer competitividad con otro u otros conductores, etc., lo que nos lleva a pensar que los accidentes en los jóvenes están más en función de su modo de vida que en el dominio y conocimientos del vehículo en sí. Se debería incidir en la educación sanitaria del conductor novel, informándole de los peligros del consumo del alcohol, drogas y de las infracciones a las normas de tráfico a la hora de conducir.

9. **Infracciones** de normas correctas de conducción y de tráfico. Los conductores que efectúan maniobras imprudentes de conducción u omisión de operaciones necesarias para el correcto trasporte del vehículo suelen tener accidentes de tráfico. Entre estas cabe citar: efectuar adelantamientos en lugares prohibidos, desobedecer las señales de tráfico y atravesar un semáforo en rojo, transitar por el carril contrario, usar inadecuadamente las luces del vehículo y circular con velocidad excesiva.

10. La velocidad, está relacionada con el 30% de los accidentes mortales y el 18% de los accidentes generales.

    a. La velocidad <u>máxima</u> es el límite superior de velocidad permitida al vehículo según la vía de tránsito. En autopistas es 120 km/h, carreteras normales de 100 Km/h y calles urbanas y rurales 50-60 Km/h. La velocidad mínima es el límite inferior de velocidad permitida para circular por las vías de tránsito.

    b. La velocidad <u>adecuada</u> es aquella que se ajusta a la situación del conductor, de la vía y su entorno, independientemente de los límites establecidos en esa vía, y se puede considerar como un factor protector de accidentes.

    Los **daños** sufridos por los pasajeros durante los accidentes disminuyen de manera correlativa a la reducción de la velocidad. La severidad del accidente aumenta progresivamente con la velocidad de impacto. Si circulamos a 50 km/h el riesgo de sufrir lesiones graves para un pasajero de asiento delantero es 3 veces mayor que a 30 Km/h; a 65 Km/h el riesgo es cinco veces mayor. Los vehículos y pasajeros que circulan por una vía contienen una energía cinética, que aumenta con la velocidad, y al ser mayor incrementa las posibilidades de lesiones graves y muerte.

La **climatología** es importante, porque cuando llueve, nieva o se presentan heladas en la vía de circulación se dificulta la adherencia de los neumáticos a la vía y el control del vehículo. A mayor velocidad se observa menor adherencia, con lo cual los conductores en circunstancias climatológicas adversas deberían reducir la velocidad entre un 30 y 60%.

La velocidad influye de cuatro maneras en los accidentes de tráfico:

- Aumenta la <u>distancia de reacción</u> recorrida por el vehículo desde el momento en que el conductor detecta una emergencia hasta que frena. Es necesario conocerla para prevenir la violencia del choque en una colisión.

Este tiempo de reacción no es igual en la misma persona ni en todas las personas, ya que depende de las circunstancias que la rodean como la fatiga, la somnolencia, las precauciones y las bebidas alcohólicas que lo prolongan más de lo normal. Se observa que los metros transcurridos varían de manera correlativa con la velocidad del coche, así a 20 km/h se recorren 5 m, a 50 km/h se recorren 14 m, a 80 km/h se recorren 22 m, a 100 km/h se recorren 28 m, a 120 km/h se recorren 33 m y a 150 km/h se recorren 42 m.

- Aumenta la <u>distancia de frenado</u> necesaria para detener el vehículo desde que pisamos el freno hasta su detención total. La distancia de frenado depende de tres factores que son:

  - la carga del vehículo, cuanto más cargado esté más distancia necesita para frenar;

  - de la adherencia, pues si esta no es buena o las ruedas se bloquean la distancia de frenado se alarga;

  - de la velocidad, pues la energía cinética es proporcional al cuadrado de la velocidad.

La distancia de frenado es 10 m a 40 km/h; 38 m a 80 km/h; y 84 m a 120 km/h. Si la calzada está muy seca aumenta a 21 m a 40 km/h; 60 m a 80 km/h; 117 m a 120 km/h.

Si la calzada está húmeda por lluvia o nieve la distancia de frenado ascenderá a 33 m a 40 km/h, 101 m a 80 km/h, 201 m a 120 km/h.

- <u>Distancia de detección</u> es la suma de la distancia recorrida desde el tiempo de reacción más la distancia de frenado. Depende de varios factores tales como: la velocidad a la que circulamos, la configuración de la calzada, la meteorología, las adherencias de los neumáticos, el estado de los frenos, tiempo de reacción del conductor y pericia del mismo.

  Un cálculo aproximado es multiplicando la primera cifra de la velocidad por sí misma. Así, si el coche circula a 60 km/h, su distancia de detección será 6x6 = 36.

- <u>Distancia de seguridad</u> es la que debemos mantener respecto al vehículo que nos precede, de manera que tengamos espacio suficiente para frenar y evitar la colisión por alcance. La distancia de seguridad en condiciones normales deberá ser el doble que la del tiempo de reacción, pero deberá aumentarse al doble en situaciones de pavimento mojado, neumáticos desgastados, frenos deficientes o estado físico del conductor inadecuado.

11. Medidas de **seguridad pasiva**. La seguridad vial se divide en dos tipos: la seguridad <u>activa</u>, diseñada para reducir los accidentes y evitar su número, y la seguridad <u>pasiva</u>, diseñada para evitar o reducir los daños de los ocupantes de los vehículos. Las principales medidas de seguridad pasiva son los cinturones de seguridad, el reposacabezas, los cascos y el airbag.

    - Los <u>cinturones de seguridad</u> actúan evitando la eyección de pasajeros. Pueden tener dos tipos de anclaje: 2 puntos de sujeción, o lumbar, presente en la mayoría de los vehículos, y 3 puntos de fijación del cinturón, o lumbopectoral. Es una medida muy eficaz, sin embargo, se aconseja el uso de cinturones lumbopectorales o con 3 puntos de anclaje para evitar la aparición del síndrome del cinturón de seguridad, que consiste en una lesión visceral abdominal que no sea esplénica ni renal y un traumatismo vertebral lumbar tipo Chance.

      El uso del cinturón de seguridad lumbopectoral disminuye el riesgo de daños moderados y severos en los ocupantes de los asientos delanteros hasta un 55%, y puede reducir la mortalidad hasta un 40%. Las víctimas que habían utilizado cinturón en el momento del accidente presentaban lesiones menos graves, no requerían ingresos y necesitaban gastos hospitalarios menores.

    - Los <u>reposacabezas</u> son un complemento del cinturón cuya función es sujetar la cabeza para detener el movimiento brusco del cuello y la cabeza hacia atrás. Después del frenado del coche, el cuerpo se desplaza hacia delante, y al parar el coche se vuelve de nuevo hacia detrás y se coloca en el respaldo del asiento, pero si no hay un reposacabezas bien colocado las vértebras cervicales pueden resultar dañadas.

- El airbag es una bolsa colocada en el volante, en la guantera, en los pilares centrales o las puertas destinada a inflarse y desinflarse de forma inmediata por milésimas de segundo y automática en caso de accidente, con el objetivo de minimizar las lesiones de los ocupantes de los vehículos. La bolsa de aire es un dispositivo de 30 a 55 litros de aire con una velocidad de llenado en torno a 24 km/h y un inflado más brusco.

  Un 30% de los sujetos víctimas de un accidente de tráfico sufre algún tipo de lesión consecutiva a la acción del airbag, que normalmente es leve, tales como heridas y hematomas en la cara, ojos, cuello, manos, brazos y tórax. Estas se producen por impacto directo con la bolsa desplegada o impacto con el volante a pesar de la bolsa, Raras veces causan una fractura cervical, una lesión intratorácica por rotura de costillas, lesiones viscerales por transmisión de presiones y quemaduras. Los airbags incrementan la efectividad de los cinturones lumbo-pectorales casi en un 5-10% y evitan el 18% de las muertes en conductores de automóvil y el 15 % de las muertes en pasajeros delanteros.

- Los cascos son sombreros protectores de la cabeza realizados con fibras de vidrio, fibra reforzada con resina y policarbonato. Los motociclistas que usan cascos de seguridad reducen sus lesiones cráneocervicales en un 40-70% de los accidentes, los daños críticos en la mitad de los eventos y las muertes en un 30% de los casos.

- Dispositivos de seguridad infantil:

  - Niños de 0 a 9 meses: Irán sentados en una sillita colocada en dirección contraria a la marcha del vehículo, sujeta con un cinturón abrochado al asiento posterior del coche y conectado con el cinturón de seguridad del conductor de al lado. También pueden ir en un capazo rígido depositado trasversalmente en el asiento trasero y convenientemente fijado mediante un cinturón de seguridad.

  - Niños de 9 meses a 3 años: Irán sentados en una sillita colocada en el asiento trasero del automóvil y sujetos mediante cinturones de seguridad propios de la sillita.

- Niños de 3 a 12 años: Irán sentados encima de un cojín elevador en el asiento trasero (hasta 1,35m, por encima de esa estatura podrán ir también en el asiento delantero), siempre sujetos con un cinturón de seguridad o con un arnés pectoral.

12. **Revisar el coche** antes de salir de viaje: estado de los frenos, acelerador, ruedas. Un mal funcionamiento del automóvil por cualquier tipo de averías en la dirección, los frenos, la aceleración, motor del coche y cualquier pieza puede provocar accidentes.

13. Elegir las mejores **carreteras**: las vías de tránsito deterioradas, mal asfaltadas, dificultosas, muy estrechas y con muchas curvas dificultan mucho la conducción. Si los accidentes de tráfico son debidos a factores asociados a las defectuosas vías del tránsito, la responsabilidad civil es del Estado.

14. Cuidado con las **condiciones metereológicas** adversas como lluvia y nieve, especialmente por la noche. Es conveniente reducir la conducción y aumentar la distancia de seguridad porque la lluvia y la nieve disminuyen la adherencia de los neumáticos a la carretera.

Bibliografía

Guía de prevención de accidentes de tráfico. Como ayudar a prevenir lesiones por accidentes de tráfico. Ministerio de Sanidad y Consumo. SEMFYC. *https://www.msssi.gob.es/.../accidentes/.../GUIA_PREV_ACC_TR_AFICO.pdf*

Documentos de la Dirección General de Tráfico sobre los accidentes de tráfico en España. *www.dgt.es.*

Prevención de accidentes de tráfico y primeros auxilios. Cruz Roja Española. Asamblea Provincial de Madrid.

Capítulo 20

PREVENCIÓN DE DROGODEPENDENCIAS: TABAQUISMO Y ALCOHOLISMO

CONSUMO DE DROGAS DE ABUSO Y DROGODEPENDENCIAS

Según la OMS, *droga de abuso* es toda sustancia que introducida en el organismo por cualquier vía de administración produce una alteración del funcionamiento del sistema nervioso del individuo susceptible de crear dependencia física, psicológica o ambas.

Es importante **distinguir** con claridad los conceptos de uso, abuso y dependencia:

- **Uso**: es un consumo de drogas que no genera consecuencias negativas sobre el sujeto, suele ser debido a una ingesta ocasional.

- **Abuso**: el consumo de drogas genera consecuencias negativas psíquicas y físicas para el individuo, debido a unas circunstancias desfavorables y a una consumición frecuente y continuada.

- **Dependencia**: el consumo de drogas es un hecho dominante en la vida del sujeto, priorizándolo sobre otras actividades y generando consecuencias físicas y psíquicas muy negativas que ponen en peligro la vida del sujeto.

  La dependencia física es debido a que el organismo se ha habituado a la droga, y cuando desciende su nivel de consumo o desaparece surge el síndrome de abstinencia con malestar.

  La dependencia psíquica es la compulsión periódica que incita a drogarse para conseguir la experiencia psicológica agradable como placer, bienestar, euforia y sociabilidad.

Las drogas pueden **alterar** el sistema nervioso central de varias maneras:

- Las drogas **estimulantes** excitan las funciones nerviosas e incrementan el ritmo de trabajo de las funciones corporales, entre estas se citan: la cocaína, las anfetaminas, las drogas de síntesis y el tabaco.

- Las drogas **depresoras** retrasan la actividad nerviosa y aminoran el ritmo de las funciones corporales, y su acción es tranquilizar, calmar o eliminar el dolor. Incluyen el alcohol, la heroína y los disolventes volátiles.

- Las drogas **alucinógenas** generan un estado de conciencia alterado, distorsionan la percepción de los objetos y producen alucinaciones, tales como el LSD, cannabis y las drogas de síntesis o éxtasis.

El tomar drogas de forma lúdica se está convirtiendo de forma creciente en parte de nuestra cultura, aunque no es admitido socialmente y está considerado como ilegal. Los consumidores toman la droga de manera episódica, utilizando dosis relativamente bajas, evitando la toxicidad clínica y el desarrollo de tolerancia y dependencia física. Las drogas más usadas de esta manera son los estimulantes, alucinógenos y el alcohol.

Un estudio efectuado por el Plan Nacional de Consumo de Drogas durante los años 2011 y 2012 en España muestra las siguientes cifras estadísticas: las sustancias más consumidas son el alcohol, con un porcentaje del 76,6%, y el tabaco, cuyo porcentaje es del 40,2%. De estas cifras se concluye que un 30,4% fuma todos los días y un 10,2% bebe todos los días. La tendencia actual es un descenso en la prevalencia del consumo de tabaco en la población española, salvo en mujeres de entre 15 y 34 años de edad, donde se mantiene estable. El de alcohol sigue siendo muy elevado, aunque han disminuido las borracheras en ambos sexos para todos los grupos de edad.

El consumo de drogas de abuso ha descendido en todas las comunidades autónomas españolas. El de cocaína se ha reducido del 2,6% (año 2010) al 2,2% (año 2012), y el del cannabis desde el 7,6% (año 2010) al 7% (año 2012). Los principales consumidores son hombres cuyas edades están comprendidas entre los 25 y 34 los años. La edad de inicio del uso de estas drogas son los 20 años; la del tabaco a los 16 años, la cocaína a los 21 años, el cannabis a los 18 años y los hipnosedantes a los 34 años. La mayoría de estas personas (entre un 60 y el 90%) lo hacen en situación de policonsumo experimental, con 5 o más drogas, y el alcohol está presente en el 90% de los casos.

EL TABAQUISMO

Descripción del tabaco

Los productos del tabaco se fabrican de manera parcial o total con tabaco, ya sea para fumar, esnifar o masticar. Todos contienen nicotina, un ingrediente activo muy adictivo.

El tabaco se compone de acetaldehído, ácido cianhídrico, acroleína, toluidina, acetona, amoniaco, arsénico, dibenzacridina, dimetilnitrosamina, fenol, naftalina, nicotina, butano, cadmio, polonio, monóxido de carbono, estireno, benzopireno, DDT, plomo, mercurio, alquitrán y cloruro de vinilo.

Epidemiología y estadística

El consumo de tabaco es uno de los factores de riesgo de las principales enfermedades crónicas como el cáncer de pulmón, cáncer de boca, enfermedad pulmonar obstructiva crónica y enfermedades cardiovasculares.

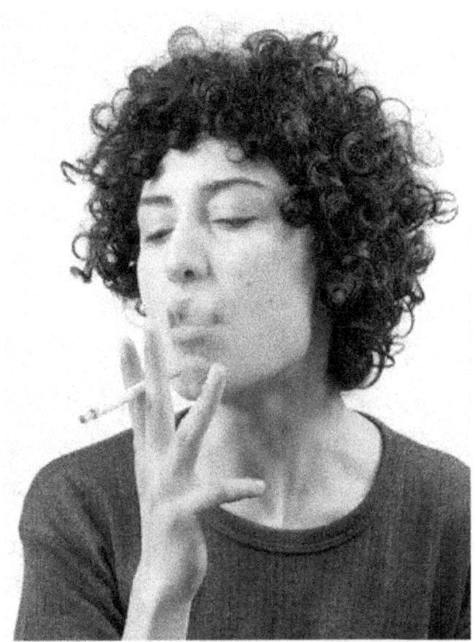

El tabaquismo mató a 6 millones de personas en el mundo durante el año 2012 (OMS), de los cuales 5 millones de personas fumaron cigarrillos de tabaco. También mueren por tabaquismo pasivo más de 600.000 personas expuestas al humo del tabaco. Este causa cardiopatías, produce graves enfermedades susceptibles de provocar la muerte prematura en adultos y en los niños agrava afecciones existentes como el asma.

La incidencia de fumadores aumenta en los países con ingresos económicos bajos o medios, y se sospecha que en el año 2030 la cifra de mortalidad ascienda a 8 millones de personas, sin embargo su incidencia empieza a disminuir en algunos países con ingresos medios y bajos, entre ellos España.

Casi el 80% de los más de mil millones de fumadores que hay en el mundo viven en países de ingresos económicos medios y bajos. Estos crean problemas económicos por el gasto derivado de su consumo e incrementan los costes de la asistencia socio-sanitaria del país.

Adicción al tabaco

El tabaco es una droga debido a la nicotina que actúa sobre el sistema nervioso central y genera adicción. El fumador sufre una dependencia física y psicológica que genera un síndrome de abstinencia llamado tabaquismo. Necesita tratamiento médico, psicológico y educación social.

Es un factor de riesgo de enfermedades cardiovasculares, pulmonares, cánceres de pulmón y oral, y es muy perjudicial en el embarazo. Perjudica a los fumadores activos y a los pasivos (no fuman pero respiran el humo del tabaco).

Efectos del tabaco sobre la salud

- **Cardiovasculares**: incrementa la tensión arterial y la frecuencia cardíaca, genera palpitaciones. Es un factor de riesgo de cardiopatía coronaria y de infarto de miocardio.

- **Pulmonares**: el humo irrita los pulmones, se inflaman y se produce moco, que genera tos para expectorarlo. Si la inflamación es continua se produce una bronquitis crónica obstructiva.

- **Cáncer** oral, de faringe, laringe y pulmonar, fundamentalmente adenocarcinomas y cáncer de células pequeñas. También puede ocasionar cáncer de esófago, estómago, hígado, páncreas, colon, recto, riñón, vejiga, mama y aparato genital.

- **Piel** más arrugada debido al desgaste de las proteínas que le confieren elasticidad, a la reducción de vitamina A y a la merma del riego sanguíneo que sufre el tejido. Los fumadores tienen una piel seca, arrugada y áspera en zonas de labios y ojos. Los fumadores padecen con frecuencia psoriasis, enfermedad caracterizada por la presencia de manchas rojizas, pruriginosas y exudativas que afectan a todo el cuerpo. También presentan acné, caracterizado por la aparición de granitos con pus y puntos negros en la cara y otras partes del cuerpo, debido a que se debilita la circulación sanguínea de la piel y aumenta el riesgo de infecciones.

- **Dicrosomía** de los dedos y uñas, ya que el alquitrán del tabaco los tiñe de color amarillento.

- **Cabello**: tienen el cabello más débil y frágil y son más propensos a tener calvicie. Crece el vello corporal generado por el aumento de las hormonas sexuales masculinas.

- **Boca**: fumar produce cáncer y deteriora los dientes. que se vuelven frágiles y amarillentos, acelerando también la aparición de úlceras bucales.

- **Úlceras gástricas**, el consumo del tabaco causa la resistencia a las bacterias que producen las úlceras. Reduce la capacidad de este para neutralizar el ácido después de las comidas, lo que erosiona la mucosa del estómago.

- **Osteoporosis**, el consumo de tabaco genera osteoporosis, con aumento de fracturas, y es debido a que el monóxido de carbono reduce la oxigenación del hueso.

- **Cataratas**. Se opacifica el cristalino.

- **Sexualidad**: en las mujeres disminuye el interés sexual debido a la descomposición de los estrógenos. En los hombres se produce impotencia porque el cigarrillo altera la morfología de los espermatozoides y daña el ADN espermático, lo que aumenta el riesgo de aborto espontáneo y de defectos congénitos.

- Genera **estrés**, causando nerviosismo constante.

- **Sobrepeso** y obesidad.

- En el **embarazo** el tabaco ocasiona problemas tanto en la mujer embarazada como en el feto, aumentando los riesgos de feto de bajo peso, partos prematuros y muertes fetales. En las mujeres embarazadas aumenta el riesgo de desprendimiento prematuro de la placenta y abortos.

Razones para dejar de fumar

Dejar de fumar es una de las decisiones más importantes que un fumador puede tomar en su vida, debido a:

- Inmediatamente después de dejar de fumar se eliminarán toxinas.

- A las 8 horas sus niveles de nicotina y monóxido de carbono se reducirán a la mitad. Los niveles de monóxido de carbono bajan y el de oxígeno aumenta.

- A las 24 horas de dejarlo disminuye el riesgo de ataque cardiaco súbito.

- A las 48 horas de abandonarlo, las terminaciones nerviosas comienzan a regenerarse y los sentidos del olfato y gusto se normalizan.

- A las 2-3 semanas de apartarlo mejora la circulación y se hace más fácil caminar e incluso la circulación pulmonar aumenta en un 30%.

- 1-9 meses después de la retirada la energía se incrementa y los síntomas tales como toser, congestión nasal, fatiga y dificultad respiratoria disminuyen. Se normaliza la función de los pilis que recubren las vías respiratorias e incrementa la capacidad del cuerpo para manejar mucosidad, limpiar las vías respiratorias y reducir infecciones.

- Al año del abandono el riesgo de infarto se reduce a la mitad.

- A los 5 años de apartarlo el riesgo de cánceres de pulmón y boca disminuyen en un 50%.

- A los 10 años de dejarlo la mortalidad por cáncer pulmonar es similar a la de una persona que nunca ha fumado, ya que las células precancerosas se reemplazan por células normales.

Claves psicológicas para dejar de fumar

Se conocen 4 claves psicológicas que nos ayudarán a dejar de fumar de la mejor manera posible.

1. Prepárese mentalmente concienciándose de que el problema perjudica seriamente a su salud y compruebe sus posibilidades de éxito.

   El test de Fargeström mide la dependencia física a la nicotina, que es el componente adictivo al tabaco. Le permitirá decidir si es candidato a la terapia sustitutiva con nicotina como ayuda para dejar de fumar.

2. Contemplar que el hábito de fumar es nocivo para su salud y los beneficios del cambio y decidir dejarlo en un corto periodo de tiempo.

3. Decidir dejar de fumar convencido de que los beneficios son superiores a los costes.

4. Acción, márquese unos objetivos claros y unos planes realistas, busque apoyo social y recompensa por dejar de fumar.

   - Plantearse objetivos realistas basados en la superación de la ansiedad generada por el hecho de dejar de fumar mediante ejercicio físico, distracciones y técnicas de relajación.

   - Consiga motivación y apoyo de sus compañeros de trabajo, familiares y amigos, solicitándoles ayuda para dejar de fumar. Pídales que no fumen a su alrededor o que no dejen cigarrillos a la vista.

   - Hable con su médico de familia o enfermera y consiga apoyo individual o de grupo.

   - Cambie de rutina, use un camino distinto para ir al trabajo, cambie los alimentos y bebidas que consume.

   - Cambie su entorno y deshágase de todos los cigarrillos en su casa, en el coche y en el trabajo.

   - Intente distraerse cuando tenga ganas de fumar hablando con alguien, salga a dar un paseo o búsquese una actividad que lo mantenga entretenido como leer, practicar ejercicio físico, escribir o pintar. El impulso por fumar dura pocos segundos y desaparece.

- Intente aliviar su ansiedad con un baño caliente y con ejercicio físico.

Medicamentos que ayudan a dejar de fumar

La mayoría de las veces es necesario combinar las medidas psicológicas con fármacos de apoyo.

- Terapia sustitutiva de la nicotina con parches de nicotina, chicles o comprimidos para usarlos. Al principio se administran dosis altas para luego ir reduciéndolas hasta crear la deshabituación.

- El hidrocloruro de bupropión de acción prolongada (Zymbatac) es un fármaco que a nivel cerebral genera los mismos efectos que la nicotina y su acción es más prolongada.

- Champix, que es un fármaco antagonista del receptor nicotínico y es muy seguro.

La terapia medicamentosa debe ser recetada y controlada por un médico porque origina efectos secundarios indeseables.

No está comprobada la eficacia del láser, los cigarrillos electrónicos, la acupuntura y otras terapias alternativas en la deshabituación al tabaco.

- **Láser** para dejar de fumar. Los infrarrojos producen un estímulo que se conduce a través del sistema nervioso central liberando endorfinas, sustancias que eliminan la dependencia a la nicotina. El tratamiento se realiza en una sola sesión y consiste en estimular diversos puntos corporales especialmente las orejas y las manos.

- Los **cigarrillos electrónicos** son una alternativa para quienes quieren seguir fumando, sustituyendo el cigarrillo normal por otros que vaporizan la sustancia contenida en su interior, provocando la expulsión de un vapor similar al humo de los cigarrillos. Con estos cigarrillos el sujeto vapea en lugar de fumar. Algunos médicos los cuestionan porque piensan que contienen sustancias cancerígenas. La OMS los desaconseja hasta comprobar su efectividad, inocuidad y calidad.

Es importante evitar las recaídas, que suceden los tres primeros meses después de dejar de fumar. No se desanime si vuelve a fumar. La mayoría de las personas necesita intentarlo varias veces hasta lograrlo con éxito.

La OMS (Organización Mundial de la Salud) y muchos gobiernos luchan contra el tabaquismo por medio de la concienciación de la población y la prohibición de fumar en lugares públicos y cerrados. Las **medidas** adoptadas por la OMS son:

- Elaboración de informes científicos por comités de expertos.

- Desarrollo de los programas tabaco y salud.

- Elaboración de un convenio marco para la lucha antitabáquica.

EL ALCOHOLISMO

El alcoholismo es una enfermedad caracterizada por una exagerada necesidad de consumir bebidas alcohólicas, creando una fuerte dependencia física y psicológica al alcohol. La embriaguez se ocasiona en: hombres que toman más de 15 tragos a la semana y en mujeres que toman 12 o más tragos a la semana.

Se manifiesta mediante un síndrome de abstinencia cuando no es posible su ingesta. El alcohólico no tiene control sobre sus límites de consumo y suele ir elevándolo a lo largo del tiempo.

El problema tiene su origen en varios factores de riesgo tales como el estrés, la ansiedad, las depresiones, malas relaciones interpersonales y conflictos en la familia y/ o en el trabajo.

Según la OMS, el consumo nocivo de alcohol causa 2,5 millones de muertes cada año y el fallecimiento de 320.000 jóvenes con edades comprendidas entre 15 y 29 años. El alcoholismo es el tercer factor de riesgo mundial de morbilidad y el primero en el Pacífico Occidental y América del Norte. Es causa de múltiples enfermedades tales como neuropsiquiátricas, cardiovasculares, cirrosis hepáticas, cánceres y algunas enfermedades infecciosas como las enfermedades de transmisión sexual, el sida y las tuberculosis generadas por disminución de las defensas.

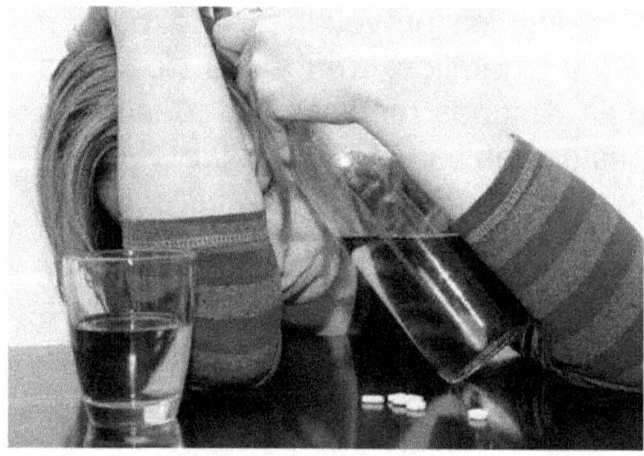

Es un factor de riesgo importante en los accidentes de tránsito, los suicidios y los actos de violencia.

Los alcohólicos con frecuencia siguen bebiendo, a pesar de observar el deterioro de la salud, la familia o el trabajo. Se vuelven violentos y hostiles cuando beben. Son incapaces de suspender o reducir el consumo de la bebida y necesitan beber bebidas alcohólicas para pasar la mayor parte del día. Faltan al trabajo y al colegio, dejan de formar parte en las actividades escolares, laborales y sociales. Intentan ocultar el consumo de alcohol. Aumentan el número de separaciones, divorcios, depresiones y suicidios.

Los signos de dependencia alcohólica

El alcohol es una potente droga psicoactiva que genera muchos efectos secundarios; es más frecuente que se produzca un cuadro de intoxicación con el estómago vacío que tras una comida abundante. Tiene efectos bifásicos sobre el cuerpo, que inicialmente produce relajación y alegría, pero posteriormente desencadena problemas de visión borrosa y de coordinación. Las membranas celulares son muy permeables al alcohol y genera efectos secundarios en cada uno de los sistemas orgánicos tras pasar previamente al torrente sanguíneo.

Los **efectos** inmediatos del consumo de bebidas alcohólicas son:

- El sujeto se ve relajado, se torna comunicativo y extrovertido, el alcohol deprime primero los centros nerviosos que controlan la inhibición de los impulsos lo que libera la conducta y excita al individuo. La conducta es emocional y errática, se presentan problemas de juicio, dificultades para la coordinación muscular y trastornos de la visión y el equilibrio.

- El alcohólico presenta pérdida de memoria y confusión mental. Tiene serias dificultades para pronunciar correctamente sus palabras y entender bien lo que se dice. Presenta emociones variables en su comportamiento como llanto, agresividad y pánico. Se tambalea al caminar, tiene visión doble.

- Incapacidad para sostenerse de pie, vómitos, incontinencia de orina y aproximación al estupor.

- Inconsciencia con ausencia de reflejos y, si el estado del alcohólico evoluciona a peor, se puede generar coma por parálisis respiratoria.

- Alteraciones en el sistema nervioso:

  - Modifica el funcionamiento de los neurotransmisores cerebrales con disminución de la vigilia.

  - Enlentecimiento de los reflejos, cambios en la visión, pérdida de la coordinación muscular.

  - Afecta a la memoria, a la capacidad de concentración y aparecen temblores.

- El consumo de alcohol afecta a las emociones, el pensamiento y el juicio. Provoca pérdida progresiva de la memoria y las capacidades

Los síntomas de la resaca

Un ataque de sed afecta el organismo por hasta 24 horas. Un vistazo
a la reacción del cuerpo a una enorme cantidad de alcohol

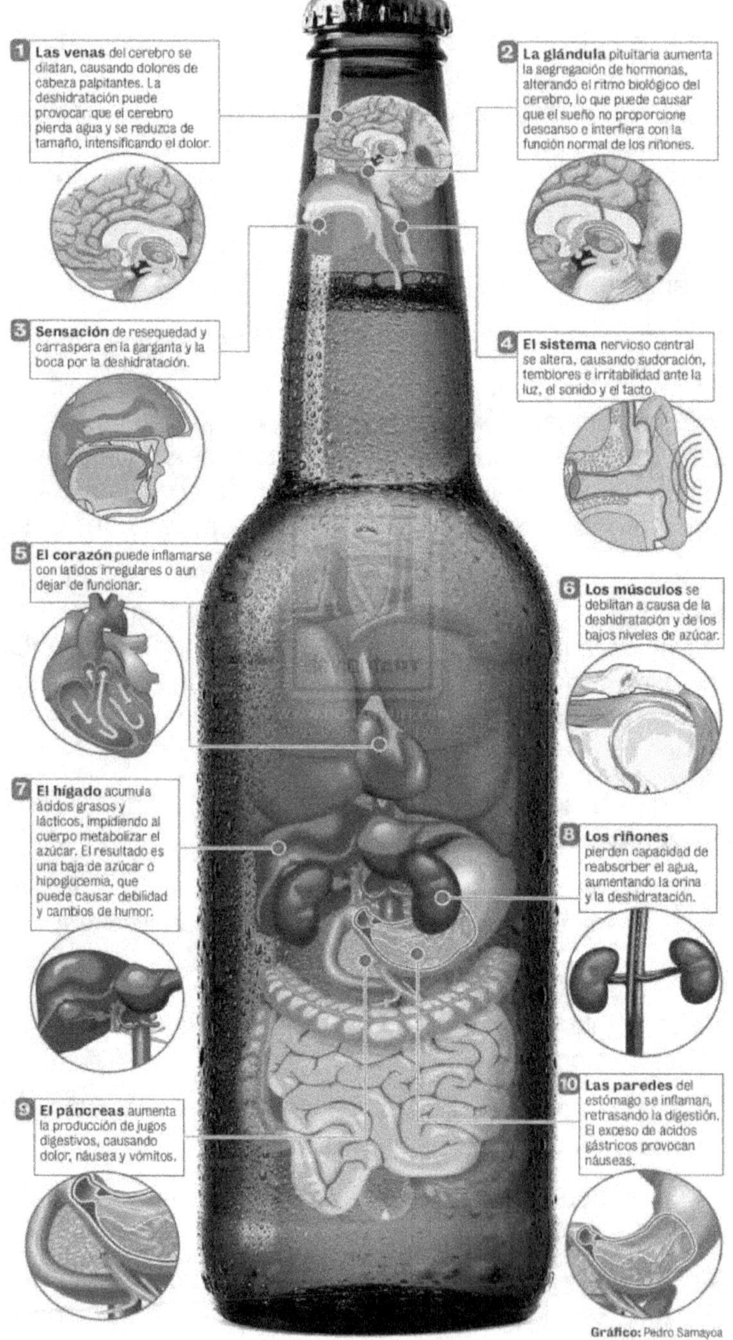

mentales. Genera trastornos del sueño como somnolencia. Se afecta la función del sistema motor con alteraciones del habla y andar tambaleante.

- Es responsable de más del 73% de accidentes de tráfico con víctimas mortales y de numerosos accidentes laborales.

- Causa cefaleas intensas debido a la vasodilatación de las venas cerebrales.

- Enfermedad de Wernicke Korsakoff, provocada por la deficiencia de vitamina B1, que genera alteraciones de los sentimientos, pensamientos y memoria de la persona. Los afectados confunden la realidad con sus invenciones.

- El sistema nervioso central se altera, causando sudoración, temblores e irritabilidad ante la luz el sonido y el tacto.

- Problemas en la garganta: la deshidratación provoca sequedad de la boca y la garganta con carraspeo.

- Perturbaciones en el aparato circulatorio: el corazón se agranda y dilata. Se debilita la musculatura cardiaca con la consiguiente incapacidad para bombear sangre.

- Hipertensión arterial. Vasodilatación periférica con enrojecimiento y aumento de la temperatura de la piel.

- Los músculos se debilitan a causa de la deshidratación y de los bajos niveles de azúcar.

- Problemas en el aparato digestivo:

  - Estómago: erosiona la mucosa gástrica, lo cual genera gastritis por inflamación de la musculatura gástrica y a largo plazo ocasionan úlceras, hemorragias y perforaciones de la pared gástrica.

  - Esófago: inflamación del esófago y varices esofágicas sangrantes.

  - Páncreas: incrementa la producción de jugos digestivos con dolor, náuseas y vómitos. A largo plazo genera pancreatitis aguda de pronóstico grave.

  - Hígado: acumula ácidos grasos y lácticos y se inflama la célula hepática que evoluciona a hígado graso para adaptarse a la sobrecarga metabólica, pudiendo generar hepatitis y cirrosis hepática con degeneración y muerte celular. El hígado graso presenta una mayor dificultad para metabolizar el azúcar, generando hipoglucemia.

- Riñón: altera la función renal reduciendo la hormona antidiurética que reduce la capacidad de reabsorber agua y provoca deshidratación.

- En la sangre inhibe la producción de glóbulos blancos que debilita el sistema inmunitario y aumenta el riesgo de infecciones. Disminuye la producción de glóbulos rojos con anemia megaloblástica.

- En el embarazo provoca:

  - Síndrome alcohólico-fetal con retardo del crecimiento, alteraciones cráneo-faciales, malformaciones hepáticas, cardiacas, renales y oculares.

  - Retraso mental por alterar el sistema nervioso central del feto.

- En el sexo: infertilidad y disfunción eréctil.

Prevención y terapia del consumo de alcoholismo

Los problemas sanitarios, de seguridad y socioeconómicos ocasionados por el consumo de alcohol se deben reducir mediante proyectos políticos para aminorar los efectos perjudiciales del consumo de alcohol.

Un plan eficaz de **prevención** del alcoholismo comprende las siguientes estrategias:

- Disminuir la comercialización de bebidas alcohólicas mediante incremento de impuestos y fijación de precios más elevados. Regular y restringir su disponibilidad.

- Aumentar la sensibilización y el apoyo a las políticas de lucha contra el alcoholismo.

- Las personas alcohólicas recibirán un tratamiento sanitario correcto y asequible a su problema.

- Establecer normas apropiadas para la conducción de vehículos por las personas ebrias. Vigilancia del tránsito en carretera de dichas personas.

Tratamiento *del alcohólico:*

1. Exploración del consumo: se recomienda la cuantificación del consumo mediante entrevistas estructuradas que valoren la cantidad y frecuencia de las bebidas alcohólicas. Se establecen varios niveles de riesgo:

   a. Bajo riesgo: 17 vasos/semana para hombres y 11 vasos/semana para mujeres.

b. Consumo peligroso: 17-28 vasos/semana para hombres y 11-17 vasos/semana para mujeres.

c. Consumo de mucho riesgo: 28 vasos/semana para hombres y 17 vasos/semana para las mujeres.

2. Comprobar el cumplimiento de los criterios diagnósticos válidos para el consumo de alcohol. Si se cumplen 3 criterios se diagnostica un cuadro de alcoholismo.

   a. TOLERANCIA: necesidad de consumir cantidades crecientes de alcohol para lograr el efecto deseado o disminución del efecto tras la ingesta de la misma cantidad.

   b. SÍNDROME DE ABSTINENCIA o malestar físico provocado tras la retirada del consumo del alcohol.

   c. ALTERACIÓN DEL CONTROL: deseo persistente de reducir o controlar el consumo de alcohol pero hay un mayor número de vasos de bebidas alcohólicas consumidas y durante un periodo de tiempo más largo.

   d. DESCUIDO DE LAS ACTIVIDADES sociales, laborales o recreativas.

   e. TIEMPO PROLONGADO DE CONSUMO DE ALCOHOL, alterando el normal desempeño de actividades diarias.

   f. CONSUMO CONTINUADO DE ALCOHOL A PESAR DE LOS PROBLEMAS QUE GENERA.

Existen 3 marcadores biológicos de laboratorio que valoran el alcoholismo con fiabilidad:

-el volumen corpuscular medio o VCM>1;

-la GGT elevada, que es el más específico y sensible de todos;

-la GOT alta.

Evaluación psicológica de la disposición al cambio

1. Precontemplación: la gente no ve problema en su conducta.

2. Contemplación: la persona ve su hábito como no saludable.

3. Preparación: el paciente toma decisiones para superar su problema.

4. Acción: la persona cambia de conducta y deja de beber.

5. Mantenimiento: la persona persiste en su nueva conducta con la tentación de recaer presente.

6. Recaída: el paciente vuelve a su conducta anterior después de haber dejado de beber.

Se debe empujar a los pacientes alcohólicos al **cambio de hábitos**:

- Con amabilidad y empatía.

- Convenciéndoles de las ventajas que tiene para su salud el dejar de beber.

- Combatiendo la ansiedad que genera dejar de beber con ejercicio físico, relajación y distracciones que ocupen su tiempo.

- Induciéndoles para que cambien las bebidas alcohólicas por otras bebidas más saludables.

- Es conveniente tratar el síndrome de abstinencia y desintoxicar al alcohólico con fármacos adecuados para el caso y tolerados por el sujeto que se trata.

La desintoxicación del alcohólico necesita una baja laboral durante una semana en reposo domiciliario con un ambiente tranquilo y una buena hidratación con agua y zumos, vitaminas del grupo B, hierro y ácido fólico.

El **síndrome de abstinencia** se tratará con fármacos sedantes o tranquilizantes desde el mismo momento del cese de consumo:

- Se aconseja el clormetiazol, fármaco seguro sedante y que calma las convulsiones.

- Otro fármaco es Tiaprida, que es seguro pero menos potente que el clormetiazol.

- Deshabituación al alcohol con fármacos anticraving. Su objetivo principal es retirar el consumo de alcohol de los pacientes evitando su recaída. Se conocen dos fármacos:

  - Acamprosato, que ha demostrado tener un efecto independiente en las dosis de los alcohólicos. Se administran 6 comprimidos o (2-2-2) durante 6 a 12 meses.

  - Disulfiram, a dosis iniciales de 250 mg/día, con múltiples efectos: hepatitis y anticoagulantes.

  - Fluoxetina que ayuda también con efectos antidepresivos.

La abstinencia debe indicarse como mínimo cuatro semanas a todos los pacientes para conseguir una mayor deshabituación.

Conviene hacer un seguimiento periódico del paciente por su médico a nivel ambulatorio, con sucesivas visitas que mejoren su salud y reducen sus posibilidades de recaída.

La familia debe colaborar en el cambio de hábitos del alcohólico, evitando beber delante de él, animándole y entreteniéndole.

Es eficaz la terapia grupal de varios alcohólicos en centros sanitarios acreditados supervisada por un médico y psicólogo.

Se indica ingreso hospitalario en casos graves por delirium tremens, coma, intoxicación de varios órganos con fallos de funcionamiento importantes. También en alcohólicos con riesgos suicidas y grandes psicópatas.

Bibliografía

¿Qué es una droga? OMS. *www.oocities.org/marcelah_arg/qdroga.pdf*

Programa educativo de prevención de drogas. Alfonso Monarrez. Editorial Cultural.

Tabaquismo y alcoholismo.

Alcoholismo. Causas, síntomas y tratamiento. Web consultas. *http://www.webconsultas.com/categoria/salud-al-dia/alcoholismo*

Como actuar ante el consumo de alcohol. Ministerio de Sanidad y Consumo, SEMFYC. Teresa Robledo y Rodrigo Córdoba. *www.semfyc.es/componentes/ficheros/descarga.php*

OMS. Nota de prensa sobre el tabaquismo *http://www.who.int/mediacentre/factsheets/fs339/es/*

Riesgos del tabaco. Medline Plus. Enciclopedia Médica. *https://www.nlm.nih.gov/medlineplus/spanish/ency/article/002032.htm*

Tabaco, ¿qué efectos produce? *http://www.infodrogas.org/inf-drogas/tabaco?start=1*

¿Quieres dejar de fumar? Deja de fumar con ayuda. *www.dejadefumarconayuda.es*

Tabaquismo: consejos sobre cómo dejar de fumar. Medline plus. *https://www.nlm.nih.gov/medlineplus/spanish/ency/article/001992.htm*

Programa para dejar de fumar. Ministerio de Sanidad. Servicios *http://www.msssi.gob.es/ciudadanos/proteccionSalud/tabaco/programa Jovenes/home.htm*

Capítulo 21

DROGODEPENDENCIAS. CONSUMO DE DROGAS DE ABUSO

EPIDEMIOLOGÍA Y ESTADÍSTICAS

El consumo de drogas y la drogodependencia constituyen un problema de salud cuyos efectos sobre el desarrollo y la seguridad son graves. Según los datos estadísticos de la UNODC (Oficina de las Naciones Unidas Contra la Droga y el Delito) del año 2010, se calcula que 230 millones de personas consumieron drogas ilícitas en el mundo, de las que 25 millones están aquejadas de dependencia. La heroína, cocaína y otras drogas se cobran la vida de aproximadamente 200.000 personas en el mundo, producen devastación en familias y causan sufrimiento a miles de personas. El consumo de drogas mundial se mantuvo estable entre el 3,4 y el 6,6 % de la población adulta.

Las drogas ilícitas deprimen el desarrollo económico y social y fomentan la delincuencia, la inestabilidad, la inseguridad y la propagación del VIH (20%), la hepatitis C (46,7%) y la hepatitis B (14,6%) entre los usuarios que consumen droga de manera continua.

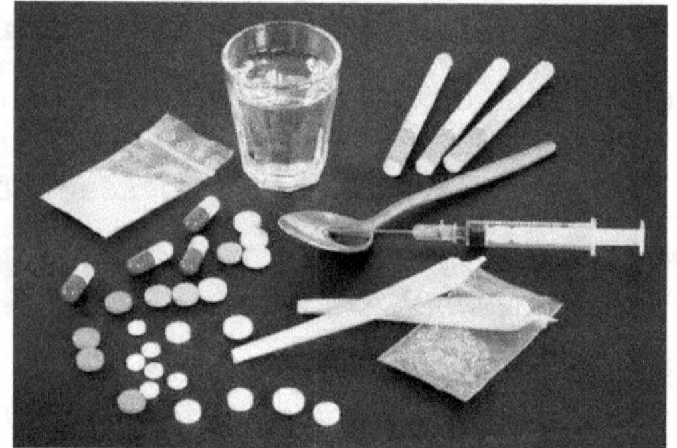

A nivel mundial el mayor consumo de drogas ilícitas lo constituye el cannabis (2,6-5%), en segundo lugar los estimulantes anfetamínicos incluido el éxtasis (0,3-1,2%), el opio (0,3- 0,5%) y la cocaína (0,3-0,4%).

El consumo de drogas es uno de los 20 factores de riesgo para la salud de la población mundial y uno de los 10 factores principales en los países desarrollados. Los trastornos relacionados con el consumo de drogas son un mayor riesgo de contraer enfermedades como el VIH, la hepatitis, la tuberculosis y las enfermedades cardiovasculares, así como un mayor riesgo de suicidio y de muerte por sobredosis.

TABLA DEL CONSUMO DE DROGAS DE ABUSO:

	DROGA	PRODUCTO	VÍAS	EFECTOS
ESTIMULANTES	**Nicotina**	Tabaco. Hojas secas enrrolladas.	Fumado	Estimula memoria y vigilia. Inhibe sueño y hambre, relaja.
	Cocaína	Polvo o nieve de la coca.	Esnifado. Inyectado	Euforia, hiperactividad, midriasis, taquicardia, infartos, estimulante. Psicosis paranoide
	Anfetaminas	Anfetamina. Metanfetamina.	Pastillas. Inyecciones	Euforia, ansiedad, irritabilidad, grandiosidad.
DEPRESORAS	**Etanol**	Alcohol.	Bebido	Euforia, relajación, somnolencia, disminución de reflejos y falta de coordinación.
	Opiáceos	Heorína. Polvo blanco.	Inyección. Fumado. Inhalado	Disminución de la libido y de la capacidad intelectual. Inhalado Alteraciones psíquicas y conductas anormales. Miosis, hipotensión y depresión respiratoria.
	Inhalantes	Desodorantes, lacas, pinturas de uñas, tintes, detergentes, pinturas pulverizadas.	Inhalado	Deprimen el cerebro originando falta de memoria, atención. Palpitaciones y dolor torácico.
ALUCINÓGENAS	**Cannabis**	Hachís (hojas mezcladas con tabaco o bolas de resina marrón oscuro).	Fumado	Relajación, bienestar, placer, enlentecimiento del tiempo, aumento del apetito.
	LSD	Papel secante impregnado de líquidos. Pastillas.	Ingerido	Alucinaciones visuales, aumento de la temperatura, TA, euforia al principio y ansiedad.
	Mescalina	Pequeños cristales blancos o rosas.	Inhalado	Alucinaciones visuales, confusión mental, pánico.
	Psilocina	Hongos.	Vía oral	Alucinaciones, ansiedad, percepción alterada del tiempo.
	Fenciclidina	Polvo blanco cristalino. Tabletas o cápsulas.	Vía oral	Alucinaciones, delirios, pensamiento perturbado.
	Drogas de síntesis	Éxtasis, Adán. Pastillas con formas, colores y tamaños distintos.	Vía oral.	Estimulantes, euforia, ansiedad, alucinaciones, taquicarcia, hipertensión arterial y visión borrosa.

DROGAS ESTIMULANTES

Cocaína

La cocaína es una droga estimulante y altamente adictiva que se fabrica a partir de la planta *Erytroxilium coca*. Su consumo genera un estado eufórico de corta duración, energía y efectos físicos, como incremento del ritmo cardiaco y de la tensión arterial.

La cocaína se puede inhalar de varias formas:

- *Snort*, en forma de polvo por la nariz o que se absorbe a través del tejido nasal; se puede disolver en agua para inyectársela por vía intravenosa a la sangre.

- *Crack,* es una forma de cocaína que ha sido inyectada para hacer una roca de cristal que se puede fumar. Al calentarse el cristal genera vapores que son absorbidos por la corriente sanguínea a través de los pulmones.

La intensidad y la duración de los efectos agradables dependen de la forma de administración de la droga. Cuando se inyecta la cocaína se libera rápidamente en la corriente sanguínea y se produce una sensación eufórica que dura 10-15 minutos, que es más rápida y fuerte que si se inhala (en este caso dura de 5 a 30 minutos). Para mantener la sensación de euforia los usuarios de la cocaína la consumen repetidas veces durante un periodo de administración relativamente corto y aumentando las dosis.

La cocaína actúa elevando los niveles de dopamina cerebral, neurotransmisor regulador de los circuitos del placer y del movimiento. La dopamina es liberada por las neuronas en respuesta a una gratificación potencial (ejemplo, el olor rico de una comida), luego es reciclada y entra de nuevo en la neurona que la liberó. La cocaína actúa evitando que se recicle la dopamina, acumulando cantidades excesivas del neurotransmisor en las sinapsis, es decir, el punto de comunicación entre las neuronas.

Se genera adicción a la cocaína porque su consumo repetido origina cambios en la percepción de placer y crea tolerancia, es decir, necesidad de incrementar las dosis de la droga para conseguir los mismos efectos de euforia tras consumirla varias veces.

El uso de cocaína tiene efectos perjudiciales en el organismo tales como agitación, ansiedad, sensación de estar embriagado con euforia, incremento del ritmo cardiaco y la tensión arterial, contracción de los vasos sanguíneos, dilatación las pupilas, aumento de la temperatura corporal, dolor abdominal y náuseas.

La cocaína puede desencadenar muertes súbitas por arritmias cardiacas o ataques cerebrales. En algunas ocasiones aparecen infecciones por VIH o sida debidas a conductas sexuales inapropiadas y a su inyección parenteral. La cocaína es peligrosa cuando se combina con el alcohol y con la heroína, con riesgo de *speedball* o sobredosis mortal.

En el tratamiento de la **intoxicación** cocaínica, el médico vigilará las constantes vitales del paciente tales como la temperatura, la tensión arterial, el pulso y las frecuencias cardiaca y respiratoria.

Derivados de las benzodiacepinas tales como diazepam y lorazepam se administran para aliviar los síntomas tales como latidos cardiacos rápidos, hipertensión arterial, ansiedad y agitación. Se administrarán líquidos por vía intravenosa.

Las complicaciones cardíacas, cerebrales y renales necesitan tratamientos específicos para cada tipo de problema.

Metanfetamina

Es una droga estimulante del sistema nervioso central.

Se fabrica en laboratorios. Se conocen varias formas de presentación de la droga, tales como un polvo blanco cristalino con sabor amargo que se disuelve en agua o licor en forma de medicina para tratar la narcolepsia o somnolencia excesiva y el síndrome del déficit de atención. La metanfetamina se puede fumar, inhalar, inyectar o ingerir en forma de pastillas orales, que es su consumo más común.

Genera euforia de distintas maneras, según sea su vía de administración. Después de fumarla o inyectarla en las venas, el usuario siente una intensa sensación de euforia que dura unos 3-5 minutos. Cuando se inhala o se consume por vía oral el deleite dura 15-20 minutos. En algunas ocasiones, los drogadictos se entregan a la droga de una forma extensiva y continua, conocida como *corrida*, dejando de comer y dormir durante varios días. Difiere de la anfetamina en que su acción estimulante del sistema nervioso central es más poderosa.

Se cree que la sensación de placer provocada por la metanfetamina se debe a la liberación de cantidades sumamente altas de dopamina, sustancia desencadenante de la motivación, la experiencia de placer y la función motora.

- Los **efectos a corto plazo** del abuso de metanfetamina son: aumento de la atención, actividad física, reducción de la fatiga, disminución del apetito y del sueño, sensación de euforia, hipertermia, dolor torácico y/o de estómago, aceleración de las frecuencias respiratoria y cardiaca con respiración dificultosa y latidos cardiacos rápidos e irregulares (palpitaciones). En casos graves se observan arritmias graves, paro cardiaco y/o coma.

El abuso crónico de la metanfetamina ocasiona una tolerancia a sus efectos placenteros, los drogadictos para conseguir un mayor gozo incrementan las dosis de la droga y la frecuencia del consumo y cambian el método de administración.

- Los **efectos a largo plazo** ocasionados en los usuarios crónicos de la metanfetamina son: ansiedad, confusión, insomnio, trastornos emocionales, comportamiento violento, psicosis con paranoia, alucinaciones y actividad motora repetitiva, pérdida de peso, graves problemas dentales, infecciones repetitivas, ataques cardiacos y accidentes cerebrovasculares. Estos presentan riesgo de contraer hepatitis B y C y sida debido al uso de jeringas contaminadas y a las relaciones sexuales riesgosas.

Tratamiento de la intoxicación por metanfetamina. Si la persona intoxicada ingirió grandes cantidades de pastillas se procede a la administración de carbón vegetal para absorber los efectos tóxicos o el lavado gástrico para eliminar la droga.

El médico controla los signos vitales del paciente como la temperatura, el pulso, la tensión arterial mediante el tratamiento con haloperidol, clorpromacina o diazepam, en combinación con compresas de hielo para bajar la temperatura y otros medios para controlar las convulsiones.

DROGAS DEPRESORAS

Los opiáceos son drogas derivadas del opio como morfina, heroína, oxicodona y narcóticos opiáceos que se utilizan para calmar el dolor. La intoxicación o sobredosis puede darnos lugar a pérdida de lucidez o de conocimiento.

Heroína

La heroína es una droga ilegal muy adictiva con acciones depresoras muy rápidas que se procesa a partir de la morfina, una potente droga que se extrae de forma natural de las vainas de la adormidera, que es una planta similar a la amapola. Se vende como polvo blanco o marrón, como goma o alquitrán negro. La mayoría de la heroína que se vende en la calle ha sido mezclada con otras drogas o con sustancias como azúcar, leche en polvo, almidón o quinina.

Esta droga se inyecta, se inhala, se aspira o se fuma, y el adicto se la suele inyectar hasta 4 veces al día. La inyección intravenosa es el método más común de su administración, que causa una oleada de euforia más rápida de 7 a 8 segundos, y por vía intramuscular, produce un deleite de 5 a 8 minutos. Cuando la heroína se inhala o se fuma desencadena sus efectos máximos en 10-15 minutos. La heroína nada más inyectada se transporta desde la sangre al cerebro, allí se convierte en morfina y se adhiere a los receptores de opioides.

Síntomas. Los consumidores de heroína tienen una oleada de sensaciones agradables o *rush*, que van acompañadas de un acaloramiento de la piel, sequedad de boca y pesadez de las extremidades, seguidas de nauseas, vómitos y una picazón severa.

Después de los efectos inmediatos los drogadictos se sienten somnolientos por varias horas. Se deprime su capacidad mental, produciéndose desorientación y delirio. Cuando la depresión del SNC es severa se genera coma, se contraen las pupilas adquiriendo forma de alfiler y se decolora la lengua.

Provoca espasmos musculares, estreñimiento y contracciones de toda la musculatura del tubo digestivo.

Se deprime la respiración, el pulso se vuelve débil, los latidos cardiacos se apagan. La sobredosis de heroína puede ser mortal por parada cardio-respiratoria.

Los efectos a largo plazo son:

- Infecciones por VIH o sida y hepatitis B y C, debidas al uso de jeringuillas contaminadas o a las relaciones sexuales promiscuas.

- Infecciones bacterianas.

- Venas colapsadas y cicatrizadas.

- Abcesos.

- Infecciones de las válvulas y del corazón.

- Artritis y otros problemas reumatológicos.

- Enfermedades hepáticas, pulmonares y renales.

El abuso de heroína en el embarazo conjuntamente con los factores ambientales asociados ha sido vinculado a complicaciones adversas, incluyendo un bajo peso del bebe al nacer.

La adicción a la droga es una enfermedad cronica con recaídas caracterizada por la búsqueda y uso compulsivo de drogas y un síndrome de dependencia física y psíquica.

La dependencia física se desarrolla con dosis más altas de heroína, el cuerpo se adapta al consumo de la droga y, si este cesa, aparecen los síntomas del síndrome de abstinencia, tales como: inquietud, dolor en los músculos y huesos, insomnio, diarrea, vómitos, escalofríos con piel de gallina y movimientos de las piernas.

Estos indicios alcanzan su punto máximo a las 12-48 horas después de la última dosis de heroína y duran una semana.

Los programas de **desintoxicación** tratan de lograr una abstención segura de los opiáceos minimizando los efectos del síndrome de abstinencia. Los tratamientos eficaces para la adicción a la heroína son la metadona, que es un opiáceo sintético que se consume a razón de un comprimido diario, que bloquea el efecto de la heroína y elimina los síntomas del síndrome de abstinencia durante 24-36 horas.

Otros medicamentos eficaces son: la buprenorfina, que es un fármaco atractivo porque origina efectos mucho más débiles que la metadona y produce un nivel menor de dependencia física: la naloxona y naltrexona son medicamentos antagonistas que bloquean los efectos de la morfina, heroína y otros opiáceos y son antídotos. La naltrexona se administra durante 1 a 3 días dependiendo de la dosis.

Al intoxicado por opiáceos en estado grave se le debe ingresar en un hospital en el cual el médico vigilará las constantes vitales como la respiración, el pulso y latidos cardíacos, el estado de consciencia y la temperatura del paciente.

La depresión respiratoria se tratará con oxigenoterapia e intubación endotraqueal.

La disminución de la función cardiaca se tratará con fármacos cardiotónicos específicos.

Se deben administrar antagonistas a los opiáceos como la naloxona y naltrexona para bloquear sus efectos farmacológicos.

LOS INHALANTES

Son sustancias cuyos productos se huelen o se aspiran. La mayoría son productos que se usan en el hogar y en el trabajo como los desodorantes, las lacas para el pelo, los quitaesmaltes y esmaltes de uñas, los líquidos para limpiar muebles, los pegamentos, los tintes, la pintura pulverizada, los insecticidas y la gasolina. Las personas abusan de estas sustancias porque pueden ocasionar un efecto de embriaguez seguido de tranquilidad y anestesia.

Estas sustancias producen **efectos nocivos** sobre el organismo como:

* Daños severos en el cerebro y el sistema nervioso porque impiden que el cerebro reciba el oxígeno que necesita. Causan problemas en la memoria, en la capacidad para solucionar problemas y en la coordinación.

* Aceleran los latidos cardiacos provocando palpitaciones y dolor torácico.

* Generan convulsiones, coma y muerte súbita después de una inhalación prolongada.

DROGAS ALUCINÓGENAS

Generan un estado de conciencia alterado, distorsionan las cualidades perceptivas de los objetos y producen alucinaciones. Las drogas más comunes son el LSD, cannabis y las drogas de síntesis.

La marihuana o cannabis

Es una mezcla de hojas, tallos, semillas, flores secas pintadas de la planta del cáñamo o *cannabis sativa*. Su preparado más común es el hachís, y el aceite de hachís negro y pegajoso. La principal sustancia psicoactiva que altera la mente es la delta-9 tetrahidrocannabinol o THC.

Es la droga de abuso que más se consume en el mundo, principalmente por los adolescentes. Hoy día hay más fumadores de porros que de tabaco.

La marihuana se fuma en forma de porro, *canuto* o *churro,* que es un cigarrillo enrollado a mano, y en forma de *blunts*, que son puros que contienen tabaco y marihuana mezclados. El humo de los porros o *blunts* es agridulce. También puede mezclarse con comida o ingerirse como infusión, de esta manera la droga tiene una acción más lenta y suave.

Cuando se fuma la marihuana el THC pasa a los pulmones y al torrente sanguíneo que lo trasportan al cerebro y a otros órganos del cuerpo. Esta se fija sobre sitios específicos en las neuronas llamados receptores de cannabinoides, que se localizan en las zonas cerebrales que influyen en el placer, la memoria, el pensamiento, la concentración, las percepciones sensoriales del tiempo y el movimiento coordinado.

La marihuana causa euforia y otros efectos como distorsión en las percepciones, deterioro de la coordinación, dificultad para pensar y resolver problemas, perturbaciones del aprendizaje y la memoria, somnolencia y relajación.

Los adolescentes que consumen marihuana de manera crónica desarrollan un impacto negativo sobre las áreas de aprendizaje y memoria cerebrales que perjudica seriamente a su rendimiento escolar, y en los trabajadores se merma el rendimiento laboral.

Su consumo crónico aumenta el número de accidentes de tráfico y domésticos porque afecta al juicio, a la coordinación motriz y a la capacidad de atención.

También incrementa el absentismo laboral.

El consumo crónico de marihuana predispone a ciertas enfermedades mentales como paranoias, psicosis temporales con delirios y alucinaciones, esquizofrenia, crisis de ansiedad, depresión e intentos de suicidio.

El drogadicto presenta boca reseca y ojos enrojecidos.

La marihuana tiene efectos adversos sobre la salud cardiovascular a corto o largo plazo, como incrementar la frecuencia cardiaca, con el consecuente aumento del riesgo de ataque cardiaco debido a las arritmias.

La marihuana es una sustancia que irrita e inflama los pulmones generando tos crónica y flemas.

El consumo de marihuana en el embarazo se asocia con mayor riesgo de comportamiento del bebé como problemas de atención, memoria y resolución de problemas.

Los efectos más graves son hipertensión arterial aguda con dolor de cabeza, dolor torácico anginoso, ataque cardíaco, convulsiones y accidentes cerebrovasculares. En estos casos se debe hospitalizar al paciente.

Es eficaz para tratar el dolor de cánceres, traumatismos, reumatismos y otras enfermedades. La sustancia debe tener ingredientes bien definidos y medibles coherentes de una unidad.

La marihuana es adictiva, el 9% de los usuarios se pueden volver adictos a ella y, si estos tienen una edad temprana, como los adolescentes que la fuman a diario, pueden volverse adictos en un plazo breve. Los consumidores crónicos de marihuana que intentan dejar el consumo sufren síntomas del síndrome de abstinencia como irritabilidad, insomnio, inapetencia, ansiedad y antojo fuerte a la droga.

Se debe iniciar un tratamiento temprano de deshabituación y tratar el síndrome de abstinencia con tranquilizantes como diazepam o lorazepam. Los casos graves se deben ingresar en un hospital y monitorizar el corazón o el cerebro.

LOS ALUCINÓGENOS

Durante siglos se han usado compuestos alucinógenos procedentes de algunas plantas y hongos, principalmente para ritos religiosos. Estas drogas tienen una estructura similar a la de los neurotransmisores como la acetilcolina, la serotonina y las catecolaminas, y actúan interfiriendo parcialmente la acción del neurotransmisor o ligándose a los sitios de unión de los receptores.

Los efectos de los alucinógenos son altamente variables, ya que producen efectos diversos en diferentes ocasiones y distintas personas.

El consumo reciente de alucinógenos provoca cambios psicológicos tales como ansiedad o depresión marcadas, ideas de referencia, miedo a perder el control, alucinaciones, deterioro del juicio o de la actividad social y laboral.

Son drogas que producen alucinaciones o alteraciones de la percepción de la realidad en estado de alerta o vigilia. Las personas que están bajo el efecto de los alucinógenos ven imágenes, oyen sonidos y sienten sensaciones que parecen reales pero que no lo son.

Los **síntomas físicos** que aparecen poco después del consumo de alucinógenos son dilatación pupilar, visión borrosa, sudoración, palpitaciones, temblores e incoordinación.

Se conocen varios tipos de alucinógenos:

- **LSD** o dietilamida del ácido lisérgico, una sustancia química potente que altera el estado de ánimo. Se ingiere por vía oral en forma de cápsulas o líquido.

  A los 30-40 minutos después de su consumo aparecen los efectos y provoca experiencias sensoriales llamadas *viajes* que duran 12 horas.

  La primera fase, que aparece 5 horas después, se caracteriza porque se modifican las emociones y los estados de ánimo y se generan delirios y alucinaciones visuales. El consumidor al principio nota los objetos deformes con colores vivos, ve la realidad distorsionada y la percepción corporal deformada. Las sensaciones parecen entrecruzarse, dando al usuario la impresión de oír los colores y ver los sonidos. Se altera el sentido del tiempo, observándose unas veces de manera más lenta y otras muy rápido, mezclándose presente, pasado y futuro. Se provoca una gran alteración del pensamiento generando mucha ansiedad. Algunas personas tienen percepciones atorrorizantes y sentimientos de desesperación, miedo de perder el control, de volverse locos o de morir.

Los efectos del LSD sobre el cuerpo son aumento de la temperatura corporal, la frecuencia cardiaca y la presión arterial. También ocasiona sudoración profusa, pérdida de apetito, pupilas dilatadas, descoordinación motora, dificultad para dormir y temblores.

En una 2ª <u>fase</u> se observa una alternancia de alucinaciones con periodos de realidad. Sus principales complicaciones a largo plazo son el mal *viaje*, con episodios de pánico y alucinaciones terroríficas que suelen durar 24 horas pudiendo desencadenar riesgo de accidentes o suicidio.

Esta droga es muy poco adictiva y la mayoría de los usuarios abandonan la droga a largo plazo. El consumo de esta droga, sin embargo, produce tolerancia.

- El **peyote** es un cactus pequeño sin espinas cuyo principio activo es la mescalina, y también se sintetiza químicamente. La parte superior del peyote, conocida como *corona*, está compuesta por dos botones discoides que se cortan de raíz y se ponen a secar, estos botones se mastican o se remojan en agua para producir un líquido intoxicante llamado mescalina (principio activo del peyote), cuya dosis alucinógena es de 0,3 a 0,5 g y su efecto dura entre 10 horas y 3 días.

A dosis bajas el peyote produce efectos de relajación muy similares a los de los hongos psilocíbicos, con sensación de euforia y placer. A dosis altas sus efectos son similares a los del LSD, con alucinaciones visuales de los objetos, mundo real y percepción corporal.

Los consumidores crónicos de peyote experimentan sensaciones alucinatorias conocidas como malos *viajes*, caracterizados por confusión mental, ansiedad, pánico y desordenes mentales. Generan *flashback* o reviviscencias.

Los efectos físicos generados pueden ser palpitaciones, hipertensión arterial, náuseas, temblores, incoordinación, dilatación de las pupilas y visión borrosa.

La tolerancia es nula si las dosis se espacian un mes, y esta se puede generar si las dosis son muy seguidas. No produce adicción física ni psicológica a la droga.

- La **psilocibina** se obtiene a partir de varios hongos originarios de las regiones tropicales y subtropicales de América del Sur, México y Estados Unidos. Estos hongos se pueden consumir por vía oral, frescos o secos, y no pierden su potencia cuando se cocinan y congelan, por lo cual se pueden preparar como té o añadir a otros alimentos para ocultar su sabor amargo.

La psilocina es su principio activo, cuyos resultados aparecen 20 minutos después de su ingestión, y duran cerca de 6 horas. Sus efectos son muy parecidos a los del LSD y originan alteraciones psicológicas como alucinaciones, percepción alterada del tiempo e incapacidad de distinguir la fantasía de la realidad. Si se consumen en altas dosis crean sensaciones de pánico y psicosis.

Sus alteraciones orgánicas son dilatación excesiva de las pupilas, relajación muscular, ataxia, náuseas, vómitos y somnolencia.

- La **PCP** o fenciclidina se desarrolló en los años 50 como una anestesia intravenosa, pero su uso se descontinuó debido a sus efectos adversos. Es un polvo blanco o cristalino (llamado también *polvo de ángel*) que se disuelve en agua o alcohol. Se vende en el mercado ilícito como preparados de tabletas, cápsulas y polvos de colores que normalmente se inhalan, se fuman o ingieren oralmente.

Sus efectos pueden durar de 4 a 6 horas. Es una droga disociativa que deforma las percepciones visuales y auditivas y genera sentimiento de estar separado y aislado del entorno y de sí mismo. Los efectos psicológicos que genera son parecidos a los esquizofrénicos, como delirio, alucinaciones, paranoia, pensamiento perturbado, ansiedad, depresión y una sensación de distanciamiento del entorno.

Los consumidores de PCP por tiempo prolongado presentan pérdida de peso, de memoria y dificultad para hablar o pensar, ansiedad y depresión. Los síntomas pueden persistir un año después de haber abusado de la droga.

Los efectos orgánicos incluyen aumento de la frecuencia respiratoria, pulso más acelerado y respiración superficial, puede haber rubor y sudoración profusa, nistagmus o movimientos incontrolados de los ojos, adormecimiento de las extremidades y pérdida de coordinación muscular con movimientos anormales y agitación. Los casos más graves producen convulsiones, coma y muerte.

Algunos consumidores continúan usando PCP debido a la sensación de fuerza, poder de la droga y los efectos narcóticos que genera. Como consecuencia se genera tolerancia y adicción a la droga.

DROGAS DE SÍNTESIS

Son una serie de drogas peligrosas que se consumen en los clubes, bares y discotecas durante la noche. Estos últimos años se han popularizado y los jóvenes las consumen para mantener relaciones sexuales. Son peligrosas para la salud, sobre todo cuando se consumen varias drogas juntas o añadidas al alcohol. Se presentan en forma de comprimidos con colores, imágenes o logotipos añadidos y se las denomina *pastillas*.

Estas drogas son derivados de las metanfetaminas e incluyen:

Metilendioxianfetamina (MDM A o éxtasis).

- Gamahidroxibutirato o GHB.

- Ketamina.

- Rohypnol.

- Metanfetamina.

Los efectos de estas drogas son estimulantes, con mayor potencia y rapidez que las anfetaminas normales. Poseen un gran poder adictivo y tolerancia.

Tienen efectos psíquicos tales como euforia, elevación de la autoestima y desinhibición. Pueden generarse confusión, ansiedad y agresividad. Alucinaciones leves con alteraciones del color y tamaño de los objetos que visualizan, pero sin alterar su percepción real. Ligeros efectos afrodisiacos.

También pueden aparecer efectos autonómicos como sudoración intensa, visión borrosa, elevación de la tensión arterial y taquicardia. En casos graves se presentan taquicardia, hipertensión, hipertermia y colapso vascular. Se acentúan los síntomas vegetativos generando una fuerte dilatación de las pupilas, rigidez muscular, tensión en las mandíbulas, náuseas, vómitos y temblores.

Se deben ingresar los casos graves en un hospital porque pueden fallecer por insuficiencia renal, arritmias graves y hemorragias cerebrales.

TRATAMIENTO DE LAS DROGODEPENDENCIAS

Es un proceso que persigue la mejora de las condiciones del consumidor y un cambio en el estilo de vida.

Primero es necesario el reconocimiento del problema por parte del drogadicto, el convencimiento de la necesidad de realizar un cambio en el estilo de vida y la aceptación de ayuda externa para mejorar la situación. Para salir de las drogas se necesita de la cooperación de la familia, la colaboración externa y los programas sanitarios de los centros de atención a drogodependientes.

El objetivo primordial del tratamiento es conseguir que la persona permanezca en abstinencia a las drogas, es decir, que no necesite consumir, abordando su dependencia, tanto a nivel físico como psicológico. Se conocen tratamientos que no persiguen estas metas, sino que tienen como objetivo mejorar la calidad de vida y conseguir una reducción del daño ocasionado por el consumo.

Se conocen varios programas como:

- **Programa libre de drogas**, cuyo objetivo es la abstinencia y el cambio del nivel de vida del drogodependiente. Tiene tres fases:

  - desintoxicación o tratamiento de la dependencia física;

  - rehabilitación, en la cual se recuperan las relaciones sociales y familiares;

  - reinserción o adaptación al medio social.

- **Programas de reducción de daños**, que pretende mejorar la calidad de vida del consumidor sin pretender su abstinencia (programas de metadona, dispositivos móviles y centros de emergencia social).

Los centros de atención a drogadictos son públicos, gratuitos o privados, y se componen de un equipo multidisciplinar de profesionales tales como médicos, enfermeras, psicólogos, trabajadores sociales, educadores y monitores. Su finalidad es conseguir en un plazo comprendido entre 1 y 3 años de duración la total privación de la droga, el saneamiento físico, el alivio psicológico y la rehabilitación.

FACTORES DE RIESGO Y PREVENCIÓN DE LAS DROGODEPENDENCIAS

Un eficaz plan preventivo contra las drogodependencias incluye actuaciones sobre las causas del consumo de drogas.

Los **factores de riesgo** son situaciones o características que aumentan la probabilidad de que un individuo se inicie en el consumo de drogas, como:

- A nivel **individual**: hábitos de vida inadecuados. Falta de autocontrol, de seguridad en sí mismo y actitud de rechazo hacia sus semejantes. Baja autoestima. Problemas emocionales y psicológicos en general. Posturas favorables hacia el consumo de drogas. Fracaso escolar. Falta de vínculos afectivos en el colegio. Comportamiento antisocial temprano como mentir, robar y agredir a los chicos, combinado con timidez e hiperactividad.

- A nivel **familiar**: conflictos familiares y violencia doméstica. Desorganización, falta de cohesión y aislamiento social de la familia. Aumento del estrés familiar. Falta de disciplina y supervisión del niño. El nivel de exigencia por parte de los padres no se adecua a las capacidades del niño.

- A nivel del grupo de **amigos**: relación con delincuentes de la misma edad que consumen o valoran sustancias peligrosas. Relación con gente de la misma edad que rechaza las actividades y pasatiempos corrientes. Dejarse llevar por las malas influencias.

- A nivel de la **escuela**: reglas relacionadas con el consumo de drogas y la conducta del alumno poco rígidas, ambiguas e incoherentes. Costumbres de trato a los alumnos duras. Facilidad para conseguir sustancias peligrosas en las afueras de los edificios del colegio. Falta de vínculos afectivos en el colegio.

- A nivel de la **sociedad**: desorganización de la sociedad a nivel cultural, político y legislativo. Normas poco claras, falta de cumplimiento de la legislación existente y permisivismo del consumo. Pobreza, paro y discriminación. Mensajes de fomento de droga en los medios de comunicación social.

Las **medidas preventivas** eficaces:

- A nivel **familiar**: mejorar el clima familiar. Potenciar las relaciones personales adecuadas entre los miembros de la familia. Concienciarse como agentes preventivos: qué pueden hacer los padres para que sus hijos no lleguen a drogarse.

- A nivel **escolar**: dar formación al profesorado sobre aspectos concretos de la prevención de las drogodependencias. Potenciar su papel como agente preventivo: qué se puede hacer desde el aula para que los jóvenes no sientan la necesidad de tomar drogas.

- A nivel de **sociedad**: integración de acciones en el ámbito social de manera coordinada. Promoción específica de la educación para el tiempo libre. Generar programas de participación ciudadana donde cada miembro de la comunidad pueda asumir su papel como agente preventivo y decidir las soluciones pertinentes. Endurecer la legislación contra las drogodependencias y la lucha contra el tráfico de drogas ilícito.

Bibliografía

Programa educativo de prevención de drogas. Alfonso Monarrez. Ed. Cultural.

Consumo de drogas de abuso y su prevención. Drogodependencias. Comunidad de Madrid. *www.madrid.org/.../Satellite?... ComunidadMadrid%2FEstructura*

Drogas. Monografias.com. *www.monografias.com/trabajos10/drog/drog. shtml ; www.monografias.com/trabajos5/drogas/drogas.shtml*

Consumo de drogas.net. *www.consumodedrogas.net/...a...drogas/efec-tos-de-las-drogas.php;*

Situación mundial con respecto al uso indebido de drogas. Naciones Unidas (UNODC) Comisión Marzo 2013. *http://www.pnsd.msssi.gob. es/novedades/pdf/UNODC_ComisionEstupefacientes_marzo2013. pdf*

AGRADECIMIENTOS

A todas las personas que hayan colaborado conmigo en la difusión de la obra.

A Manoli Martín Azkue, por permitirme publicar y difundir la obra en el blog *Alimenta tu bienestar*.

A todos los lectores que han colaborado conmigo en la fase de prueba de lectura y al escritor Miguel Ángel Ortiz Olivera por sus consejos acerca de la redacción del libro.